全国中医药行业高等教育"十三五"规划教材

全国高等中医药院校规划教材（第十版）

传染病学

（新世纪第二版）

（供中医类、中西医结合等专业用）

主　编

黄象安（北京中医药大学）

副 主 编

李秀惠（首都医科大学）　　　　　　高月求（上海中医药大学）

扈晓宇（成都中医药大学）　　　　　施卫兵（安徽中医药大学）

叶卫江（浙江中医药大学）

编　　委（按姓氏笔画排序）

王晓忠（新疆医科大学）　　　　　　毛德文（广西中医药大学）

卢秉久（辽宁中医药大学）　　　　　刘丽娜（南京中医药大学）

刘晓彦（河南中医药大学）　　　　　孙利红（北京中医药大学）

孙建光（山东中医药大学）　　　　　何　浩（广州中医药大学）

宋炜熙（湖南中医药大学）　　　　　宋春荣（陕西中医药大学）

张玉果（河北医科大学）　　　　　　张红珍（山西中医药大学）

罗　威（长春中医药大学）　　　　　项凤梅（江西中医药大学）

贾建伟（天津市第二人民医院）　　　蒋　宁（黑龙江中医药大学）

鲁玉辉（福建中医药大学）

学术秘书

郭子宁（北京中医药大学）

中国中医药出版社

·北　京·

图书在版编目（CIP）数据

传染病学/黄象安主编．—2 版．—北京：中国中医药出版社，2017.7

全国中医药行业高等教育"十三五"规划教材

ISBN 978 - 7 - 5132 - 4267 - 7

Ⅰ . ①传…　Ⅱ . ①黄…　Ⅲ . ①传染病 - 中医学院 - 教材　Ⅳ . ①R51

中国版本图书馆 CIP 数据核字（2017）第 124991 号

请到"医开讲 & 医教在线"（网址：www.e-lesson.cn）
注册登录后，刮开封底"序列号"激活本教材数字化内容。

中国中医药出版社出版

北京市朝阳区北三环东路 28 号易亨大厦 16 层

邮政编码　100013

传真　010 64405750

河北省武强县画业有限责任公司印刷

各地新华书店经销

开本 850 × 1168　1/16　印张 22　字数 561 千字

2017 年 7 月第 2 版　2017 年 7 月第 1 次印刷

书　号　ISBN 978 - 7 - 5132 - 4267 - 7

定价　68.00 元

网址　www.cptcm.com

社 长 热 线　010 - 64405720

购 书 热 线　010 - 89535836

侵 权 打 假　010 - 64405753

微信服务号　zgzyycbs

微商城网址　https://kdt.im/LIdUGr

官方微博　http://e.weibo.com/cptcm

天猫旗舰店网址　https://zgzyycbs.tmall.com

如有印装质量问题请与本社出版部联系(010 64405510)

全国中医药行业高等教育"十三五"规划教材

全国高等中医药院校规划教材（第十版）

专家指导委员会

孙忠人（黑龙江中医药大学校长）

严世芸（上海中医药大学教授）

李占永（中国中医药出版社副总编辑）

李秀明（中国中医药出版社副社长）

李金田（甘肃中医药大学校长）

杨　柱（贵阳中医学院院长）

杨关林（辽宁中医药大学校长）

余曙光（成都中医药大学校长）

宋柏林（长春中医药大学校长）

张欣霞（国家中医药管理局人事教育司师承继教处处长）

陈可冀（中国中医科学院研究员　中国科学院院士　国医大师）

陈立典（福建中医药大学校长）

陈明人（江西中医药大学校长）

武继彪（山东中医药大学校长）

范吉平（中国中医药出版社社长）

林超岱（中国中医药出版社副社长）

周仲瑛（南京中医药大学教授　国医大师）

周景玉（国家中医药管理局人事教育司综合协调处副处长）

胡　刚（南京中医药大学校长）

洪　净（全国中医药高等教育学会理事长）

秦裕辉（湖南中医药大学校长）

徐安龙（北京中医药大学校长）

徐建光（上海中医药大学校长）

唐　农（广西中医药大学校长）

彭代银（安徽中医药大学校长）

路志正（中国中医科学院研究员　国医大师）

熊　磊（云南中医学院院长）

秘 书 长

王　键（安徽中医药大学教授）

卢国慧（国家中医药管理局人事教育司司长）

范吉平（中国中医药出版社社长）

办公室主任

周景玉（国家中医药管理局人事教育司综合协调处副处长）

林超岱（中国中医药出版社副社长）

李秀明（中国中医药出版社副社长）

李占永（中国中医药出版社副总编辑）

全国中医药行业高等教育"十三五"规划教材

编审专家组

组　长
王国强（国家卫生计生委副主任　国家中医药管理局局长）

副组长
张伯礼（中国工程院院士　天津中医药大学教授）
王志勇（国家中医药管理局副局长）

组　员
卢国慧（国家中医药管理局人事教育司司长）
严世芸（上海中医药大学教授）
吴勉华（南京中医药大学教授）
王之虹（长春中医药大学教授）
匡海学（黑龙江中医药大学教授）
王　键（安徽中医药大学教授）
刘红宁（江西中医药大学教授）
翟双庆（北京中医药大学教授）
胡鸿毅（上海中医药大学教授）
余曙光（成都中医药大学教授）
周桂桐（天津中医药大学教授）
石　岩（辽宁中医药大学教授）
黄必胜（湖北中医药大学教授）

前　言

　　为落实《国家中长期教育改革和发展规划纲要（2010–2020年）》《关于医教协同深化临床医学人才培养改革的意见》，适应新形势下我国中医药行业高等教育教学改革和中医药人才培养的需要，国家中医药管理局教材建设工作委员会办公室（以下简称"教材办"）、中国中医药出版社在国家中医药管理局领导下，在全国中医药行业高等教育规划教材专家指导委员会指导下，总结全国中医药行业历版教材特别是新世纪以来全国高等中医药院校规划教材建设的经验，制定了"'十三五'中医药教材改革工作方案"和"'十三五'中医药行业本科规划教材建设工作总体方案"，全面组织和规划了全国中医药行业高等教育"十三五"规划教材。鉴于由全国中医药行业主管部门主持编写的全国高等中医药院校规划教材目前已出版九版，为体现其系统性和传承性，本套教材在中国中医药教育史上称为第十版。

　　本套教材规划过程中，教材办认真听取了教育部中医学、中药学等专业教学指导委员会相关专家的意见，结合中医药教育教学一线教师的反馈意见，加强顶层设计和组织管理，在新世纪以来三版优秀教材的基础上，进一步明确了"正本清源，突出中医药特色，弘扬中医药优势，优化知识结构，做好基础课程和专业核心课程衔接"的建设目标，旨在适应新时期中医药教育事业发展和教学手段变革的需要，彰显现代中医药教育理念，在继承中创新，在发展中提高，打造符合中医药教育教学规律的经典教材。

　　本套教材建设过程中，教材办还聘请中医学、中药学、针灸推拿学三个专业德高望重的专家组成编审专家组，请他们参与主编确定，列席编写会议和定稿会议，对编写过程中遇到的问题提出指导性意见，参加教材间内容统筹、审读稿件等。

　　本套教材具有以下特点：

　　1. 加强顶层设计，强化中医经典地位

　　针对中医药人才成长的规律，正本清源，突出中医思维方式，体现中医药学科的人文特色和"读经典，做临床"的实践特点，突出中医理论在中医药教育教学和实践工作中的核心地位，与执业中医（药）师资格考试、中医住院医师规范化培训等工作对接，更具有针对性和实践性。

　　2. 精选编写队伍，汇集权威专家智慧

　　主编遴选严格按照程序进行，经过院校推荐、国家中医药管理局教材建设专家指导委员会专家评审、编审专家组认可后确定，确保公开、公平、公正。编委优先吸纳教学名师、学科带头人和一线优秀教师，集中了全国范围内各高等中医药院校的权威专家，确保了编写队伍的水平，体现了中医药行业规划教材的整体优势。

　　3. 突出精品意识，完善学科知识体系

　　结合教学实践环节的反馈意见，精心组织编写队伍进行编写大纲和样稿的讨论，要求每门教材立足专业需求，在保持内容稳定性、先进性、适用性的基础上，根据其在整个中医知识体系中的地位、学生知识结构和课程开设时间，突出本学科的教学重点，努力处理好继承与创新、理论与实践、基础与临床的关系。

4. 尝试形式创新，注重实践技能培养

为提升对学生实践技能的培养，配合高等中医药院校数字化教学的发展，更好地服务于中医药教学改革，本套教材在传承历版教材基本知识、基本理论、基本技能主体框架的基础上，将数字化作为重点建设目标，在中医药行业教育云平台的总体构架下，借助网络信息技术，为广大师生提供了丰富的教学资源和广阔的互动空间。

本套教材的建设，得到国家中医药管理局领导的指导与大力支持，凝聚了全国中医药行业高等教育工作者的集体智慧，体现了全国中医药行业齐心协力、求真务实的工作作风，代表了全国中医药行业为"十三五"期间中医药事业发展和人才培养所做的共同努力，谨向有关单位和个人致以衷心的感谢！希望本套教材的出版，能够对全国中医药行业高等教育教学的发展和中医药人才的培养产生积极的推动作用。

需要说明的是，尽管所有组织者与编写者竭尽心智，精益求精，本套教材仍有一定的提升空间，敬请各高等中医药院校广大师生提出宝贵意见和建议，以便今后修订和提高。

国家中医药管理局教材建设工作委员会办公室

中国中医药出版社

2016 年 6 月

编写说明

　　为进一步适应新时期中医药人才培养和我国中医药行业高等教育的需要，国家中医药管理局教材建设工作委员会办公室和中国中医药出版社共同组织策划了全国中医药行业高等教育"十三五"规划系列教材的编写和出版。《传染病学》作为本系列教材之一，其定位以高等中医药院校中医学及中西医结合专业五年制及八年制本科阶段全国规划教材为主，兼作中医、中西医结合执业医师资格考试及全国职称考试的参考用书。本书的编写强调教材内容的深度与广度适当，根据当今传染病学的学科现状及特点，以临床实际为出发点，病种主要选择常见病和多发病，增加部分新发传染病病种。编写内容在坚持"三基"（基本理论、基本知识和基本技能）、"五性"（系统性、完整性、基础性、前沿性、时代性）的基础上，适当兼顾地域性，同时融入了一些近年来基本成型并得到公认的新的学术观点和研究成果，充分体现传染病学的进展与发展趋势，使教材具有一定的深度和广度。

　　全书分总论和各论两部分。总论部分介绍了感染（传染）的概念，感染过程的表现，传染病的基本特征和临床特点，传染病的诊断方法、防治原则等。各论部分分别论述了朊粒病、病毒感染性疾病、立克次体病、细菌感染性疾病、深部真菌感染、螺旋体病、原虫和蠕虫感染性疾病等传染病的基本知识和治疗方法，以及医院感染和消毒隔离等方面的知识内容。常见传染病的潜伏期、隔离期、检疫期和预防接种作为附录部分放在教材最后。本书在上一版的基础上增加了中东呼吸综合征、埃博拉病毒病、寨卡病毒病和黄热病等内容。为突出体现传染病专科特点，减少与其他专业的交叉重复，取消了感染性休克、败血症、抗微生物药物的临床应用以及中华人民共和国传染病防治法等章节。

　　为进一步体现和完善本教材"理论与实践紧密结合"的特点，更好地发挥学生好学、教师好教、教学互长、良性循环的作用，以达到充分培养学生学习兴趣并能有益于学生职业生涯的目的，我们编写了数字化配套教材，利用数字化技术，在文字版教材的基础上，增加了图示、照片、视频、音频及文字链接等多媒体内容，对一些重点、难点知识做了进一步的阐释，并适当引入前沿的新知识、新发现和新技术等，一方面便于学生自学，另一方面还可帮助学生形象而深入地理解掌握相关知识，拓宽学生的思路和视野。

　　本教材数字化工作是在国家中医药管理局中医药教育教学改革研究项目的支持下，由中国中医药出版社资助展开的。该项目（编号 GJYJS 16185）由黄象安负责，编委会其他成员共同参与完成。

　　本书的编写团队由来自全国 21 个省市的中医药大学及附属医院的传染病学专家教授组成，他们都常年工作在临床及教学一线，有着非常丰富的临床和教学经验，为本教材的编写倾注了极大的热情和心血。尽管如此，本教材仍有一定的提升空间，恳请广大读者及专家、学者提出宝贵意见。对在本书的编撰中给予支持和帮助的同仁们表示衷心的感谢。

《传染病学》编委会

2017 年 3 月

目　录

总　论

传染病（communicable diseases）是指由各种病原体包括病原微生物和寄生虫感染人体引起的具有传染性，在一定条件下可引起流行的疾病。病原微生物包括朊粒（prion）、病毒（virus）、衣原体（chlamydia）、立克次体（rickettsia）、支原体（mycoplasma）、细菌（bacteria）、真菌（fungus）、螺旋体（spirochete）等；寄生虫包括原虫（protozoa）和蠕虫（helminth）。感染性疾病（infectious diseases）是指由病原体感染人体所致的疾病，较传染病的范围更广泛，包括传染性感染性疾病（传染病）和非传染性感染性疾病。

传染病学是一门研究传染病在人体内、外环境中发生、发展、传播和防治规律的学科，其重点是研究这些疾病的发病机制、临床表现、诊断和治疗方法，同时兼顾预防措施和流行病学。传染病学与病原微生物学、免疫学、人体寄生虫学、流行病学、药理学等其他学科关系密切。

传染病是早期人类历史上导致死亡的主要疾病，曾多次带来严重的历史性灾难。公元211~266年传染病大流行（可能是鼠疫）导致罗马帝国的衰落；中世纪欧洲的"黑死病"流行，导致约两千万人死亡；1918年亚洲、欧洲、美洲和非洲流感大流行使2500万人失去了生命。在旧中国，天花、霍乱、鼠疫、黑热病、疟疾、血吸虫病等肆虐，大量吞噬了劳动人民的生命。魏·曹植在《说疫气》一文中写道："建安二十二年，厉气流行，家家有僵尸之痛，室室有号泣之哀。或阖门而殪，或覆族而丧。"东汉·张仲景在《伤寒论·序》中写道："余宗族素多，向余二百，建安纪年以来，犹未十稔，其死亡者三分有二，伤寒十居其七。"这些均说明当时传染病疫情的严重。

新中国成立后，我国在"预防为主、防治结合"的卫生工作方针指引下，传染病防治工作取得了巨大成就，消灭了天花，基本控制了鼠疫、霍乱、登革热、脊髓灰质炎、乙型脑炎、麻疹、白喉、伤寒、疟疾等。同时，我国传染病防控体系亦日趋完善，成功应对了2003年"非典"、2005年四川人感染猪链球菌病、2009年甲型 H_1N_1 流感大流行、2013年人感染 H_7N_9 禽流感疫情，以及鼠疫、人感染 H_5N_1 和 H_5N_6 高致病性禽流感等多起重大急性传染病疫情，在传染病防控方面积累了丰富的经验。

目前，在我国，传染病不再是引起死亡的首位病因，但传染病流行形势仍然严峻。由于自然环境的变化、人类社会因素的改变以及病原体为适应生存而产生的变异等原因，新发与再现传染病不断暴发或流行，如2003年"非典"疫情导致我国发病5327人，死亡349人，经济损失占当年GDP的0.8%；截至2017年3月4日，我国20个省份累计报告人感染 H_7N_9 禽流感病例1256例，死亡493人。随着全球一体化进程的加快，境外突发急性传染病输入的风险也在不断增加。近年来，我国境内先后发生了中东呼吸综合征、黄热病、寨卡病毒病、脊髓灰质炎等多起输入性传染病疫情。传统烈性传染病也有死灰复燃的风险，例如鼠疫，2005年以来，我国先后发生人间鼠疫20起，对当地的社会稳定和正常生产生活秩序造成了冲击。因此，针对新发传染病和传统传染病交替并存的新情况，以及当前抗病原体治疗中病原微生物产生耐药等新问题，传染病防治任务依然艰巨，防治工作仍须重视和加强。

我国古代医家对传染病即有所认识，《素问·刺法论》称"五疫之至"，皆相"染易"，早在《汉书》就有"天行疫疬，人相传染"的记载。十一世纪北宋的医家就发明了人痘接种术，开创了人类以免疫学方法预防传染病的先河。明末、清代逐渐成熟的中医温病学更是对传染病的病因病机及辨证论治有了较为系统而完善的论述，为后世中医学者对传染病的研究提供了宝贵的经验。二十世纪七十年代，屠呦呦等受东晋葛洪《肘后备急方》"青蒿一握，以水二升，绞取汁，尽服之"的启发，提取了抗疟特效药青蒿素，并因此获得 2015 年诺贝尔生理学或医学奖。

第一节　感染与免疫

一、感染的概念

感染（infection）是病原体对人体的一种寄生过程。通过漫长的生物进化，某些微生物和寄生虫感染人体后与人体形成了相互适应、互不损害的共生状态（commensalism），如寄生在肠道的大肠埃希菌和某些真菌。但这种平衡是相对的，当某些因素导致宿主的免疫功能受损（如应用大剂量糖皮质激素、患艾滋病），或大量应用抗菌药物引起菌群失调，或机械损伤使寄生物离开其固有的寄生部位而到达其他寄生部位（如大肠埃希菌进入泌尿道或呼吸道），平衡就将不复存在而引起宿主损伤，导致机会性感染（opportunistic infection）。

大部分病原体与人体不相适应，双方存在斗争。感染病原体后因个体的适应程度不同而表现各异。

临床上可见多种形式的感染情况：①首发感染（primary infection）：初次被某种病原体感染。有些传染病很少发生再次感染，如麻疹、水痘、流行性腮腺炎、伤寒、甲型病毒性肝炎、肾综合征出血热等。②重复感染（re - infection）：在被某种病原体感染的基础上再次被同一病原体感染，如血吸虫病、疟疾等寄生虫病。③混合感染（co - infection）：同时被两种或两种以上的病原体感染。临床较少见，如吸毒者使用被艾滋病病毒和丙型肝炎病毒污染的注射器而感染。④重叠感染（super infection）：被某种病原体感染的基础上又被其他病原体感染，如慢性乙型肝炎患者重叠丙型肝炎病毒或戊型肝炎病毒感染。在重叠感染中，原发感染后出现的其他病原体感染称继发性感染（secondary infection），如艾滋病患者继发弓形虫感染，肝炎肝硬化患者继发细菌、真菌感染等。

二、感染过程的表现

病原体通过不同途径进入人体后就开始了感染过程。是否导致疾病取决于病原体的致病力和人体的抗病能力，凡是影响这两个方面的因素都可影响感染过程。所以病原体、人体和它们所处的外环境是构成感染过程的三因素。感染过程中呈现出的不同结局称为感染谱（infection spectrum）。

（一）清除病原体（elimination of pathogen）

清除病原体是指病原体进入人体后，可被人体的防御机能所清除。主要方式有：①非特异性免疫屏障作用，如胃酸的杀菌作用；②特异性免疫清除，如从母体获得特异性抗体、人工注射抗体等特异性被动免疫，通过预防接种或感染后获得特异性主动免疫；③治疗也是清除病原体的有效方法，如在血吸虫感染潜伏期内服用蒿甲醚可杀死血吸虫童虫。

（二）病原携带状态（carrier state）

病原携带状态是指病原体侵入机体后，在机体的一定部位繁殖并能排出体外，虽可有轻度的病理损害，但不出现疾病的症状。包括带病毒者、带菌者和带虫者。携带病原在 3 个月之内为急性携带者，超过 3 个月为慢性携带者；发生于显性感染之后为恢复期（病后）携带者；发生于隐性感染之后为健康携带者；发生于显性感染症状出现之前为潜伏期携带者。携带者所具有的共性是不出现症状而能排出病原体，从而在许多传染病中成为重要的传染源。但并非所有传染病都有携带者，如麻疹、流感携带者极为罕见。

（三）隐性感染（covert infection）

隐性感染又称亚临床感染（subclinical infection），指病原体侵入机体后，只引起特异性免疫应答，不引起或只引起轻微的组织损伤，无症状，只有通过免疫学检查才能发现。在大多数感染中此为最常见的表现，隐性感染者数量大约是显性感染者的 10 倍，其结束后大多产生特异性抗体，因此隐性感染有天然疫苗之称。但少数人可转变为病原携带状态，病原体如乙型肝炎病毒、伤寒杆菌等感染后在体内持续存在。

（四）潜伏性感染（latent infection）

潜伏性感染指病原体感染人体后，机体免疫系统将其局限化，但又不能将其清除，当机体免疫功能下降时，潜伏的病原体才引起显性感染，如单纯疱疹、带状疱疹、疟疾、结核等。潜伏性感染者不排出病原体。

（五）显性感染（overt infection）

显性感染又称临床感染，感染后不但引发机体免疫应答，还通过病原体本身的作用或机体的变态反应导致组织损伤，引起病理改变和临床表现。人体感染病原体后只有少部分人表现为显性感染，因此显性感染只是感染者中冰山一角。大多数显性感染后病原体被清除机体形成一定的免疫力。有些病原体感染结束后机体可获得持久的免疫力，甚至终身不再感染，如伤寒杆菌、麻疹病毒、甲型肝炎病毒、汉坦病毒等。也有一些病原体感染后免疫力并不持久，易发生再次感染，如血吸虫、钩虫、疟原虫、痢疾杆菌等。少部分患者病原体不能被彻底清除，成为恢复期携带者或慢性携带者。

上述感染的表现形式在一定条件下可移行或转化，一般隐性感染者最多见，病原携带者次之，显性感染者比率最低，但一旦出现最易识别。潜伏性感染者仅少数传染病存在。

三、感染过程中病原体的作用

病原体侵入机体后能否致病，取决于病原体的致病能力、宿主的免疫机能和外界环境因素三个方面。其中病原体的致病能力包括以下四个方面：

NOTE

（一）侵袭力（invasiveness）

病原体侵入机体并在体内生长、繁殖的能力称为侵袭力。病原体侵入人体和扩散的方式主要有：①病原体主动侵袭直接进入机体，如血吸虫的尾蚴、钩虫丝状蚴、钩端螺旋体通过宿主的皮肤或黏膜进入；②病原体借助昆虫或其他动物介导进入，如疟原虫以蚊虫为介导侵入；③病原体借宿主防御机能损伤而侵入人体，如破伤风芽胞杆菌从皮肤破损处侵入，麻疹病毒可以使呼吸道产生病理损害，利于多种病原体侵入；④病原体与宿主细胞的特异性结合，如引起腹泻的大肠杆菌表达受体与小肠上皮细胞结合（定植因子方式），在肠壁定居繁殖并产生毒素，病毒也常通过靶细胞表面的受体或配基进入细胞内；⑤病原体释放某些酶溶解组织便于侵入与扩散，如阿米巴原虫分泌的溶组织酶；⑥某些病原体的表面成分有防止免疫攻击的作用，如伤寒杆菌的 Vi 抗原有抗吞噬作用，血吸虫利用宿主抗原覆盖其表面逃避排斥免疫反应。此外细菌的菌毛、荚膜及病原体的黏附能力都是影响病原体侵入和扩散的重要因素。有些病原体一旦侵入人体后只停留在原位置，不扩散到其他部位，如白喉杆菌。

（二）毒力（virulence）

病原体释放毒素和毒力因子的能力称为毒力。毒素主要包括外毒素和内毒素。外毒素由革兰阳性菌产生，通过靶细胞上的受体而起作用，其毒性强。痢疾杆菌释放的志贺毒素、霍乱弧菌释放的肠毒素等都属于外毒素。内毒素为革兰阴性菌的脂多糖，是细菌裂解后的产物，通过激活单核－吞噬细胞系统，导致炎症和免疫损伤致病。一些细菌还能分泌抑制其他细菌生长的细菌素（bacteriocin），利于自身的生长。某些寄生虫病也由毒素引起，如血吸虫卵释放的可溶性虫卵抗原（SEA）是血吸虫病组织损伤的主要因素。SEA 既不是内毒素也非外毒素。

（三）数量（quantity）

对同一种病原体来说，致病力与病原体的数量成正比。但不同病原体最低致病量有很大的差别。如引起疾病的最低病原体数量，伤寒是 10 万个，而细菌性痢疾只需要 10 个，相差近 1 万倍。最低致病量与感染者免疫功能状况等多种因素有关。

（四）变异性（variability）

环境、药物和遗传等因素可导致病原体发生变异。病原体通过抗原基因的变异、遗传信息的交换、耐药性的形成来逃避免疫系统的攻击，使机体对病原体的清除作用减低或消失，从而使疾病继续或慢性化，或使感染反复发生。如艾滋病、乙型肝炎、丙型肝炎、流行性感冒等。病原体在宿主之间反复传播可使致病力增强或减弱，如肺鼠疫可使致病力增强，而流行性感冒一般则减低。一般来说，在人工培养多次传代下，可使病原体致病力减弱，如卡介苗就是通过人工培养多次传代后，使牛型结核杆菌的致病力减弱，而免疫原性得以保留。

四、感染过程中免疫应答的作用

机体的免疫应答在感染的发生与转归过程中起着重要作用。免疫应答分为有利于机体抵抗病原体的保护性免疫应答和促进病理改变的变态反应。保护性免疫又可分为固有免疫与适应性免疫。变态反应都是适应性免疫应答。

（一）固有免疫（innate immunity）

固有免疫又称非特异性免疫、先天性免疫或自然免疫。指人体对体内异物的一种非特异性清除机制，由先天遗传而来，对多种病原体有作用，且无二次免疫应答增强现象。包括以下几个方面：

1. 天然屏障（natural barrier） 包括外部屏障，如皮肤和黏膜及其分泌物脂肪酸、汗腺分泌的乳酸、唾液中的溶菌酶、附属于气管黏膜上的纤毛等；以及内部屏障，如血脑屏障和胎盘屏障等。

2. 吞噬作用（phagocytosis） 包括单核 - 吞噬细胞系统和粒细胞（特别是中性粒细胞）。吞噬细胞内含大量溶酶体，可杀灭并消化被吞噬的病原体。

3. 体液因子（humoral factors） 包括体液中的补体、溶菌酶、纤维连接蛋白和各种细胞因子，可直接或通过免疫调节作用清除病原体。细胞因子主要是单核 - 吞噬细胞系统和淋巴细胞激活后释放的一类有生物活性的肽类物质，如白细胞介素、肿瘤坏死因子、γ - 干扰素、粒细胞 - 巨噬细胞集落刺激因子等。细胞因子有利于病原体清除，也可以导致组织器官的炎症损伤。

（二）适应性免疫（adaptive immunity）

适应性免疫即特异性免疫，指宿主对抗原特异性识别而产生的免疫，包括细胞免疫（cell - mediated immunity）和体液免疫（humoral immunity），分别由 T 淋巴细胞和 B 淋巴细胞介导。

1. 细胞免疫 致敏 T 细胞与相应抗原再次相遇时，通过细胞毒性淋巴细胞和淋巴因子来杀伤、清除病原体及其所寄生的细胞，对细胞内寄生的病原体主要依赖细胞免疫清除。细胞免疫还具有调节体液免疫功能。

2. 体液免疫 致敏的 B 淋巴细胞受抗原刺激后，转化为浆细胞，并产生与相应抗原结合的抗体，即免疫球蛋白（immunoglobulin，Ig），抗体主要作用于细胞外的病原体。在化学结构上抗体可分为 IgG、IgA、IgM、IgD 和 IgE 五类，各具不同功能。IgM 抗体最先出现，分子量最大，是近期感染的标志，持续时间不长，不能通过胎盘；IgG 是血清中含量最多的免疫球蛋白，唯一能通过胎盘的抗体，出现较晚，持续时间长，具有抗菌、抗病毒、抗毒素等特性，多用于回顾性诊断和流行病学调查，临床上常用的丙种球蛋白即为 IgG；IgA 有两型即分泌与血清型，分泌型 IgA 存在于鼻、支气管分泌物，唾液，胃肠液及初乳中，其作用是将病原体黏附于黏膜表面，阻止扩散，血清型 IgA 免疫功能尚不完全清楚；IgE 是含量最少的免疫球蛋白，可致敏肥大细胞及嗜碱性粒细胞，使之脱颗粒，释放组织胺，在原虫和蠕虫感染中血清 IgE 含量增高；IgD 的功能尚不十分明确。抗体与相应的抗原在体外结合发生反应，称为血清免疫学反应，如凝集试验、沉淀反应和补体结合试验等，常用于传染病的诊断和流行病学调查。

第二节 传染病的发病机制

一、传染病发生与发展

疾病发展的阶段性是传染病发生、发展的共同特征，发病机制中的阶段性与临床表现的阶段性大多一致。

（一）入侵部位 (position of invasion)

病原体的入侵部位与发病机制密切相关，入侵部位适宜其生存，病原体才能定植、生长、繁殖并引起病变。如痢疾杆菌和霍乱弧菌都必须经口感染、麻疹经呼吸道感染、疟疾经蚊虫叮咬感染才能致病。

（二）机体内定植 (location in the body)

各种病原体侵入机体后可定植于不同的部位而致病：在入侵部位直接引起病变，如菌痢及阿米巴痢疾；在入侵部位繁殖，分泌毒素，引起远离入侵部位的病变，如白喉和破伤风；通过血液循环定位于某一脏器使其发生病变，如流行性脑脊髓膜炎和病毒性肝炎；经过较长的生活史阶段，最后在某脏器中定居，如蠕虫病。

（三）排出途径 (route of exclusion)

不同传染病均具有其特有的病原体排出途径，此为患者、病原携带者和隐性感染者具有传染性的重要因素。如痢疾杆菌只通过粪便排出，脊髓灰质炎病毒可通过粪便或飞沫排出，疟原虫通过虫媒叮咬或采血时离开人体。不同病原体排出体外的持续时间各异，因此，不同传染病有不同的传染期。

二、组织损伤的发生机制

病原体感染人体后，可通过三种机制引起组织病理学损伤：

（一）直接侵犯 (direct damage)

病原体可凭借其机械运动及所分泌的溶组织酶直接破坏组织，如溶组织内阿米巴原虫；可诱发细胞病变使细胞溶解，如脊髓灰质炎病毒；或直接导致组织炎症性坏死，如鼠疫。

（二）毒素作用 (action of the toxin)

某些病原体可产生毒力很强的外毒素，导致组织损伤和功能障碍，如肉毒杆菌毒素、霍乱肠毒素。革兰阴性杆菌裂解可产生内毒素，刺激单核 - 吞噬细胞分泌白介素 - 1 和肿瘤坏死因子等细胞因子，导致发热、休克及弥散性血管内凝血 (disseminated intravascular coagulation, DIC)，如痢疾杆菌、伤寒杆菌等。

（三）免疫机制 (immunity mechanism)

多数病毒感染性疾病和部分细菌感染性疾病的发病与异常免疫应答有关，如麻疹病毒抑制细胞免疫反应、艾滋病毒直接破坏 T 细胞导致免疫缺陷。某些病原体可通过变态反应介导组织损伤，如肾综合征出血热可发生Ⅲ型变态反应，结核病和血吸虫病等可发生Ⅳ型变态反应。

第三节　传染病的流行过程

传染病的流行过程指传染病在人群中发生、发展和转归的过程。此过程中需要具备三个基本条件（环节），即传染源、传播途径和易感人群，且受到自然和社会因素的影响。

一、流行过程的基本条件

传染病流行过程的三环节缺少其中任何一条，传染病都不会流行；切断其中任一环节，就可控制传染病的流行。

（一）传染源 (source of infection)

传染源是指体内有病原体生长、繁殖并能排出体外的人和动物。

1. 患者　在大多数传染病中，患者体内存在着大量病原体，是重要传染源，而且某些症状有利于病原体的排出，如咳嗽、腹泻等。然而在不同病期的患者，传染性的强弱有所不同，一般在发病初期传染性最强。轻型患者易被忽视，作为传染源的意义重大。有些传染病，如麻疹、天花、水痘等，患者是唯一的传染源。慢性患者长期排出病原体是重要的传染源。

2. 隐性感染者　隐性感染者数量多，且不易被发现。对于某些传染病，如脊髓灰质炎、流行性脑脊髓膜炎、甲型病毒性肝炎等，隐性感染者是主要传染源。

3. 病原携带者　包括慢性携带者、恢复期携带者、潜伏期携带者和健康携带者。病原携带者无症状而能排出病原体，如伤寒、细菌性痢疾等，不易被发现，有重要的流行病学意义。

4. 受感染动物　以啮齿类动物最常见，其次为家畜、家禽。动物作为主要传染源传播的疾病称为动物源性传染病，包括动物本身会发病的鼠疫、狂犬病、布鲁菌病等，以及动物仅为病原携带状态的地方性斑疹伤寒、恙虫病、流行性乙型脑炎等。野生动物作为传染源传播的疾病称为自然疫源性传染病。

（二）传播途径 (route of transmission)

传播途径是指病原体离开传染源到达另一个易感者的途径。主要有呼吸道、消化道、皮肤黏膜直接接触、虫媒、母婴、血液及体液途径。某些传染病有多种传播途径，如肾综合征出血热，有些传染病只有单一传播途径，如伤寒。

1. 呼吸道传播　易感者吸入了含有病原体的空气、飞沫或尘埃而感染。如肺结核、麻疹、传染性非典型肺炎、流行性脑脊髓膜炎、白喉等。

2. 消化道传播　易感者通过进食被污染的水和食物而感染。如霍乱、伤寒、细菌性痢疾和一些寄生虫病（钩虫病、蛔虫病等）等。

3. 接触传播　与传染源接触而感染，有直接接触与间接接触两种传播方式。如炭疽、破伤风、狂犬病、血吸虫病及性病等均为直接接触而感染；多种消化道传染病如细菌性痢疾、伤寒等，以及呼吸道传染病如流感、麻疹等，通过污染的手传播，谓之间接接触传播，又称为日常生活接触传播。

4. 虫媒传播　通过节肢动物叮咬吸血等方式传播病原体给人。如蚊虫传播疟疾、恙螨传播恙虫病、人虱传播流行性斑疹伤寒、鼠蚤传播地方性斑疹伤寒、白蛉传播黑热病、蜱传播森林脑炎（伐木工人易患此病）等。某些病原体在媒介动物体内的繁殖周期中的某一阶段才能造成传播，称为生物传播；病原体通过蝇等机械携带传播称机械传播。此类传播常有季节性和地区性，有些与受染者的职业有关。

5. 血液和体液（医源性）传播　存在于血液或体液中的病原体通过输血、使用血制品、分娩、性交而传播。如疟疾、乙型病毒性肝炎、丙型病毒性肝炎、艾滋病、梅毒等。医源性传播是指在医疗、预防工作中造成某些传染病传播。有两种类型，一类是指易感者在接受治疗、预防或检验（检查）时，由于所用器械受医护人员或其他工作人员的手污染或消毒不严而引起的传播，如丙型病毒性肝炎、乙型病毒性肝炎、艾滋病等；另一类是药厂或生物制品生产单位所生产的药品或生物制品受污染而引起传播，如用第Ⅷ因子引起的艾滋病。

6. 母婴传播 母婴传播属于垂直传播（vertical transmission），其他途径统称水平传播（horizontal transmission）。母婴传播有以下三种方式：①经胎盘传播：如风疹、乙型病毒性肝炎、腮腺炎、麻疹、水痘、巨细胞病毒感染及虫媒病毒感染、梅毒等，如孕妇在怀孕早期患风疹，胎儿可发生畸形、先天性白内障等；②上行性传播：病原体经孕妇阴道通过子宫颈口到达绒毛膜或胎盘引起胎儿感染，称为上行性传播，如葡萄球菌、链球菌、大肠杆菌及白色念珠菌等；③分娩引起的传播：胎儿从无菌的羊膜腔穿出而暴露于母亲严重污染的产道内，胎儿的皮肤、呼吸道、肠道均有被病原体感染的风险，如孕妇产道存在淋球菌、结膜炎包涵体、乙肝病毒及疱疹病毒等，可能导致新生儿相应的感染。出生前在宫内获得的感染又称先天性感染，如梅毒等。

（三）易感人群 (susceptible person)

对某一传染病缺乏特异性免疫力的人称为易感者，人群对某种传染病病原体的易感程度或免疫水平称为人群易感性（susceptibility of the crowd），常用易感者在某一特定人群中的比例来确定该人群的易感性。当某种传染病流行过后，人群对该传染病的免疫力水平较高，数年后随易感者数量的上升达到一定水平时，才会再次出现流行，所以有些传染病的流行具有周期性。坚持长期人工自动免疫干预，可以阻止传染病的周期性流行，甚至可以消灭该传染病（如天花、脊髓灰质炎等）。

二、影响流行过程的因素

（一）自然因素 (natural factors)

自然环境的各种因素，包括地理、气象、生态环境等对传染病的发生与发展有重要的影响。例如，流行性乙型脑炎、疟疾有明显的发病季节；血吸虫病仅限于有钉螺地区，这与气温、湿度、雨量等有密切关系；炎热的天气可以减少人体胃酸的分泌，又有利于细菌繁殖，因此，夏秋季节感染性腹泻患者较多；寒冷可以降低呼吸道抵抗力，所以冬季呼吸道感染性疾病发病率高；洪涝灾害后由于水源和食物污染，消化道传染病发病率上升；全球气候变暖可能带来更多的自然灾害和生物种群的改变，有利于某些病原体扩散和流行区域扩大。在一定自然生态环境下，某些传染病只在野生动物间传播，如鼠疫、钩端螺旋体病等，人类进入该地区易被感染，这类疾病称为自然疫源性传染病或人兽共患病（zoonosis）。

（二）社会因素 (social factors)

社会因素包括社会制度、经济与生活条件、文化水平等，对传染病的流行过程有决定性作用。优越的社会制度使人民逐步摆脱贫困，使生活水平、经济与文化水平不断提高，不少传染病逐渐被控制。但现代文明进程中也夹杂着一些负面影响。人类工业化进程加重了环境破坏和污染；人类城市化过程使人口流动增加，居住密集化；饮食方式改变，生吃野生动物和海鲜；药物滥用，血制品污染；人工重组微生物进行恐怖主义威胁；人为灾害，如战争与难民安置管理不善；突发公共卫生事件应急体系不健全等因素可以使某些传染病发病率升高，或出现新的或变异的病原体。这些都应该引起我们的重视。

第四节　传染病的特征

一、基本特征

以下四个基本特征使传染病有别于非传染性疾病：

（一）病原体（pathogen）

传染病都是由特定的病原体所引起的。确诊传染病一定要有病原学依据。人们对病原体的认识是逐步深化的，许多传染病都是先认识其临床表现和流行规律，而后才认识其病原体。对已知病原体也是先了解其一般生物学性状，而后才认识其结构。随着科学技术的发展，一些新的病原体正在不断被发现和认识。

（二）传染性（infectivity）

传染性是传染病与其他感染性疾病的主要区别。传染病有传染性的时期称为传染期，这是确定传染病患者隔离期的主要依据。病原体从感染者体内排出，污染环境，通过不同途径传染给易感者。所以，患者需隔离治疗，其分泌物、排泄物应该无害化处理。

（三）流行病学的特征（epidemiologic feature）

流行病学特征主要指传染病的流行性、季节性和地方性等。

1. 流行性　指传染病在人群中连续发生，造成不同程度蔓延的特性。包括：①散发：某地区该传染病年发病率为一般水平；②流行：某地区该传染病年发病率明显高于一般水平；③大流行：某传染病流行范围广泛，甚至超过国界或洲界；④暴发：某传染病病例集中发生于一个短时间内。

2. 季节性　指传染病发病率在时间上的分布，如流行性乙型脑炎主要在夏秋季节流行。

3. 地方性　指传染病发病率在空间（地区）上的分布，如血吸虫病只是一种地方流行的传染病。

此外，传染病流行病学特征还包括传染病在不同人群（年龄、性别、职业）中的分布特点。

（四）感染后免疫（postinfection immunity）

传染病患者病后能产生不同程度的特异性保护免疫。不同传染病和不同个体，病后获得的保护性免疫力水平及持续时间长短有很大差别。如麻疹、白喉、风疹、肾综合征出血热等，病后可获得持久的免疫力；有的持续数年或数月，如戊型肝炎病毒感染后保护性免疫一般不超过2年；有的免疫力持续时间较短，如流行性感冒、细菌性痢疾，因此容易再感染；也有的感染后不产生保护性免疫，如血吸虫病、蛔虫病等，容易重复感染。

二、临床特征

（一）病程的顺序与规律

急性传染病的发生、发展和转归过程，通常可分为以下几个阶段：

1. 潜伏期（incubation period）　潜伏期是指从病原体侵入人体起，至开始出现症状为止的时期。不同的传染病潜伏期相对固定且有一定范围（最短、最长），潜伏期的曲线呈常态分布，是检疫工作者和传染病医师诊断、追溯传染源、确定检疫期、选择免疫方式的重要依据。潜伏期的长短与病原体感染的数量成反比。

2. 前驱期（prodromal period）　从起病至症状明显期开始为止的时期。其临床表现常无特异性，如头痛、发热、乏力、肌肉关节痛等，为很多传染病所共有，持续 1~3 日，起病急骤者可很短暂或无前驱期。

3. 症状明显期（period of apparent manifestation）　在此期间传染病所特有的症状和体征通常都获得充分表达，如具有特征性的皮疹、肝脾肿大和脑膜刺激征、黄疸、器官功能衰竭等，是病情最重的阶段。有些急性传染病如脊髓灰质炎、流行性乙型脑炎等的部分患者经过前驱期后很快进入恢复期，临床上称为顿挫型，只有少数患者进入症状明显期。

4. 恢复期（convalescent period）　机体免疫力增长到一定程度，体内病理生理过程基本终止，患者的症状及体征基本消失，临床上称为恢复期。此期体内可能有残余病原体，病理改变和生化改变尚未完全恢复。

进入恢复期后，有些传染病患者体温恢复正常，稳定一段时间以后，发热等初发病症状再度出现，称为复发（relapse）。

病程进入缓解期，体温开始降低但尚未降至正常时，体温再度升高，初发病的症状再度出现，称为再燃（recrudescence）。

复发或再燃都是由于潜伏于血液或组织中的病原体再次繁殖所致，可见于伤寒、疟疾等传染病。

有些传染病患者在恢复期结束后，机体功能障碍长期未能复常而留有后遗症（sequela），多见于中枢神经系统传染病，如脊髓灰质炎、流行性乙型脑炎、流行性脑脊髓膜炎等。

（二）常见的症状与体征

1. 发热（pyrexia，fever）　传染病的发热过程可分为三个阶段，即体温上升期、高热持续期和体温下降期。体温急剧上升到 39℃ 以上时常伴有畏寒。高热持续期发热可以持续数小时（如疟疾）、数日（如流感）或数周（如伤寒极期），退热时常见有大量出汗，如间日疟和败血症。根据发热程度将发热分为低热（37.3~38.0℃）、中度发热（38.1~39.0℃）、高热（39.1~41.0℃）和超高热（41℃以上）。

许多传染病可以出现短期（不超过 2 周）的高热，如麻疹、猩红热、水痘、登革热、伤寒、败血症等。超过 2 周的发热常见于结核病、布鲁菌病、黑热病、慢性疟疾、急性血吸虫病、立克次体病等。发热时间越长，感染性疾病的可能性越小，如高热持续 3 个月以上者，在感染病范围之内一般只考虑结核病、布鲁菌病、黑热病和慢性疟疾四种。低热持续 1 个月以上者称长期低热，常见于慢性感染性疾病，如结核病、艾滋病、蛔虫病、华支睾吸虫病、慢性布鲁菌病等。发热也常见于非感染性疾病，如肿瘤、结缔组织病、代谢性疾病等，临床上应注意鉴别。

热型是传染病的重要特征之一，具有鉴别诊断意义。常见热型有：①稽留热（sustained fever）：指体温升高达 39℃ 以上，24 小时波动不超过 1℃，如伤寒和斑疹伤寒症状明显期。②弛张热（remittent fever）：24 小时体温波动 >2℃，但最低温度未达正常水平，如败血症、伤寒缓解期、风湿热、重症肺结核等。③间歇热（intermittent fever）：24 小时之内体温波动于高热与正常体温之间，如疟疾和败血症。④回归热（relapsing fever）：高热骤起持续数日后自行消退数日，后又再次出现，如回归热包柔体（螺旋体类病原体）所致回归热病。登革热也可以见到类似发热。⑤波状热（undulant fever）：发热逐渐上升达高峰后又逐渐下降至低热或正常，此后又多次重复，可持续数月，如布鲁菌病。⑥不规则热（irregular fever）：指发热患者体温曲线没有规律，可见于结核病、败血症、流行性感冒等。

发热仅是发热性疾病过程中机体的反应之一。发热的温度高低、时间长短以及热型，受机体的反应性和治疗（抗菌药物、解热药物、糖皮质激素等）的影响，因此未经治疗的典型病例，才可能有典型的热型。临床上不规则热较为常见。

2. 发疹（eruption）　约 1/3 的传染病在发热的同时伴有皮疹，称发疹性传染病。发疹包括皮疹（exanthem，外疹）和黏膜疹（enanthem，内疹）两大类。

皮疹的类型：①斑丘疹（maculopapule）：斑疹（macules）与皮肤表面相平；丘疹（papule）略高于皮肤，可以孤立存在或相互融合存在；斑丘疹为斑疹与丘疹同时存在。如斑疹伤寒可见斑疹；麻疹、恙虫病可见丘疹；伤寒的玫瑰疹属于丘疹；麻疹、风疹、登革热、猩红热可见斑疹丘疹混合存在。②出血疹（petechia）：由皮下出血引起。可为散在的瘀点（<2mm），或相互融合成片（>5mm 为瘀斑）。多见于肾综合征出血热、登革热、流行性脑脊髓膜炎、流行性斑疹伤寒等。③疱疹（vesicle）、脓疱疹（pustule）：指表面隆起，内含浆液或脓液的皮疹。见于水痘、带状疱疹、单纯疱疹、金黄色葡萄球菌败血症、立克次体痘等。已消灭的天花见脓疱疹。④荨麻疹（urticaria）：为不规则的片块状丘疹。见于血吸虫病、蠕虫移行症、丝虫病和血清病。

黏膜疹指体内黏膜的出疹现象，如麻疹的柯氏斑（Koplik spot）。黏膜疹发生在体内不易发现。

皮疹出现的时间、先后顺序和分布部位对诊断和鉴别诊断有重要参考价值。如麻疹先见于耳后、面部，然后向躯干、四肢蔓延到手足心。水痘集中于躯干，呈向心性分布。伤寒玫瑰疹数量少，主要见于胸腹部。水痘、风疹多于病程的第 1 日，猩红热于第 2 日，天花于第 3 日，麻疹于第 4 日，斑疹伤寒于第 5 日，伤寒于第 6 日出疹。

3. 毒血症状（toxemic symptoms）　病原体的代谢产物和毒素可引起多种症状，如乏力、全身不适、厌食、头痛、肌肉痛、关节骨骼疼痛，严重者可出现神经精神症状，有时还可引起肝、肾损害和多器官功能衰竭。临床常见有：①毒血症：病原体在侵入的局部组织中生长繁殖，其产生的毒素进入血液循环，引起特殊的毒性症状，如白喉、破伤风；②菌（病毒、螺旋体）血症：病原体短暂进入血液循环引起，一般无明显毒血症症状，许多传染病感染过程中都可出现；③败血症：病原体进入血液并在血液中大量繁殖，产生毒性代谢产物，引起严重的全身性中毒症状，例如高热、皮肤和黏膜瘀斑、肝脾大等，见于伤寒、钩端螺旋体病等。④脓毒血症：化脓性细菌侵入血流后在其中大量繁殖，并通过血流扩散至机体其他组织或器官，产生迁徙性化脓病灶，如金黄色葡萄球菌感染的脓毒血症。

4. 单核 - 吞噬细胞系统反应（reaction of mononuclear phagocyte system）　在病原体及其代谢产物的作用下，单核 - 吞噬细胞系统可出现充血、增生等反应，表现为肝、脾和淋巴结的肿大。

（三）临床类型

根据传染病临床过程的长短可分为急性、亚急性、慢性；根据病情的轻重可分为轻型、中型、重型、暴发型；根据临床特征可分为典型和非典型。典型相当于中型或普通型，是各种传染病中最常见的一型。

第五节　传染病的诊断

传染病应早期、正确诊断，这样不仅可以及时治疗患者，还能早期发现传染源，及时隔离，防止其扩散。特别是对鼠疫、霍乱等烈性传染病首发病例的诊断具有重要意义。传染病的诊断要根据流行病学资料、临床资料及实验室检查及其他检查资料，进行综合分析和判断。

一、流行病学资料

患者的年龄、职业、流行季节与地区、免疫接种史与既往患传染病史、与传染病患者接触史、有无向下传传染病病例等都有助于诊断，是不可缺少的资料。如血吸虫病目前只在川渝、长江中下游地区和云南省流行，在北方地区生活不会染上本病；流行性乙型脑炎有严格的发病时段，南方地区为 6 ~ 9 月份，北方地区为 7 ~ 9 月份；艾滋病在静脉吸毒人员中发病率高；布鲁菌病以牧民多见；炭疽多发生于从事与家畜及其皮毛、肉类密切接触的职业；患过麻疹或接种过麻疹疫苗的人一般不会再患此病。

二、临床资料

从详尽地询问病史、细致地体格检查中获得患者的临床资料是诊断的重要基础。一些特殊症状和体征对传染病的诊断有很大帮助。

（一）病史及症状

如潜伏期长短、起病的缓急与诱发因素、发热与皮疹的特点、中毒症状、特殊症状等。其中特殊症状意义重大，如菌痢的里急后重、脓血便；脊髓灰质炎的肢体弛缓性瘫痪；肾综合征出血热的"三痛"症等。

（二）体格检查

应认真检查，不要遗漏，特殊体征应特别关注，如猩红热的红斑疹、麻疹的柯氏斑（Koplik spot）、百日咳的痉挛性咳嗽、白喉的假膜、流行性脑脊髓膜炎的皮肤瘀斑、伤寒的玫瑰疹、狂犬病的"恐水"征等。

三、实验室检查及其他检查资料

实验室检查与其他检查资料在传染病的诊断中占有重要地位，有一些检测结果可直接确诊，如病原体的培养和检出。但大多数检查只能给临床提供参考，须结合临床资料、流行病学资料综合分析，才能获得正确诊断。

（一）常规检查

常规检查包括血、尿、粪三大常规检查和生化检查等。

血常规检查中白细胞计数与分类应用最广。白细胞总数增高主要见于大多数细菌感染性疾病如流行性脑脊髓膜炎、猩红热、金黄色葡萄球菌感染等，部分病毒感染性疾病如流行性乙型脑炎、肾综合征出血热、狂犬病及传染性单核细胞增多症等白细胞计数也常增高。白细胞总数正常或升高不明显或减低主要见于：①布鲁菌病、伤寒、结核病及部分革兰阴性杆菌败血症等细菌感染性疾病；②多数的病毒感染性疾病，如流行性感冒、传染性非典型肺炎、人感染高致病性禽流感、登革热等；③原虫感染，如疟疾、黑热病等。嗜酸性粒细胞增多见于蠕虫感染，如血吸虫病、钩虫病、并殖吸虫病等，而嗜酸性粒细胞减少则见于伤寒、流行性乙型脑炎等。

尿常规检查有助于肾综合征出血热、钩端螺旋体病等的诊断；大便常规检查有助于蠕虫感染和感染性腹泻的诊断；肝肾等生化指标检查有助于判断传染病的病情，肝生化指标检查还有助于病毒性肝炎的诊断。

常规化验检查的重要性在于给传染病的诊断指明方向。

（二）病原学检查

一些病原体可由感染者的体液、组织、分泌物与排泄物中直接检出，如血片或骨髓片找疟原虫或微丝蚴，涂片染色法检查各种细菌，大便检测寄生虫卵，直接免疫荧光法检测白喉杆菌和军团杆菌等。一些病原体可采用血液、尿液、粪便、脑脊液、痰、骨髓和皮疹内含物进行人工分离培养检出，如细菌、螺旋体、真菌采用人工培养基培养，立克次体采用动物接种或组织培养，病毒的分离采用细胞培养等。

病原体的直接检出或分离培养出病原体常是传染病病原学诊断的金指标。

（三）分子生物学检测

目前越来越多的分子生物学检测方法在临床上得到应用，其中许多新技术是在分子杂交和体外基因扩增原理基础上发展而来的。

1. 分子杂交技术　可用 DNA 印迹法（Southern blot）、RNA 印迹法（Northern blot）分别检测样品中病原体的 DNA 或 RNA，原位杂交法检测组织中病原体核酸。

2. 聚合酶链反应（PCR）　用于检测病原体的 RNA 或 DNA。本方法有很高的特异性，在体外可大量扩增病原体核酸，增加了检测敏感性，但要防止标本被污染。

分子生物学检测是传染病病原学诊断发展的方向。

（四）血清学检查

原理是应用已知的抗原、抗体检测患者血清或体液中相应的抗体或抗原。常用的方法有各种凝集试验、补体结合试验、酶联免疫吸附试验（ELISA）、放射免疫法（RIA）、荧光抗体技术（FAT）等。

病原体的特异性抗原一般在感染早期（相应抗体出现之前）或慢性感染状态下出现，是病原体存在的证据。如乙型肝炎病毒的表面抗原（HBsAg）、血吸虫循环抗原等。检测特异性抗原比特异性抗体更为可靠，但抗原大多容易被抗体中和，或慢性感染期抗原量少，达不到检测试剂的最低检测量，是抗原检测试剂研究的难点。

检测特异性抗体是临床常用的诊断方法。IgM 是感染后较早出现的抗体，一般发病 1 周即可检出，持续时间 3~6 个月，因此特异性 IgM 抗体检测常用作早期诊断和诊断现症感染者的依据，如流行性乙型脑炎、肾综合征出血热等。IgG 出现较晚，一般在发病后 2 周开始出现，3~4 周达到高峰，但持续时间长，可达数年或更长时间。因此 IgG 抗体检测不能作为疾病早期诊断的指标。检测急性期和恢复期双份血清 IgG 水平，抗体效价增加 4 倍或以上才有诊断意义。使用病原体抗原物质进行皮内试验具有简便易行、适合基层开展的优点，但由于可引起过

NOTE

敏反应和特异性较低的原因，已较少应用。如血吸虫尾蚴膜皮试仅在疫区作为扩大化疗（减少传染源的一种方法）筛选治疗对象时使用。

免疫学检查大大地增加了传染病患者病原体检出率，起"补漏"作用。免疫学诊断指标大多属条件确诊指标，需结合流行病学资料和临床资料综合分析才能得出正确的诊断。

（五）其他检查

1. 内镜检查　胃镜、肠镜、支气管镜等有助于肠道感染、血吸虫病、支气管淋巴结结核等的诊断。

2. 影像学检查　X 线、计算机断层扫描（CT）、磁共振成像（MRI）等可协助诊断传染性非典型肺炎、肺结核、肺吸虫病、脑囊虫病等。B 型超声波常用于病毒性肝炎、肝硬化等疾病的诊断和鉴别诊断。

3. 组织病理学检查　活组织病理学检查可以为各种慢性肝炎、肝硬化、结核病、朊粒感染等的诊断与鉴别诊断提供重要参考。

第六节　传染病的治疗

一、治疗原则

传染病的治疗目的主要为促进患者康复，控制传染源，防止其进一步传播。要坚持综合治疗的原则，即治疗、护理与隔离、消毒并重，一般治疗、对症治疗与特效治疗结合，中医中药积极参与。尤其强调早期治疗，防治结合。

二、治疗方法

（一）一般及支持治疗

一般治疗包括隔离、护理及心理治疗。患者的隔离按其传播途径和病原体排出方式及时间而异，并应及时做好消毒工作。保持病房及居室良好的卫生环境，做好口腔、皮肤护理，防止并发症的出现，密切观察患者的血压、呼吸、脉搏及一般情况，确保各项诊疗措施得以正确实施。医务人员良好的服务态度、工作作风可以增强患者战胜疾病的信心，对病情的恢复有着重要作用。

支持治疗包括供给适当的营养、足够热量及维生素等，维持水电解质平衡和酸碱平衡，必要时应用各种血液和免疫制品，以增强患者的体质和免疫功能，改善其一般状况。

（二）病原或特效治疗

病原治疗是针对病原体的疗法，具有清除病原体的作用，达到根治和控制传染病的目的。常用的治疗药物有抗菌疗法、化学制剂疗法和血清疗法等。

1. 抗菌疗法　临床应用广泛，发展较快，新的抗菌药物不断出现。主要用于细菌、立克次体、支原体、真菌、螺旋体等的治疗。抗菌药物包括抗生素及化学制剂。应用抗菌治疗应遵守以下原则：①严格掌握适应证，使用针对性强的抗菌药物；②病毒感染性疾病不宜使用抗菌药物；③不明原因发热患者如果多种抗菌药物治疗无效应停用或改用适合的药物，避免继续使用带来的菌群失调和毒副反应；④应用抗菌药物前最好做病原体培养，按药敏试验用药；⑤预防性应用抗菌药物应有明确的目的；⑥对于免疫功能低下的患者和疑似细菌感染的患者可试用抗菌治疗。

2. 化学制剂疗法　传染病的治疗中化学制剂也有重要地位，现主要用于蠕虫病和原虫病的治疗。如吡喹酮治疗血吸虫病、并殖吸虫病和华支睾吸虫病，甲硝唑治疗阿米巴病，氯喹、奎宁治疗疟疾，锑剂治疗黑热病，磺胺类药物治疗流行性脑脊髓膜炎等。

3. 抗病毒药物疗法　一般认为抗病毒药物大多疗效不理想。但近年来部分抗病毒药物有了较大发展。目前认为抗病毒治疗疗效较为确切的疾病有艾滋病、慢性乙型肝炎、丙型肝炎、流行性感冒、疱疹病毒感染及肾综合征出血热等，丙型肝炎的抗病毒治疗甚至可以达到临床治愈的效果。

4. 血清疗法　血清免疫制剂有直接中和毒素或清除病原体的作用，如白喉和破伤风抗毒素等。使用抗毒素前须做过敏试验，对过敏者应采用小剂量开始、逐渐增量的脱敏疗法。

（三）对症治疗

对症治疗包括降温、镇静、强心、改善微循环、脱水、糖皮质激素的应用以及血液透析和血浆置换等。对症治疗是一些传染病极期的常用治疗方法，能减轻病者的痛苦，减少机体的消耗，减轻重要脏器的负担，改善和稳定内环境，使机体的损伤降至最低，从而安全度过危险期。

（四）康复疗法

某些传染病如脊髓灰质炎、脑炎和脑膜炎可留有肢体瘫痪和语言障碍等后遗症，需进行理疗、高压氧疗、针灸治疗、康复锻炼等，以促进机体功能的康复。

第七节　传染病的预防

预防是传染病防治工作中的一项重要任务，及时报告和隔离患者是临床工作者的职责。传染病的预防主要是针对传染病流行过程的三个基本环节（传染源、传播途径、易感人群）而采取相应的措施。

一、管理传染源

为了有效地管理好传染源，首先应严格执行传染病报告制度。《中华人民共和国传染病防治法》把传染病分为甲、乙、丙三类。

甲类为强制管理传染病种，包括鼠疫和霍乱2种。

乙类为严格管理传染病种，包括传染性非典型肺炎、艾滋病、病毒性肝炎、脊髓灰质炎、人感染高致病性禽流感、麻疹、流行性出血热、狂犬病、流行性乙型脑炎、登革热、炭疽、细菌性和阿米巴性痢疾、伤寒和副伤寒、流行性脑脊髓膜炎、百日咳、白喉、猩红热、布鲁菌病、淋病、梅毒、钩端螺旋体病、疟疾、肺结核、新生儿破伤风、血吸虫病、人感染 H_7N_9 禽流感，共26种。

根据国务院卫生行政部门的规定，乙类传染病中传染性非典型肺炎、肺炭疽、人感染高致病性禽流感和脊髓灰质炎按甲类传染病报告和管理。

丙类包括流行性感冒、流行性腮腺炎、风疹、急性出血性结膜炎、麻风病、流行性和地方性斑疹伤寒、黑热病、包虫病、丝虫病、手足口病，除霍乱、细菌性和阿米巴性痢疾、伤寒和副伤寒以外的感染性腹泻病，共 11 种。

传染病报告制度是早期发现传染病的重要措施，必须严格遵守。甲类传染病属强制管理传染病，要求发现后于 2 小时内上报；乙类传染病属严格管理传染病，要求发现后于 24 小时内上报；丙类传染病为监测管理传染病，发现后应在 24 小时内报告。

管理好传染源除了严格执行传染病报告制度之外，还应做到对患者早发现、早诊断、早报告、早隔离、早治疗（做到"五早"）；对患者的密切接触者，根据情况采取检疫、医学观察、药物预防和应急接种等措施；对病原携带者，应随访、给予治疗、管理、观察并适当调整工作；对动物传染源，应注意检疫、给予隔离治疗，对有害动物（如鼠类、病犬等）则坚决捕杀。

二、切断传播途径

对于传染病，尤其是经消化道传播、虫媒传播的传染病以及许多寄生虫病，切断传播途径通常是起主导作用的预防措施。对消化道传染病应搞好个人及环境卫生，加强饮食、水源及粪便的管理；对呼吸道传染病应搞好居室卫生并保持空气流通；对虫媒传播传染病应消灭动物媒介，如苍蝇、蟑螂、蚊、虱、蚤等；对寄生虫病应努力消灭中间宿主，如消灭钉螺控制血吸虫病等。

切断传播途径的重点是做好消毒与隔离工作。消毒与隔离的具体措施详见本书第十章。

三、保护易感人群

提高人群免疫力可从改善营养、锻炼身体以提高机体非特异性免疫力着手，但关键还是要通过预防接种提高人群的特异性免疫力。接种疫苗、菌苗、类毒素等之后可使机体产生对抗病毒、细菌、毒素等的特异性主动免疫，注射抗毒素、丙种球蛋白或高滴度免疫球蛋白，可使机体获得特异性被动免疫。儿童计划免疫对传染病的预防起关键作用。此外潜伏期药物预防是一种有效的挽救措施。流行区内加强健康教育、卫生宣传，提高个人防护意识往往有事半功倍的效果。

第八节　中医药在传染病防治中的作用

我国于公元前 674 年最早记载霍乱病流行，自此至鸦片战争的 2500 年间共流行大的传染病五百余次，中医药在与传染病的斗争中发展、提高，形成了自己的体系，积累了宝贵的经验。中医对传染性疾病的认识、辨证治疗、预防，从理论和实际方面均对现代传染病的防治有重要价值。

一、中医学对传染病病因、发病的认识

中医学中无"传染病"名称。先辈们在同疾病做斗争的过程中，逐步认识到某些疾病具

有传染性，并做了相应的记载，将具有传染性的疾病称之为"疫""瘟疫""疫疠"等。周代《礼记》指出，"孟春行秋令，则民大疫"，"季春行夏令，则民多疾疫"，认识到传染病具有发病急骤、症状相似、传染性强、易于流行等特点。《素问·刺法论》说道："五疫之至，皆相染易，无问大小，病状相似。"隋朝巢元方提出传染病病邪为"乖戾之气"，他写道："伤寒之病，但人有自触冒寒毒之气生病者，此则不染着他人。若因岁时不和，温凉失节，人感乖戾之气而发病者，此则多相染易，故须预服药后为方法以防之。"明代吴又可所著《瘟疫论》被喻为我国第一部传染病专著，书中描述"夫温疫之为病非风、非寒、非暑、非温，乃天地间别有一种异气所感"，"邪之所着，有天授，有传染"。认识到瘟疫主要是由"口鼻而入"或相互接触所致；"戾气"性毒烈，与六淫不同；应采取相应的隔离、消毒等措施；治疗以清热解毒、凉血、化湿为主。较为完整地提出了中医对传染病发病机理的认识，即年岁、年时（气候与环境因素）；藏精，冬伤于寒（人体内在因素）；戾气、时行之气（致病物质）。

二、中医学对传染病的辨治方法

中医将内科疾病主要分为外感与内伤两类。外感病在病因、临床特点等方面与内伤疾病有着显著的不同。张仲景的《伤寒论》成书于东汉，专论外感热病，现在看来其中大部分所载是感染性疾病。因此，可以把《伤寒论》称为我国第一部中医感染病专著。张仲景认为寒邪自皮肤而入，循六经传变，按六经辨证。他创立的六经辨证对感染性疾病的临床实践至今仍有指导意义。到了清代，由于传染病的广泛流行和中医药防治传染病经验的不断丰富，医家对传染病有了更多的认识。温病学派的建立使诊治外感病的理法方药更趋完善，同时诞生了许多著名的中医温病学家。叶天士认为温病自口鼻而入，按卫、气、营、血辨证；吴鞠通认为疾病分上、中、下焦，按三焦辨证；王孟英赞成卫、气、营、血辨证，又将疾病分外感温病与伏气温病两类。他们均从不同角度描述了外感病的临床特点、传变规律、治疗手段及预后转归，形成了一套完整的理论体系。薛生白在湿热病辨治方面研究较深，对湿热之邪在上、中、下三焦的辨证和治疗进行了系统论述，进一步充实和完善了温病学内容。吴鞠通《温病条辨》还收集整理和创立了许多治疗温病的有效方剂（如桑菊饮、银翘散等），为遏制传染病的流行做出了重要贡献。

传染病病机演变过程是正邪交争的过程，正胜则邪却，正虚则邪陷。中医重视"邪气"对人体的伤害，更重视"正足以胜邪"，在治疗过程中处处维护人体正气，故有"留人治病"的原则。"驱邪"是治病常法，其宗旨不单在于除邪，而重在给邪以出路。正如叶天士所说："或透风于热外，或渗湿于热下，不与热相抟，势必孤矣。"引而伸之，"汗、吐、下、和、温、清、消、补"八大治法，若用药得当，都能达到驱邪的目的。此外，要重视从正、邪关系的演变转化来认识、治疗传染病，权衡感邪之轻重、正气的盛衰，辨证论治。如："下不厌早，逐邪务尽，客邪贵乎早逐"；"治上焦如羽，治中焦如衡，治下焦如权"；"在卫汗之可也，到气才可清气，入营犹可透热转气，入血直须凉血散血"。这些都为现代急性传染病提供了宝贵的辨证思维和临床指导。

在当代，中医中药治疗传染性疾病，尤其是病毒性疾病已显示出较好的疗效，如鱼腥草、板蓝根等药物对某些病毒感染性疾病有很好的控制作用。中医药在减轻症状、缓解病情发展方面有一定的作用，如传染性非典型肺炎的治疗得到了世界卫生组织的承认，其精华为辨证施治。但另一方面，中医药对细菌感染和寄生虫病的病原体直接清除作用不理想，中医药宝库还有待于进一步探索和发掘，希望未来有更多的像青蒿素类的药物问世，为世界医学的发展做出贡献。

三、中医学对传染病预防的认识

《黄帝内经》云："圣人不治已病治未病"，"上工治未病"。《金匮要略》云："夫治未病者，见肝之病，知肝传脾，当先实脾。"强调了未病先防、已病早治和防传变的"治未病"思想。"治未病"的指导思想同样也适用于传染病的防治。

在摄生防病方面，《黄帝内经》提出"法于阴阳，和于术数，食饮有节，起居有常，不妄作劳"，达到"形与神俱"，使"正气存内，邪不可干"。《黄帝内经》还认为："虚邪贼风，避之有时，恬淡虚无，真气从之，精神内守，病安从来？"可见良好的饮食、生活习惯和心态对增强体质，提高人体抗病能力的重要性。告诫人们"以酒为乐，以妄为常，醉以入房……不知持满，不时御神，务快其心，逆于生乐，起居无节"这些不良生活习惯会耗散人体正气，使人体抗病能力下降。此外，《千金要方》中记载了佩戴、燃烧或吞服辟温杀鬼丸、雄黄丸等药物，以避免邪毒，防止"卒中恶病及时疫"。《景岳全书》中记载了用"福建茶饼"进行口腔消毒以防病从口入。《本草纲目》记载了常食大蒜以预防痢疾、霍乱等病。

《本草纲目》一书中记载了早期的消毒之法：于房内用苍术、艾叶、白芷、丁香、硫黄等焚烧以进行空气消毒；将患者接触过的衣被放于蒸笼中蒸或用开水煮沸，目的是"一家不染"。《石室秘录》中陈无择指出饮水消毒之法，可用贯众一枚浸入水缸之内，加入白矾少许用于饮水消毒。在秦代，已设有疠人场，专收麻风患者，进行隔离。《后汉书》记载，汉桓帝延熹五年（公元162年），陇右军中大疫，当时就将传染患者安置在临时指定的"庵庐"中，实行隔离。清代熊立品在《治疫全书》中提出了隔离的具体要求："瘟疫盛行，递相传染之际……毋近患者床榻，染其秽污；毋凭死者尸棺，触其臭恶；毋食病家时菜；毋拾死人衣物……"

在免疫预防方面，东晋《肘后备急方》载"疗犬咬人方，乃杀所咬犬，取脑敷之，后不复发"，这与狂犬疫苗原理有相似之处。我国人痘接种术预防天花历史悠久，可谓人工免疫法的先驱，比英国琴纳的牛痘苗仅文字记载就早一百多年。它不仅在我国广泛应用，还曾流传到国外。十八世纪法国启蒙思想家、哲学家伏尔泰就曾对我国人痘接种术倍加赞赏："我听说一百年来，中国人就有这种习惯，这是被认为全世界最聪明最讲礼貌的一个民族的伟大先例和榜样。"

几千年来，中医学以防为主、防治结合的指导思想和方法对中华民族的繁荣昌盛功不可没。当今，中医药在发挥自己传统优势的同时，也在紧跟科学技术的发展步伐，逐步完善中医药防治传染病的体系，提升其在传染病防治中的地位。

各 论

第一章 朊粒病

朊粒病（prion diseases）是一组由朊粒（prion）导致的人兽共患的致死性中枢神经系统退化性疾病。以脑的海绵状变性为共同神经病理改变，以各种神经精神症状为主要临床表现。又被称为传染性海绵状脑病（transmissible spongiform encephalopathies，TSE）。人朊粒病包括库鲁病（Kuru disease）、克雅病（Creutzfeldt‑Jakob disease，CJD）、新型克雅病（new Creutzfeldt‑Jakob disease，vCJD）、格斯特曼综合征（Gerstmann‑Straiissler‑Scheinker syndrome，GSS）和致死性家族性失眠症（fatal familial insomnia，FFI）。

【病原学】

朊粒病的病原体是朊粒，是由宿主人朊粒蛋白基因编码的、具有两种二级构象的蛋白质感染粒子，其唯一成分为蛋白酶抗性蛋白（proteinase resistant protein，PrP），不含有核酸，具有传染性和自我复制能力。大小 30～50nm，电镜下见不到病毒粒子的结构，经负染后可见到聚集而成的棒状体，大小（10～250）nm×（100～200）nm。朊粒是一种不同于病毒、细菌、立克次体、真菌等病原微生物和寄生虫的病原体。

PrP 具有两种异构体：PrP^C 是正常动物脑组织中的一种糖蛋白，可被蛋白酶水解，是神经系统信息传递不可缺少的物质；PrP^{SC} 是致病异构体，不能被蛋白酶水解，由 PrP^C 转变而来，沉积于脑组织，致神经系统疾病。

PrP^{SC} 的抵抗力很强，对热、辐射、酸碱和常规消毒剂有很强的抗性。对物理因素，如紫外线照射、电离辐射、冷冻干燥、超声波以及 80～100℃ 高温，均有相当的耐受能力，甚至经 138℃ 高压灭菌 60min 亦不能或不完全能使其灭活。对化学试剂与生化试剂，如甲醛、羟胺、核酸酶类等表现出强抗性。

【流行病学】

（一）传染源

感染朊粒的人和动物皆可成为传染源。

（二）传播途径

1. 消化道传播 通过进食含有朊粒的宿主组织或加工物而感染。

2. 医源性传播 使用被克雅病患者污染的器械，可使脑外科患者感染克雅病；移植克雅病患者的器官，以及使用被朊粒污染的垂体激素、生长激素或促性腺激素均可感染克雅病。

（三）易感人群

人群普遍易感，感染后不产生保护性抗体。

（四）流行特征

1. 库鲁病   是最早被发现且详细研究的传染性神经退行性变疾病。此病仅流行于巴布亚新几内亚原始部落，与当地习俗（食用已故亲人的脑组织）有关。19 世纪 50 年代食尸习俗被禁止后，此病曾销声匿迹，但在 1996 年和 2004 年共发现 11 例新发的库鲁病，提示其潜伏期可长达五十余年。

2. 克雅病   是最常见的人朊粒病，呈世界性分布，包括散发性（sCJD）、家族性（fCJD）、医源性（iCJD）和新型 CJD（vCJD）。85% ~ 95% 病例为散发性，5% ~ 15% 为家族性，不足 1% 为医源性。发病率为每年百万分之一，平均年龄为 57 ~ 62 岁，少数年轻，80 岁以上也有报道。

3. 新型克雅病   与牛海绵状脑病（Bovine spongiform encephalopathy，BSE）有关，截至 2005 年 4 月，全球共发现 165 例，其中英联邦 155 例，除意大利患者未到过已发生 BSE 的国家，其余病例均发生于已知 BSE 发生的国家。vCJD 发病率目前尚无一致的统计结果。

4. 格斯特曼综合征   较罕见，发病率为每年（1 ~ 10 例）/1 亿人，多发于中年，平均年龄43 ~ 48 岁，老年病例也有报道。

5. 致死性家族性失眠症   目前全世界均有报道。

【发病机制与病理】

（一）发病机制

淋巴组织生发中心内的滤泡树突状细胞是朊粒蛋白运输到神经系统之前的"储存库"。由 PrP^C 转化的 PrP^{SC} 出现在宿主体内会沿着轴突运输到神经系统，其主要机制是缓慢的轴索浆运输，同时存在快速的顺进性轴突运输。PrP^{SC} 具有神经毒性，其本身或其片段在神经元内积聚可导致凋亡和细胞死亡，这种作用必须有 PrP^C 的参与。

（二）病理

人朊粒病的脑组织病理学特点主要包括：海绵状改变；神经元丢失而无炎症，尤其是皮质 Ⅲ－Ⅴ 层；异常朊粒蛋白聚集。

1. 库鲁病 PrP^{SC}   阳性斑块是特征性病理表现，小脑最常见。Kuru 斑是过碘酸希夫染色（PAS）阳性的单中心圆形伴放射状小刺。可有肥大的星形胶质细胞和神经元丢失。

2. 克雅病   多数病例有脑组织萎缩，包括深灰色结构如尾状核、壳核及丘脑，海马不受影响，小脑可见薄层萎缩。

3. 新型克雅病   可见多种神经病理改变而区别于 sCJD，最显著的改变是遍布大脑和小脑的 PrP^{SC} 高密度斑块，基底核和丘脑的较低密度斑块。

4. 格斯特曼综合征   基本神经病理改变与其他朊粒病相同。小脑部位有高密度的 Kuru 样斑，脑组织其他部位也可见类似斑块。脑组织神经纤维交织成网。

5. 致死性家族性失眠症   特征性的神经元丢失和神经胶质增生改变主要位于丘脑，可累及小脑皮质、小脑核及橄榄核。很少能检测到海绵状退行性变。

【临床表现】

（一）库鲁病

本病有较清晰的临床分期，可分为行走期、久坐期、后期及终末期。行走期有颤抖、共济失调和姿势不稳等特征性症状。久坐期出现肌阵挛、舞蹈手足徐动症、肌束颤动等非随意运动。后期出现痴呆症状，表现为思维减慢，可能对自己疾病的漠不关心。终末期则出现前皮质释放症状、小脑型言语障碍和无法起床。起病 9 ~ 24 个月内患者常因合并肺炎死亡。

（二）克雅病

本病为人类最常见的朊粒病，发病年龄多为 50 ~ 75 岁，潜伏期 3 ~ 22 年，最长可达 40 年。最重要的两个临床特征为快速进行性智力退化和肌阵挛。早期表现以智力退化和精神症状为主，如注意力、记忆力和判断力障碍，失眠，情感淡漠及抑郁，可有共济失调。中期大脑皮质、锥体外系、锥体束及小脑受损引起的症状交替或相继出现，如进行性痴呆、面部表情减少、震颤、动作缓慢、肌张力增高、共济失调、步态不稳、肌萎缩、腱反射亢进、Babinski 征阳性等。此病约 2/3 患者有肌阵挛。晚期出现尿失禁、无动性缄默、昏迷或去皮质强直状态。大多发病 7 ~ 9 个月后死于压疮或合并肺部感染。

（三）新型克雅病

近年有发现报道，本病可能是牛海绵状脑病（Bovine spongiform encephalopathy，BSE），俗称疯牛病（mad cow disease），传播于人的表现。其特点是：发病年龄较早，平均年龄为 29 岁（16 ~ 48 岁）；病程较长，平均大于 1 年；小脑都有受累，出现共济失调，早期突发精神异常和行为改变，痴呆出现较晚；一般无肌阵挛和特征性脑电图改变。

（四）格斯特曼综合征

小脑退行性变症状伴有不同程度的痴呆是此病的特征。小脑症状表现为动作笨拙、动作失调和共济失调步态。早期常有感觉迟钝、反射减退、下肢近端肌肉无力等症状，一般无肌阵挛。是否出现痴呆及其程度可因家族和个体差异而异。一般 5 年左右发展至死亡，发病年龄多在 40 ~ 50 岁。

（五）致死性家族性失眠症

主要表现为进行性失眠，失去正常生理节律的睡眠模式，清醒时可出现"白日梦"状态。同时可出现注意力不集中、记忆力下降、神经错乱等智力和行为的改变。明显的痴呆表现少见。随着病情的进展，可出现肌阵挛、共济失调和强直等运动障碍。此病是朊粒病中唯一出现自主神经异常和内分泌失调的疾病，前者表现为多汗、体温过高、心动过速和高血压等，后者表现为促肾上腺皮质激素分泌下降、糖皮质激素分泌增多，生长激素、褪黑素及催乳素失去正常昼夜变化规律。为迅速致死性疾病，病程平均为 13 个月，好发于中年人，平均年龄为 35 ~ 61 岁。

【实验室检查及其他检查】

（一）脑脊液

脑脊液（CSF）常规和生化检查基本正常。14 - 3 - 3 蛋白是 sCJD 敏感性和特异性均较好的诊断指标，但是阴性结果并不能排除诊断，尤其是 fCJD 或不典型 sCJD 患者，偶有非朊粒病患者有阳性结果。

NOTE

（二）脑电图

绝大部分 sCJD 患者病程中脑电图可出现特异性的周期性同步二或三相尖锐复合波。其他朊粒病也可有异常，但无特异性。

（三）影像学

头颅 CT 一般无明显异常，MRI 可见局灶性信号增强，DWI 优于常规 MRI。必须常规 MRI 或 CT 排除其他脑部疾病。

（四）组织病理学及免疫组织化学

脑组织切片可观察到空泡、淀粉样斑块、胶质细胞增生、神经元丢失等。目前诊断朊粒病的金标准为免疫组化染色检查到脑组织抗蛋白酶的 PrP^{SC}。

（五）分子生物学

提取患者外周血白细胞 DNA 对 PRNP 基因测序，可发现家族遗传性朊粒病的 PRNP 基因突变。

【诊断与鉴别诊断】

（一）诊断

朊粒病在生前诊断比较困难，绝大部分为死后脑组织病理检查确诊。

1. 流行病学资料　有神经外科手术或接受过植入性电极脑电图史；供者被发现有朊粒病的器官移植受者；有垂体来源激素使用史；有朊粒病家族史等。

2. 临床表现　朊粒病本质是中枢神经系统的退行性疾病，有相似且独特的临床表现。

3. 实验室检查及其他检查　特征性的脑电图改变和病理学检查是重要的诊断依据。结合临床表现，若有脑组织海绵状改变，可临床诊断朊粒病。免疫组化或分子生物学检测证实脑组织中 PrP^{SC} 存在，可确定诊断。

4. WHO 诊断散发性 CJD 的标准

（1）疑似病例诊断标准　①进行性痴呆；②肌阵挛，视觉或小脑性障碍，锥体束或锥体外束功能障碍，运动不能或缄默；③病程中典型的 EEG 改变和（或）2 年内死亡并且 CSF 中 14－3－3 蛋白阳性；④常规检查未提示其他诊断。出现上述临床特征中 2 项或以上者即诊为疑似病例。

（2）确诊标准　上述 4 项均符合，并有以下神经病理学指标中的 1 项以上：①神经元丢失，胶质细胞增生，海绵状退行性变，或脑组织免疫组化 PrP^{SC} 阳性斑块；②预先用蛋白激酶 K 处理（消除正常的 PrP^{C} 反应）后，染色见 PrP^{SC} 阳性；③预先用蛋白激酶 K 处理后，脑组织行组织印迹见 PrP^{SC} 阳性；④患者脑组织注射到实验动物后可引起特征性神经退行性疾病；⑤检测到 PRNP 基因突变存在。

（二）鉴别诊断

朊粒病应与其他进行性神经系统退行性疾病相鉴别，如阿尔茨海默病、多发性硬化等。其鉴别的关键在于脑组织是否存在海绵状改变和 PrP^{SC}。

【预后】

预后差，均为致死性。

【治疗】

目前尚无有效的治疗药物，以对症和支持治疗为主要治疗措施。

【预防】

(一) 管理传染源

应监测遗传性朊粒病家族，给予遗传咨询及产前 DNA 筛查。严禁朊粒病患者、有退行性神经系统疾病患者、在疫区居住过一段时间者、有遗传性朊粒病家族史者、曾接受器官提取人体激素治疗者捐献器官和组织。朊粒病患者尚无须单独隔离。

(二) 切断传播途径

必须对从有 BSE 的国家进口的活牛（包括胚胎）及其制品进行严格的特殊的检疫。生产生物制品使用牛组织作为原料时，应充分考虑和了解生产这些材料的国家 BSE 流行情况。禁止牛羊等反刍动物组织及器官作为饲料喂养牛羊。接触朊粒病患者的医务人员及实验室研究人员必须严格遵守安全程序。必须注意的是，由于 PrP 缺乏核酸，针对一般病原微生物的常规消毒灭菌方法不适用于朊粒病。

(三) 保护易感人群

目前尚无疫苗，也未研制出可供被动免疫的免疫球蛋白。

NOTE

第二章　病毒感染性疾病

第一节　病毒性肝炎

病毒性肝炎（viral hepatitis）是由多种肝炎病毒引起的，以肝脏损害为主的一组传染病。目前按病原学明确分类的有甲型、乙型、丙型、丁型、戊型五型病毒性肝炎。各型病毒性肝炎的临床表现相似，主要表现为乏力、食欲减退、肝功能异常，部分病例出现黄疸。甲型和戊型经粪-口途径传播，主要表现为急性感染。乙型、丙型、丁型主要经血液、体液等胃肠外途径传播，多数呈慢性感染，少数病例可发展为肝硬化或肝细胞癌。

【病原学】

病毒性肝炎的病原体是肝炎病毒，目前已明确具有致病性的有甲、乙、丙、丁、戊五型肝炎病毒，是否还存在其他类型的肝炎病毒至今尚无定论。

（一）甲型肝炎病毒（hepatitis A virus，HAV）

HAV属于微小RNA病毒科（Picornavirus）嗜肝RNA病毒属（heparnavirus）。HAV呈球形，直径27～32nm，无包膜，由32个亚单位结构（称为壳粒）组成20面对称核衣壳。病毒基因组为单股线型RNA，长7.5kb，有一个开放读码框（open reading frame，ORF），编码一种多聚蛋白（polyprotein），此蛋白具有结构和无结构组分。病毒由RNA基因组和外壳蛋白（HAV Ag）组成。在肝细胞胞浆中组合为病毒颗粒，主要排入胆汁，也可进入血清。潜伏期和发病初期，以粪便中的病毒最高（每克10^6～10^{10}个基因组）。

HAV对外界抵抗力较强，耐酸碱，室温下可生存1周，25℃干粪中能生存30日，在贝壳类动物、污水、淡水、海水、泥土中能生存数月。能耐受60℃ 30分钟，80℃ 5分钟或100℃ 1分钟可使其完全灭活。对有机溶剂较为耐受，在4℃ 20%乙醚中放置24小时仍稳定。对紫外线、氯、甲醛等敏感。

HAV只有1个抗原抗体系统，感染后IgM型抗体出现早，是近期感染标志，一般持续8～12周，少数可持续6个月左右；IgG型抗体出现较晚，常是既往感染或免疫接种后的标志，可长期存在。

（二）乙型肝炎病毒（hepatitis B virus，HBV）

HBV属于嗜肝DNA病毒科（Hepadnavirus）正嗜肝DNA病毒属（Orthohepadnavirus）。

1. 形态及生物学特性　HBV感染者血清在电镜下可见三种颗粒：①大球形颗粒，为完整的HBV颗粒，又名Dane颗粒，直径42nm，由包膜与核心组成。包膜内含乙型肝炎表面抗原（hepatitis B surface antigen，HBsAg）、糖蛋白与细胞脂质；核心内含不完全环状双股DNA、

DNA 聚合酶、乙型肝炎核心抗原（hepatitis B core antigen，HBcAg），是病毒复制的主体；②小球形颗粒，直径 22nm；③丝状颗粒，直径 22nm，长 100 ~ 1000nm。后两种颗粒由 HBsAg 组成，为空心包膜，不含核酸，无感染性。一般情况下，血清中小球形颗粒最多，Dane 颗粒最少。

HBV 对外界的抵抗力很强，对热、低温、干燥、紫外线及一般浓度的消毒剂均能耐受。在 37℃ 可存活 7 日，在血清中 30 ~ 32℃ 可保存 6 个月，－20℃ 可保存 15 年。100℃ 10 分钟、65℃ 10 小时或高压蒸汽消毒可被灭活，环氧乙烷、戊二醛、过氧乙酸和碘伏对 HBV 也有较好的灭活效果。

2. 基因组结构及编码蛋白　HBV 基因组由不完全的环状双链 DNA 组成，约含 3200 个碱基对（bp），长链（负链）含有 HBV DNA 的全部遗传信息，短链（正链）的长度不定，相当于长链的 50% ~ 80%。HBV 基因组共有 4 个开放读码框架（ORF），即 S 区、C 区、P 区和 X 区，均位于长链。S 区又包括前 S_1、前 S_2 和 S 三个编码区，分别编码前 S_1 蛋白（pre－S_1），前 S_2 蛋白（pre－S_2）及 HBsAg。前 S 蛋白有很强的免疫原性。HBsAg 的抗原性较复杂，由一个属特异性的共同抗原决定簇"a"和至少两个亚型决定簇"d/y"和"w/r"组成，因此 HBsAg 有 10 个亚型，主要亚型是 adw、adr、ayw 和 ayr。根据 HBV 基因组序列差异≥8% 或 S 区基因序列差异≥4% 进行基因分型，目前 HBV 至少有 10 个基因型（A ~ J），各基因型又可分为不同基因亚型。C 区由前 C 基因和 C 基因组成，编码乙型肝炎 e 抗原（hepatitis B e antigen，HBeAg）和 HBcAg。前 C 基因和 C 基因编码的蛋白质经加工后分泌到细胞外即 HBeAg，C 基因编码的蛋白质为 HBcAg。P 区是最长的 ORF，编码一种具有反转录酶活性的 DNA 聚合酶、RNA 酶 H 等多种功能的蛋白，即 DNA 聚合酶，参与 HBV 的复制。X 区编码 X 蛋白（hepatitis B x antigen，HBxAg），HBxAg 具有反式激活作用，可激活 HBV 本身的、其他病毒或细胞的多种调控基因，促进 HBV 或其他病毒（如艾滋病病毒）的复制。另外，HBxAg 在原发性肝细胞癌（hepatocellular carcinoma，HCC）的发生中可能发挥重要作用。

HBV 基因组易突变，大部分突变是沉默突变，无生物学意义。有意义的突变主要有以下几种：

（1）S 区突变可引起 HBsAg 亚型改变或 HBsAg 阴性乙型肝炎。

（2）前 C 区及 C 区启动子变异可引起 HBeAg 阴性/抗 HBe 阳性乙型肝炎，前 C 区 1896 位核苷酸是最常发生变异的位点之一。C 区突变可导致抗 HBc 阴性乙型肝炎。

（3）P 区突变可导致复制缺陷或复制水平的降低，P 区突变株与核苷类药物的耐药密切相关。

HBV 基因组变异除了影响血清学指标的检测外，可能与疫苗接种失败、肝炎慢性化、抗病毒药物耐药、重型肝炎和 HCC 的发生等有关。

3. HBV 的抗原抗体系统

（1）HBsAg 与 HBsAb　成人感染 HBV 后最早 1 ~ 2 周、最迟 11 ~ 12 周，外周血中可检测到 HBsAg；无症状携带者和慢性患者 HBsAg 可持续存在多年，甚至终身存在。HBsAg 只有抗原性，无传染性。乙型肝炎表面抗体（hepatitis B surface antibody，HBsAb）是一种保护性抗体，HBsAb 阳性表示对 HBV 有免疫力，见于乙型肝炎恢复期、既往感染及乙肝疫苗接种后。需要注意的是，HBsAb 一般在急性乙肝病毒感染后期或 HBsAg 消失后，经过一段时间才出现，在此间隔期二者均不能检出，称为"窗口期"。

（2）pre－S₁　pre－S₁在感染早期次于 HBsAg 出现于血液中，如在急性期快速转阴提示病毒清除与好转。pre－S₁阳性是 HBV 存在与复制的标志，如 pre－S₁持续阳性，提示感染慢性化。

（3）pre－S₂　pre－S₂可作为判断 HBV 复制的一项指标。

（4）HBeAg 与 HBeAb　急性 HBV 感染时，HBeAg 出现略晚于 HBsAg。HBeAg 的存在提示患者处于高感染低应答期。HBeAg 消失而 HBeAb 产生称为 e 抗原血清转换。HBeAb 阳转后，病毒复制多处于静止状态，传染性降低；但仍有部分患者病毒复制，肝炎活动。

（5）HBcAg 与 HBcAb　血液中 HBcAg 主要存在于 Dane 颗粒的核心，游离的 HBcAg 极少，故较少用于临床常规检测。肝组织中 HBcAg 主要存在于受感染的肝细胞核内。HBcAg 有很强的免疫原性，HBV 感染者几乎均可检出 HBcAb，除非 HBV C 基因序列出现极少见的变异或感染者有免疫缺陷。HBcAb IgM 是 HBV 感染后较早出现的抗体，绝大多数出现在发病第一周，多数在 6 个月内消失，HBcAb IgM 阳性提示急性期或慢性肝炎急性发作。HBcAb IgG 出现较迟，但可保持多年甚至终身。

（三）丙型肝炎病毒 (hepatitis C virus，HCV)

HCV 属黄病毒科（Flaviviridae）丙型肝炎病毒属（hepacivirus）。

1. 形态及生物学特性　HCV 呈球形颗粒，直径 30～60nm，外有脂质外壳、囊膜和棘突结构，内有核心蛋白和核酸组成的核衣壳。

HCV 对有机溶剂敏感，10% 氯仿可杀灭 HCV。煮沸、紫外线等亦可使 HCV 灭活。血清经60℃ 10 小时或 1/1000 甲醛溶液 37℃ 6 小时处理后，可使 HCV 传染性丧失。血制品中的 HCV 可用干热 80℃ 72 小时或加变性剂使之灭活。

2. 基因组结构及编码蛋白　HCV 基因组为单股正链 RNA，全长约 9.6kb，基因组由 5′和3′非编码区和中间的编码区组成。编码区从 5′端依次为核心蛋白区（C）、包膜蛋白区（E₁，E₂/NS₁），非结构蛋白区（NS₂、NS₃、NS₄A、NS₄B、NS₅A、NS₅B）。核心蛋白与核酸结合组成核衣壳。包膜蛋白为病毒外壳主要成分，可能含有与肝细胞结合的表位。NS₃区编码螺旋酶和蛋白酶，NS₃蛋白具有强免疫原性，可刺激机体产生抗体。NS₅区编码依赖 RNA 的 RNA 多聚酶，在病毒复制中起重要作用。NS_{3/4}A、NS₅A 和 NS₅B 是目前直接抗病毒药物（Direct－acting antiviral agent，DAA）的主要靶位，在临床上有重要价值。

根据基因序列的差异，以 Simmonds 的分型命名系统，目前可将 HCV 分为 6 个基因型（1～6），各基因型中核酸序列的差异在 30%～35% 及以上；每种基因型又可区分出 a、b、c、d 等数种亚型，各亚型之间核酸的差异在 20%～25%。我国主要是以 1 型为主。

3. 抗原抗体系统

（1）HCV Ag 与 HCV Ab　血清中 HCV Ag 含量很低，检出率不高。HCV Ab 不是保护性抗体，是 HCV 感染的标志，HCV Ab 又分为 IgM 型和 IgG 型。HCV Ab IgM 在发病后即可检测到，一般持续 1～3 个月。如果 HCV Ab IgM 持续阳性，提示病毒持续复制且易转为慢性。

（2）HCV RNA　HCV RNA 阳性是病毒感染和复制的直接标志。HCV RNA 基因分型在流行病学和抗病毒治疗方面有重要意义。

（四）丁型肝炎病毒 (hepatitis D virus，HDV)

HDV 是一种缺陷病毒，必须有 HBV 或其他嗜肝 DNA 病毒的辅助才能复制、表达抗原及引起肝损害。基因组为单股负链闭合环状 RNA，长 1679 nt。HDV 可与 HBV 同时感染人体，但大部分情况下是在 HBV 感染的基础上引起重叠感染。

HDV 的抗原抗体系统：

（1）HDV Ag 和 HDV Ab　HDV Ag 是 HDV 唯一的抗原成分，因此 HDV 仅有一个血清型。HDV Ab 不是保护性抗体。

（2）HDV RNA　血清或肝组织中 HDV RNA 阳性是诊断 HDV 感染的直接依据。

（五）戊型肝炎病毒 (hepatitis E virus，HEV)

HEV 属戊型肝炎病毒属（Hepevirus）戊型肝炎病毒（Hepatitis E virus）。

HEV 为 20 面对称体圆球形颗粒，无包膜，直径 27～34nm。HEV 基因组为单股正链 RNA，全长 7.2～7.6 kb。根据同源性可将 HEV 分为至少 4 个基因型。基因 1 型和 2 型只感染人，基因 3 型和 4 型不仅可感染人，还可感染多种动物。

HEV 在碱性环境下较稳定，对高热、氯仿、氯化铯敏感。

HEV 的抗原抗体系统：血液中检测不到 HEV Ag。抗 HEV IgM 在发病初期产生，多数在 3 个月内转阴。因此，抗 HEV IgM 阳性是近期 HEV 感染的标志。抗 HEV IgG 持续时间在不同病例中差异较大，多数于发病后 6～12 个月阴转，但亦有持续几年甚至十多年者。戊型肝炎患者发病早期粪便和血液中存在 HEV，可检测到 HEV RNA，但持续时间不长。

【流行病学】

我国是病毒性肝炎的高发区。甲型肝炎人群流行率约 80%。全球约 20 亿人曾感染 HBV，其中 2.4 亿人为慢性 HBV 感染者，每年约 65 万人死于 HBV 感染所致的肝功能衰竭、肝硬化和 HCC。我国有慢性 HBV 感染者约 9300 万人。全球 HCV 感染者约 1.85 亿，我国人群抗 HCV 阳性者约 1000 万人。丁型肝炎人群流行率约 1%，戊型肝炎约 20%。

（一）甲型肝炎

1. 传染源　甲型肝炎无病毒携带状态，传染源为急性期患者及隐性感染者，后者数量明显较前者多。起病前 2 周至血清丙氨酸转氨酶（alanine aminotransferase，ALT）高峰期后 1 周为粪便排毒期，少数患者可延长至其起病后 30 日。血清抗 HAV 出现提示粪便排毒基本停止。

2. 传播途径　HAV 主要经粪 - 口途径传播，粪便污染饮用水源、食物、蔬菜、玩具等可引起流行。水源或食物污染可致暴发或流行。日常生活接触多为散发性发病。

3. 易感人群　抗 HAV 阴性者均为易感人群。在我国，大多在幼儿、儿童、青少年时期获得感染，以隐性感染为主，成人抗 HAV IgG 的检出率达 80%。近年来，由于卫生条件的改善及甲肝疫苗的接种，我国甲型肝炎的发病率已下降至 1.66/10 万。感染后可产生持久免疫。

（二）乙型肝炎

1. 传染源　主要是急、慢性乙型肝炎患者和病毒携带者。慢性患者和病毒携带者为主要传染源，其传染性与体液中 HBV DNA 含量成正比。

2. 传播途径　因含 HBV 体液或血液进入机体而获得感染，具体传播途径主要有以下几种：

（1）母婴传播　主要有宫内感染、围生期感染、分娩后感染。在我国，母婴传播最为广泛，30% 以上的 HBV 携带者是因母婴传播感染。

（2）血液、体液传播　感染者血液中 HBV 含量很高，微量的污染血通过破损的皮肤和黏膜进入机体即造成感染，如输血及血制品、注射、手术、针刺、共用剃刀和牙刷、血液透析、器官移植等均可传播。目前已证实唾液、汗液、精液、阴道分泌物、乳汁等体液中也含有 HBV，密切的生活接触、性接触等亦可能感染 HBV。

（3）其他传播途径 虽然经破损的消化道、呼吸道黏膜或昆虫叮咬在理论上存在可能，但实际上发生极少。

3. 易感人群 HBsAb 阴性者均为易感人群。婴幼儿期是 HBV 感染的最危险时期。高危人群包括 HBsAg 阳性母亲的新生儿、HBsAg 阳性者的家属、反复接受输血及血制品者、血液透析患者、多个性伴侣者、静脉药瘾者、接触血液的医务工作者等。感染恢复后或疫苗接种后 HBsAb 阳性者有免疫力。

4. 流行特征

（1）有地区性差异：乡村高于城市，南方高于北方，西部高于东部。

（2）有性别差异：男性高于女性，男女比例为（5~7）：1。

（3）无明显季节性。

（4）以散发为主。

（5）有家庭聚集现象：此现象与母婴传播及日常生活接触传播有关。

（6）婴幼儿感染多见。

（三）丙型肝炎

1. 传染源 急、慢性患者及无症状病毒携带者。慢性患者及病毒携带者为主要传染源。

2. 传播途径 类似乙型肝炎，主要通过肠道外途径传播。

（1）血液、体液传播 输血及血制品曾是最主要的传播途径，随着筛查方法的改善，此传播方式已得到明显控制。注射、针刺、器官移植、骨髓移植、血液透析等均可传播。密切的生活接触、性接触等亦可能传播。

（2）母婴传播 HCV RNA 阳性母亲传播给新生儿的概率为 4%~7%。

3. 易感人群 人类对 HCV 普遍易感。HCV Ab 并非保护性抗体，感染后无保护性免疫。

（四）丁型肝炎

传染源和传播途径与乙型肝炎相似。以与 HBV 重叠感染或同时感染的形式存在，尤其是重叠感染。HDV Ab 不是保护性抗体。

（五）戊型肝炎

传染源和传播途径与甲型肝炎相似。但有如下特点：①暴发流行均由于粪便污染水源所致，散发多由于不洁食物或饮品所引起；②隐性感染多见，显性感染主要发生于成年；③原有慢性 HBV 感染者或晚期孕妇感染 HEV 后病死率高；④有春、冬季高峰；⑤抗 - HEV 多在短期内消失，少数可持续 1 年以上。

【发病机制与病理】

（一）发病机制

1. 甲型肝炎 HAV 经口进入体内后，由肠道进入血流，引起短暂的病毒血症。约 1 周后进入肝细胞内复制，2 周后由胆汁排出体外。HAV 引起肝细胞损伤的机制尚不清楚，目前认为在感染早期，HAV 大量增殖，使肝细胞轻微破坏；随后细胞免疫对肝细胞损伤起了重要作用。

2. 乙型肝炎 乙型肝炎的发病机制非常复杂，迄今尚未完全阐明。HBV 侵入人体后，未被单核 - 吞噬细胞系统清除的病毒到达肝脏或肝外组织，如胰腺、胆管、脾、肾、淋巴结、骨髓等。病毒蛋白直接或间接与肝细胞膜融合后病毒侵入肝细胞，即开始其复制过程：HBV DNA 进入细胞核形成共价闭合环状 DNA（covalently closed circular DNA，cccDNA），以 cccDNA 为模板合成前基因组 mRNA，后者进入胞浆作为模板合成负链 DNA，再以负链 DNA 为模板合成正链 DNA，两者形成完整的 HBV DNA。

HBV 不直接杀伤肝细胞，其引起的免疫应答是肝细胞损伤及炎症发生的主要机制。而炎症反复存在是慢性乙型肝炎患者进展为肝硬化甚至 HCC 的重要原因。

固有免疫在 HBV 感染初期发挥作用，并诱导后续的特异性免疫应答。慢性 HBV 感染者的非特异免疫应答受到损伤。HBV 可利用自身 HBeAg 和 HBxAg 等多种蛋白成分，通过干扰 Toll - 样受体（toll - like receptors，TLRs）和维甲酸诱导基因（retinoic acid inducible gene - I，RIG - I）两种抗病毒信号转导途径，来抑制非特异免疫应答的强度。慢性乙型肝炎患者常表现为髓样树突状细胞（mDC）、浆细胞样树突状细胞（pDC）在外周血中频数低，mDC 存在成熟障碍，pDC 产生 IFN - α 的能力明显降低，从而导致机体直接清除病毒和诱导 HBV 特异性 T 淋巴细胞产生的能力下降，不利于病毒清除。

HBV 特异性免疫应答在 HBV 清除中起主要作用。主要组织相容性复合物（MHC）I 类分子限制性的 CD8$^+$ 细胞毒性 T 淋巴细胞可诱导肝细胞凋亡，也可分泌 IFN - γ，以非细胞裂解机制抑制其他肝细胞内 HBV 基因复制和表达。慢性感染时，HBV 特异性 T 淋巴细胞易凋亡，寡克隆存在，分泌细胞因子功能和增殖能力显著降低，T 淋巴细胞功能耗竭，HBV 持续复制。

3. 丙型肝炎 HCV 进入人体后，首先引起病毒血症。目前认为 HCV 致肝细胞损伤与 HCV 直接杀伤作用、宿主免疫因素、细胞凋亡等有密切关系。

HCV 感染后 50% ~ 80% 的患者转为慢性。慢性化的可能机制主要有：①HCV 的高度变异性；②HCV 对肝外细胞的泛嗜性；③HCV 在血液中滴度低，免疫原性弱，机体对其免疫应答水平低下，甚至产生免疫耐受，造成病毒持续感染。

4. 丁型肝炎 发病机制还未完全阐明，目前认为 HDV 本身及其表达产物对肝细胞有直接作用，但尚缺乏确切证据。另外，HDV Ag 的抗原性较强，有资料显示其是特异性 CD8$^+$ T 细胞攻击的靶抗原，因此，宿主免疫反应参与了肝细胞的损伤。

5. 戊型肝炎 发病机制尚不清楚，可能与甲型肝炎相似。过度的细胞免疫反应是引起肝细胞损伤的主要原因。

（二）病理解剖

1. 基本病变 病毒性肝炎以肝损害为主，肝外器官可有一定损害。各型肝炎的基本病理表现为肝细胞变性、坏死，同时伴有不同程度的炎性细胞浸润、间质增生和肝细胞再生。

2. 各临床型肝炎的病理特点

（1）急性肝炎（acute hepatitis） 肝脏肿大，肝细胞气球样变和嗜酸性变，形成点、灶状坏死，汇管区炎细胞浸润，坏死区肝细胞增生，网状支架和胆小管结构正常。黄疸型病变有明显的肝细胞内胆汁淤积，较非黄疸型重。

（2）慢性肝炎（chronic hepatitis） 病理诊断主要按炎症活动度和纤维化程度进行评分，国际推荐使用 Metavir 评分系统，见表 2 - 1、表 2 - 2。

NOTE

表 2 –1　Metavir 评分系统——肝组织炎症活动度评分

界面炎	小叶内炎症坏死	组织学活动度（histologic activity，A）*
0（无）	0（无或轻度）	0（无）
0	1（中度）	1（轻度）
0	2（重度）	2（中度）
1（轻度）	0，1	1
1	2	2
2（中度）	0，1	2
2	2	3（重度）
3（重度）	0，1，2	3

注：* 组织活动度 A 根据界面炎和小叶内炎症坏死程度综合确定

表 2 –2　Metavir 评分系统——肝组织纤维化分期评分

病变	纤维化分期（Fibrosis，F）
无纤维化	0
汇管区纤维性扩大，但无纤维间隔形成	1
汇管区纤维性扩大，少数纤维间隔形成	2
多数纤维间隔形成，但无硬化结节	3
肝硬化	4

（3）重型肝炎（severe hepatitis）　①急性重型肝炎：发病初期肝脏无明显缩小，约 1 周后肝细胞大块坏死或亚大块坏死或桥接坏死。坏死肝细胞占 2/3 以上，周围有中性粒细胞浸润，无纤维组织增生，亦无明显肝细胞再生。肉眼观察肝体积明显缩小，由于坏死区充满大量红细胞而呈红色，残余肝组织淤胆而呈黄绿色，故称之为红色或黄色肝萎缩。②亚急性重型肝炎：肝细胞呈亚大块坏死，坏死面积小于 1/2。肝小叶周边可见肝细胞再生，形成再生结节，周围被增生胶原纤维包绕，伴小胆管增生，淤胆明显。肝脏表面肉眼可见大小不等的小结节。③慢性重型肝炎：在慢性肝炎或肝硬化病变基础上出现亚大块或大块坏死，大部分病例可见桥接及碎屑状坏死。

（4）肝炎肝硬化（cirrhosis）　①活动性肝硬化：肝硬化伴明显炎症，假小叶边界不清；②静止性肝硬化：硬化结节内炎症轻，假小叶边界清楚。

（5）淤胆型肝炎（cholestatic hepatitis）　除有轻度急性肝炎变化外，还有毛细胆管内胆栓形成，肝细胞内胆色素滞留，出现小点状色素颗粒。严重者肝细胞呈腺管状排列，吞噬细胞肿胀并吞噬胆色素。汇管区水肿和小胆管扩张，中性粒细胞浸润。

（6）慢性无症状携带者（chronic asymptomatic carrier，AsC）　约 10% 携带者肝组织正常，称为非活动性携带者（inactive carrier）；其余称为活动性携带者（active carrier）。其中部分表现为轻微病变，部分则表现为慢性肝炎甚至肝硬化病理改变。但由于病变分布不均匀，取材部位对无症状携带者的病理诊断会有一定影响。

【临床表现】

不同类型病毒引起的肝炎潜伏期不同，甲型肝炎 2~6 周，平均 4 周；乙型肝炎 1~6 个月，平均 3 个月；丙型肝炎 2 周~6 个月，平均 40 日；丁型肝炎 4~20 周；戊型肝炎 2~9 周，平均 6 周。

（一）急性肝炎

急性肝炎包括急性黄疸型肝炎和急性无黄疸型肝炎，各型病毒均可引起。

1. 急性黄疸型肝炎　临床经过的阶段性较为明显，可分为三期：

（1）黄疸前期　甲、戊型肝炎起病较急，约 80% 患者有发热伴畏寒。乙、丙、丁型肝炎起病相对较缓，仅少数有发热。此期主要症状有全身乏力、食欲减退、恶心、呕吐、厌油、腹胀、肝区痛、尿色加深等；体征可有右上腹叩击痛；肝功能改变主要为丙氨酸氨基转移酶（ALT）和天门冬氨酸氨基转移酶（AST）升高。本期持续 5 ~ 7 日。

（2）黄疸期　尿黄加深，巩膜和皮肤出现黄染，1 ~ 3 周内黄疸达高峰。部分患者可有一过性粪色变浅、皮肤瘙痒、心动徐缓等梗阻性黄疸表现。肝大，质软，边缘锐利，有压痛及叩击痛。部分病例有轻度脾大。肝功能改变主要为 ALT 和胆红素升高，尿胆红素阳性。本期持续 2 ~ 6 周。

（3）恢复期　症状逐渐消失，黄疸消退，肝、脾回缩，肝功能逐渐恢复正常。本期持续 1 ~ 2 个月。

总病程为 2 ~ 4 个月。

2. 急性无黄疸型肝炎　除无黄疸外，其他临床表现与黄疸型相似。无黄疸型发病率远高于黄疸型。其起病较缓慢，症状较轻，主要表现为全身乏力、食欲下降、恶心、腹胀、肝区痛、肝大、有轻压痛及叩痛等。恢复较快，病程多在 3 个月内。有些病例无明显症状，易被忽视。

急性丙型肝炎的临床表现一般较轻，多无明显症状，少数病例有低热，血清 ALT 轻、中度升高。无黄疸型占 2/3 以上，即使是急性黄疸型病例，黄疸亦属轻度。

急性丁型肝炎可与 HBV 感染同时发生或继发于 HBV 感染者，其临床表现部分取决于 HBV 感染状态。同时感染者临床表现与急性乙型肝炎相似，大多数表现为黄疸型，有时可见双峰型 ALT 升高，分别表示 HBV 和 HDV 感染，预后良好，极少数可发展为重型肝炎。重叠感染者病情常较重，ALT 升高可达数月之久，部分可进展为急性重型肝炎，此种类型大多会向慢性化发展。

戊型肝炎的临床表现与甲型肝炎相似，但有黄疸前期较长（平均 10 日）、症状较重、自觉症状至黄疸出现后 4 ~ 5 日才开始缓解、病程较长等特点。晚期妊娠妇女容易发生肝衰竭。HBV 慢性感染者重叠戊型肝炎时病情较重，病死率增高。散发病例老年多见。老年患者通常病情较重，病程较长，病死率较高。

（二）慢性肝炎

急性肝炎病程超过 6 个月，原有乙、丙、丁型肝炎急性发作再次出现肝炎症状、体征及肝功能异常者，发病日期不明确或虽无肝炎病史，但根据肝组织病理学改变特点，或根据症状、体征、化验及 B 超等影像学检查综合分析符合慢性肝炎表现者，可诊断为慢性肝炎。根据其病情严重程度不同可分为三度：

1. 轻度　病情较轻，主要表现为反复出现的乏力、头晕、食欲减退、厌油、尿黄、肝区不适、睡眠欠佳、肝稍大，有轻度触痛，可伴有轻度脾大。部分病例的症状、体征缺如。肝功能仅 1~2 项指标有轻度异常。

2. 中度　症状、体征、实验室检查居于轻度和重度之间。

3. 重度　有明显或持续的肝炎症状，如乏力、食欲缺乏、腹胀、尿黄、便溏等，伴肝病面容、肝掌、蜘蛛痣、脾大，ALT 和（或）AST 反复或持续升高，白蛋白降低、球蛋白明显升高。

（三）重型肝炎（肝衰竭）

重型肝炎（肝衰竭）的病因及诱因复杂，包括重叠感染（如乙型肝炎重叠其他肝炎病毒感染）、HBV 前 C 区突变、机体免疫状况、妊娠、过度疲劳、精神刺激、饮酒、应用肝损药物、合并细菌感染、有其他合并症（如甲状腺功能亢进、糖尿病）等。其主要临床表现为一系列肝衰竭症候群：极度乏力，严重消化道症状，神经、精神症状（嗜睡、性格改变、烦躁不安、昏迷等），有明显出血倾向，凝血酶原时间（PT）显著延长及凝血酶原活动度（PTA）<40%；黄疸进行性加深，胆红素每日上升≥17.1μmol/L 或大于正常值 10 倍；可出现中毒性鼓肠、肝臭及肝肾综合征等；可见扑翼样震颤或病理反射；肝浊音界进行性缩小；胆酶分离；血氨升高等。

根据病理组织学特征和病程经过不同，重型肝炎（肝衰竭）可分为以下四型：

1. 急性重型肝炎（急性肝衰竭，acute liver failure，ALF）　又称暴发型肝炎（fulminant hepatitis）。特征是起病急，发病 2 周内出现Ⅱ度以上肝性脑病为特征的肝衰竭症候群。发病多有诱因。本型病死率高，病程不超过 3 周。

2. 亚急性重型肝炎（亚急性肝衰竭，subacute liver failure，SALF）　又称亚急性肝坏死。起病较急，发病 15 日~26 周内出现肝衰竭症候群。首先出现Ⅱ度以上肝性脑病者，称为脑病型；首先出现腹水及其相关症候（包括胸水等）者，称为腹水型。晚期可有难治性并发症，如脑水肿、消化道大出血、严重感染、电解质紊乱及酸碱平衡失调、白细胞升高、血红蛋白下降、低血糖、低胆固醇、低胆碱酯酶。一旦出现肝肾综合征，预后极差。本型病程较长，常超过 3 周至数月。容易转化为慢性肝炎或肝硬化。

3. 慢性重型肝炎〔慢加急性（亚急性）肝衰竭，acute-on-chronic liver failure，ACLF〕　是在慢性肝病基础上短期内出现急性肝功能失代偿的临床表现。

4. 慢性肝衰竭（chronic liver failure，CLF）　是在肝硬化基础上，肝功能进行性减退导致的，以门脉高压、腹水、凝血功能障碍或肝性脑病等为主要表现的慢性肝功能失代偿。

（四）淤胆型肝炎

淤胆型肝炎（cholestatic hepatitis）是以肝内胆汁淤积性黄疸为主要表现的一种特殊临床类型，又称为毛细胆管炎型肝炎。急性淤胆型肝炎起病类似急性黄疸型肝炎，大多数患者可恢复。在慢性肝炎或肝硬化基础上发生上述表现者，为慢性淤胆型肝炎。淤胆型肝炎有类似梗阻性黄疸的临床表现，如皮肤瘙痒，粪便颜色变浅，肝大。肝功能检查血清总胆红素明显升高，以直接胆红素为主，γ-谷氨酰转肽酶（gamma glutamyltranspeptidase，γ-GT 或 GGT），碱性磷酸酶（alkaline phosphatase，ALP 或 AKP），总胆汁酸（total bile acid，TBA），胆固醇（cholesterol，CHO）等升高，但 ALT、AST 升高不明显，PT 无明显延长，PTA >60%。

（五）肝炎肝硬化

1. 根据肝脏炎症程度分为活动性与静止性两型。

（1）活动性肝硬化 有慢性肝炎活动的表现，乏力及消化道症状明显，ALT升高，黄疸，白蛋白下降。伴有腹壁、食管静脉曲张，腹水，肝缩小，质地变硬，脾进行性增大，门静脉、脾静脉增宽等门脉高压症表现。

（2）静止性肝硬化 无肝脏炎症活动的表现，症状轻或无特异性，可有上述体征。

2. 根据肝组织病理及临床表现分为代偿期肝硬化和失代偿期肝硬化。

（1）代偿期肝硬化 属 Child – Pugh A 级。ALB≥35g/L，TBil（总胆红素）<35μmol/L，PTA>60%。可有门脉高压症，但无腹水、肝性脑病或上消化道大出血。

（2）失代偿期肝硬化 属 Child – Pugh B、C 级。有明显肝功能异常及失代偿征象，如 ALB<35g/L，A/G<1.0，TBil≥35μmol/L，PTA≤60%。可有腹水，肝性脑病或门静脉高压引起的食管、胃底静脉明显曲张或破裂出血。

未达到肝硬化诊断标准，但肝纤维化表现较明显者，称为肝炎肝纤维化。主要根据组织病理学做出诊断。肝脏瞬时弹性成像技术（transient elastography，TE），血清学指标如透明质酸、Ⅲ型前胶原肽、Ⅳ型胶原、层连蛋白，APRI评分（aspartate aminotransferase – to – platelet ratio index，APRI，天冬氨酸氨基转移酶和血小板比率指数），FIB4指数等可供参考。

（六）特殊人群的肝炎

1. 小儿病毒性肝炎 小儿急性肝炎多为黄疸型，以甲型肝炎为主。一般起病较急，黄疸前期较短，消化道症状和呼吸道症状较明显，早期易误诊为消化道或上呼吸道感染等疾病。婴儿肝炎病情常较重，可发展为急性重型肝炎。小儿慢性肝炎以乙型和丙型多见，病情大多较轻。因小儿免疫系统发育不成熟，感染HBV后易形成免疫耐受状态，多无症状而成为隐性感染，或成为无症状HBV携带者。

2. 老年病毒性肝炎 老年急性病毒性肝炎以戊型肝炎多见，黄疸型为主。老年慢性肝炎较急性者为多，特点是黄疸较深，持续时间较长，易发生淤胆；合并症较多；肝衰竭发生率高，预后较差。

3. 妊娠期合并肝炎 病情常较重，尤其以妊娠后期更为严重，产后大出血多见，较易发展为肝衰竭，病死率较高。妊娠合并戊型肝炎时病死率可高达30%以上。

【并发症】

肝内并发症多发生于HBV和（或）HCV感染，主要有脂肪肝、肝细胞癌等。肝外并发症包括胆道炎症、胰腺炎、糖尿病、甲状腺功能亢进、再生障碍性贫血、溶血性贫血、心肌炎、肾小球肾炎、肾小管性酸中毒等。

不同病原所致重型肝炎均可发生严重并发症，主要有：

1. 肝性脑病（hepatic encephalopathy，HE） 肝功能不全所引起的神经精神症候群，可发生于重型肝炎和肝硬化。常见诱因有上消化道出血、高蛋白饮食、感染、大量排钾利尿、大量放腹水、使用镇静剂等，其发生可能是多因素综合作用的结果。

2. 上消化道出血 病因主要有：①凝血因子、血小板减少；②胃黏膜广泛糜烂和溃疡；③门脉高压。上消化道出血可诱发肝性脑病、腹水、感染、肝肾综合征等。

NOTE

3. 肝肾综合征（hepatorenal syndrome）　肝肾综合征是严重肝病的终末期表现。约半数病例有出血、放腹水、大量利尿、严重感染等诱因。主要表现为少尿或无尿、氮质血症、电解质平衡失调。

4. 感染　重型肝炎易发生难以控制的感染，以胆道、腹膜、肺多见，革兰阴性杆菌为主，主要来源于肠道，与肠道中微生态失衡与内源性感染的出现密切相关。应用广谱抗生素后，也可出现真菌感染。

【实验室检查及其他检查】

（一）血常规

急性肝炎初期白细胞总数正常或略高，黄疸期白细胞总数正常或稍低，淋巴细胞相对增多，偶可见异型淋巴细胞。重型肝炎时白细胞可升高，红细胞及血红蛋白可下降。肝炎肝硬化伴脾功能亢进者可有血小板、白细胞、红细胞减少的"三少"现象。

（二）尿常规

尿胆红素和尿胆原的检测有助于黄疸的鉴别诊断。肝细胞性黄疸时两者均为阳性，溶血性黄疸以尿胆原为主，梗阻性黄疸以尿胆红素为主。

（三）肝生化指标检测

1. 血清酶学测定

（1）丙氨酸氨基转移酶（ALT）　ALT 是目前临床上反映肝细胞损伤的最常用指标。急性肝炎时 ALT 明显升高，AST/ALT 常小于 1。慢性肝炎和肝硬化时 ALT 轻度或中度升高或反复异常，AST/ALT 常大于 1。重型肝炎患者可出现 ALT 快速下降，胆红素不断升高的"胆酶分离"现象。

（2）天门冬氨酸氨基转移酶（AST）　肝病时血清 AST 升高，提示线粒体损伤，病情易持久且较严重，急性肝炎时如果 AST 持续在高水平，有转为慢性肝炎的可能。心肌及其他脏器细胞受损时，AST 亦升高。

（3）γ谷氨酰转肽酶（γ-GT）　淤胆型肝炎和肝癌患者可显著升高，在胆管炎症、阻塞的情况下更明显。

（4）碱性磷酸酶（ALP 或 AKP）　正常人血清中 ALP 主要来源于肝和骨组织。ALP 测定主要用于肝病和骨病的临床诊断。当肝内或肝外胆汁排泄受阻时，肝组织表达的 ALP 不能排出体外而回流入血，导致血清 ALP 活性升高。生长发育期的儿童常明显增加。

（5）胆碱酯酶　由肝细胞合成，其活性降低提示肝细胞功能严重受损，其值越低，提示病情越重。

2. 血清蛋白　主要由白蛋白（A）、α₁、α₂、β 及 γ 球蛋白（G）组成。前 4 种主要由肝细胞合成，γ 球蛋白主要由浆细胞合成。急性肝炎时，血清蛋白可在正常范围内。慢性肝炎中度以上、肝硬化、重型肝炎时白蛋白下降，γ 球蛋白升高，白/球（A/G）比例下降甚至倒置。

3. 胆红素　急性或慢性黄疸型肝炎时血清胆红素升高，肝硬化时亦常升高，且消退缓慢，重型肝炎及淤疸型肝炎常超过 171μmol/L。胆红素含量是反映肝细胞损伤严重程度的重要指标。直接胆红素在总胆红素中的比例可反映淤胆的程度。

4. 凝血酶原时间（PT）、凝血酶原活动度（PTA）、国际标准化比率（INR）　PT 延长或

PTA 下降与肝功能损害严重程度密切相关。PTA ≤ 40% 是诊断重型肝炎或肝衰竭的重要依据。INR（international normalized ratio）是根据 PT 与 ISI（国际敏感度指数）的比值计算而得出。健康成年人 INR 大约为 1.0，INR 值越大表示凝血功能越差。

5. 血氨　肝衰竭时清除氨的能力减退或丧失，导致血氨升高，常见于重型肝炎、肝性脑病患者。

6. 血浆胆固醇　60% ~ 80% 的血浆胆固醇来自肝脏。肝细胞严重损伤时，胆固醇在肝内合成减少，故血浆胆固醇明显下降，胆固醇越低，预后越险恶。胆汁淤积性黄疸（淤胆型肝炎、胆道梗阻）时胆固醇常升高。

7. 胆汁酸　血清中胆汁酸含量很低，当肝炎活动时胆汁酸升高。

（四）甲胎蛋白（AFP）

AFP 含量的检测是筛选和早期诊断 HCC 的常规方法，但应注意有假阴性的情况。肝炎活动和肝细胞修复时 AFP 有不同程度的升高，应动态观察。

（五）肝纤维化指标

透明质酸、Ⅲ 型前胶原肽、Ⅳ 型胶原、层粘连蛋白、脯氨酰羟化酶等，对肝纤维化的诊断有一定参考价值，但缺乏特异性。

（六）病原学检查

1. 甲型肝炎

（1）抗 HAV IgM　发病后 1 周即可阳性，2 周时达高峰，1 ~ 2 个月滴度开始下降，3 ~ 4 个月转阴。是 HAV 新近感染的证据，是早期诊断甲型肝炎最简便而可靠的血清学标志。

（2）抗 HAV IgG　出现稍晚，于 2 ~ 3 个月达到高峰，持续多年或终身，常用于流行病学调查。属于保护性抗体。

2. 乙型肝炎

（1）HBsAg 与 HBsAb　HBsAg 在感染 HBV 两周后即可阳性，HBsAg 阳性反映现症 HBV 感染，但阴性不能排除 HBV 感染。HBsAb 为保护性抗体，阳性表示对 HBV 有免疫力。HBsAg 和 HBsAb 同时阳性可出现在 HBV 感染恢复期，此时 HBsAg 尚未消失，HBsAb 已产生；另一情形是 S 基因发生变异，原型 HBsAb 不能将其清除；或 HBsAb 阳性者感染了免疫逃避株等。

（2）HBeAg 与 HBeAb　急性 HBV 感染时 HBeAg 的出现时间略晚于 HBsAg。HBeAg 的存在表示病毒复制活跃且有较强的传染性。HBeAg 消失而 HBeAb 产生称为血清转换。HBeAb 阳转后，病毒复制多处于静止状态，传染性降低。长期抗 – HBe 阳性者并不代表病毒复制停止或无传染性，研究显示 20% ~ 50% 仍可检测到 HBV DNA，部分可能由于前 C 区基因变异，导致不能形成 HBeAg。

（3）HBcAg 与 HBcAb　血清中 HBcAg 主要存在于 HBV Dane 颗粒的核心，游离的极少，常规方法不能检出。HBcAg 阳性表示 HBV 处于复制状态，有传染性。HBcAb IgM 是 HBV 感染后较早出现的抗体，在发病第 1 周即可出现，多数在 6 个月内消失。高滴度的 HBcAb IgM 对诊断急性乙型肝炎或慢性乙型肝炎急性发作有帮助。HBcAb IgG 在血清中可长期存在，高滴度的 HBcAb IgG 常与 HBsAg 并存，表示为现症感染；低滴度的 HBcAb IgG 常与 HBsAb 并存，表示过去感染。单一 HBcAb IgG 阳性者可以是过去感染，因其可长期存在；亦可以是低水平感染，特别是高滴度者。

（4）HBV DNA   是 HBV 感染、病毒复制和传染性的直接标志。HBV DNA 定量对于判断病毒复制程度，传染性大小，抗病毒治疗的指征与疗效等有重要意义。

3. 丙型肝炎

（1）HCV Ab IgM 和 HCV Ab IgG   HCV Ab 不是保护性抗体，是 HCV 感染的标志。HCV Ab IgM 阳性提示现症 HCV 感染。HCV Ab IgG 阳性提示现症感染或既往感染。

（2）HCV RNA   HCV RNA 阳性是病毒感染和复制的直接标志。

（3）HCV 基因分型   HCV RNA 基因分型结果有助于判定治疗的难易程度及制定抗病毒治疗的个体化方案。

4. 丁型肝炎

（1）HDV Ag、HDV Ab IgM 及 HDV Ab IgG   HDV Ag 阳性是诊断急性 HDV 感染的直接证据。HDV Ab IgM 阳性表示现症感染，当感染处于 HDV Ag 和 HDV Ab IgG 之间的窗口期时，可仅有 HDV Ab IgM 阳性。高滴度 HDV Ab IgG 提示感染的持续存在，低滴度提示感染静止或终止。

（2）HDV RNA   血清或肝组织中 HDV RNA 是诊断 HDV 感染的直接依据。

5. 戊型肝炎

（1）HEV Ab IgM 和 HEV Ab IgG   HEV Ab IgM 是近期 HEV 感染的标志。HEV Ab IgG 在急性期滴度较高，恢复期则明显下降。

（2）HEV RNA   采用 RT – PCR 法在粪便和血液标本中检测到 HEV RNA，可明确诊断。

（七）影像学检查

B 超有助于鉴别阻塞性黄疸、脂肪肝及肝内占位性病变。对肝硬化有较高的诊断价值。能反映肝脏表面变化，门静脉、脾静脉直径，脾脏大小，胆囊异常变化，腹水等。在重型肝炎中可动态观察肝脏大小变化等。彩色超声还可观察到肝内血流变化。肝脏瞬时弹性成像技术（TE），是近年来发展的，以超声检查为基础，通过肝脏硬度测量，对慢性肝病患者做出肝纤维化的诊断，并由此给出分级，可无创、定量评估肝纤维化程度。CT、MRI 及超声造影对肝内占位性病变的诊断价值要优于 B 超。

（八）肝组织病理检查

肝组织病理检查对明确诊断、衡量炎症活动度、纤维化程度及评估疗效具有重要价值。还可在肝组织中原位检测病毒抗原或核酸，有助确定病毒复制状态。

【诊断】

（一）流行病学资料

1. 甲型肝炎   甲肝流行区接触史，未煮熟海产及污染饮用水接触史。多见于儿童。

2. 乙型肝炎   输血、不洁注射史，与 HBV 感染者接触史，家庭成员有 HBV 感染者，特别是婴儿母亲是否 HBsAg 阳性等有助于乙型肝炎的诊断。

3. 丙型肝炎   有输血及血制品、静脉吸毒、血液透析、多个性伴侣、不洁注射及文身等病史。

4. 丁型肝炎   同乙型肝炎，我国以西南部感染率较高。

5. 戊型肝炎　基本同甲型肝炎，暴发以水传播为多见。多见于成年人。

（二）临床诊断

1. 急性肝炎　起病较急，常有畏寒、发热、乏力、食欲减退、恶心、呕吐等急性感染症状；皮肤巩膜可有黄染，肝大，触痛；ALT 显著升高。黄疸型肝炎血清胆红素升高，尿胆红素、尿胆原可阳性。病程不超过 6 个月。

2. 慢性肝炎　病程超过半年或发病日期不明而有慢性肝炎症状、体征、实验室检查改变者。常有乏力、厌油、肝区不适等症状，可有肝病面容、肝掌、蜘蛛痣、胸前毛细血管扩张、肝大质偏硬、脾大等体征。

3. 重型肝炎（肝衰竭）　主要有肝衰竭症候群表现。急性黄疸型肝炎病情迅速恶化，2 周内出现 Ⅱ 度以上肝性脑病或其他重型肝炎表现者，为急性重型肝炎或急性肝衰竭；15 日～26 周出现上述表现者为亚急性重型肝炎或亚急性肝衰竭；在慢性肝病基础上出现的急性肝功能失代偿为慢性重型肝炎或慢加急性（亚急性）肝衰竭；在肝硬化基础上出现的肝衰竭为慢性肝衰竭。

4. 淤胆型肝炎　起病类似急性黄疸型肝炎，黄疸持续时间长，症状轻，有肝内梗阻的表现。

5. 肝炎肝硬化　多有慢性肝炎病史。有乏力、腹胀、尿少、肝掌、蜘蛛痣、脾大、腹水、双下肢水肿、胃底食管下段静脉曲张、白蛋白下降、A/G 倒置等肝功能受损和门脉高压表现。

（三）病原学诊断

1. 甲型肝炎　有急性肝炎临床表现，并具备下列任何一项均可确诊为甲型肝炎：①HAV Ab IgM 阳性；②HAV Ab IgG 急性期阴性，恢复期阳性；③粪便中检出 HAV 颗粒或抗原或 HAV RNA。

2. 乙型肝炎　急性乙型肝炎较少见。慢性 HBV 感染可分为以下几种：

（1）慢性乙型肝炎　①HBeAg 阳性慢性乙型肝炎：血清 HBsAg、HBeAg 阳性和 HBV DNA 阳性，HBeAb 阴性，血清 ALT 持续或反复升高，或肝组织学检查有肝炎改变；②HBeAg 阴性慢性乙型肝炎：血清 HBsAg 和 HBV DNA 阳性，HBeAg 持续阴性，HBeAb 阳性或阴性，血清 ALT 持续或反复异常，或肝组织学检查有肝炎改变。

（2）HBV 携带者　①慢性 HBV 携带者：血清 HBsAg 和 HBV DNA 阳性，HBeAg 或 HBeAb 阳性，但 1 年内连续随访 3 次以上，血清 ALT 和 AST 均在正常范围，肝组织学检查一般无明显异常或轻度异常；②非活动性 HBsAg 携带者：血清 HBsAg 阳性、HBeAg 阴性、HBeAb 阳性或阴性，HBV DNA 检测不到或低于最低检测限，1 年内连续随访 3 次以上，每次至少间隔 3 个月，ALT 和 AST 均在正常范围。肝组织学检查显示 Knodell 肝炎活动指数（HAI）＜4 或其他的半定量计分系统病变轻微。

（3）隐匿性慢性乙型肝炎　肝炎患者血清 HBsAg 阴性，但血清和（或）肝组织中 HBV DNA 阳性。患者可伴有血清 HBsAb、HBeAb 和（或）HBcAb 阳性。约 20% 隐匿性慢性乙型肝炎患者除 HBV DNA 阳性外，其余 HBV 血清学标志均为阴性。诊断需排除其他病毒及非病毒因素引起的肝损伤。

3. 丙型肝炎　HCV Ab IgM 和（或）IgG 阳性，HCV RNA 阳性，血清 ALT 持续或反复异

常，或肝组织学检查有肝炎改变，可诊断为丙型肝炎。无任何症状和体征，肝生化指标和肝组织学正常者为无症状 HCV 携带者。

4. 丁型肝炎   有现症 HBV 感染，同时血清 HDV Ag/HDV Ab lgM 高滴度或 HDV Ab IgG/HDV RNA 阳性，或肝内 HDV Ag/HDV RNA 阳性，可诊断为丁型肝炎。低滴度 HDV Ab IgG 可能为既往感染。不具备临床表现，仅血清 HBsAg 和 HDV 血清标记物阳性时，可诊断为无症状 HDV 携带者。

5. 戊型肝炎   急性肝炎患者 HEV Ab IgG 高滴度，或由阴性转为阳性，或由低滴度到高滴度，或由高滴度到低滴度甚至阴转，或血 HEV RNA 阳性，或粪便 HEV RNA 阳性/检出 HEV 颗粒，均可诊断为戊型肝炎。HEV Ab IgM 阳性可作为诊断参考，但须排除假阳性。

【鉴别诊断】

（一）其他原因引起的黄疸

1. 溶血性黄疸   常有药物或感染等诱因，表现为贫血、腰痛、发热、血红蛋白尿、网织红细胞升高，黄疸大多较轻，主要为间接胆红素升高。

2. 肝外梗阻性黄疸   常见病因有胆囊炎、胆石症、胰头癌、壶腹周围癌、肝癌、胆管癌、阿米巴脓肿等。有原发病症状、体征，肝功能损害轻，以直接胆红素升高为主。肝内外胆管扩张。

（二）其他原因引起的肝炎

1. 其他病毒所致的肝炎   如巨细胞病毒感染、传染性单核细胞增多症等。可根据原发病的临床特点和病原学、血清学检查结果进行鉴别。

2. 感染中毒性肝炎   如流行性出血热、恙虫病、伤寒、钩端螺旋体病、阿米巴肝病、急性血吸虫病、华支睾吸虫病等。主要根据原发病的临床特点和实验室检查加以鉴别。

3. 药物性肝损害   有使用肝损害药物的历史，停药后肝功能可逐渐恢复。肝炎病毒标志物常阴性。

4. 酒精性肝病   有长期大量饮酒的历史，肝炎病毒标志物常阴性。

5. 自身免疫性肝病   主要有原发性胆汁性胆管炎（primary biliary cholangitis，PBC）和自身免疫性肝炎（autoimmune hepatitis，AIH）。PBC 主要累及肝内胆管，AIH 主要破坏肝细胞。诊断主要依靠自身抗体的检测和病理组织检查。

6. 脂肪肝及妊娠急性脂肪肝   脂肪肝大多继发于肝炎后或身体肥胖者。血中三酰甘油多增高，B 超有较特异的表现。妊娠急性脂肪肝多以急性腹痛起病或并发急性胰腺炎，黄疸深，肝缩小，严重低血糖及低蛋白血症，尿胆红素阴性。

【预后】

（一）急性肝炎

急性肝炎多数患者在 3 个月内临床康复。甲型肝炎预后良好，病死率约为 0.01%；急性乙型肝炎 60%~90% 可完全康复，10%~40% 转为慢性或病毒携带者；急性丙型肝炎 55%~85% 转为慢性或病毒携带；急性丁型肝炎重叠 HBV 感染时约 70% 转为慢性；戊型肝炎病死率为 1%~5%，妊娠晚期合并戊型肝炎病死率为 10%~40%。

（二）慢性肝炎

轻度慢性肝炎患者一般预后良好。重度慢性肝炎预后较差，五年内约80%发展为肝硬化，少部分可进展为HCC。中度慢性肝炎预后居于轻度和重度之间。慢性丙型肝炎也可进展为肝硬化甚至肝细胞癌。由于抗病毒治疗的临床应用，慢性乙型肝炎的疾病进展大多可以得到控制，丙型病毒性肝炎基本可达到临床治愈。

（三）重型肝炎（肝衰竭）

重型肝炎（肝衰竭）预后不良，病死率为50%～70%。年龄较小、治疗及时、无并发症者病死率较低。急性重型肝炎（肝衰竭）存活者，远期预后较好，多不发展为慢性肝炎和肝硬化；亚急性重型肝炎（肝衰竭）存活者多数转为慢性肝炎或肝炎肝硬化；慢性肝衰竭病死率最高，可达80%以上，存活者病情可多次反复。

（四）淤胆型肝炎

淤胆型肝炎急性者预后较好，一般都能康复。慢性者预后较差，容易发展成胆汁性肝硬化。

（五）肝炎肝硬化

静止性肝硬化可较长时间维持稳定。活动性肝硬化预后不良。

【治疗】

病毒性肝炎的治疗应根据不同病原体、不同临床类型及组织学损害区别对待。各型肝炎的治疗均应给予足够的休息、合理饮食，辅以适当药物，避免饮酒、过劳和服用损害肝脏药物。

（一）急性肝炎

急性肝炎一般为自限性，多可完全康复。以一般治疗及对症支持治疗为主，急性期应进行隔离，症状明显及有黄疸者应卧床休息，恢复期可逐渐增加活动量，但要避免过劳。饮食宜清淡易消化，适当补充维生素，热量不足者应静脉补充葡萄糖。

一般不采用抗病毒治疗，急性丙型肝炎例外，因急性丙型肝炎容易转为慢性，早期应用抗病毒治疗可降低慢转率。通常可选用干扰素或长效干扰素，加用利巴韦林治疗。

（二）慢性肝炎

根据患者具体情况采用综合性治疗方案，包括合理的休息和营养，心理平衡，改善和恢复肝功能，调节机体免疫，抗病毒，抗纤维化等治疗。

1. 一般治疗

（1）适当休息　症状明显或病情较重者应强调卧床休息，卧床可增加肝脏血流量，有助恢复。病情轻者以活动后不觉疲乏为度。

（2）合理饮食　适当高蛋白、高热量、高维生素的易消化食物有利肝脏修复，不过分强调高营养，以防发生脂肪肝，避免饮酒。

（3）心理平衡　使患者有正确的疾病观，对肝炎治疗应有耐心和信心。

2. 抗病毒治疗　目的是清除或持续抑制体内的肝炎病毒，减轻肝细胞炎症坏死及肝纤维化，延缓和阻止疾病进展，减缓和防止肝脏失代偿、肝硬化、HCC及其并发症的发生，从而改善生活质量、延长存活时间。

（1）慢性乙型肝炎　抗病毒治疗的一般适应证包括：①HBeAg阳性患者，HBV DNA≥

20000IU/mL（相当于 10^5 copies/mL）；HBeAg 阴性患者，HBV DNA ≥2000IU/mL（相当于 10^4 copies/mL）；②ALT 持续升高≥2 × ULN（正常值上限）超过 3 个月，用干扰素治疗者，ALT 应 ≤10 × ULN，血清总胆红素应 <2 × ULN；③如 ALT<2 × ULN，但组织病理学 Knodell HAI 指数 ≥4，或中度（G_{2-3}）及以上炎症坏死和（或）中度（S_2）以上纤维化病变。注意排除由药物、酒精和其他因素所致的 ALT 升高，也注意排除应用降酶药物后的 ALT 暂时性正常。

慢性乙型肝炎抗病毒治疗主要有两类药物，干扰素和核苷（酸）类似物。干扰素分普通干扰素和长效干扰素，疗程 1 年左右。核苷（酸）类似物目前主要有拉米夫定、阿德福韦酯、恩替卡韦、替比夫定、替诺福韦酯等。核苷（酸）类似物作用于 HBV 的聚合酶区，通过取代病毒复制过程中延长聚合酶链所需的结构相似的核苷，终止链的延长，从而抑制病毒复制。治疗的疗程根据患者情况而定，对 HBeAg 阳性慢性乙型肝炎患者 HBeAg 血清转换后继续用药 3 年以上；HBeAg 阴性慢性乙型肝炎患者建议用至 HBsAg 持续阴转后。

（2）丙型肝炎　血清 HCV RNA 阳性，无论 ALT 升高与否，只要患者有治疗意愿，且无治疗禁忌证，均应给予抗病毒治疗。随着 2011 年直接抗病毒药物（DAA）的临床应用及新药的不断上市，丙型肝炎治疗进入 DAA 时代，给丙肝患者带来了治愈的希望。

目前在临床上使用的抗丙肝病毒药物主要有三种：IFN - α、利巴韦林和 DAAs。联合用药一般可显著提高疗效，可干扰素联合利巴韦林、DAA 联合干扰素和利巴韦林、DAAs 联合利巴韦林，以及不同 DAAs 联合或复合制剂。国际上多推荐使用 DAAs 方案。临床上可根据患者的意愿、病情、感染 HCV 的基因型、药物禁忌证及药物的可及性等综合考虑，选择抗病毒治疗方案。

3. 一般药物治疗

（1）非特异性护肝药　维生素类、还原型谷胱甘肽、葡醛内酯（肝泰乐）等。

（2）降酶药　五味子类（联苯双酯等）、山豆根类（苦参碱等）、甘草提取物（甘草酸等）、垂盆草、齐墩果酸等有降转氨酶作用。

（3）退黄药　门冬氨酸钾镁、前列腺素 E1（PGE1）、腺苷蛋氨酸、熊去氧胆酸、山莨菪碱、皮质激素等。中药丹参制剂、中药茵栀黄制剂等也有较好疗效。应用糖皮质激素须慎重，症状较轻，肝内淤胆严重，其他退黄药物无效，无禁忌证时可选用。

4. 免疫调节治疗　对慢性乙型肝炎可试用免疫调节治疗，如胸腺肽、转移因子、特异性免疫核糖核酸等。某些中草药提取物如猪苓多糖、香菇多糖、云芝多糖等亦有免疫调节效果。

5. 抗肝纤维化治疗　主要有丹参、冬虫夏草、桃仁提取物、γ 干扰素等。丹参制剂有一定的抗纤维化作用，研究显示其能提高肝胶原酶活性，抑制 Ⅰ、Ⅲ、Ⅳ 型胶原合成。γ 干扰素在体外试验中抗纤维化作用明显，有待更多临床病例验证。

（三）重型肝炎（肝衰竭）

重型肝炎（肝衰竭）因病情发展快、病死率高（50% ~ 70%），应积极抢救。重型肝炎（肝衰竭）治疗原则：病情发展的不同时期（早、中、晚期）予以支持、对症、抗病毒等内科综合治疗，早期免疫控制，中、后期预防并发症及免疫调节为主，辅以人工肝支持系统疗法，争取适当时期进行肝移植治疗。

1. 支持和对症治疗 患者应卧床休息，实施重症监护，密切观察病情，防止院内感染。饮食方面宜清淡易消化。给予以碳水化合物为主的营养支持治疗，补液量 1500~2000mL/d，注意出入量的平衡，注意维持电解质及酸碱平衡。尽可能减少饮食中的蛋白质，以控制肠内氨的来源。补充足量维生素 B、C 及 K。输注新鲜血浆、白蛋白或免疫球蛋白以加强支持治疗。禁用对肝、肾有损害的药物。

2. 病因治疗 对病毒性肝炎肝衰竭的病因学治疗，目前主要针对 HBV 感染所致的患者。对 HBV DNA 阳性的肝衰竭患者，不论其检测出的 HBV DNA 滴度高低，建议立即使用核苷（酸）类药物抗病毒治疗。对确定或疑似疱疹病毒或水痘-带状疱疹病毒感染引发的急性肝衰竭患者，可使用阿昔洛韦治疗。

3. 其他治疗

（1）糖皮质激素 目前对于糖皮质激素在肝衰竭治疗中的应用尚存在不同意见。非病毒感染性肝衰竭，如自身免疫性肝炎是其适应证，可考虑使用泼尼松，40~60mg/d。其他原因所致肝衰竭前期或早期，若病情发展迅速且无严重感染、出血等并发症者，也可酌情使用。

（2）促肝细胞生长治疗 为减少肝细胞坏死，促进肝细胞再生，可酌情使用促肝细胞生长素和前列腺素 E1（PGE1）脂质体等药物，但疗效尚需进一步确定。

（3）微生态调节治疗 肝衰竭患者存在肠道微生态失衡，肠道益生菌减少，肠道有害菌增加，可应用肠道微生态调节剂及乳果糖等，以减少肠道细菌移位或降低内毒素血症及肝性脑病的发生。

4. 并发症的防治

（1）脑水肿 ①有颅内压增高者，给予甘露醇 0.5~1.0g/kg；②利尿剂，一般选用呋塞米，可与渗透性脱水剂交替使用；③人工肝支持治疗；④不推荐糖皮质激素用于控制颅内高压；⑤急性肝衰竭患者使用低温疗法可防止脑水肿，降低颅内压。

（2）肝性脑病 低蛋白饮食；保持粪便通畅，可口服乳果糖、诺氟沙星等抑制肠道细菌，减少氨的产生和吸收；也可采用乳果糖或弱酸溶液保留灌肠，使肠内 pH 值保持在 5~6 的偏酸环境，减少氨的形成和吸收；在合理应用抗生素的基础上，及时应用微生态制剂，调节肠道微环境，改善肠道菌群失调，减轻内毒素血症；静脉用乙酰谷酰胺、谷氨酸钠、精氨酸、门冬氨酸钾镁有一定的降血氨作用；纠正假性神经递质可用左旋多巴，左旋多巴在大脑转变为多巴胺后可取代羟苯乙醇胺等假性神经递质；维持支链/芳香氨基酸平衡可用氨基酸制剂。治疗肝性脑病的同时，应积极消除其诱因。

（3）上消化道出血 预防出血可使用抑酸剂，H2 受体拮抗剂，如雷尼替丁、法莫替丁等；有消化道溃疡史者可用质子泵抑制剂如奥美拉唑等；补充维生素 K、C；输注凝血酶原复合物、新鲜血液或血浆、浓缩血小板、纤维蛋白原等；降低门静脉压力，如特利加压素等。出血时可口服凝血酶、去甲肾上腺素或云南白药，应用垂体后叶素、生长抑素、蛇毒凝血酶、卡巴克洛等。必要时在内镜下直接止血（血管套扎、电凝止血、注射硬化剂等）。肝硬化门脉高压引起出血还可手术治疗。出血抢救时应消除患者紧张情绪，并给氧。

（4）继发感染 重型肝炎患者极易合并感染，必须加强护理，严格消毒隔离。感染多发生于胆道、腹腔、呼吸道、泌尿道等。一旦出现，应及早应用抗菌药物，根据细菌培养结果及临床经验选择抗生素。胆系及腹腔感染以革兰阴性杆菌多见，可选用头孢菌素类或喹诺酮类；腹膜感染者尚可试用腹腔内注射抗生素；肺部感染怀疑革兰阳性球菌可选用去甲万古霉素；厌氧菌可用甲硝唑；严重感染可选用强效广谱抗生素如头孢他啶、头孢曲松、头孢噻肟、亚胺培南等或联合用药，同时要警惕二重感染的发生；有真菌感染时，可选用氟康唑。应用免疫调节药物如胸腺肽等，可提高机体的防御功能，预防继发感染。

（5）肝肾综合征　避免应用肾损害药物，避免引起血容量降低的各种因素。因肝肾综合征常发于肝硬化晚期顽固性腹水的基础上，对于顽固性腹水的一般治疗均应采用，尤其注意限制液体入量以防容量负荷过大而心肺功能受损。治疗着眼于扩充血浆容量，同时加用血管活性药物，增加肾脏的灌注。目前主要治疗方法：①静脉补充白蛋白 20～40g/d；②静脉注射特利加压素，肾上腺能制剂甲氧胺福林（midodrine）；③分子吸附再循环系统（MARS）；④经颈静脉肝内门腔分流术（TIPS）。

5. 人工肝支持系统　非生物型人工肝支持系统已应用于临床，主要作用是清除患者血中毒性物质及补充生物活性物质，治疗后可使血胆红素明显下降，凝血酶原活动度升高，但部分病例几日后又回复到原水平，应间隔 3～5 日连续使用。非生物型人工肝支持系统对早期重型肝炎有较好的疗效，对于晚期重型肝炎亦有助于争取时间让肝细胞再生或为肝移植做准备。生物型人工肝研究进展缓慢。

6. 肝移植　目前该技术基本成熟。近年采用核苷类似物、高效价抗乙肝免疫球蛋白进行移植前后抗病毒治疗，明显提高了 HBV 感染所致的重型肝炎患者肝移植的成功率。肝移植是晚期丙型肝炎患者的主要治疗手段，术后 5 年生存率可达30%～40%。但肝移植价格昂贵，供肝来源困难，排异反应，继发感染（如巨细胞病毒）等因素阻碍了其广泛应用。适用于各种原因所致的中、晚期肝衰竭，经积极内科和人工肝治疗疗效欠佳者。

（四）淤胆型肝炎
淤胆型肝炎早期治疗同急性黄疸型肝炎，黄疸持续不退时，可加用泼尼松 40～60mg/d 口服或静脉滴注地塞米松 10～20mg/d，2 周后如血清胆红素显著下降，可逐步减量。

（五）肝炎肝硬化
肝炎肝硬化参照慢性肝炎和重型肝炎的治疗，有脾功能亢进或门脉高压明显时可选用手术或介入治疗。

（六）慢性乙型和丙型肝炎病毒携带者
慢性乙型肝炎病毒携带者可照常工作，但应定期检查，随访观察，有条件者可行肝穿刺活检，以便进一步诊断和指导治疗。丙型肝炎病毒携带者应给予抗病毒治疗。

【预防】

（一）控制传染源
肝炎患者和病毒携带者是本病的传染源。急性甲肝或戊肝患者应隔离治疗至病毒消失（病后3周）。慢性患者和携带者可根据病毒复制指标评估传染性大小。符合抗病毒治疗情况的尽可能予以抗病毒治疗。

对献血员进行严格筛选，不合格者不得供血。

（二）切断传播途径

1. 甲型和戊型肝炎 搞好环境卫生和个人卫生，加强粪便、水源管理，做好食品卫生、食具消毒等工作，防止"病从口入"。

2. 乙、丙、丁型肝炎 理发、美容、洗浴等用具应按规定进行消毒处理。提倡使用一次性医疗用具，各种医疗器械及用具实行"一人一用一消毒"措施。对带血及体液污染物应严格消毒处理。加强血制品管理，每一个献血员和每一个单元血液都要经过最敏感方法检测 HBsAg 和 HCV Ab，阴性者还要检测 HBV DNA 和 HCV RNA。

（三）保护易感人群

1. 甲型肝炎 HAV Ab IgG 阴性者可以接种甲肝疫苗。对近期有与甲型肝炎患者密切接触的易感者，可用人丙种球蛋白进行被动免疫预防注射，时间越早越好，免疫期为 2~3 个月。

2. 乙型肝炎

（1）乙型肝炎疫苗 接种乙型肝炎疫苗是我国预防和控制乙型肝炎流行的最关键措施，现已纳入计划免疫管理。易感者均可接种，新生儿应进行普种，与 HBV 感染者密切接触者、医务工作者、同性恋者、药瘾者等高危人群及从事托幼保育、食品加工、饮食服务等职业人群亦是主要的接种对象。现普遍采用 0、1、6 个月的接种程序，每次注射 10~20μg，高危人群可适当加大剂量，HBsAb 阳转率可达 90% 以上。接种后随着时间的推移，HBsAb 水平会逐渐下降，如果低于 10mIU/mL，可加强免疫一次。HBV 慢性感染母亲的新生儿在出生后 24 小时内尽早（最好不超过 12 小时）注射乙型肝炎免疫球蛋白（HBIG），剂量≥100IU，同时在不同部位接种 10μg 重组酵母乙型肝炎疫苗，在 1 个月和 6 个月时分别接种第 2 和第 3 针乙型肝炎疫苗。

（2）乙型肝炎免疫球蛋白（HBIG） 属于被动免疫，从人血液中制备。主要用于 HBV 感染母亲的新生儿及暴露于 HBV 的易感者，应及早注射，保护期约 3 个月。

3. 戊型肝炎 我国已研制成功"重组戊型肝炎疫苗（大肠埃希菌）"。

4. 其他 丁型肝炎可通过注射乙肝疫苗来预防。目前对丙型肝炎尚缺乏特异性免疫预防措施。

第二节 病毒感染性腹泻

病毒感染性腹泻又称病毒性胃肠炎（viral gastroenteritis），是由肠道内病毒感染所引起的，以呕吐、腹泻、水样便或稀便为主要临床特征的一组急性肠道传染病。临床上可伴有发热、恶心、腹痛等症状，病程自限。有多种病毒可引起胃肠炎，如轮状病毒、诺如病毒、肠腺病毒、星状病毒、冠状病毒、柯萨奇病毒等。本节重点介绍由轮状病毒（Rotavirus）、诺如病毒（Norovirus）和肠腺病毒（Entertadenovirus）所致的腹泻。

【病原学】

（一）轮状病毒

人类轮状病毒为双股 RNA 病毒，属于呼肠病毒科，球形，平均直径约 70nm 左右，病毒体中心为直径 36～45nm 的致密核心，含病毒核酸。外有双层衣壳，内壳为 22～24 个从内向外呈放射状排列的结构，犹如车轮状辐条，故称为轮状病毒。具有双层衣壳结构的完整病毒颗粒（光滑型）有传染性。单壳颗粒是只有内壳的不完整颗粒（粗糙型），为不完整病毒，无传染性。

根据基因结构和特异性，可以将人和动物轮状病毒分为 A～G 7 个组和 2 个亚群（Ⅰ 和 Ⅱ）。A 组主要引起婴幼儿腹泻，该组病毒主要感染人类。B 组为成人腹泻轮状病毒，是我国学者 1984 年首先从成人流行性腹泻患者粪便中分离出来的，还包括猪、牛、羊、大鼠的轮状病毒，该型迄今仅限于中国内地流行。C 组仅在个别人中发现，但主要流行于猪中。D～G 组仅与动物疾病有关。亚群 Ⅱ 比亚群 Ⅰ 多见。

轮状病毒在室温中可存活 7 个月，在 -20℃ 可长期保存，在粪便中可存活数日或数周，耐弱酸和乙醚，56℃ 1 小时可使其灭活。

感染后可产生 IgM 及 IgG 抗体，IgM 于感染早期出现，IgG 产生较晚。但抗体的产生不等于对轮状病毒有抵抗力。

（二）诺如病毒

曾命名为诺沃克病毒，2002 年 8 月第 8 届国际病毒命名委员会定名为诺如病毒。分类上归于杯状病毒科（Caliciviridae）。诺如病毒是一组形态相似但抗原性略异，能引起人类胃肠炎的病毒。

诺如病毒为单股正链 RNA 病毒，呈球形，直径 25～35nm。无包膜，在宿主细胞核中复制。诺如病毒分为两个基因组，基因组 Ⅰ 以诺如病毒的原株 NV68 为代表，基因组 Ⅱ 以雪山病毒为代表。

诺如病毒对各种理化因子有较强的抵抗力，耐乙醚、耐酸、耐热。在 pH 2.7 的环境中可存活 3 小时。冷冻数年仍具有活性。60℃ 30 分钟不能灭活，但煮沸后病毒失活。4℃ 时能耐受 20% 乙醚 24 小时。含氯 10mg/L，30 分钟才能灭活。

（三）肠腺病毒

肠腺病毒属于人类腺病毒下亚属，根据红细胞凝集特性将腺病毒分为 A～F 6 个亚群，F 组 40 型、41 型和 30 型可侵袭小肠而引起腹泻，故称肠腺病毒。肠腺病毒是双链线形 DNA 病毒，长约 34kb，核心有衣壳，无包膜，呈 20 面体对称，直径 70～90nm，核心 40～45nm。型特异性抗原位于病毒颗粒表面，刺激机体产生中和抗体。

肠腺病毒对酸、碱及温度的耐受能力较强，在室温、pH 6.0～9.5 的条件下，可保持其最强感染力，4℃ 70 日、36℃ 7 日病毒可保持感染力不变，但在 56℃ 环境下经 2～5 分钟即灭活。腺病毒由于不含脂质对脂溶剂如胆盐等也有较强的抵抗力，可在肠道中存活。对紫外线敏感，30 分钟照射后，丧失感染性，对甲醛敏感。

【流行病学】

（一）轮状病毒

1. 传染源　为患者、带病毒者及被感染的动物。患者急性期粪便中有大量病毒颗粒，症状出现前一日肠道开始排毒，腹泻第 3～5 日为排毒高峰期，病后持续排毒 7 日，极少数可长达 18～42 日。

2. 传播途径　主要为粪 – 口或口 – 口途径传播。易感者只需 10 个病毒即可感染。也有通过水源污染或呼吸道传播的可能性。成人轮状病毒胃肠炎常呈水型暴发流行。家庭密切接触也是传播的一种方式。轮状病毒是造成医院内感染的重要病原体。

3. 易感人群　A 组轮状病毒主要感染婴幼儿，最高发病年龄为 6 ~ 24 个月龄，6 个月龄以下较少发病。新生儿和成人也可感染，但成人感染后多无明显症状或仅有轻症表现。B 组轮状病毒主要感染青壮年，以 20 ~ 40 岁人群最多，成人对其普遍易感。C 组轮状病毒主要感染儿童，成人偶有发病。感染后均可产生抗体，特异性 IgG 持续时间较长，有无保护性尚未肯定。有再次感染而发病的报道。不同血清型的病毒之间缺乏交叉免疫反应。

4. 流行特征　A 组轮状病毒感染呈世界性分布，全年均可发病。在温带和亚热带地区以秋冬季为多见，在热带地区无明显季节性。是发达国家住院婴幼儿急性感染性腹泻的主要原因，是发展中国家婴幼儿秋冬季腹泻的主要原因。B 组轮状病毒感染主要发生在中国，以暴发性流行为主，有明显季节性，多发生于 4 ~ 7 月份。C 组轮状病毒感染多为散发，偶有小规模流行。

（二）诺如病毒

1. 传染源　主要为隐性感染者和患者，急性期患者为主要传染源。感染后粪便排毒时间短暂，一般不超过 72 小时。

2. 传播途径　主要为粪 – 口途径传播。可散发，也可暴发。散发病例为人 – 人的接触感染。暴发流行常由于食物和水的污染所造成。

3. 易感人群　普遍易感。但发病者以成人和大龄儿童多见。感染后患者血清中抗体水平很快上升，但诺如病毒抗体无明显保护性作用，故本病可反复感染。

4. 流行特征　流行地区广泛，全年发病，秋、冬季流行较多。常出现暴发流行。在我国，一些地区诺如病毒引起的腹泻占秋冬季腹泻的 50% 以上。

（三）肠腺病毒

1. 传染源　患者、隐性感染者、病毒携带者是主要传染源。粪便中可持续排毒 10 ~ 14 日，通常是在腹泻前 2 日至停止后 5 日。

2. 传播途径　以粪 – 口传播和人 – 人的接触传播为主，部分患者也可能由呼吸道传播而感染。

3. 易感人群　绝大多数患儿在 2 岁以下，患病高峰年龄为 6 ~ 12 个月。成人很少发病。感染后可获得一定的免疫力，持续时间尚不清楚。儿童期感染后可获得长久免疫力。

4. 流行特征　呈世界性分布，全年均可发病，夏、秋季发病率较高。以散发和地方性流行为主，暴发流行少见。我国肠腺病毒腹泻患病率仅次于轮状病毒感染，居第二位。是院内病毒性腹泻的第二大致病原。

【发病机制与病理】

病毒性腹泻的发生机制与细菌引起腹泻发生机制有所不同。有些病毒具有肠毒素样作用，使肠黏膜细胞内腺苷酸环化酶（adenylate cyclase）被激活，提高环腺苷酸（cAMP）水平，导致肠黏膜对水电解质的过度分泌。但大多数与腹泻有关的病毒是通过其他途径引起腹泻。

（一）轮状病毒

轮状病毒侵入人体后主要侵犯十二指肠及空肠，严重者累及整个小肠，通过轮状病毒外壳蛋白VP$_4$（吸附蛋白）与肠黏膜绒毛上皮细胞上的轮状病毒受体结合而进入上皮细胞。然后在上皮细胞质内增殖，使小肠绒毛上皮细胞受到破坏、脱落，造成吸收面积减少，导致腹泻。同时小肠隐窝部的分泌细胞不受损害，增殖修复上移受损的黏膜上皮，但新生的上皮细胞不够成熟，其酶活性和转运功能较差。由于绒毛上皮细胞的破坏，使正常肠黏膜上存在的绒毛酶如乳糖酶、麦芽糖酶、蔗糖酶减少，造成双糖吸收功能障碍，不被吸收消化的双糖在肠腔内积聚造成肠腔内高渗透压，使水分移入肠腔，导致渗透性腹泻和呕吐。此外，乳糖移到结肠被细菌分解后，进一步提高肠腔内渗透压，使症状加重。A组轮状病毒的非结构蛋白NSP$_4$还可导致分泌性腹泻。大量的吐泻，丢失水和电解质，导致脱水、酸中毒和电解质紊乱。

小肠上皮细胞绒毛顶端带有乳糖酶，是轮状病毒受体，可使病毒脱外衣壳进入上皮细胞。婴儿肠黏膜上皮细胞含大量乳糖酶，易感染轮状病毒。随年龄增长，此酶量减少，易感性下降。因此，A组轮状病毒主要感染婴幼儿。但某些人乳糖酶不随年龄增长而发生变化，在这些人群中，成人也易发生轮状病毒感染。

本病为可逆性病理改变，黏膜常保持完整性。绒毛缩短，微绒毛不规整，严重者出现空泡甚至坏死。上皮细胞变为方形或不整齐形，病变的上皮细胞内质网池膨胀，含有病毒颗粒，线粒体肿胀和变稀疏。固有层有单核细胞浸润。

（二）诺如病毒组

诺如病毒主要侵袭十二指肠及空肠上段，为可逆性病变。肠黏膜上皮细胞被病毒感染后，小肠刷状缘碱性磷酸酶水平明显下降，出现空肠对脂肪、D - 木糖和乳糖等双糖的一过性吸收障碍，引起肠腔内渗透压上升，液体进入肠道，引起腹泻和呕吐症状。

病理表现为肠黏膜上皮细胞绒毛变宽、变短，尖端变钝，细胞质内线粒体肿胀，形成空泡，未见细胞坏死。肠固有层有单核细胞浸润。

（三）肠腺病毒

肠腺病毒主要感染空肠和回肠。病毒感染肠黏膜上皮细胞后，肠黏膜绒毛变短变小，病毒在感染的细胞核内形成包涵体，导致细胞变性、溶解，小肠吸收功能障碍而引起渗透性腹泻。小肠固有层内可见单核细胞浸润，隐窝肥大。

【临床表现】

不同病毒引起腹泻的临床表现十分相似，无明显特征性。

（一）轮状病毒腹泻

1. 婴幼儿轮状病毒胃肠炎　潜伏期1～3日。临床类型呈多样性，从亚临床感染和轻型腹泻至严重的脱水，甚至死亡。6～24个月龄小儿症状重，而较大儿童或成人多为轻型或亚临床感染。临床特征为起病急，有恶心、呕吐、腹泻、厌食或腹部不适等症状，多数先吐后泻。粪便多为水样或黄绿色稀便，无黏液，无脓血。半数患儿在腹泻出现前有咳嗽、流涕等上呼吸道症状，严重者有支气管炎或肺炎表现。腹泻每日十余次，重者可达数十次，严重病例可发生脱水、酸中毒和电解质紊乱。

2. 成人轮状病毒胃肠炎　潜伏期2～3日，胃肠炎可出现米汤样粪便，可伴有恶心、呕吐症状，无里急后重，多无发热或低热。一般呕吐与发热持续2日左右消失，多数患者腹泻持续3～6日。少数患者持续1～2周。

3. 免疫缺陷或功能不全患者　可发生慢性症状性腹泻，粪便排出病毒的时间延长。接受免疫抑制药治疗患者一旦感染，往往症状较重。体弱及老年人的症状也较重。少数患者可出现肠套叠、直肠出血、溶血尿毒综合征，儿童患者可出现 Reye 综合征。严重脱水患者未能及时治疗导致循环衰竭和多器官功能衰竭是本病主要死因。

（二）诺如病毒性胃肠炎

潜伏期 24～48 小时。起病急，以腹泻、呕吐为主要症状，轻重不等。腹泻为黄色稀水便，每日数次至十多次，无脓血及黏液。有时腹痛呈绞痛。可伴有低热、头痛、发冷、食欲减退、乏力、肌痛等。病程自限，一般持续 1～3 日自愈。死亡罕见。成人以腹泻为主。儿童患者先出现呕吐，然后出现腹泻。体弱及老年人病情较重。

（三）肠腺病毒性腹泻

潜伏期为 3～10 日，平均 7 日。发病者多为 5 岁以下儿童。腹泻每日 3～30 次，多为十多次，粪便稀水样，伴呕吐。偶有低热。部分患者同时可有鼻炎、咽炎或气管炎等呼吸道感染症状。部分患者因腹泻、呕吐导致脱水，严重者因严重的失水和电解质紊乱而死亡。腺病毒 41 型感染腹泻持续时间较长（约 12 日），腺病毒 40 型感染腹泻持续时间较短（约 9 日），但初期症状重。发热通常持续 2～3 日而恢复正常。少数患者腹泻延至 3～4 周。极少数患儿发展成为慢性腹泻，以致引起营养不良，影响正常发育。

【实验室检查】

（一）血常规

外周血白细胞总数多为正常，少数可稍升高。

（二）粪便常规

粪便外观多为黄色水样。无脓细胞及红细胞，有时可有少量白细胞。

（三）病原学检查

1. 电镜或免疫电镜　根据病毒的生物学特征以及排毒时间可从粪便提取液中检出致病的病毒颗粒。但诺如病毒常因病毒量少而难以发现。

2. 抗原检测　补体结合（CF）、免疫荧光（IF）、放射免疫试验（RIA）、酶联免疫吸附试验（ELISA）法检测粪便中轮状病毒、诺如病毒、腺病毒、嵌杯病毒、星状病毒等特异性抗原。

3. 分子生物学检测　聚合酶链反应（PCR）或反转录 PCR（RT－PCR）检测粪便标本相应病毒 DNA 或 RNA，具有很高的敏感性。

4. 凝胶电泳分析　用于轮状病毒感染诊断及肠腺病毒型鉴定。

5. 粪便培养　常无致病菌生长。

（四）血清抗体的检测

应用病毒特异性抗原检测患者发病初期和恢复期双份血清的特异性抗体，若抗体效价呈 4 倍以上增高有诊断意义。轮状病毒感染以 IgA 抗体检测价值大。

【诊断与鉴别诊断】

（一）诊断

根据流行病学特点、临床表现及实验室检查诊断该病。在流行季节，特别是在秋、冬季节，患者突然出现呕吐、腹泻、腹痛等症状或住院患者中突然发生原因不明的腹泻，病程短暂，往往有集体发病的特征，而末梢血白细胞无明显变化，便常规检查仅发现少量白细胞时，应怀疑本病。但确诊需经电镜找到病毒颗粒，或检出粪便中特异性抗原，或血清检出特异性抗体效价呈 4 倍以上增高有诊断意义。

（二）鉴别诊断

本病须与大肠埃希菌、沙门菌引起的细菌感染性腹泻以及寄生虫性腹泻相鉴别。与其他病毒性腹泻的鉴别依赖于病原学检查。

【治疗】

病毒性腹泻为自限性疾病，一般不使用抗病毒药。治疗上主要是针对腹泻和脱水的对症和支持治疗。重症患者需纠正酸中毒和电解质紊乱。

轻度脱水及电解质平衡失调可以口服等渗液或世界卫生组织推荐的口服补液盐（ORS），补液治疗是 WHO 推荐的首选治疗。配方为：1L 水中含 3.5g 氯化钠，2.5g 碳酸氢钠，1.5g 氯化钾，20g 葡萄糖或 40g 蔗糖。近年来世界卫生组织推荐了一种更有效的低渗透压 ORS，与标准 ORS 相比，其钠与葡萄糖浓度较低，能减轻呕吐、减少腹泻量并减少静脉补液量。米汤加 ORS 液治疗婴儿脱水很有益。口服补液剂量应是丢失量加上继续丢失量之和的 1.5 ~ 2.0 倍。脱水纠正后应即停服。

慢性病毒性腹泻，尤其是轮状病毒引起婴儿腹泻时，可喂以含轮状病毒抗体的牛奶或母奶，如出现乳糖不耐受情况，应适当限制含乳糖的饮食。由于微量元素锌对肠黏膜有修复作用，补锌能缩短病程，减轻腹泻程度，减低腹泻的再发生，因此应及早补锌。

严重脱水及电解质紊乱应静脉补液。脱水情况改善后改为口服。

WHO 推荐蒙脱石散剂用作病毒性腹泻的辅助治疗。尤其对治疗轮状病毒腹泻疗效显著，不良反应小。

吐泻较重者，可予以止吐剂及镇静剂。有明显的痉挛性腹痛者，可口服山莨菪碱（654 - 2）。还可应用抑制肠道分泌的药物：次水杨酸铋制剂及脑啡肽酶抑制剂。

由于小肠受损害，其吸收功能下降，故饮食以清淡及富水分为宜。患者一般不需要禁食，但吐泻频繁者禁食 8 ~ 12 小时，然后逐步恢复正常饮食。可应用肠黏膜保护剂。

【预防】

（一）管理传染源

对病毒性腹泻患者应消毒隔离，积极治疗。对密切接触者及疑似患者施行严密的观察。

（二）切断传播途径

切断传播途径是预防该病的最重要而有效的措施。重视食品、饮水及个人卫生，加强粪便管理和水源保护。注意手的卫生。加强对海产品的卫生监督及海关检疫。保持良好的个人卫生习惯，不吃生冷变质食物，保证海鲜食品的加工、食用符合卫生要求。

（三）提高人群免疫力

迄今为止，仅轮状病毒疫苗获准临床应用。主要用于 6 ~ 12 个月龄的婴幼儿，最佳接种方式是在 2、4、6 个月龄时口服 3 次。最迟在 1 岁内接种完成。其有效率达 80% 以上。免疫功能低下以及急性胃肠炎者为接种禁忌证。人乳在一定程度上可以保护严重的轮状病毒性腹泻患儿，对婴儿提倡母乳喂养。经牛轮状病毒免疫后的牝牛的牛奶中含有 IgA 及 IgG 抗体，用此种牛奶喂养婴儿也有一定的保护作用。

第三节 脊髓灰质炎

脊髓灰质炎（poliomyelitis）是由脊髓灰质炎病毒（poliovirus）引起的急性消化道传染病。临床表现主要为发热、上呼吸道症状及肢体疼痛，部分患者可发生弛缓性神经麻痹并留下瘫痪后遗症，重症患者可因呼吸肌麻痹或脑脊髓炎而死亡。5 岁以下小儿多见，俗称"小儿麻痹"。

【病原学】

脊髓灰质炎病毒属小核糖核酸病毒科（Picornaviridae）肠道病毒属（enterovirus），为单股正链 RNA 病毒，直径 27~30nm，无包膜，核衣壳为立体对称 20 面体，含 60 个壳微粒。根据抗原性不同可分为 I、II、III 三种血清型，三种血清型病毒基因组核苷酸序列存在 36%~52% 的差异，无交叉免疫。

脊髓灰质炎病毒可用人胚肾、人胚肺、猴肾、Hela、Vero 等多种细胞培养分离病毒及制备疫苗。该病毒在外界环境中有较强的生存力，在污水和粪便中可存活数月，冷冻条件下可保存几年，在酸性环境中较稳定，不易被胃酸和胆汁灭活，耐乙醚和乙醇，但加热至 56℃ 30 分钟以上、紫外线照射 1 小时或在含氯 0.05mg/L 的水中 10 分钟以及甲醛、2% 碘酊、各种氧化剂如过氧化氢溶液、含氯石灰、高锰酸钾等均能将其灭活。

【流行病学】

（一）传染源

人是脊髓灰质炎病毒的唯一自然宿主，隐性感染和轻症瘫痪型患者是主要传染源，其中隐性感染者占 90% 以上，可携带病毒数周，难以被及时发现和隔离，在传播过程中具有重要作用。轻症瘫痪型在传播上意义不大。

（二）传播途径

主要以粪-口途径传播。初期病毒主要通过患者鼻咽排出，因此早期可以飞沫方式通过呼吸道传播；随着病程进展，病毒由粪便排出，粪便带毒时间可长达数月之久，可通过污染的水、食物以及日常用品传播。此外，口服的减毒活疫苗在通过粪便排出体外后，在外环境中有可能恢复毒力，从而感染其他易感者。

（三）易感人群

人群普遍易感，感染后获持久的型特异性免疫力。血清中最早出现特异性抗体 IgM，2 周后出现抗体 IgG 和 IgA。母亲的特异性 IgG 抗体可通过胎盘，分泌型 IgA 抗体通过母乳传给新生儿，这种被动免疫在出生后 6 个月内逐渐消失。目前年长儿主要经预防接种获得免疫力。

（四）流行特征

本病遍及全球，多见于温带地区，但在普种疫苗地区发病率明显降低，也少有流行。目前，全世界只有尼日利亚、印度、巴基斯坦和阿富汗等国是脊髓灰质炎高发国家。我国自二十

NOTE

世纪六十年代开始使用减毒活疫苗后发病率迅速下降，到九十年代大部分省市发病率均降至很低水平，2000 年 10 月世界卫生组织西太平洋地区宣布成为无脊髓灰质炎区域，标志着我国已达到无脊髓灰质炎的目标。近年来，全球消灭脊髓灰质炎的进度缓慢，甚至出现反弹现象，国外特别是与我国接壤的部分国家仍有脊髓灰质炎流行，脊髓灰质炎野病毒株输入我国并引起流行的危险依然存在。在实现无脊髓灰质炎目标后，多米尼加、海地和菲律宾等地发生了由脊髓灰质炎疫苗衍生病毒引起的脊髓灰质炎流行。近几年我国也发现了脊髓灰质炎疫苗变异病毒导致的病例。这些对保持无脊髓灰质炎目标以及全球消灭脊髓灰质炎工作提出了新的挑战。

【发病机制与病理】

脊髓灰质炎病毒感染后是否致病与感染病毒的数量、毒力、宿主特异性免疫反应的强弱有关。感染分为两个阶段：第一阶段病毒经鼻咽或消化道进入体内，先在鼻咽部和胃肠道内复制，然后逐渐侵犯相关淋巴组织，大多数人感染后，机体可产生相应保护性抗体，病毒不进入血液，不出现症状或仅有轻微不适，表现为隐性感染。若机体抵抗力较低，病毒可入血，先引起较轻的病毒血症（即第一次病毒血症），若病毒未侵犯神经系统，机体免疫系统又能清除病毒，患者可不出现神经系统症状，为顿挫型；少部分患者因病毒毒力强或血中抗体不足，病毒随血流扩散至全身淋巴组织或其他组织中进一步增殖，大量复制并再度入血形成较为严重的病毒血症（即第二次病毒血症）。典型病例可进入感染的第二阶段，病毒通过血脑屏障，侵入中枢神经系统，在脊髓前角运动神经细胞中增殖，引起细胞坏死，若运动神经元受损严重，则导致肌肉瘫痪，引起瘫痪期症状。在瘫痪刚发生的几日内病毒在脊髓内复制量可达最大，但 1 周后病毒即无法检出，而遗留的局部炎症反应则可持续数月之久。除神经系统病变之外，肠壁和其他淋巴组织亦可发生退行性或增生性病变，偶见局灶性心肌炎、间质性肺炎及肝、肾等其他脏器病变。

脊髓灰质炎病毒为嗜神经病毒，可引起中枢神经系统广泛病变，以脊髓病变最重，尤以颈段、腰段为甚，脊髓前角运动神经元损害为主，其次为脑干和小脑神经核。早期镜检可见神经细胞内染色体溶解，尼氏体（Nissl's bodies）消失，出现嗜酸性包涵体，伴周围组织充血，水肿和血管周围单核细胞浸润。严重者细胞核浓缩，细胞坏死，最后被吞噬细胞清除。瘫痪主要是神经细胞不可逆性的严重病变所致。患者是否瘫痪、瘫痪轻重及其恢复程度主要由神经细胞病变的程度和部位决定，并非所有受累神经元都坏死，且损伤是可逆性的。起病 3～4 周后，水肿、炎症消退，神经细胞功能可逐渐恢复。

【临床表现】

潜伏期为 5～35 日，一般 9～12 日，临床可表现为多种类型：无症状型（隐性感染）、顿挫型、无瘫痪型、瘫痪型等。

（一）无症状型（隐性感染）

该型最多见，占所有感染病例的 90% 以上。无症状，无法通过临床表现及早发现。从咽部分泌物和粪便中可分离出病毒，间隔 2～4 周后的血清中特异性中和抗体效价增长 4 倍以上可确诊。

（二）顿挫型

占 4%～8%，表现为发热、咽部不适、咽部淋巴组织充血水肿等上呼吸道症状；恶心、呕吐、腹泻、腹部不适等消化道症状或流感样症状。一般不伴神经系统症状、体征。上述症状持续1~3日后可逐渐恢复。该型可经病毒分离及血清中特异性抗体检测诊断。

（三）无瘫痪型

此型与顿挫型的主要区别是出现脑膜刺激表现。表现为发热、头痛、背痛、呕吐，脑膜刺激征阳性，脑脊液呈病毒性脑膜炎改变。发热持续3~5日后热退，脑膜刺激征和病理反射1周后消失，病毒侵入中枢，出现神经系统症状，但能完全恢复，不发生瘫痪。

（四）瘫痪型

占1%~2%，病变累及脊髓前角、脑干及大脑等中枢神经系统，在无瘫痪型表现的基础上出现瘫痪。此型按其病程又分为五期：

1. 前驱期　临床表现与顿挫型相似，儿童以上呼吸道感染为主，成人以发热、全身肌肉和骨骼酸痛等为主。经过1~2日发热期，及4~7日无热期，然后再度发热，进入瘫痪前期。10%~30%的儿童患者有双相热型。大多数病例，包括成年病例，皆缺乏前驱期而直接进入瘫痪前期。

2. 瘫痪前期　可由前驱期直接进入，或在症状消失后1~6日体温再次上升，同时可出现头痛、恶心呕吐、烦躁或嗜睡、肢体强直灼痛等症状，可伴交感神经功能紊乱而出现面色潮红、多汗、括约肌功能障碍等表现。查体可有脑膜刺激征、三脚架征、吻膝试验等阳性。后期可有腱反射减弱或消失。本期一般持续3~4日，偶可短至36小时或长至14日。极少数病例无本期表现而直接进入瘫痪期。

3. 瘫痪期　通常于起病后3~10日出现肢体瘫痪，典型病例在第2次发热1~2日高峰时或体温开始下降时（称双峰热）发生瘫痪，并逐渐加重。瘫痪前可有肌力减弱，腱反射减弱或消失并逐渐加重。瘫痪早期可出现发热和肌痛，多数患者体温下降后瘫痪即停止进展。瘫痪期根据其病变部位分为四型：

（1）脊髓型　最常见。表现为弛缓性瘫痪，不对称，腱反射消失，肌张力减退。因病变多位于颈、腰部脊髓，故四肢瘫痪，尤以下肢瘫痪居多。近端肌群较远端肌群受累重，病变出现早。躯干肌群瘫痪时头不能直立，颈背无力，不能坐起和翻身。颈胸部脊髓病变严重时可累及呼吸肌而影响呼吸运动，表现为呼吸浅速、咳嗽无力等。

（2）延髓型　即球麻痹型，系延髓和脑桥受损所致。呼吸中枢受损时出现呼吸不规则，呼吸暂停，严重时出现呼吸衰竭。血管运动中枢受损时可有血压和脉率变化乃至循环衰竭。脑神经受损时则出现相应的症状和体征，以面神经及第X对脑神经损伤多见。

（3）脑型　较少见，主要见于婴幼儿。患者可单纯表现为脑炎，也可与脊髓型和延髓型同时存在。弥漫性脑炎表现为意识障碍、高热、谵妄、烦躁、惊厥、嗜睡、昏迷、强直性瘫痪等。局灶性脑炎有定位表现，恢复期可出现阅读不能症，阵挛或癫痫样大发作等。

（4）混合型　以上几型同时存在为混合型，常见脊髓型和延髓型的混合。

4. 恢复期　急性期后1~2周瘫痪肢体开始恢复，肌力也逐步加强。瘫痪通常从远端肌群开始恢复，持续数周至数月，轻型病例1~3个月内可基本恢复，重者需6~18个月或更长时间。

5. 后遗症期　瘫痪1~2年后仍不恢复为后遗症。若不积极治疗，则长期瘫痪的肢体可发

NOTE

生肌肉萎缩，肢体畸形。部分瘫痪型病例在感染后 25～35 年，发生进行性神经肌肉软弱、肌肉萎缩疼痛，受累肢体瘫痪加重，称为脊髓灰质炎后综合征（Post‑poliomyelitis syndrome）。

【并发症】

最主要的并发症为呼吸系统并发症，多见于延髓型呼吸麻痹患者，可继发支气管肺炎、肺不张、急性肺水肿等。累及消化系统时因胃肠道肌麻痹可发生胃扩张、麻痹性肠梗阻。累及泌尿系统常易发生尿潴留和尿路感染。长期瘫痪麻痹不起者易有褥疮、肾结石、骨质脱钙和骨骼萎缩等。10%～20% 的患者可累及心肌，导致心电图 T 波、ST 段和 P‑R 间期改变。

【实验室检查】

（一）血液学检查

血中白细胞多正常，早期和继发感染时可增高，以中性粒细胞为主。急性期 1/3～1/2 的患者血沉增快。

（二）脑脊液检查

顿挫型脑脊液通常正常，无瘫痪型或瘫痪型患者脑脊液改变类似于其他病毒所致的脑膜炎。颅压可略高，细胞数稍增，早期以中性粒细胞为主，后期以淋巴细胞为主。热退后细胞数迅速恢复正常，蛋白可略高，呈蛋白‑细胞分离现象。少数患者脑脊液可始终正常。

（三）病毒分离

发病 1 周内从鼻咽部和发生瘫痪后 14 日内分别采集 2 份粪便标本（2 份标本间隔至少 24 小时），每份标本粪便量 5～8g，冷藏送实验室容易分离到病毒。急性期从血液、脑脊液也可分离病毒，但阳性率低，多次送检可增加阳性率，诊断价值也更大。

（四）血清学检查

可用中和试验、补体结合试验和酶标等方法检测特异性抗体，中和试验较常用，阳性率和特异性均较高。血清和脑脊液中检测特异性 IgM 抗体，若阳性提示近期感染。早期和恢复期双份血清检测，特异性 IgG 抗体呈 4 倍及以上增高，有诊断意义。

【诊断与鉴别诊断】

（一）诊断

1. 流行病学资料　在流行季节、流行地区，尤其是未接种过脊髓灰质炎疫苗的易感者。

2. 临床特征　有发热、咽痛、多汗、烦躁、肌肉酸痛、项背强直。当在热度下降时或双峰热型第二峰热度下降时出现不对称性肌张力减退，腱反射减弱至消失，但无感觉障碍，则患本病的可能性极大，确诊则需要病原学证据。

3. 实验室检查　当血、脑脊液脊髓灰质炎 IgM 抗体阳性和（或）双份血清脊髓灰质炎 IgG 抗体呈 4 倍及以上增高，具有诊断意义。经咽部、血液、脑脊液或粪便中分离到脊髓灰质炎病毒则可确定诊断。

（二）鉴别诊断

前驱期需和上呼吸道感染、流行性感冒、胃肠炎等鉴别。瘫痪前期与各种病毒性脑炎、化脓性脑膜炎、结核性脑膜炎和流行性乙型脑炎相鉴别。瘫痪患者应与以下疾病相鉴别：

1. 感染性多发性神经根炎（吉兰‑巴雷综合征）　多见于年长儿，急性起病，无发热，弛缓性瘫痪呈上行性、对称性，多伴有感觉障碍，腱反射减弱或消失。常伴有面神经、舌神经麻痪，重者常有呼吸肌麻痹。脑脊液呈典型的蛋白－细胞分离现象。肌电图为神经源性损害。瘫痪可以恢复，后遗症少。

2. 急性横贯性脊髓炎 急性起病，常有脊髓休克期，急性弛缓性瘫痪，受损脊髓平面下除麻痹外，伴感觉障碍及尿潴留或失禁。脑脊液中淋巴细胞和蛋白含量轻度增加。

3. 家族性周期性瘫痪 有家族史和既往发作史，瘫痪突然发生，发展迅速，呈全身性和对称性。发作时血钾低，补钾后很快恢复，但可反复发作。

4. 其他病毒感染引起的急性弛缓性瘫痪 常见有柯萨奇、埃可病毒等其他肠道病毒。有感染病史，大多瘫痪程度轻、范围较小，不呈流行性，多无后遗症。需依赖病原学及血清免疫学检测来确诊。

5. 假性瘫痪 因局部损伤、骨折、骨髓炎、关节炎或维生素 C 缺乏引起的骨膜下血肿等，不愿移动肢体而误诊为瘫痪。需详细询问病史和进行肢体检查，结合 X 线摄片以明确诊断。

【预后】

该病在流行地区和国家，病死率高达 5%～15%，主要死于呼吸肌麻痹和脑干炎症而引起的呼吸衰竭。严重病例可留有难以恢复的后遗症，主要表现为肢体瘫痪，肌肉萎缩，肢体畸形，跛行等。

【治疗】

目前尚无特效抗病毒治疗方法。治疗原则主要是对症治疗，缓解症状，促进恢复，预防及处理并发症，康复治疗。

（一）前驱期及瘫痪前期

1. 一般治疗 卧床至热退后 1 周，避免各种引起瘫痪发生的因素，如剧烈活动、肌内注射或手术等。保证液体及热量的供给。

2. 对症治疗 必要时可用退热药物、镇静剂缓解全身肌肉痉挛和疼痛；适量的被动运动可减少肌肉萎缩和畸形发生。

（二）瘫痪期

1. 保持功能体位 卧床时保持身体呈一直线，膝部略弯曲，髋部和脊柱用板或重物使之挺直，踝关节呈 90°。疼痛消失后应积极做主动和被动锻炼，以防止骨骼肌肉萎缩、畸形。

2. 营养补充 予以充足的营养和水分，维持电解质平衡。

3. 药物促进功能恢复 使用营养神经细胞的药物如维生素 B_1、B_{12}；促神经传导药物地巴唑；增进肌肉张力药物，如加兰他敏等，一般在急性期后使用。

4. 延髓型瘫痪

（1）保持呼吸道通畅 采用头低位，避免误吸，最初几日可使用静脉途径补充营养。若气管内分泌物较多，应及时吸出，防止气道梗阻。

（2）监测 监测血气分析、电解质、血压等，发现问题及时处理。

（3）其他 声带麻痹、呼吸肌瘫痪者，需行气管切开术，必要时使用呼吸机辅助通气。

（三）恢复期及后遗症期

体温恢复正常，肌肉疼痛消失和瘫痪停止发展后应进行积极康复治疗。若畸形较严重，可行外科矫形治疗，此外还可通过中医推拿、针灸、康复锻炼及其他理疗措施促进功能恢复。

【预防】

（一）管理传染源

早期发现患者及病毒携带者，及时报告疫情，进行详细的流行病学调查。自起病日起至少隔离40日，最初1周保证呼吸道和胃肠道隔离。密切接触者应医学观察20日。

（二）切断传播途径

急性期患者粪便使用20%含氯石灰乳剂浸泡消毒1~2小时，或用含氯消毒剂浸泡消毒后再排放，沾有粪便的尿布、衣裤应煮沸消毒，被服应日光暴晒。加强水、粪便和食品卫生管理。

（三）保护易感人群

1. 本病流行期间，儿童应少去人群众多场所，避免过分疲劳和受凉，推迟各种预防注射和不急需的手术等，以免促使顿挫型变成瘫痪型。

2. 主动免疫　是预防本病的主要而有效的措施。我国从1960年开始大规模生产减毒活疫苗供全国儿童服用，致使本病发病率逐年降低，目前已无新病例报道。常用的疫苗有口服脊髓灰质炎减毒活疫苗（Oral polio vaccine，OPV）和灭活脊髓灰质炎疫苗（Inactivated polio vaccine，IPV），具有很好的免疫活性。目前国际上较多采用OPV，尤其是经济落后的发展中国家。

（1）脊髓灰质炎减毒活疫苗（OPV）　口服，使用方便，95%以上接种者可产生长期免疫。不可用于免疫功能缺陷者或免疫抑制剂治疗者。OPV一种是三型单价糖丸，另一种是Ⅰ、Ⅱ、Ⅲ型的混合多价糖丸，目前普遍采用此型疫苗。首次免疫从2个月龄开始，2、3、4个月龄各服1次，4岁时再加强免疫一次。疫苗宜在冬、春季服用，以期在夏、秋季流行时已获得保护，并免受其他肠道病毒干扰。服用时应空腹，忌用热水送服，以免使疫苗中的病毒被灭活。口服疫苗一般无不良反应，偶有轻度发热、腹泻。急性发热或患有严重佝偻病、活动性结核病以及心、肝、肾等急、慢性疾病患者暂不宜服用。疫苗株病毒偶可突变，重新具有神经毒性，导致接种者或接触者发生疫苗相关性脊髓灰质炎，在我国发生率约1/125万。服用疫苗后2周，体内可产生特异性抗体，1~2个月可达有效水平，三剂服用完成后产生的免疫力可维持5年，加强免疫1次可维持终身。

（2）灭活脊髓灰质炎疫苗（IPV）　较为安全，不会引起疫苗相关病，可用于免疫功能缺陷者和接受免疫抑制剂治疗者，但价格昂贵，免疫维持时间短，需重复注射。IPV的免疫原性和安全性均很理想，可以取代OPV。各国家的IPV常规免疫方法有2种，一是以IPV取代OPV，二是联合使用IPV和OPV，均于1周岁内接种2~3剂，最后1剂接种后6~12个月至少加种1剂。目前我国尚未把IPV列入计划免疫。

3. 被动免疫　未服过疫苗的幼儿、孕妇、医务人员、免疫力低下者、扁桃体摘除术后等，或先天性免疫缺陷者，若与患者密切接触，应及早肌内注射丙种球蛋白。推荐剂量0.3~0.5mL/kg，每月1次，连用2次，免疫效果可维持2个月。

第四节 流行性感冒

流行性感冒（influenza，Flu）简称流感，是由流感病毒（influenza virus）引起的急性呼吸道传染病。本病传染性强，可引起世界范围大流行，是全球目前面临的重要公共健康问题之一。临床上具有起病急骤，畏寒、高热、头痛、肌痛等全身症状明显而呼吸道症状较轻的特点，病程短而自限。

【病原学】

流感病毒属正黏病毒科，为 RNA 病毒，呈球形或丝状，球形的直径 80～120nm。自外而内分为包膜、基质蛋白及核心三部分。包膜由脂质双层膜和表面的糖蛋白刺突构成，包括血凝素（hemagglutinin，HA）和神经氨酸酶（neuraminidase，NA）。流感病毒的感染性是在 HA 被宿主细胞的丝氨酸蛋白酶切割裂解成 HA1（重链）和 HA2（轻链）时表现出来的，HA1 是与宿主细胞膜受体结合的亚单位；HA2 是 HA 与病毒包膜的结合部位。HA1 和 HA2 共同作用使流感病毒吸附于宿主细胞表面，构成感染的第一步。NA 能水解被感染细胞膜表面的 N - 乙酰神经氨酸，促进病毒释放和病毒颗粒的播散。基质蛋白有 M_1 和 M_2 两种，M_1 构成病毒的外壳骨架，M_2 为跨膜蛋白镶嵌其中，属离子通道蛋白，在病毒从宿主细胞包涵体进入胞质的过程中起重要作用。核心由病毒核酸、核蛋白（nucleoprotein，NP）和 RNA 聚合酶组成。病毒核酸为节段性单股负链 RNA。由于流感病毒核酸呈节段性，病毒 RNA 在复制过程中又不具有校正功能，故在复制过程中易发生基因重组形成新毒株。

根据 NP 和基质蛋白 M_1 抗原性的不同，将流感病毒分为甲（A）、乙（B）、丙（C）三型。甲型流感病毒宿主广泛，是人类流感的主要病原体。根据流感病毒 HA 和 NA 的不同，可分为若干亚型（$H_1 \sim H_{16}$，$N_1 \sim N_9$），其中可感染人的流感病毒 HA 有 3 个亚型（H_1、H_2、H_3），NA 有 2 个亚型（N_1、N_2）。乙型和丙型流感病毒主要感染人类。

流感病毒抗原变异主要发生在 HA 和 NA，有抗原漂移（antigenic drift）和抗原转换（antigenic shift）两种形式。抗原漂移是由于流感病毒基因发生突变致抗原的小幅变异，没有产生新的亚型，属于量变；抗原转换是指流感病毒基因变异幅度较大（常是两种不同型的流感病毒间的基因重配），导致新的亚型出现。甲型流感病毒可发生抗原转换也可发生抗原漂移，乙型流感病毒可发生抗原漂移，一般不发生抗原转换。发生抗原转换可引起流感的全球性大流行，发生抗原漂移可引起季节性流感或流感的中小型流行。丙型尚未发现亚型，抗原稳定。

病毒分离一般用鸡胚。病毒对干燥、日光、紫外线敏感；对乙醇、碘酊等常用消毒剂敏感；不耐酸，在 pH 6.5～7.9 最稳定；对热敏感，56℃ 30 分钟或 100℃ 1 分钟可灭活。0～4℃ 可存活数周，−70℃ 可长期存活。

【流行病学】

（一）传染源

患者和隐性感染者是主要传染源。传染期从潜伏期末开始至病后 7 日，发病 3 日内传染性最强。

NOTE

（二）传播途径

主要通过飞沫经呼吸道传播。也可通过被污染的手和日常用具等间接接触传播。

（三）易感人群

人群普遍易感，感染后可获一定免疫力。甲、乙、丙三型之间及各型流感病毒不同亚型之间无交叉免疫。由于流感病毒不断变异，人群可反复感染，多次发病。

（四）流行特征

常突然发生，迅速蔓延。甲型流感常以流行形式出现，由于病毒抗原转换，间隔 10～15 年可引起世界性流感大流行。甲型流感病毒每 2～3 年，乙型流感病毒每 5～6 年可发生一次抗原漂移，可致季节性流感或流感局部流行。丙型流感多为散发，婴幼儿多见。

一般多发于冬春季节，北半球温带地区，每年流行高峰在 1～2 月份；南半球温带地区高峰在 5～9 月份；热带地区多发于雨季。我国北方流感高峰一般在当年 11 月底至次年 2 月。大流行时季节性不明显。

【发病机制与病理】

（一）发病机制

病毒在细胞内复制致细胞病变是流感发病的主要机制。流感病毒进入呼吸道后，NA 破坏神经氨酸，使纤毛柱状上皮细胞表面的黏蛋白水解，HA 受体暴露。病毒 HA 与细胞黏附后，通过胞饮进入细胞内，随后在胞核中复制。最后，各种病毒成分在胞膜聚集，通过出芽方式形成新的病毒颗粒。NA 水解细胞表面糖蛋白末端的 N - 乙酰神经氨酸，促进病毒颗粒释放。释放的病毒再感染邻近纤毛柱状上皮细胞，短期内使大量呼吸道上皮细胞感染，引起炎症反应，临床上出现发热、肌肉痛等症状。

（二）病理

单纯流感病变主要在呼吸道上部和中部黏膜，不破坏呼吸道基底膜，一般不发生病毒血症，表现为纤毛柱状上皮细胞的变性、坏死和脱落，黏膜充血、水肿和单核细胞浸润。流感病毒性肺炎的病理特征为肺充血、水肿，支气管黏膜坏死，气道内有血性分泌物，黏膜下层灶性出血，肺泡内含有渗出液，严重时有肺透明膜形成。

【临床表现】

流感的潜伏期为数小时至 4 日，一般为 1～3 日。

起病急骤，主要以全身中毒症状为主，呼吸道症状轻微或不明显，发热通常持续 3～4 日，疲乏无力可达 2～3 周。根据临床表现的不同可分为单纯型、轻型、肺炎型等类型。

（一）单纯型

为流感主要临床类型。急性起病，出现畏寒、高热、头痛、乏力、全身肌肉酸痛等症，鼻塞、流涕、咽痛等呼吸道症状轻微。高热持续 3 日左右渐退，全身症状好转，而上呼吸道症状加重，持续数日后消失。

（二）轻型

急性起病，发热等全身症状及呼吸道症状轻，2～3 日自愈。

（三）肺炎型

是大流行时患者死亡的主要原因，多发生在 2 岁以下的小儿或原有慢性基础疾病者。病初与单纯型流感相似，24 小时内出现持续高热、剧咳、痰中带血或咯血、呼吸困难和发绀等症状。查体两肺可闻及广泛干、湿啰音，但无实变体征，重者呼吸音降低。胸部 X 线检查双肺散布絮状或片状阴影。病程 1 周至 1 个月余。危重患者可发生多器官功能衰竭（MODF）和弥漫性血管内凝血（DIC）等，甚至死亡。

（四）其他类型

流感流行期间，患者除具流感的各种症状、体征外，少数病例还有肺外表现：胃肠型伴有食欲减退、腹胀、腹痛、呕吐和腹泻等消化道症状；中毒型表现为高热、休克及 DIC 等，但肺部体征不明显，病死率高；脑炎型伴有高热不退、昏迷、谵妄等，儿童可有抽搐和脑膜刺激征阳性，脑脊液细胞数可稍增多；心肌炎型伴有心悸、心律失常或循环衰竭，心电图异常；有报告流感病毒偶可致急性肌炎、出血性膀胱炎、肾炎和腮腺炎等。

【并发症】

1. 呼吸系统并发症 常见并发细菌性上呼吸道感染、支气管炎及肺炎。表现为咯黄色脓痰，外周血白细胞及中性粒细胞增多，咽拭子或痰培养可见病原菌生长。也可见到并发其他病原体引起的肺炎。

2. 急性脑病 – 肝脂肪变性综合征（Reye 综合征） 患者多为 2 ~ 16 岁的儿童，常可致死。

【实验室检查及其他检查】

（一）一般检查

1. 血象 血白细胞总数正常或偏低，淋巴细胞相对增加。合并细菌感染时，白细胞总数增加，中性粒细胞增多。

2. 血生化检测 少数病例肌酸激酶、天门冬氨酸氨基转移酶、丙氨酸氨基转移酶、乳酸脱氢酶、肌酐等升高，部分病例血钾降低。

（二）血清学检测

用已知的流感病毒抗原检测患者血清中的特异性抗体，如抗体水平恢复期比急性期升高 4 倍及以上有诊断意义。

（三）病原学检查

1. 病毒抗原检测 一般取患者呼吸道标本用免疫荧光或胶体金法检测甲、乙型流感病毒型特异的 NP 或基质蛋白 M_1 或亚型特异性 HA 蛋白，使用单克隆抗体可以区别甲、乙型流感病毒或鉴定甲型流感病毒的型别。

2. 病毒核酸检测 用 RT – PCR 检测呼吸道分泌物中的流感病毒 RNA。

3. 病毒分离 是诊断流感病毒感染的"金标准"，也是能发现新毒株的唯一手段。将急性期患者呼吸道标本（如鼻咽分泌物、口腔含漱液、气管吸出物）或肺标本接种于鸡胚或组织培养进行病毒分离。

（四）影像学检查

单纯型及轻型流感患者胸部 X 线检查可无异常。肺炎型患者可显示单侧或双侧片状或多叶段渗出病灶，少数可伴有胸腔积液。

【诊断与鉴别诊断】

（一）诊断

流行期间出现发热伴呼吸道症状等多可做出临床诊断；散发或轻型病例，或在流行初期的病例的诊断较困难；依据病原学或血清学检测结果可确诊。

（二）鉴别诊断

与其他病原体，如细菌、支原体、衣原体、鼻病毒、腺病毒、肠道病毒、呼吸道合胞病毒等引起的呼吸道感染相鉴别，确诊有赖于病原学检查。

【预后】

单纯型流感者预后良好，老年人或有慢性疾病患者可因流感病毒肺炎或继发细菌性肺炎，致病情加重而死亡。

【治疗】

以一般及对症治疗为主，必要时给予抗流感病毒治疗。

（一）一般治疗

休息，多饮水，清淡营养饮食，保持鼻咽及口腔清洁。密切观察病情变化，防止发生并发症。

（二）对症治疗

酌情应用解热镇痛药、缓解鼻黏膜充血药物、止咳祛痰药物等。儿童忌用阿司匹林或含阿司匹林药物及其他水杨酸制剂，防止发生 Reye 综合征。

（三）抗病毒治疗

早期（48 小时内）给予抗流感病毒治疗可取得最佳疗效。现有离子通道 M_2 阻滞剂和神经氨酸酶抑制剂两类。

1. 离子通道 M_2 阻滞剂   通过阻断 M_2 蛋白而阻止病毒脱壳及其 RNA 的释放，干扰病毒进入细胞，使病毒早期复制被中断。主要有金刚烷胺和金刚乙胺，但目前甲型流感病毒毒株已对其耐药，临床上很少使用。

金刚烷胺成人每日 200mg，一次或分 2 次服用，疗程 3～4 日，应注意监测神经系统及消化道不良反应。

2. 神经氨酸酶抑制剂   阻止病毒由被感染细胞释放和入侵邻近细胞，减少病毒的播散及在体内的复制，对甲、乙型流感病毒均有作用。此类品种目前有奥司他韦（oseltamivir）、扎那米韦（zanamivir）、帕拉米韦（Peramivir）及那尼纳米韦（Laninamivir）等。

奥司他韦 13 岁以上患者每次 75mg，每日 2 次口服，连服 5 日；13 岁以下儿童按体重给药；1 岁以下儿童不推荐使用。

扎那米韦可用于 12 岁以上的患者，每日 2 次，间隔约 12 小时，每次 10mg（分两次吸入，一次 5mg），连用 5 日。

帕拉米韦成人患者 300mg，静脉滴注，一次给药。

【预防】

（一）控制传染源

监测流感动态，及早发现疫情，隔离和治疗患者。

（二）切断传播途径

流行期间减少大型聚会及集体活动，对公共场所加强通风和空气消毒。患者及接触者应戴口罩。对流感患者的用具及分泌物应进行消毒处理。

（三）保护易感人群

1. 疫苗接种 是预防流感的基本措施。常用减毒活疫苗或灭活疫苗，在疫苗毒株与流行毒株一致的情况下预防效果肯定。每年由 WHO 根据全球监测结果来决定疫苗毒株的补充或更换，但因病毒极易发生变异而难以对流行毒株做到准确预测。

2. 药物预防 药物预防不能代替疫苗接种，可作为未接种疫苗的合并症高风险人群的紧急临时预防措施。奥司他韦可用于甲型和乙型流感的预防，每日一次，每次口服 75mg，连用 1 ~ 2 周。

第五节　人禽流感

人禽流感（human avian influenza），是由禽流感病毒中某些亚型感染人引起的急性呼吸道传染病。临床以发热、咳嗽、咽痛等呼吸道症状为主，其中重症病例常合并急性呼吸窘迫综合征（ARDS）、感染性休克、多器官功能衰竭，甚至导致死亡。该病最早于 1997 年被发现，属人类新发传染病之一。

【病原学】

禽流感病毒属正黏病毒科甲型流感病毒属，其病毒结构、生物学特性等与人甲型流感病毒相同。多数禽流感病毒不会导致人类患病，但有些禽流感病毒亚型属人兽共患病毒，能够感染人类并致病，目前已知可以感染人类的禽流感病毒亚型有 H_5N_1、H_5N_6、H_7N_2、H_7N_3、H_7N_7、H_7N_9、H_9N_2、$H_{10}N_7$、$H_{10}N_8$ 等，多数属低致病性。人类感染后表现为轻症，有的甚至没有症状，但 H_5 和 H_7 亚型的部分毒株属高致病性，人感染后可致重症肺炎。其中 H_5N_1 引起的人禽流感病情最为严重，病死率高。

甲型禽流感病毒除感染禽外，还可感染猪、马、水貂和海洋哺乳动物。

【流行病学】

（一）传染源

被甲型禽流感病毒感染的禽类动物是人禽流感的主要传染源，尤其是散养的鸡、鸭等家禽。野禽与候鸟在禽流感的自然传播中扮演了重要角色。被感染的哺乳动物也可能具有一定传染性。人禽流感多数为散发病例，有个别家庭聚集发病现象，但尚无持续人际间传播的证据，故患者不是主要传染源。

（二）传播途径

主要是经呼吸道传播或密切接触感染禽类的分泌物或排泄物而获得感染。目前的多数证据表明存在禽 – 人传播、环境 – 人传播和母 – 婴间垂直传播，少数和非持续证据支持人际间的有限传播。

NOTE

（三）易感人群

由于存在一定的种属屏障，人类对禽流感病毒并不易感，一旦感染高致病性禽流感病毒，易导致重症，病死率高。从已有的人禽流感的人群分布来看，主要发生在青壮年，大部分病例发生在农村。如果禽流感病毒通过一定过程的变异具备了感染人的能力，会使人类易感并且导致人际传播力增强，将是对公共卫生的严重威胁。

（四）流行特征

甲型 H_5N_1 病毒亚型是一种高致病性禽流感病毒，于 1997 年在中国香港特别行政区发生的一次禽类疫情中首次感染人类。人 H_5N_1 禽流感于 2003 和 2004 年在印尼、越南、柬埔寨和埃及等国大范围出现，导致数百例人间病例，病死率 50% 以上。甲型 H_7N_9 亚型病毒是一种低致病性禽流感病毒，于 2013 年 3 月首次发现感染人类，据 WHO 公布，截至 2017 年 1 月 18 日，共报告了 918 例人感染甲型 H_7N_9 禽流感病毒实验室确诊病例。中国以外尚无本土病例报道。

从目前人禽流感的发病规律来看，多发生于禽类流感流行之际。本病全年可以散发，无明显季节性。

【发病机制与病理】

（一）发病机制

禽流感病毒感染人体后，可诱发细胞因子风暴，导致全身炎症反应，出现急性呼吸窘迫综合征、休克及多脏器功能衰竭。

禽流感病毒感染人的靶细胞主要是 II 型肺泡上皮细胞，病毒在细胞中复制，直接导致细胞的死亡。同时刺激机体大量产生各种细胞因子，引起弥漫性肺损伤，同时可伴有心脏、肝脏、肾脏等多器官组织损伤。

人不易感染甲型禽流感病毒的原因可能是：

1. 受体特异性不同　人类上呼吸道组织和气管主要分布有唾液酸 α-2,6 型受体（人流感病毒受体）；人类肺组织分布有唾液酸 α-2,3 型受体（禽流感病毒受体）和唾液酸 α-2,6 型受体。H_5N_1 禽流感病毒主要识别和结合的受体为唾液酸 α-2,3，H_7N_9 禽流感病毒可以同时结合唾液酸 α-2,3 型受体和唾液酸 α-2,6 型受体，但 H_7 血凝素与唾液酸 α-2,3 型受体亲和力更高，较季节性流感病毒更容易感染人的下呼吸道上皮细胞，病毒可持续复制，重症病例病毒核酸阳性可持续 3 周以上。

2. 基因节段不同　H_5N_1 禽流感病毒基因组中很少含人流感病毒基因节段。

3. 连接肽含碱性氨基酸数目不同　所有人流感病毒 HA 蛋白分子上，HA_1 与 HA_2 之间的连接肽仅含一个碱性氨基酸，经呼吸道上皮细胞中的 Clara 细胞所分泌的类胰蛋白酶裂解，发生感染；而 H_5N_1 禽流感病毒 HA_1 与 HA_2 之间的连接肽含 4 个或以上碱性氨基酸，其裂解酶为类福林蛋白酶，但该酶在人呼吸道上皮细胞基本不存在。

4. 遗传因素　部分人感染了禽流感病毒的原因可能与遗传因素有关。

（二）病理

人禽流感病毒性肺炎的病理特征为肺泡和支气管黏膜损伤严重，肺实质出血和坏死，肺泡内有透明膜形成。

【临床表现】

潜伏期一般在 7 日以内，也可长达 10 日，通常为 3~4 日。

患者起病急，通常表现为流感样症状，如发热、流涕、咽痛、咳嗽等，可伴有头痛、肌肉酸痛和周身不适，部分患者有恶心、腹痛、腹泻等消化道症状。重症患者病情发展迅速，多在发病 3~7 日出现重症肺炎，表现为高热、咳嗽、咳血性痰、呼吸困难等，常快速进展为 ARDS、脓毒症、感染性休克，甚至多器官功能衰竭，部分患者可出现胸腔积液等。

体格检查可发现受累肺叶段区域实变体征，包括叩浊、语颤和语音传导增强、吸气末细湿啰音及支气管呼吸音等。在病程初期常见于患侧肺的单个部位，但随着病情进一步恶化，可扩展至双肺的多个部位，肺内可闻及细湿啰音。合并心力衰竭时，部分患者心尖部可闻及舒张期奔马律。

【并发症】

重症病例可出现多种并发症，包括呼吸衰竭、气胸、纵隔气肿、心肌炎、心力衰竭和肾衰竭等。重症肺炎患者恢复后可出现原病变肺组织的纤维化。

【实验室检查及其他检查】

（一）一般检查

1. 血常规 血白细胞总数正常或降低。重症患者多有白细胞总数及淋巴细胞减少，可有血小板降低。

2. 尿常规 部分患者出现蛋白尿。

3. 血生化检查 多有肌酸激酶、乳酸脱氢酶、天门冬氨酸氨基转移酶、丙氨酸氨基转移酶升高，C 反应蛋白升高，肌红蛋白可升高。

（二）血清学检测

动态检测急性期和恢复期双份血清，采用血凝抑制试验、补体结合试验或 ELISA 法，检测禽流感病毒抗体，如抗体滴度呈 4 倍或以上升高有诊断意义。

（三）病原学检测

应在抗病毒治疗之前采集患者呼吸道标本（鼻咽分泌物、口腔含漱液、痰液、气管吸出物、支气管肺泡灌洗液等）及时送检。

1. 核酸检测 应用实时反转录 PCR（rRT-PCR）对所采集的呼吸道标本进行禽流感病毒核酸检测。是目前最常用的实验室确诊依据。

2. 甲型流感病毒抗原检测 应用 ELISA 法对所采集的呼吸道标本分别进行甲型流感病毒 NP 抗原及禽流感病毒 H 亚型抗原的检测，对确定为甲型流感病毒感染及判别其 H 亚型的分型有辅助意义。一般作为没有核酸检测条件的医疗机构的初筛实验。

3. 病毒分离 对患者呼吸道标本进行禽流感病毒的分离培养。

（四）胸部影像学检查

发生肺部感染的人禽流感患者，X 线胸片和肺 CT 检查可见肺内片状高密度影。早期的局限性片状影与一般肺炎相似，严重者肺内片状影像呈弥漫分布，为多发磨玻璃影及肺实变影像，病变进展迅速，少数合并单侧或双侧胸腔积液。

【诊断与鉴别诊断】

（一）诊断

根据流行病学史（发病前 10 日内接触禽类及其分泌物排泄物，或到过活禽市场，或与人禽流感病例有流行病学关联，或禽流感病毒相关实验室工作人员等），出现发热、咳嗽甚至呼吸困难等临床表现，如尚无病原学检测结果，可诊断为人禽流感疑似病例。如病原学或者血清学检测阳性为实验室确诊病例。

（二）重症病例诊断标准

符合 1 项主要标准或≥3 项次要标准可诊断为重症病例。

1. 主要标准

（1）需要气管插管行机械通气治疗。

（2）脓毒性休克经积极液体复苏后仍需要血管活性药物治疗。

2. 次要标准

（1）呼吸困难，成人休息状态下呼吸频率≥30 次/分。

（2）氧合指数（OI）低于 250mmHg（1mmHg＝0.133kPa）。

（3）多肺叶浸润。

（4）意识障碍和/或定向障碍。

（5）收缩压＜90mmHg，需要积极的液体复苏。

（6）血尿素氮≥7.14mmol/L。

（三）鉴别诊断

应注意与其他病毒性肺炎（如流感病毒性肺炎、SARS、中东呼吸综合征、腺病毒肺炎等）和一些非典型病原体（如军团菌、肺炎支原体、肺炎衣原体）感染等所致的肺炎进行鉴别。确诊有赖于病原学检查结果。

【预后】

重症病例预后差。影响预后的因素可能与感染禽流感病毒的亚型有关，目前以感染 H_5N_1 亚型的病情最重，病死率最高。另外，也与患者年龄、基础疾病、并发症等有关。

【治疗】

在积极抗病毒治疗的基础上，采取对症支持等综合疗法。

（一）隔离治疗

对疑似病例和确诊病例应尽早隔离治疗。

（二）对症治疗

参考流行性感冒治疗。重症病例积极给予呼吸功能支持治疗，依据病情采取氧疗甚或机械通气治疗。

（三）抗病毒治疗

尽早应用抗流感病毒药物以达到最佳疗效。鉴于 H_5N_1 及 H_7N_9 人禽流感病死率较高，同时有病毒长时间复制的证据，故在疾病的任意病程均应使用。重症病例可根据需要考虑增加用药剂量或延长治疗时间。使用原则和方法参考流行性感冒。在使用抗病毒药物之前应留取呼吸道标本。

【预防】

严格规范收治人禽流感患者医疗机构的医院感染防控措施。遵照标准预防的原则，根据疾病传播途径采取防控措施。

（一）控制传染源

加强禽类流感疫情的监测，及早发现并控制禽流感的疫情，加强对流感样病例和不明原因肺炎的监测及对密切接触禽类人员的检疫。隔离和治疗患者。

（二）切断传播途径

对发生禽流感疫情的疫点进行彻底消毒，对病死禽深埋处理。发生人禽流感疫情后，还应彻底消毒并关闭禽类交易市场。严密消毒患者的分泌物和排泄物。医务人员做好个人防护。

（三）保护易感人群

目前尚无人禽流感病毒疫苗，必要时密切接触者预防性服用抗流感病毒药物。

第六节　麻　疹

麻疹（measles）是由麻疹病毒（measles virus）引起的急性呼吸道传染病，临床主要表现为发热、流涕、咳嗽、喷嚏、眼结膜炎、口腔黏膜斑及全身皮肤斑丘疹。在我国属于乙类法定传染病。目前全世界有一百九十多个国家有麻疹报告病例。2012 年世界卫生大会通过了"全球疫苗行动计划"，确定了"到 2015 年底在四个世卫组织区域实现消除麻疹"的目标。但因未能弥补免疫覆盖缺口，这一目标至今未能实现。

【病原学】

麻疹病毒属于副黏病毒（Paramyxovirus）科麻疹病毒属，与其他副黏病毒不同之处是该病毒无特殊的神经氨酸酶。电镜下呈球形或丝状，直径为 100～250nm，中心单链 RNA，其基因组有 16000 个核苷酸，外为衣壳蛋白及包膜。外膜中的蛋白成分主要有膜蛋白（M 蛋白），血凝素（H 蛋白）和融合蛋白（F 蛋白）。其中 H 蛋白是其表面主要蛋白，能识别靶细胞受体，促进病毒黏附于宿主细胞；F 蛋白在病毒扩散时使病毒与宿主细胞融合；M 蛋白与病毒复制相关。麻疹病毒主要蛋白抗原性稳定，只有一个血清型。病毒分离最好的方法是组织培养，原代人肾、人羊膜、人胚肺、猴肾、狗肾及 Vero、Hela、Hep－2 等传代细胞和鸡胚均可用于病毒的分离和培养。

麻疹病毒在外界生存力不强，对热、紫外线及一般消毒剂敏感，56℃ 30 分钟可灭活。但对寒冷及干燥环境有较强的抵抗力，室温下可存活数日，－70℃ 可存活数年。

【流行病学】

（一）传染源

人为麻疹病毒的唯一宿主，因此患者是唯一传染源。发病前 2 日（潜伏期末）至出疹后 5 日内，患者口、鼻、咽部、气管黏膜分泌物都含有病原体，可传染他人。前驱期传染性最强，出疹后逐渐减弱，疹退时已无传染性，恢复期不带病毒。

（二）传播途径

以呼吸道飞沫传播为主，直接到达易感者的呼吸道或眼结膜而致感染。间接传播病例少见。

（三）易感人群

人群普遍易感，易感者接触患者后90%以上发病。病后获得持久免疫力。成人多因儿时患过麻疹或接种麻疹疫苗后获得免疫力，6个月内婴儿因从母体获得抗体而很少发病。麻疹活疫苗预防接种后可获有效免疫力，但抗体水平可逐年下降，再接触传染源仍有可能发病。近年来有文献报道，在疫苗时代麻疹有以下几类易感人群：①未达到接种月龄且母传抗体消失的小月龄婴儿；②无接种疫苗史或接种疫苗失败者；③无自然感染史的个体。目前成人麻疹病例报道越来越多，甚至局部地区有小的流行发生，主要原因是幼儿初次接种过疫苗，而后又未复种，使体内抗体水平降低而成易感者。

（四）流行病学特征

麻疹是一种传染性很强的传染病。好发于冬春季节，6个月~5岁儿童发病率最高。二十世纪上半叶，世界各地均有麻疹流行。二十世纪六十年代麻疹疫苗问世，普种疫苗的国家发病率大大下降。全球麻疹死亡人数在2000年至2015年期间减少了79%，但每日仍有近400名儿童死于该病。我国自麻疹疫苗纳入计划免疫项目、婴幼儿普遍接种麻疹疫苗以来，麻疹流行得到有效控制。但近年来因流动人口或免疫空白造成城镇易感人群累积，局部地区有麻疹暴发。

【发病机制与病理】

（一）发病机制

麻疹病毒侵入呼吸道黏膜、口咽部或眼结膜，在上皮细胞内复制繁殖后入血，于第2~3日引起第一次病毒血症。病毒散布到肝脏、脾脏等单核-吞噬细胞系统的细胞中并在被侵细胞中大量增殖。感染后第5~7日再进入血液循环，形成第二次病毒血症，出现高热、出疹等表现。病毒血症持续至出疹后第2日。麻疹发病机制为：①麻疹病毒侵入细胞直接引起细胞病变；②全身性迟发型超敏细胞免疫反应（Ⅳ型变态反应）在发病机制中起重要作用。

（二）病理

麻疹病理特征是麻疹病毒感染部位出现单核细胞浸润，数个细胞融合成多核巨细胞（Warthin-Finkeldey cells）。多核巨细胞大小不一，内含数十至上百个细胞核，核内外均有病毒集落（嗜酸性包涵体），可见于皮肤、眼结膜、呼吸道、胃肠道黏膜、全身淋巴组织、肝、脾等处。病毒和免疫复合物侵犯皮肤真皮表浅血管，使真皮充血水肿。血管内皮细胞肿胀、增生与单核细胞浸润并渗出而形成皮疹和口腔黏膜斑。并发脑炎时，脑组织可出现充血、水肿、点状出血或脱髓鞘改变。

【临床表现】

潜伏期6~21日，平均为10日左右。曾接受过被动或主动免疫者，潜伏期可延长至3~4周。麻疹常分为典型麻疹和非典型麻疹。

（一）典型麻疹

分为三期：

1. 前驱期

（1）发热　一般体温逐渐升高，幼儿也可突发高热伴惊厥。

（2）上呼吸道卡他症状　流涕、喷嚏、咳嗽、咽部充血等。

（3）眼结合膜炎　结膜充血、流泪、畏光、眼睑水肿等。

（4）柯氏斑（Koplik 斑，麻疹黏膜斑）　常于发热 2~3 日后于双侧近第二磨牙的颊黏膜可见有数量不等直径 0.5~1mm 灰白色小点，周围可见红晕，是早期诊断麻疹的标志，一般 2~3 日内消失。

（5）其他症状　头痛，胃肠道反应如恶心、呕吐、腹泻等。

2. 出疹期　多在发热 3~4 日后出现，持续发热，呼吸道症状加重，常伴有明显咽红、咽痛、咳嗽、腹泻、呕吐等，可出现喉炎、心肌炎、肺炎、脑炎等，严重者甚至可以出现呼吸系统衰竭、心力衰竭。发热高峰期出疹，出疹顺序自耳后、发际、前额、面、颈部开始自上而下波及躯干和四肢，最后到达手足心。皮疹为淡红色斑丘疹，大小不一，直径 2~5mm，压之可褪色，疹间皮色正常。部分患者可见出血性皮疹，压之不褪色。此期持续 3~5 日。由于疫苗的应用，成人麻疹发病率逐渐增加，其与儿童麻疹不同的是：肝损害发生率高；胃肠症状多见；骨骼肌痛，包括关节及背部痛；柯氏斑存在时间长，可达 7 日；眼部疼痛多见。

3. 恢复期　皮疹依出疹顺序逐渐隐退，有色素沉着及糠皮样脱屑，经过 1~2 周才完全消失，疹退同时体温开始下降。若无并发症，10~14 日疹退热消，病情自愈。

（二）非典型麻疹

1. 轻型麻疹　多见于 6 个月前婴儿或 4 周内接受过被动免疫的患儿，偶见于接种麻疹疫苗后。临床发热程度低，体温一般不超过 39℃，热程短于 7 日，卡他症状轻，皮疹少，不留色素沉着或脱屑。

2. 异型麻疹　多为接种灭活麻疹疫苗后的 4~6 年再次接触麻疹患者或再接种麻疹灭活疫苗时出现。临床突起高热，伴有头痛和全身肌肉疼痛；无柯氏斑；发热 2~3 日出疹，出疹自四肢远端开始逐渐波及全身。皮疹为多形性，有斑疹、丘疹、紫癜和荨麻疹，常伴有手足背水肿和肺炎。病情较重，但多为自限性，恢复期麻疹特异性抗体呈强阳性，病毒分离阴性。

3. 重型麻疹　多见于全身情况差，免疫力低下或继发严重感染者。此类患者病死率高。

（1）中毒性麻疹　起病急骤，40℃以上高热，严重中毒症状，谵妄或昏迷，反复抽搐，呼吸急促，唇甲紫绀，脉搏细速，皮疹密集、暗红色、融合成片。

（2）休克性麻疹　除具有中毒症状外，出现心功能不全或循环衰竭，表现为面色苍白、口唇发绀，四肢厥冷，心音弱，心率快，血压下降等。皮疹少或皮疹刚出又突然隐退，遗留少量皮疹呈青紫色。

（3）出血性麻疹　皮疹呈出血性，形成紫斑，压之不褪色，可伴内脏出血。

（4）疱疹性麻疹　皮疹呈疱疹样，可融合成大疱。

4. 新生儿麻疹　胎儿出生前几日母亲患有麻疹，出生的新生儿可患麻疹，表现为发热、上呼吸道感染、眼结膜炎及密集的皮疹。

【并发症】

1. 肺炎　是麻疹最常见的并发症。常见于 5 岁以下患儿。麻疹病毒所致肺炎症状不重，但继发的葡萄球菌、肺炎链球菌、腺病毒等肺炎较严重。严重的肺炎是引起麻疹病例死亡的主要原因。并发肺炎时患者病情突然加重，体温持续升高，可见鼻翼煽动、口唇发绀等。

2. 喉炎　常见于 2～3 岁以下幼儿。可由麻疹病毒感染所致，也可是继发细菌感染所致。临床表现为声音嘶哑，犬吠样咳嗽，呛奶，气道梗阻，吸气困难，"三凹征"明显。若处理不及时，有可能出现窒息死亡。

3. 心肌炎、心功能不全　常见于 2 岁以下婴幼儿。由于毒血症、高热、代谢紊乱、缺氧、心肌病变等原因所致。临床表现为烦躁不安，面色苍白，气急发绀，心率增速，心音低钝，四肢厥冷，脉细速，肝脏进行性肿大，皮疹不能出全或隐退，心电图可见低电压、T 波低平、传导异常，心肌酶异常等。

4. 脑炎　发生率为 0.01%～0.5%，多发生于出疹后 2～5 日，偶见于前驱期和恢复期。早期麻疹病毒直接侵犯中枢神经系统，晚期多由麻疹病毒抗原超敏反应，致脑组织髓鞘病变引起。临床表现与病毒性脑炎类似。即使无神经系统症状，麻疹患者仍约有 50% 出现脑电图异常。病死率 15%，多数可恢复正常，部分患者留有智力障碍、瘫痪、失明等后遗症。

5. 亚急性硬化性全脑炎（subacute sclerosing panencephalitis，SSPE）　是一种麻疹远期并发症，属亚急性或慢性进行性脑炎，发病率为（1～4）/100 万。病理变化主要为脑组织退行性病变，在病理切片中可见麻疹病毒抗原，伴有嗜酸性包涵体，并可分离到麻疹病毒。血液与脑脊液中麻疹抗体极度增高（高于急性麻疹患者 10～40 倍），且持续不降。患者大多数在幼年时患过麻疹，故认为其机制主要与病毒基因变异有关。本病可能系麻疹病毒长期潜伏于脑组织中，产生缺失 M 蛋白的有缺陷的麻疹病毒颗粒所致（病毒变异后机体不能产生相应的抗体），从而引起脑部进行性退化病变。潜伏期为 2～17 年，儿童居多，多发于男孩。起病隐匿，病初仅表现为行为异常或智力减退、睡眠障碍、情绪烦躁，数周或数月中病情加重，出现特征性肌痉挛、智力异常、视听障碍、语言不清、共济失调或局部强直性瘫痪，病情发展直至神志昏迷，呈去大脑强直状态。总病程平均一年余，可短至半年，长达 6～7 年。最后死于营养不良、恶病质及继发感染。脑脊液丙种球蛋白及抗体水平显著增高为其特点，生化及细胞数正常。脑电图呈不规则高电压慢波。

6. 其他　体弱及营养不良小儿可出现各种口炎、脓疱疹及颈部淋巴结炎。咽部感染极易侵入咽鼓管及中耳，发生急性化脓性中耳炎和乳突炎，属于继发性细菌感染。角膜炎或溃疡、鼻出血、血小板减少性紫癜等偶见。近年来有文献报道麻疹合并肝炎患者呈增多趋势。孕妇患麻疹，早期可引起死胎，稍晚可发生流产或死产。

【实验室检查】

（一）血常规

白细胞总数减少，淋巴细胞相对增多。重型出血性皮疹患者可伴有血小板减少。

（二）血清学检查

酶联免疫吸附试验（ELISA）测定血清特异性 IgM 抗体和 IgG 抗体，敏感性和特异性好。其中 IgM 抗体水平病后 5～20 日最高，其阳性是诊断麻疹的常用方法，但成人麻疹约 8% 患者 IgM 抗体始终阴性。IgG 抗体恢复期较发病早期 4 倍及以上增高有诊断意义。

（三）病原学检查

1. 病毒分离　取前驱期或发病早期患者眼、鼻咽部分泌物或血液、尿液，接种于原代人胚肾或羊膜细胞分离麻疹病毒。

2. 病毒抗原检测　取早期患者眼、鼻咽部分泌物、痰、血细胞和尿沉渣，用免疫荧光法或酶联免疫法检查麻疹抗原，阳性可早期诊断。

3. 多核巨细胞检查　取早期患者眼、鼻咽部分泌物、痰、血细胞和尿沉渣涂片，用瑞氏染色查多核巨细胞。出疹前 2 日至出疹后 1 日阳性率最高。也可通过电镜于多核巨细胞内外包涵体中找麻疹病毒颗粒。

4. 核酸检测　采用反转录聚合酶链反应从临床标本检测麻疹病毒 RNA，是一种非常灵敏和特异性强的诊断方法。

【诊断与鉴别诊断】

（一）诊断

典型麻疹有麻疹流行病学史同时具有典型麻疹的临床表现，如急性发热、上呼吸道卡他症状、结膜充血、畏光、口腔麻疹黏膜斑及典型皮疹等即可诊断。非典型麻疹患者难以诊断者，有赖于实验室检查。

（二）鉴别诊断

1. 风疹（Rubella）　多见于幼儿，中毒症状及呼吸道症状轻，无柯氏斑，起病 1～2 日即出疹，为细小稀疏淡红色斑丘疹，1～2 日退疹，无色素沉着及脱屑。耳后、枕后、颈部淋巴结肿大是其显著特点。

2. 幼儿急疹（Exanthema subitum）　多见于 2 岁以内婴幼儿，骤发高热，持续 3～5 日骤退，上呼吸道症状轻微。热退时或退后出疹，呈散在玫瑰斑丘疹，见于颈部与躯干，速及全身，面部疹少，疹退后无色素沉着，亦不脱屑，是本病的特征。

3. 猩红热　前驱期发热伴有咽痛，起病 1～2 日内出疹，皮疹为针头大小，红色斑点状斑疹或粟粒疹，疹间皮肤充血，皮肤弥漫性潮红，压之褪色，面部无皮疹，口周有"苍白圈"，皮疹 4～5 日后热退疹退，退疹时脱屑脱皮。血白细胞总数及中性粒细胞明显升高。

4. 肠道病毒感染　柯萨奇病毒及埃可病毒感染常发生皮疹。多见于夏秋季，出疹前有发热、咳嗽、腹泻，偶见黏膜斑，常伴全身淋巴结肿大，皮疹形态不一，可反复出现，疹退不脱屑，无色素沉着。

5. 药物疹　近期有服药或接触药物史，皮疹呈多样化，瘙痒，伴低热或无热，无黏膜斑及呼吸道卡他症状，停药后皮疹可逐渐消退。血中嗜酸性粒细胞可升高。

6. 其他　应与败血症、斑疹伤寒、传染性单核细胞增多症相鉴别。

【预后】

单纯麻疹预后良好，重症患儿病死率高。年龄为其预后的最重要影响因素。在婴幼儿时期，麻疹容易并发严重肺炎，比较危险。冬季发病也比春季容易并发肺炎。原有佝偻病或营养不良的婴儿发生麻疹肺炎比较危险。轻度肺结核往往在麻疹病程中转为重症，甚至引起粟粒性结核和结核性脑膜炎。先天免疫缺陷的患儿发生麻疹时更危险，忌用主动免疫来预防麻疹。

【治疗】

至今尚无特效抗病毒药物，治疗重点在于加强护理、对症处理及防治并发症。

（一）一般治疗

患者应卧床休息。保持室内空气新鲜，温度、湿度适宜。保持皮肤及眼、鼻、口、耳的清洁。饮食以易消化、营养丰富的流质或半流质为主，多饮水。

（二）对症治疗

高热者可用小剂量退热剂或物理降温。咳嗽有痰者，可用止咳祛痰药；剧咳和烦躁不安者可用少量镇静药。体弱者可早期给予丙种球蛋白，以减轻病情。

（三）并发症治疗

1. 肺炎 按一般肺炎处理。继发细菌感染者，可选择抗菌药物。重症者可考虑短期应用糖皮质激素。酌情予以补液、化痰、镇咳治疗。

2. 喉炎 蒸汽雾化吸入稀释痰液，使用抗菌药物。重症者可口服泼尼松或用地塞米松静脉点滴；喉梗阻进展迅速者，应及早考虑气管插管或气管切开。

3. 心肌炎、心功能不全 若出现心力衰竭，可选用毒毛花苷 K 或毛花苷 C 治疗，可同时应用呋塞米利尿。控制补液总量和速度，维持电解质平衡。

4. 脑炎 处理方法同流行性乙型脑炎。重点在于对症治疗。高热者物理降温为主；惊厥者镇静止惊；昏迷者加强护理；亚急性硬化性全脑炎目前无特殊治疗。

（四）中医药治疗

麻疹辨证首先辨顺逆证。治疗上主张以透为顺，适时清解，减少误治及变证。前驱期邪犯肺卫，治宜宣毒发表，方用宣毒发表汤合银翘散加减。出疹期邪入肺胃，治宜清毒解表，方用清解透表汤加减。恢复期气阴两伤，治宜清热养阴生津，方用沙参麦冬汤加减。

【预防】

预防麻疹的关键措施是对易感者接种麻疹疫苗，特别应对大学新生、入伍新兵、工矿企业等特殊人群开展疫苗接种。

（一）管理传染源

患者应严密隔离至出疹后 5 日，伴呼吸道并发症者延长至出疹后 10 日。对易感接触者隔离 3 周，可使用被动免疫制剂。流行期间托儿所、幼儿园等儿童机构应加强晨检，暂停接送和接收易感儿入所。

（二）切断传播途径

病室注意通风换气，充分利用日光或紫外线照射；医护人员应注意消毒隔离，防止传播和院内感染。

（三）保护易感人群

1. 主动免疫 麻疹减毒活疫苗的应用是预防麻疹最有效最根本的办法。我国计划免疫定于 8 个月龄初种，7 岁复种。亦可在流行前 1 个月，对未患过麻疹的 8 个月以上幼儿或易感者接种，12 日后产生抗体，1 个月达高峰，2~6 月逐渐下降，但可维持一定水平，免疫力可持续 4~6 年，反应强烈的可持续 10 年以上，以后尚需复种。由于注射疫苗后产生抗体的时间比自然感染潜伏期短（3~11 日，多数 5~8 日），故易感者在接触患者后 2 日接种活疫苗，仍可预防麻疹发生，若于接触2日后接种，则预防效果下降，但可减轻症状和减少并发症。有发热、传染病未愈者应暂缓接种。对孕妇、过敏体质、免疫功能低下、活动性肺结核者均禁忌接种。凡6周内接受过被动免疫者，应推迟3个月接种麻疹疫苗。

2. 被动免疫 有密切接触史的年幼、体弱及妊娠妇女等易感者应立即采用被动免疫，肌注丙种球蛋白0.1~0.2mL/kg，接触后5日内注射者可防止发病，6~9日内注射者只可减轻症状，免疫有效期3~8周。

第七节 水痘和带状疱疹

水痘（varicella，chicken-pox）和带状疱疹（Herpes Zoster）是由同一种病毒即水痘-带状疱疹病毒（varicella-zoster virus，VZV）感染所引起的两种不同表现的疾病。原发感染为水痘，多见于儿童，临床特征是全身性丘疹、水疱及结痂并存。带状疱疹是潜伏于感觉神经节的水痘-带状疱疹病毒再激活后发生的皮肤感染，其特征为沿身体一侧周围神经出现呈带状分布的、成簇出现的疱疹，多见于成人。

【病原学】

水痘-带状疱疹病毒属疱疹病毒科，为双链DNA病毒，仅有一个血清型。病毒呈球形，直径150~200nm。病毒衣壳是由162个壳粒排成的对称20面体，衣壳表面有一层脂蛋白包膜，内含补体结合抗原，不含血凝素或溶血素。病毒含有DNA聚合酶（DNA polymerase）和胸腺嘧啶激酶（thymidine kinase），前者为合成DNA所必需的酶，系疱疹病毒属共有，后者仅存在于单纯疱疹病毒和水痘-带状疱疹病毒。一般认为，产生胸腺嘧啶激酶的病毒才能造成潜伏性感染而引起带状疱疹。受病毒感染的细胞可形成多核巨细胞，核内出现嗜酸性包涵体。病毒对外界抵抗力弱，不耐热和酸，不能在痂皮中存活，能被乙醚等消毒剂灭活。人是已知的自然界中的唯一宿主。

一、水痘

【流行病学】

（一）传染源

患者是唯一传染源。病毒存在于患者上呼吸道和疱疹液中，自水痘出疹前1~2日至皮疹干燥结痂均有传染性。易感儿童接触带状疱疹患者，也可发生水痘，但少见。

（二）传播途径

主要通过空气飞沫经呼吸道传播，也可经直接接触疱疹的疱浆或被污染的用具而染病。

（三）易感人群

普遍易感。学龄前儿童发病最多。6个月以内的婴儿由于获得母体抗体，发病较少，妊娠期间患水痘可感染胎儿。病后获得持久免疫，但以后可发生带状疱疹。

（四）流行特征

全年均可发生，冬春季多见。易感者接触患者后约90%发病，幼儿园、小学等幼儿集体机

NOTE

构易出现流行。

【发病机制与病理】

（一）发病机制

病毒由上呼吸道侵入人体后，先在呼吸道黏膜细胞中繁殖，2～3 日后进入血及淋巴液，形成病毒血症，并在单核 – 吞噬细胞系统再次增殖，侵入血液引起第二次病毒血症，引起全身病变。主要损害部位在皮肤，偶可累及内脏。皮疹分批出现与间歇性病毒血症有关，其出现的时间与间歇性病毒血症的发生一致。皮疹出现 1～4 日后，机体出现特异性细胞免疫并产生特异性抗体，病毒血症消失，症状随之缓解。

（二）病理

水痘的皮肤病变主要在表皮棘细胞。细胞气球样变、肿胀后形成囊状细胞，后者液化及组织液渗入形成水疱，内含大量病毒。水痘疱疹以单房为主，其周围及基底部有充血、单核细胞和多核巨细胞浸润，多核巨细胞核内有嗜酸性包涵体。水疱液开始时透明，后因上皮细胞脱落及白细胞侵入而变浊，继发感染后可变为脓疱。皮肤损害表浅，脱痂后不留瘢痕。小儿初次感染水痘 – 带状疱疹病毒时，临床表现为水痘，愈后可获免疫力。但部分病毒经感觉神经纤维侵入，潜伏于脊髓背侧神经根和三叉神经节的神经细胞内，形成潜在性感染。黏膜疱疹易形成溃疡，亦易愈合。个别水痘病例病变可累及肺、食管、胃、小肠、肝、肾上腺、胰等处，引起局部充血、出血、炎细胞浸润及局灶性坏死。带状疱疹受累的神经节可出现炎细胞浸润、出血、局灶性坏死及纤维性变。

【临床表现】

潜伏期为 10～24 日，以 14～16 日多见。典型水痘可分为两期：

（一）前驱期

婴幼儿常无前驱症状，在出现低热、全身不适的同时已有皮疹出现。年长儿童或成人可先有发热、头痛、全身不适、纳差及上呼吸道症状，持续 1～2 日后才出疹。偶可出现前驱疹。

（二）出疹期

皮疹先现于躯干和头部，后延及全身。呈向心性分布，躯干最多，其次为头面部及四肢近端。数目由数个至数千个不等。皮疹发展迅速，开始为红斑疹，数小时内变为丘疹，再形成疱疹，疱疹时皮肤瘙痒，然后干结成痂。皮疹常呈椭圆形，直径 3～5mm，周围有红晕，疱疹浅表易破，压之无坚实感。疱液初为透明，经 24～48 小时以后变得混浊，1～2 周后痂皮脱落，一般不留瘢痕。如继发细菌感染，疱疹可呈脓性，结痂时间延长并可留有瘢痕。皮疹常分批出现，同一部位可见斑疹、丘疹、疱疹和结痂同时存在。口腔、外阴、眼结膜等处黏膜可出现疱疹，易破溃形成浅表性溃疡，有疼痛。

当存在免疫功能缺陷、凝血机制障碍及继发感染等情况时，常形成非典型水痘。皮疹融合者为大疱型，直径可达 2～7cm，易继发金黄色葡萄球菌感染和脓毒血症而死亡；疱疹呈出血性，皮下、黏膜有瘀斑者为出血型，可伴有身体其他部位的出血；皮肤大片坏死，全身中毒症状严重者称为坏死型；病变播散累及内脏者称为播散型，多见于免疫功能低下的患者。妊娠初期三个月内感染水痘，可导致胎儿先天性畸形，称为先天性水痘综合征。

【并发症】

（一）皮疹并发细菌感染

皮疹并发细菌感染是较常见的并发症。常见致病菌为金黄色葡萄球菌及化脓性链球菌，包括化脓性感染、丹毒、蜂窝组织炎、败血症等。

（二）肺炎

儿童常为继发性肺炎，成人多为原发性水痘肺炎。轻者可无临床表现，仅 X 线检查有肺部弥漫性结节性浸润；重者有咳嗽、咯血、胸痛、呼吸困难、发绀等；严重者可于 24 ~ 48 小时内死于急性呼吸衰竭。

（三）脑炎

发病率低于 1%，儿童多于成人，常于出疹后一周发病。临床表现与脑脊液所见与一般病毒性脑炎相似，病死率约 5%，少数有中枢神经系统后遗症。其他少见的神经系统并发症有横断性脊髓炎、周围神经炎、视神经炎等。

（四）肝炎

多表现为 ALT 升高，免疫障碍的患者可出现黄疸，少数可出现肝脂肪性变，伴发脑病即 Reye 综合征。

【实验室检查】

（一）血常规

血白细胞总数正常或稍增高，淋巴细胞比例可以升高。

（二）疱疹刮片

刮取新鲜疱疹基底组织涂片，用瑞特或吉姆萨染色可见多核巨细胞，用苏木素 - 伊红染色可查见核内包涵体。

（三）血清学检查

常用酶联免疫吸附法或补体结合试验检测特异性抗体。补体结合抗体于出疹后 1 ~ 4 日出现，2 ~ 6 周达高峰，6 ~ 12 个月后逐渐下降。血清抗体检测有可能发生与单纯疱疹病毒抗体的交叉反应。

（四）病原学检查

1. 病毒分离　取病程 3 ~ 4 日疱疹液种于人胚成纤维细胞，分离出病毒后可作进一步鉴定。

2. 抗原检测　对病变皮肤刮取物，用免疫荧光法检测病毒抗原。其方法敏感、快速，并容易与单纯疱疹病毒感染相鉴别。

3. 核酸检测　用聚合酶链反应（PCR）检测患者呼吸道上皮细胞和外周血白细胞中的病毒 DNA，系敏感、快速的早期诊断方法。

【诊断与鉴别诊断】

（一）诊断

典型水痘根据临床皮疹特点及流行病学史即可诊断，非典型患者须依赖于实验室检测确定。

（二）鉴别诊断

1. 带状疱疹　成人多见，疱疹呈簇状排列，沿身体一侧的皮肤周围神经分布，不对称，局部有显著的刺痛和灼热感。

2. 脓疱疹　为儿童常见的细菌感染性疾病。好发于鼻唇周围和四肢暴露部位。易形成脓疱及黄色厚痂，经搔抓而播散。不成批出现，无全身症状。

3. 丘疹样荨麻疹　系婴幼儿皮肤过敏性疾病。皮疹为红色丘疹，顶端有小水疱，无红晕，分批出现，离心性分布，不累及头部和口腔。

【预后】

预后大多良好，重症水痘或并发重型脑炎、肺炎者预后差，甚至可导致死亡。接受免疫抑制剂或细胞毒性药物治疗者发生的水痘和新生儿水痘患者的病情均较重，病死率高。

【治疗】

水痘一般忌用糖皮质激素，因其他疾病已用激素的水痘患者，在情况许可时，应尽快减至生理剂量或逐渐停用。

（一）一般治疗和对症治疗

患者应隔离至全部疱疹变成干痂为止。发热期卧床休息，给予易消化的食物，注意补充水分。加强护理，把指甲剪短，戴手套，保持皮肤清洁，防止搔抓疱疹导致继发感染。瘙痒者可给予炉甘石洗剂及抗组胺药物。皮疹已破溃可涂甲紫或新霉素软膏。

（二）抗病毒治疗

早期应用阿昔洛韦（acyclovir）已证明有一定疗效，是治疗水痘-带状疱疹病毒感染的首选抗病毒药物。每日 600 ~ 800mg，分次口服，疗程 10 日。如皮疹出现 24 小时内进行治疗，则能控制皮疹发展，加速病情恢复。其他如阿糖腺苷和干扰素也可选用。

（三）防治并发症

水痘继发细菌感染者应及早选用敏感的抗生素。并发脑炎者应给予对症处理，包括吸氧、降低颅内压、保护脑细胞、止痉等措施。肺炎应给予相应治疗。

【预防】

隔离患者至全部皮疹结痂或出疹后 7 日。其污染物、用具可用煮沸或暴晒法消毒。对于免疫功能低下、正在使用免疫抑制剂治疗的患者或孕妇等，如有接触史应留检 3 周，可早期应用丙种球蛋白 0.4 ~ 0.6mL/kg，或带状疱疹免疫球蛋白 0.1mL/kg，可明显降低水痘的发病率，减轻症状。

二、带状疱疹

带状疱疹是潜伏于人体感觉神经节的水痘-带状疱疹病毒再激活后引起的皮肤黏膜感染性疾病。临床上以突然发生的、沿神经带状分布、单侧分布、密集成群的疱疹为特点，常伴有局部神经疼痛。

【流行病学】

（一）传染源

水痘和带状疱疹患者是传染源。带状疱疹患者的传染源作用不如水痘患者重要，易感者接触带状疱疹患者可引起水痘而不会发生带状疱疹。

（二）传播途径

易感者感染水痘－带状疱疹病毒后，先发生水痘，继后才可能出现带状疱疹，罕有初感染病毒后就直接发生本病。在水痘流行期间，未发现带状疱疹的发病率随之上升。因此，一般认为带状疱疹主要不是通过外源性感染，而是潜伏性感染的病毒再激活所致。

（三）易感人群

人群普遍易感，带状疱疹痊愈后仍可复发。

【发病机制与病理】

（一）发病机制

水痘－带状疱疹病毒侵入易感者体内，先引起原发感染水痘，部分病毒沿感觉神经末梢侵入，长期潜伏于脊神经后根神经节等处，形成潜伏性感染。当机体免疫力下降时，如恶性肿瘤、使用免疫抑制剂、病毒感染或患艾滋病等时，潜伏病毒被激活而复制，使受侵犯的神经节发生炎症，并沿神经下行至相应的皮肤节段，造成簇状疱疹及神经痛。

（二）病理

主要病变部位在神经和皮肤，病理变化主要是受累神经节炎症。局部可见单核细胞浸润、神经细胞变性，变性的细胞核中可见嗜酸性核内包涵体，皮疹病变与水痘相同。

【临床表现】

带状疱疹潜伏期长短不一且难以确定。

发疹前数日沿病变神经节段的局部皮肤常有灼痒、疼痛、感觉异常或过敏等，部分患者有低热和全身不适，局部淋巴结可以肿痛。1~3 日后沿着周围神经分布区域皮肤出现成簇的红色斑丘疹，继之迅速变为水疱，疱疹从米粒大至绿豆大不等，分批出现，数个水疱集成簇状，数簇连接成片，沿神经支配的皮肤呈带状排列，故名"带状疱疹"，伴有显著的神经痛是该病的突出特征。疱壁紧张发亮，疱液澄清，外周绕以红晕，各簇水疱群间皮肤正常；皮损沿某一周围神经呈带状排列，多发生在身体的一侧，一般不超过正中线，罕见有多神经或双侧受累发生。疱液 2~3 日后浑浊或变成脓性，1 周左右干涸，10~12 日结痂，2~3 周脱痂，疼痛消失，不留瘢痕。免疫功能严重受损者，病程可延长。带状疱疹可发生于任何感染神经分布区，但以脊神经胸段最常见，因此皮疹部位常见于胸部，约占 50%，其次为腰部、面部等。

水痘－带状疱疹病毒可侵犯三叉神经眼支，发生眼带状疱疹，病后常发展成角膜炎与巩膜睫状体炎，若发生角膜溃疡可致失明。上颌支受累时，悬雍垂和扁桃体可出现水疱，下颌支受累时，则在舌前、颊黏膜等处出现水疱。面、听神经受病毒侵犯后，外耳道或鼓膜出现水疱并可有耳鸣、耳聋、眩晕、恶心、呕吐、眼球震颤及患侧面瘫、舌前 2/3 处味觉消失等症状，又称为耳带状疱疹，由此组成的面瘫、耳痛和外耳道疱疹三联症又称 Ramsay－Hunt 综合征。病毒侵犯脑神经，可出现面瘫、听力丧失、眩晕、咽喉麻痹等。50 岁以上带状疱疹患者易发生疱疹后神经痛，可持续数月。

本病轻者可不出现皮疹，仅有阶段性神经疼痛。重型常见于免疫功能缺损者或恶性肿瘤患者。还可发生播散性带状疱疹，表现为除皮肤损害外，伴有高热和毒血症，甚至发生带状疱疹肺炎和脑膜脑炎，病死率高。

NOTE

【实验室检查】

同水痘，当出现带状疱疹脑炎、脑膜炎、脊髓炎者，其脑脊液细胞数及蛋白有轻度增加，糖和氯化物正常。

【诊断与鉴别诊断】

（一）诊断

患者有免疫功能低下和水痘患者接触史。典型患者根据单侧性、呈带状排列的疱疹和伴有神经痛，诊断多无困难。非典型病例有赖于实验室检查。

（二）鉴别诊断

须与单纯疱疹鉴别。单纯疱疹多发生在皮肤黏膜交界处如口唇等部位，多在机体免疫力低下时发病；可有烧灼感，部分患者无自觉症状；通常疱疹在一个位置出现，而且水疱较为分散；一般几日内即可自愈，但常反复发生。

应注意带状疱疹前驱期及无疹性带状疱疹易误诊为肋间神经痛、胸膜炎或急腹症等。

【预后】

预后大多良好，免疫功能低下出现严重并发症者预后差。

【治疗】

带状疱疹系自限性疾病，治疗原则为止痛、抗病毒和预防继发感染等。

（一）对症治疗

患者应注意休息，患处给予保护，避免摩擦。应用炉甘石洗剂或5%碳酸氢钠局部涂擦止痒，疱疹破裂可涂抗生素软膏，防止继发细菌感染。疱疹局部可用阿昔洛韦乳剂涂抹，可缩短病程。神经疼痛剧烈者，给予镇痛药。

（二）抗病毒治疗

抗病毒治疗的适应证包括：患者年龄大于50岁；头颈部疱疹，或躯干四肢严重疱疹；有免疫缺陷患者；出现严重的特异性皮炎或严重的湿疹等。可选用阿昔洛韦，400~800mg口服，每4小时1次，疗程7~10日。阿糖腺苷每日15mg/kg，静脉滴注，疗程10日。

【预防】

带状疱疹患者不必隔离，但应避免与易感儿童及孕妇接触。接种疫苗预防水痘。目前尚无有效办法直接预防带状疱疹。

第八节　流行性腮腺炎

流行性腮腺炎（mumps）是由腮腺炎病毒（mumps virus）引起的一种急性呼吸道传染病。以腮腺非化脓性炎症、腮腺区肿痛为临床特征。主要发生于儿童和青少年。腮腺炎病毒除侵犯腮腺外，尚能侵犯神经系统及各种腺体组织等，引起相应的组织或器官受累。

【病原学】

腮腺炎病毒属于副黏病毒科副黏病毒属（paramyxovirus），为单股RNA病毒。呈不规则球形，直径100~200nm。该病毒抗原结构稳定，只有一个血清型，但依据小疏水蛋白基因序列的差异至少分为 A～J 10 个基因型。此病毒有 6 种主要蛋白：①核蛋白（NP）；②多聚酶蛋白（P）和 L 蛋白，均为可溶性抗原（S 抗原）；③2 种包膜糖蛋白，即含血凝素和神经氨酸酶（HN）的糖蛋白；④血溶 – 细胞融合（F）糖蛋白（又称 V 抗原）。此外还有基质蛋白（M），其在包装病毒中起作用。发病 1 周后即可出现 S 抗体，可用补体结合法检测。无论发病与否，人感染腮腺炎病毒后，V 抗原能诱导机体产生保护性抗体，一般感染后 2～3 周才出现，1～2 周后达高峰，体内存在时间长，可用补体结合法、血凝抑制法和中和抗体法进行检测。人是腮腺炎病毒唯一的宿主。腮腺炎病毒能在许多哺乳类动物细胞和鸡胚中培养生长。腮腺炎病毒抵抗力低，在紫外线、甲醛和 56℃ 10～20 分钟均可灭活，4℃时能存活数日。

【流行病学】

（一）传染源

早期患者和隐性感染者均为传染源。病毒在患者的唾液中存活时间较长，腮腺肿大前 7 日至肿大后 9 日内，均可从唾液中分离出病毒，此时患者具有高度传染性。病毒也可存在血液、尿液及脑脊液中。

（二）传播途径

本病主要经呼吸道飞沫传播和密切接触传播，孕妇可通过胎盘传染胎儿。

（三）易感人群

人群普遍易感，感染后可获持久免疫力。由于 1 岁以内婴儿体内尚有经胎盘由母体获得的抗腮腺炎病毒特异性抗体，同时成人中约 80% 曾患显性或隐性感染而在体内存在一定的抗体，故约 90% 病例为 1～15 岁的少年儿童。

（四）流行特征

本病呈全球性分布，全年皆可发病，以冬春季为主，患者主要是学龄儿童，无免疫力的成人亦可发病。

【发病机制与病理】

（一）发病机制

腮腺炎病毒从呼吸道侵入人体后，在局部黏膜上皮细胞和局部淋巴结中复制，然后进入血流，播散至腮腺和中枢神经系统，引起腮腺炎和脑膜炎。病毒进一步繁殖复制后，再次侵入血流，形成第二次病毒血症，并侵犯第一次病毒血症时未受累的器官，如颌下腺、舌下腺、睾丸和胰腺等，可出现相应的临床表现。因此，流行性腮腺炎实际上是一种系统性、多器官受累的疾病，临床表现形式多样。

（二）病理

主要病理改变为腮腺的非化脓性炎症，表现为腮腺腺体周围组织充血水肿，腺体间质浆液纤维蛋白渗出及淋巴细胞浸润，腮腺导管上皮细胞水肿、坏死、脱落，管腔内充满坏死细胞、少量中性粒细胞及渗出物，使唾液排出受阻，唾液中的淀粉酶经淋巴管系统进入血液循环，致血中淀粉酶增多并从尿中排出。

胰腺和睾丸受累时，其显微镜下的病理表现与腮腺相似，多核细胞浸润和灶性出血在睾丸炎中较常见，严重者可见曲精管上皮细胞萎缩伴玻璃样变和纤维化。

NOTE

【临床表现】

本病潜伏期 14～25 日，平均 18 日。

（一）典型临床表现

多数患者起病急，常无前驱症状，以腮腺疼痛肿大起病，部分患者可于腮腺肿大前 1～2 日有发热、畏寒、头痛、咽痛、食欲不佳、恶心、呕吐、全身疼痛等表现。体温上升，可达 39℃以上，伴畏寒，全身不适等，成人患者一般病情较重。

腮腺肿胀的特点为：以耳垂为中心，向前、后、下发展，状如梨形，边缘不清，局部皮肤紧张，发亮但不红，表面灼热，有轻度触痛及感觉过敏。言语、咀嚼时刺激唾液分泌，导致疼痛加剧。通常一侧腮腺肿胀后 1～4 日累及对侧，颌下腺或舌下腺也可同时被累及。严重者腮腺周围组织高度水肿，使容貌变形，并可出现吞咽困难。腮腺管开口处早期可有红肿，挤压腮腺部位始终无脓性分泌物自开口处溢出。腮腺肿胀大多于 1～3 日达到高峰，持续 4～5 日逐渐消退而恢复正常。全程 10～14 日。

（二）不典型临床表现

可无腮腺肿胀，可仅有睾丸炎或脑膜脑炎，也有仅见颌下腺或舌下腺肿胀者。

【并发症】

流行性腮腺炎实际上是一种全身性感染，75% 以上的患者有并发症。

（一）神经系统并发症

中枢神经系统是腮腺炎病毒最常侵犯的非腺体组织，多见于儿童。主要表现为脑膜炎，多于腮腺肿大后 2 周内出现，有头痛、呕吐、嗜睡、脑膜刺激征及病毒性脑膜炎的脑脊液改变。脑膜炎多可完全康复，无后遗症。还可并发脑炎、耳聋、小脑共济失调、面瘫、横断性脊髓炎、多发性神经根炎（格林－巴利综合征）及类骨髓灰质炎综合征。

（二）生殖系统并发症

腮腺炎病毒易侵犯成熟的生殖腺，故多见于青春期以后的患者。

1. 睾丸炎　睾丸是除唾液腺外最易被累及的腺体。大多发生于病程第 1 周内，起病突然，高热，寒战，患侧睾丸肿痛明显，可合并附睾炎、阴囊水肿和鞘膜积液。由于病变大多侵犯单侧，故很少导致不育症。

2. 卵巢炎　症状较轻，表现为发热，下腹部轻度压痛，月经失调等，严重者可扪及肿大的卵巢，伴压痛。极少影响生育。

（三）胰腺炎

偶见于成年人。多发生于腮腺肿大后 1 周内，表现为中上腹剧痛和压痛，常伴发热、恶心、呕吐等。血淀粉酶不宜作为诊断依据，血清脂肪酶升高有助于鉴别。

（四）肾炎

轻者仅有少量蛋白尿或血尿，重者与急性肾炎的表现及过程相同，多数预后良好，个别严重者可发生急性肾衰竭，甚至死亡。

（五）心肌炎

大多表现为心电图改变，最常见改变为 ST 段压低，T 波变平或倒置，P－R 间期延长。

（六）其他

甲状腺炎、乳腺炎、前列腺炎、关节炎、血小板减少等均极少见。

【实验室检查】

（一）常规检查

白细胞计数和尿常规一般正常，有睾丸炎者白细胞可以增高。有肾损伤时尿中可出现蛋白和管型。

（二）血清和尿液中淀粉酶测定

90%患者血清和尿淀粉酶增高。淀粉酶增高的程度往往与腮腺肿胀程度成正比。无腮腺肿大的脑膜炎患者，血和尿中淀粉酶也可增高。

（三）脑脊液检查

有症状的脑膜炎患者，脑脊液检查见白细胞计数在 $25 \times 10^6/L$，主要是淋巴细胞增高。有腮腺炎而无脑膜炎表现的患者，约半数脑脊液中白细胞计数轻度升高，且能从脑脊液中分离出腮腺炎病毒。

（四）病原检测

1. 抗体检查 ELISA 法检测血清中 NP 的特异性 IgM 抗体可做出近期感染的诊断。

2. 抗原检查 应用特异性抗体或单克隆抗体来检测血清或唾液中的腮腺炎病毒抗原，可做出早期诊断。

3. PCR 检测 咽拭子、唾液、尿液或脑脊液中腮腺炎病毒 RNA，可早期诊断并可提高诊断率。

4. 病毒分离 早期患者可在唾液、尿、血、脑脊液中分离到腮腺炎病毒。

【诊断与鉴别诊断】

（一）诊断

主要根据发热和以耳垂为中心的腮腺肿大，结合流行情况和发病前 2 ~ 3 周有接触史，诊断一般不困难。对不典型病例可通过实验室检查进一步明确诊断。

（二）鉴别诊断

1. 化脓性腮腺炎 多由金黄色葡萄球菌感染所致，常为一侧，局部有明显红、肿、热、痛，拒按，边界清楚，质硬，晚期可有波动感，挤压时有脓液自腮腺口流出。外周血象中白细胞总数和中性粒细胞明显增高。

2. 其他病毒性腮腺炎 副流感病毒、A 型柯萨奇病毒和 A 型流感病毒等可引起急性腮腺炎，鉴别需做病原相关检查。

3. 其他原因的腮腺肿大 腮腺肿瘤或囊肿、过敏性腮腺炎、腮腺导管阻塞等引起的腮腺肿大多为单侧，一般不伴发热等急性感染的表现。

【预后】

多数患者预后良好；出现严重并发症如重型脑炎、心肌炎、肾炎则预后较差。

【治疗】

（一）一般治疗

卧床休息，给予流质饮食，避免进食酸性食物，保持口腔卫生。

（二）对症治疗

头痛、腮腺肿痛可应用镇痛药；睾丸胀痛可用棉花垫和丁字带托起。

（三）抗病毒治疗

早期可用利巴韦林，成人 1g/d，儿童 15mg/kg 静脉滴注，疗程 5~7 日。有报告称应用干扰素治疗成人腮腺炎合并睾丸炎，能使腮腺炎和睾丸炎症状较快消失。

（四）糖皮质激素的应用

对重症或并发脑膜脑炎、心肌炎患者，可应用地塞米松每日 5~10mg，静脉滴注，5~7 日。

（五）颅内高压处理

若出现剧烈头痛、呕吐疑为颅内高压的患者，可应用 20% 甘露醇 1~2g/kg 静脉推注，隔4~6 小时一次，直到症状好转。

（六）预防睾丸炎

可早期应用己烯雌酚每次 1mg，3 次/日口服。

（七）中医药治疗

中医学称本病为"痄腮"，治疗原则主要为清热解毒、软坚散结。多以普济消毒饮加减或六神丸、清开灵口服液治疗，局部可用如意金黄散或鲜仙人掌去刺捣泥外敷以清热解毒、凉血消肿。

【预防】

疫苗接种是控制本病的主要措施。

（一）管理传染源

按呼吸道传染病早期隔离患者，直至腮腺肿大完全消失为止。

（二）疫苗接种

腮腺炎减毒活疫苗皮下接种或喷鼻或气雾吸入法，90% 以上接种者可产生抗体。该疫苗不能用于孕妇及对鸡蛋蛋白过敏者。严重系统性免疫损害者为相对禁忌，但可用腮腺炎疫苗免疫无症状的人类免疫缺陷病毒（HIV）感染的儿童。国际上推荐应用麻疹腮腺炎风疹（MMR）联合减毒活疫苗。

第九节   肾综合征出血热

肾综合征出血热（hemorrhagic fever with renal syndrome，HFRS），又称流行性出血热（epidemic hemorrhagic fever，EHF），是由汉坦病毒（Hantavirus，HV）引起的一种急性自然疫源性疾病，主要传染源是鼠类。本病的主要病理变化是全身小血管和毛细血管广泛性损害；以发热、低血压休克、出血和肾损害为主要临床表现。

【病原学】

汉坦病毒属布尼亚病毒科，负性单链 RNA 病毒，呈圆形或卵圆形，直径约 120nm（78~210nm），由核心和囊膜组成。外有双层包膜，外膜上有纤突，内质为颗粒丝状结构。其基因组含有 L（大）、M（中）、S（小）三个基因片段。S 基因编码核衣壳蛋白；M 基因编码膜蛋白，可分为 G1、G2（构成病毒的包膜）；L 基因编码聚合酶。宿主感染后核衣壳蛋白抗体出现最早，有助于早期诊断。膜蛋白含中和抗原和血凝抗原，前者可诱导宿主产生具有保护作用的中和抗体，后者对病毒颗粒吸附于宿主的细胞表面及病毒脱衣壳进入胞浆起重要作用。由于抗原结构的不同，目前汉坦病毒有 20 个以上血清型。世界卫生组织认定的只有 Ⅰ 型、Ⅱ 型、Ⅲ 型和Ⅳ型，我国流行的主要是 Ⅰ 型（汉滩病毒，野鼠型）和 Ⅱ 型（汉城病毒，家鼠型），Ⅲ 型普马拉病毒在我国也已发现，而Ⅳ型希望山病毒尚未发现。感染 HV 后，Ⅰ 型病情最重，Ⅱ 型病情中等，Ⅲ 型病情较轻，Ⅳ型迄今未发现致病。

汉坦病毒的抵抗力较弱，不耐酸，不耐热，对脂溶剂及一般消毒方法都较敏感，如乙醇、乙醚、氯仿、去氧胆酸盐和 pH 5.0 以下酸性溶液可使之灭活。加热高于 37℃ 易被灭活，56℃ 30 分钟或 100℃ 1 分钟可被灭活。紫外线照射 30 分钟也可使之灭活。

【流行病学】

（一）传染源

鼠类为主要传染源，其他还有猫、狗、猪和兔等，我国以黑线姬鼠和褐家鼠为主，林区以大林姬鼠为主。虽然早期患者的血液和尿液中携带病毒，但人不是主要传染源。

（二）传播途径

1. 呼吸道传播　携带病毒鼠的排泄物如尿、粪、唾液等污染尘埃形成气溶胶，经呼吸道吸入而感染人体。

2. 消化道传播　进食被携带病毒鼠类的排泄物污染的食物，可经口腔或胃肠道黏膜感染。

3. 接触传播　被鼠咬伤或破损的伤口接触带病毒鼠类的排泄物或血液后导致感染。

4. 胎盘传播　本病可经胎盘感染胎儿。

5. 虫媒传播　可从寄生于鼠类身上的革螨或恙螨中分离到汉坦病毒，但其传播作用仍不明确。

（三）人群易感性

人群普遍易感，隐性感染率低，为 3.5% ~ 4.3%。

（四）流行特征

有明显的地区性和季节性。本病主要流行于亚欧大陆，我国为疫情最严重的国家，除青海和新疆外其他省市均有报告。全年均可发病，多为散发。黑线姬鼠传播高峰多在 11 月份 ~ 次年 1 月份，家鼠在 3 ~ 5 月份，林区姬鼠多在夏季。本病发病有一定的周期性，一般相隔数年有一次较大的流行。以男性青壮年农民和工人发病较高，这可能与接触疫源地和宿主动物的机会较多有关。

【发病机制与病理】

（一）发病机制

迄今仍未完全阐明。汉坦病毒进入人体后，通过位于血小板、内皮细胞和巨噬细胞表面的 β_3 整合素，进入血管内皮细胞内以及骨髓、肝、脾、肺、肾和淋巴结等组织，进一步增殖后再释放入血引起病毒血症。一方面病毒能直接破坏所侵袭的细胞功能和结构，另一方面可激发人体的免疫应答和各种细胞因子的释放，造成组织器官严重损伤。

NOTE

1. 病毒直接作用　①患者有病毒血症期，具有相应的中毒症状。②患者几乎所有脏器组织中均能检测出汉坦病毒抗原，尤其是其基本病变部位——血管内皮细胞。

2. 免疫损伤作用　①本病早期血清 IgE 抗体升高，组胺含量增高，与肥大细胞脱颗粒阳性率呈正相关，提示存在 I 型变态反应。②在血小板和红细胞表面有免疫复合物沉积，电镜观察肾小管基底膜存在线状 IgG 沉积，提示存在 II 型变态反应。③本病患者早期血清补体下降，全身小血管、毛细血管壁、肾小球基底膜、肾小管和肾间质血管均有特异性免疫复合物沉积，提示存在 III 型变态反应，并认为免疫复合物沉积是本病血管和肾脏损害的主要原因。④电镜观察发现，淋巴细胞攻击肾小管上皮细胞，认为病毒可通过细胞毒性 T 淋巴细胞（CTL）的介导损伤机体细胞，提示存在 IV 型变态反应。⑤患者急性期外周血 CD8$^+$ 细胞明显升高，CD4$^+$/CD8$^+$ 比值下降或倒置，抑制性 T 细胞功能低下，CTL 明显升高，CTL 在灭活病毒的同时，亦杀死了表面带有抗原的靶细胞，提示存在细胞免疫反应。

3. 细胞因子和介质的作用　汉坦病毒能诱发机体的巨噬细胞和淋巴细胞等释放各种细胞因子和介质（如 IL-1、TNF、前列腺素、内皮素等）引起临床表现和组织损害。①小血管和毛细血管受到损害，引起血管通透性增加，血浆外渗使血容量下降，导致低血压休克，即原发性休克。而血浆外渗，血液浓缩，导致血液循环淤滞，DIC 形成，则加重休克。由于出血、继发感染和水与电解质丢失过多和补充不足，导致有效血容量不足而发生的休克，为继发性休克。②在血管损伤的基础上，血小板损害、减少和功能障碍，加上肝素类物质增加、DIC 形成等，引起全身广泛性出血。

（二）病理

本病的基本病理改变以小血管、肾脏最为明显，其次为心、肺、肝和脑等。

全身小血管内皮细胞肿胀、变性，管腔不规则收缩、扩张致坏死、崩解或有微血栓形成。肾脏病变广泛。肾脂肪囊出血、水肿；肾皮质苍白；肾髓质暗红色（极度充血、出血所致）。镜检肾小球充血、基底膜增厚，肾小球囊中有蛋白、红细胞漏出；肾小管肿胀、挤压、变性以致坏死，管腔变窄或闭塞；肾间质可有出血、水肿及炎性浸润。包膜紧张可致肾破裂。自肾盂至膀胱整个尿路均可有出血。心脏病变以右心房为多见，心壁细胞变性、浸润及出血。脑垂体前叶病变最为常见，有充血、出血、水肿及凝固性坏死。脑实质水肿和出血，神经细胞变性，胶质细胞增生。肺部多有充血、出血、水肿和炎症变化，血管内亦可见微血栓。胃肠道可有充血、出血和水肿，以胃及小肠上端为主。肝、脾、淋巴结亦有充血、出血及炎性浸润，肝细胞变性并有灶性坏死。后腹膜及纵隔可见胶冻样水肿。

【临床表现】

潜伏期为 4~46 日，一般 7~14 日。典型经过可分为五期：发热期、低血压休克期、少尿期、多尿期及恢复期。非典型和轻型病例可出现越期现象，重型可出现前三期重叠。

（一）发热期

急性起病，畏寒，发热，体温多为 39~40℃，以稽留热和弛张热多见。一般持续 3~7 日，同时可出现中毒症状、毛细血管损害和肾损害。热程越长，病情越重。轻者热退后症状缓解，重者热退后病情反而加重。

全身中毒症状为全身酸痛、"三痛"（头痛、腰痛和眼眶痛），嗜睡或失眠、烦躁、谵妄等神经中毒症状，食欲不振、恶心、呕吐、腹痛、腹泻、呃逆等胃肠道症状。

毛细血管损害征主要表现为充血、出血和渗出水肿征。颜面、颈、胸部皮肤潮红的"三红"体征。眼结膜、软腭和咽部黏膜充血。腋下或胸背部条索样、抓痕样皮肤出血点。少数患者有鼻衄、咯血、黑便或血尿等。若皮肤迅速出现大片瘀斑和腔道出血，表示病情重，可能并发 DIC。眼球结膜及眼睑水肿明显，呈胶冻样外观。亦可有面部浮肿及渗出性腹水。

肾损害主要表现在蛋白尿和镜检可发现管型等。

（二）低血压休克期

一般发生于第 4~6 病日，迟者 8~9 病日。多于发热末期、发热同时或热退后出现。本期持续时间短者数小时，长者可达 6 日以上，一般为 1~3 日。持续时间的长短与病情轻重和治疗措施是否及时和正确有关。一般血压开始下降时四肢尚温，随着低血压进行性加剧出现面色苍白、四肢厥冷、口唇及肢端紫绀、脉搏细弱、尿量减少等休克表现。过久的组织血流灌注不足，可引起 DIC、脑水肿、急性呼吸窘迫综合征（ARDS）和急性肾衰竭。

（三）少尿期

一般发生于第 5~8 病日，持续时间短者 1 日，长者可达十余日，一般 2~5。可与休克期重叠，或由发热期直接进入少尿期。此期主要表现为少尿（24 小时尿量少于 400mL）或无尿（24 小时尿量少于 100mL），可引起尿毒症、酸中毒、水和电解质紊乱、高血容量综合征和肺水肿等。表现为烦躁不安或嗜睡、神志恍惚、谵妄甚至昏迷、抽搐等，以及水肿、顽固性呃逆、呕吐、头痛、头晕、呼吸增快、心律失常、血压增高、脉压差增大等症。在治疗过程中若补液过多，则极易诱发心衰、肺水肿及脑水肿等。此期皮肤、内脏出血现象加重。由于抵抗力下降易继发感染，如肺部感染等。少数患者无明显少尿而存在氮质血症，称为无少尿型肾功能不全，这是肾小球受损而肾小管受损不严重所致。病情轻重与少尿持续时间和氮质血症的程度相平行，若血尿素氮（BUN）每日上升 21mmol/L 以上为高分解型肾衰竭，预后较差。

（四）多尿期

一般发生于第 9~14 病日，持续时间短者 1 日，长者可达数月之久，一般 7~14 日。根据尿量和氮质血症的情况可分为以下三期：

1. 移行期 每日尿量由 400mL 增至 2000mL，但血尿素氮和肌酐等反而升高，症状亦加重。部分患者因并发症死于此期，应注意观察。

2. 多尿早期 每日尿量超过 2000mL，氮质血症无明显改善，症状仍重。

3. 多尿后期 每日尿量超过 3000mL，并逐日增加，可达 4000~8000mL，少数可达 15000mL 以上。此期氮质血症逐渐减轻，精神食欲好转，但若水和电解质补充不足或继发感染，可发生继发性休克，亦可发生低血钾、低血钠等。

（五）恢复期

每日尿量恢复至 2000mL 以下，症状基本消失，精神食欲基本恢复，体力日渐增加，一般需要 1~3 个月才能恢复至正常。部分患者仍有乏力、多汗等症状，少数可遗留高血压、肾功能障碍、心肌劳损和垂体功能减退等。

【并发症】

1. 腔道出血 以呕血和便血常见，还可见咯血、鼻出血、阴道出血及腹腔出血等。

2. 肺水肿   ①急性呼吸窘迫综合征（ARDS）：肺毛细血管损伤，通透性增高，肺间质大量渗液，肺内微小血管血栓形成和肺泡表面活性物质生成减少均能促成 ARDS。②心源性肺水肿：由肺毛细血管受损，肺泡内大量渗液所致，亦可由高血容量或心肌受损所引起。

3. 中枢神经系统并发症   汉坦病毒可侵犯中枢神经引发脑炎和脑膜炎，休克、凝血功能异常、电解质紊乱和高血容量综合征等可引起脑水肿、高血压脑病和颅内出血等。

4. 自发性肾破裂   多发生于少尿期，破裂时突发腰部剧痛，并可出现恶心、出汗、血压降低和腹膜刺激征等。

5. 其他   继发性感染、心肌及肝脏损害等。

【实验室检查】

（一）血常规

发热早期白细胞总数多正常，第 3 病日后逐渐升高，可达（15～30）×10⁹/L，少数可达（50～100）×10⁹/L，初期中性粒细胞增多，有中毒颗粒，重者呈类白血病反应，可见幼稚细胞。第 4～5 病日，淋巴细胞增多，有异型淋巴细胞。发热后期至低血压期，血红蛋白和红细胞升高。血小板从第 2 病日开始减少，随病情进展减少愈甚，少尿期后开始逐渐恢复，可见异型血小板。

（二）尿常规

第 2 病日可出现蛋白尿。突然出现大量蛋白尿有助于诊断。镜检可见红细胞和管型，部分患者尿中可出现膜状物，为尿蛋白与脱落上皮细胞的凝聚物。尿沉渣中可发现巨大融合细胞，是汉坦病毒的包膜糖蛋白在酸性条件下引起泌尿系脱落细胞的融合，其中可检出汉坦病毒抗原。

（三）生化检查

尿素氮和肌酐在低血压休克期开始升高，少尿期和移行期末达高峰。血气分析在发热期以呼吸性碱中毒为主，休克期和少尿期以代谢性酸中毒为主。血钠、氯、钙在各期多数降低，少尿期可见高钾血症。

（四）凝血功能检查

发热期开始出现血小板减少，若出现 DIC 常减至 50×10⁹/L 以下。高凝期凝血时间缩短，消耗性低凝期凝血酶原时间延长、纤维蛋白原下降。进入纤溶亢进期则出现纤维蛋白降解物（FDP）升高。

（五）免疫学检查

在第 1～3 病日能检出特异性抗体 IgM，是临床常用诊断本病简便而可靠的依据，滴度≥1：20 为阳性。抗体 IgG 出现较晚，滴度≥1：40 为阳性，发病 1 周后滴度开始上升，双份血清检测其抗体由阴性转阳性或滴度升高 4 倍及以上有确诊价值。早期从患者血清和周围血中性粒细胞、单核细胞、淋巴细胞及尿沉渣细胞中可检测出汉坦病毒抗原。

（六）病毒核酸检测

用反转录聚合酶链反应（RT－PCR）检测汉坦病毒 RNA，可早期诊断。

【诊断与鉴别诊断】

（一）诊断

1. 流行病学资料 在发病季节，病前2个月内曾进入疫区，有与鼠类或其他宿主动物接触史。

2. 临床表现 感染中毒症状、充血、出血、外渗征和肾损害，热退后症状加重。典型患者有发热期、低血压休克期、少尿期、多尿期和恢复期等五期经过，可越期或叠期。

3. 实验室检查 白细胞总数增高，可见异型淋巴细胞，血小板减少；尿蛋白进行性增加，有膜状物，出现红细胞和管型；血尿素氮增高。特异性抗原或抗体 IgM 检测阳性或 RT – PCR 检出汉坦病毒的 RNA 可早期诊断。

（二）鉴别诊断

发热期与上呼吸道感染、败血症、急性胃肠炎、菌痢等鉴别。休克期与其他感染性休克鉴别。少尿期与急性肾小球肾炎及其他原因引起的急性肾衰竭鉴别。出血明显者与消化性溃疡出血、血小板减少性紫癜和其他原因所致 DIC 鉴别。腹痛与急腹症相鉴别。

【预后】

本病病死率与临床类型、治疗迟早及采取措施是否正确相关。近年来通过早期诊断和治疗措施的改进，病死率由10%下降为3%~5%。

【治疗】

治疗原则是"三早一近"，即早发现、早休息、早治疗和就近治疗。要把好"休克、出血及肾衰竭"三关。

（一）发热期

治疗原则为抗病毒、减轻外渗、改善中毒症状和预防 DIC。

1. 一般治疗 早期卧床休息，就近治疗。给予富有营养、易于消化的食物。退热宜物理降温（冰敷等），禁用发汗退热药，以防血容量进一步减少。

2. 抗病毒 利巴韦林1g/d加入10%葡萄糖液500mL中静滴，连用3~5日。

3. 减轻外渗 给予路丁、维生素C等，补液以平衡盐液和葡萄糖盐水为主。

4. 改善中毒症状 地塞米松5~10mg静滴，每日1次。热退即停或连用3日。

5. 预防 DIC 适当予丹参注射液和低分子右旋糖酐静滴，以降低血液黏滞性。高凝状态时可予小剂量肝素抗凝。一般用量0.5~1mg/kg，每6~12小时缓慢静脉注射。

（二）低血压休克期

治疗原则为补充血容量、纠正酸中毒和改善微循环。

1. 补充血容量 争取4小时内血压稳定。补液以晶胶结合为宜，晶体溶液以平衡盐液为主，胶体溶液以低分子右旋糖酐、甘露醇、血浆和白蛋白为主。休克较重者用双渗平衡盐液（每升各种电解质含量加一倍）快速补充血容量。

2. 纠正酸中毒 首选5%碳酸氢钠溶液，每次60~100mL，24小时内用量不宜超过800mL。

3. 血管活性药物的应用 经补液、纠酸后，血红蛋白及红细胞比容恢复正常，若血压仍不稳定可用多巴胺、间羟胺等血管收缩药。山莨菪碱（654-2）具有扩张微血管、解除血管痉挛的作用，可酌情应用。

（三）少尿期

1. 稳定内环境　少尿早期，若尿比重 >1.20，尿钠 <40mmol/L，尿尿素氮与血尿素氮之比 >10∶1，应考虑低血压休克所致的肾前性少尿。可输注电解质溶液 500～1000mL，同时观察尿量是否增加。如 3 小时尿量 <100mL，为肾实质损害性少尿，此时宜严格控制输入量，补液量为前一日出量基础上加 500～700mL。酸中毒者可用 5% 碳酸氢钠溶液纠正。为了减少蛋白分解，控制氮质血症，可予高碳水化合物、高维生素和低蛋白饮食，不能进食者以静滴高渗葡萄糖为主，每日糖量 200～300g，必要时可加用胰岛素。

2. 利尿　呋塞米，从小剂量开始，每次 20～300mg，静脉注射，效果不显时可加量重复。亦可试用酚妥拉明或山莨菪碱等血管扩张剂。

3. 导泻　为防治高血容量综合征和高血钾，对无消化道出血者可进行导泻。常用甘露醇 25g，或 50% 硫酸镁 40mL，或大黄 10～30g 煎水，每日 2～3 次口服。

4. 透析　少尿持续 4 日或无尿 24 小时以上，出现明显氮质血症（血尿素氮 >28.56mmol/L），或高分解状态，每日尿素氮升高 >7.14mmol/L，或高钾血症，或高血容量综合征等严重并发症时，可用血液透析或腹膜透析。

（四）多尿期

移行期和多尿早期的治疗同少尿期，多尿后期主要治疗如下：

1. 维持水和电解质平衡　补液以口服为主，予含钾和半流质的食物，不能口服者静脉给药。

2. 防治继发感染　本病易发生呼吸道和泌尿系感染，若发生感染应及时诊断、治疗。忌用对肾脏有毒性的抗菌药物。

（五）恢复期

补充营养，注意休息，逐渐恢复运动量，定期体检复查。

（六）并发症

1. 腔道出血　针对病因治疗，DIC 消耗性低凝血期宜补充凝血因子和血小板；DIC 纤溶亢进期可用 6 - 氨基己酸或氨甲苯酸静脉注射；若肝素类物质增高，可用鱼精蛋白或甲苯胺蓝静脉注射；消化道出血可用去甲肾上腺素或凝血酶口服。

2. ARDS　可用大剂量糖皮质激素，地塞米松 20～30mg，每 8 小时静注 1 次。并限制入水量，进行高频通气，或用呼吸机进行人工终末正压呼吸。

3. 心衰、肺水肿　控制或停止输液，应用强心剂如毛花苷 C、镇静药如地西泮及扩张血管和利尿药物，必要时可进行导泻或透析治疗。

4. 脑水肿及颅内出血　出现抽搐时应用地西泮或戊巴比妥钠静脉注射，颅内高压时应用甘露醇静脉注射。

5. 自发性肾破裂　外科手术治疗。

【预防】

1. 疫情监测　平时做好鼠密度及带毒率、易感人群等的监测工作。

2. 防鼠灭鼠　为预防本病的关键性措施，可用药物、器械等方法灭鼠。

3. 个人防护　不用手直接接触鼠类及其排泄物，动物实验时防止咬伤，防止鼠类排泄物污染食品。

4. 疫苗注射　我国已研制成功Ⅰ型病毒和Ⅱ型病毒的精制纯化灭活疫苗，保护率达 88% ~ 94%，但持续 3 ~ 6 个月后明显下降，1 年后需加强注射。

第十节　埃博拉病毒病

埃博拉病毒病（Ebola virus disease，EVD），原名埃博拉出血热，是由埃博拉病毒引起的一种急性出血性传染病。临床表现主要为突起发热、出血和多脏器损害。主要通过接触患者或感染动物的血液、体液、分泌物和排泄物等而感染，病死率 50% ~ 90%。该病主要在非洲国家流行。

【病原学】

埃博拉病毒属丝状病毒科。病毒呈长丝状体，可呈杆状、丝状、"L"形等多种形态。毒粒长度平均 1000nm，直径约 100nm。病毒有脂质包膜，包膜上有呈刷状排列的突起，主要由病毒糖蛋白组成。埃博拉病毒基因组是不分节段的负链 RNA，大小为 18.9kb，编码 7 个结构蛋白和 1 个非结构蛋白。

埃博拉病毒可分为扎伊尔型、苏丹型、塔伊森林型、本迪布焦型和莱斯顿型。除莱斯顿型对人不致病外，其余四型感染后均可导致人发病。不同型病毒基因组核苷酸构成差异较大，但同一型的病毒基因组相对稳定。

埃博拉病毒在室温及 4℃ 存放 1 个月后，感染性无明显变化，60℃ 灭活病毒需要 1 小时，100℃ 5 分钟即可灭活。该病毒对紫外线、γ 射线、甲醛、次氯酸、酚类等消毒剂和脂溶剂敏感。

【流行病学】

（一）传染源

感染埃博拉病毒的患者和非人灵长类动物为本病主要传染源。狐蝠科的果蝠是埃博拉病毒的自然宿主，但尚未找到确切证据证实其为传染源。

（二）传播途径

以接触传播为主。可以通过接触患者和被感染动物的血液、体液、分泌物、排泄物及其污染物而感染。感染后患者血液中可维持很高的病毒含量。医院内传播是导致埃博拉出血热暴发或流行的重要因素。患者的精液可分离出病毒，存在性传播的可能；动物实验表明，埃博拉病毒可通过气溶胶传播。

（三）易感人群

人类对埃博拉病毒普遍易感。发病主要集中在成年人，这和暴露或接触机会多有关。尚无资料表明不同性别间存在发病差异。

（四）流行病学特征

1976 年，EVD 在扎伊尔和苏丹暴发流行，累计发病 318 例，死亡 280 例。1995 年，刚果民主共和国（原扎伊尔）再次暴发，此次为典型的院内感染造成的流行，共发生 315 例患者，总病死率为 81%。最近的一次流行始于 2013 年 12 月 6 日，源于一名 2 岁婴儿的神秘死亡。2014 年 2 月 WHO 发表声明 EVD 在几内亚暴发。此次疫情波及了包括塞拉利昂、利比里亚和几

NOTE

内亚在内的西非国家。截止到 2016 年 4 月 30 日，来自 WHO 的疫情通报，西非上报的疫情病例共 28626 例，死亡 11310 例。

我国尚未发现感染病例。

尚未发现发病有明显的季节性。

【发病机制与病理】

（一）发病机制

病毒进入机体后，可能在局部淋巴结首先感染单核细胞、巨噬细胞和单核 – 吞噬细胞系统（mononuclear phagocytic system，MPS）的其他细胞。一些感染的 MPS 细胞转移到其他组织，当病毒释放到淋巴或血液中，可以引起肝脏、脾脏以及全身固定的或移动的巨噬细胞感染。从 MPS 细胞释放的病毒可以感染相邻的细胞，包括肝细胞、肾上腺上皮细胞和成纤维细胞等。感染的 MPS 细胞同时被激活，释放大量的细胞因子和趋化因子，包括肿瘤坏死因子（TNF）。这些细胞活性物质可增加血管内皮细胞的通透性，诱导表达内皮细胞表面黏附和促凝因子，损伤血管内皮使血管壁胶原暴露，释放组织因子等，最终导致弥散性血管内凝血（DIC）。在感染晚期可发生脾脏、胸腺和淋巴结等大量淋巴细胞凋亡。

（二）病理

本病主要病理改变是皮肤、黏膜、脏器的出血，多器官可以见到灶性坏死。肝细胞点灶样坏死是本病的典型特点，可见小包涵体和凋亡小体。

【临床表现】

本病潜伏期为 2～21 日，一般为 8～10 日。尚未发现潜伏期有传染性。

早期急性起病，发热并快速进展至高热，伴乏力、头痛、肌痛、咽痛等，并可出现恶心、呕吐、腹痛、腹泻、皮疹等。病程 3～4 日后可进入极期，出现持续高热，感染中毒症状，消化道症状加重，出现不同程度的出血，包括皮肤黏膜出血、呕血、咯血、便血、血尿等；在病程第 5～7 日可出现麻疹样皮疹，数日后消退并脱屑，部分患者可较长期地留有皮肤的改变。非重症者，发病后 2 周内恢复；严重者可出现意识障碍、休克及多脏器受累，多在发病后 2 周内死于出血、多脏器功能衰竭等。

【并发症】

急性期可并发心肌炎、细菌性肺炎等。由于病毒持续存在于精液中，也可引起睾丸炎、睾丸萎缩等迟发症。

【实验室检查】

（一）常规检查

1. 血常规 早期白细胞减少，第 7 病日后上升，并出现异型淋巴细胞，血小板可减少。

2. 尿常规 早期可见蛋白尿。

3. 血生化 谷丙转氨酶和谷草转氨酶升高，且后者升高大于前者。

（二）病原学检测

埃博拉病毒高度危险，病毒相关实验必须在 BSL – 4 实验室中进行。检测标本可为血液、唾液或尿液等。

1. 病毒核酸检测 采用 RT – PCR 等核酸扩增方法检测。一般发病后 2 周内的患者血清中可检测到病毒核酸，1 周内阳性率高。

2. 抗原检测　由于埃博拉病毒病患者可出现高滴度病毒血症，可采用 ELISA 等方法检测患者病后 2～3 周内血清中病毒抗原，敏感性与核酸检测相似。

3. 病毒分离　采集发病 1 周内患者血清标本，用 Vero 细胞进行病毒分离培养。

（三）血清学检测

1. 特异性 IgM 抗体　多采用 IgM 捕捉 ELISA 法检测，发病后 2～9 日出现，持续至病后 1～6 个月。

2. 特异性 IgG 抗体　采用 ELISA、免疫荧光等方法检测，病后 7～10 日出现，持续存在数年。

【诊断与鉴别诊断】

（一）诊断

1. 流行病学史　来自疫区或 21 日内有疫区旅行史；21 日内接触过来自或曾到过疫区的发热者；21 日内接触过患者及其血液、体液、分泌物、排泄物或尸体等；接触过被感染的动物。

2. 留观病例　具备上述流行病学史中任何一项的发热（体温 >37.3℃）患者。

3. 疑似病例　具备上述流行病学史中任何一项，且符合以下三种情形之一者：①体温 ≥ 38.6℃，出现严重头痛、肌肉痛、呕吐、腹泻、腹痛；②发热伴不明原因出血；③不明原因猝死。

4. 确诊病例　留观或疑似病例经实验室检测符合下列情形之一者：①核酸检测阳性（若为阴性，但病程不足 72 小时，应在 72 小时后再次检测）；②病毒抗原检测阳性；③分离到病毒；④血清特异性 IgM 抗体检测阳性；双份血清特异性 IgG 抗体阳转或恢复期较急性期 4 倍及以上升高；⑤组织中病原学检测阳性。

（二）鉴别诊断

需要和以下疾病进行鉴别诊断：马尔堡出血热、克里米亚刚果出血热、拉沙热和肾综合征出血热等病毒性出血热，伤寒，恶性疟疾，病毒性肝炎，钩端螺旋体病，斑疹伤寒，传染性单核细胞增多症等。

【预后】

本病预后不良，病死率高。

【治疗】

尚无特效治疗方法。

（一）一般及支持治疗

卧床休息，少渣易消化半流质饮食。

（二）对症治疗

1. 补液治疗　充分补液，维持水电解质、酸碱平衡和胶体液补充，预防和治疗低血压休克。

2. 保肝降酶　治疗应用甘草酸制剂等。

3. 出血的治疗　止血和输血，新鲜冰冻血浆补充凝血因子，预防 DIC。

4. 继发感染的治疗　及时发现继发感染，根据细菌培养和药敏结果应用抗生素。

5. 肾衰竭的治疗　及时行血液透析等。

NOTE

(三) 病原治疗

尚无批准的抗病毒药。

(四) EVD 康复患者全血或血浆 (convalescent whole blood or plasma，CWB/CP) 输注

选择 CWB/CP 的潜在献血者，在知情同意下，做全面风险评估后，采集其适当血量（一般≤15% 全血总量），按照临床输血标准程序输注给 EVD 患者。该疗法属于试验疗法，经确诊的 EVD 患者，最好是在发病早期，可考虑应用。

【预防】

(一) 管理传染源

1. 疫情报告　2014 年 8 月我国将 EVD 列入法定检疫传染病管理范畴。留观病例、疑似病例和确诊病例应按甲类传染病报告的要求，在 2 小时之内通过传染病报告信息管理系统进行网络直报。

2. 隔离观察　留观、疑似或确诊患者应当采取严格的接触隔离措施，实行单间隔离，有条件的应当安置于负压病房进行诊治。对医疗机构内密切接触者亦应立即进行隔离医学观察。

3. 解除隔离　医疗机构内的密切接触者：自最后一次暴露之日起 21 日。确诊病例：连续两次血液标本核酸检测阴性。

(二) 切断传播途径

1. 患者的分泌物、排泄物及其污染物品均严格消毒，严格规范污染环境的消毒工作。
2. 严格标本采集及运输程序。
3. 病毒的分离和培养应在 BSL-4 实验室中进行。
4. 患者死亡后，尸体应消毒并密封防漏包裹，及时焚烧或按相关规定处理。

(三) 保护易感人群

加强个人防护，使用防护装备。疫苗尚在研制中。

第十一节　手足口病

手足口病 (hand-foot-mouth disease，HFMD) 是由多种肠道病毒引起的常见传染病之一，在夏秋季比较常见，多发生于 5 岁以下的婴幼儿，以发热和手足、口腔等部位的皮疹或疱疹为主要特征。个别患者可引起心肌炎、肺水肿、无菌性脑膜脑炎等致命性并发症。

【病原学】

引起手足口病的病原体主要为小 RNA 病毒科肠道病毒属的柯萨奇病毒 (Coxasckievirus) A 组 16、4、5、7、9、10 型，B 组 2、5、13 型，埃可病毒 (Echovirus) 和肠道病毒 71 型 (EV71)。其中以 EV71 及 CoxA16 最为常见。

肠道病毒适合在湿热的环境下生存与传播，对乙醚、去氯胆酸盐等不敏感，75% 酒精和 5% 来苏亦不能将其灭活，但对紫外线及干燥敏感。各种氧化剂（高锰酸钾、漂白粉等）、甲醛、碘酒都可将其灭活。在 50℃ 可被迅速灭活，4℃ 可存活 1 年，在 -20℃ 可长期保存。

【流行病学】

(一) 传染源

人是肠道病毒的唯一宿主，患者和隐性感染者均为本病的传染源。流行期间，患者为主要传染源，以发病后1周内传染性最强；散发期间，隐性感染者为主要传染源。

(二) 传播途径

主要为粪-口途径，其次是呼吸道飞沫传播。本病传染性强，患者和携带者的粪便、呼吸道分泌物及患者的黏膜疱疹液中含有大量病毒，接触由其污染的手、日常用品、衣物以及医疗器具等均可感染。其中，污染的手是传播中的关键媒介。在流行地区，苍蝇、蟑螂可机械携带病毒，在传播中起一定作用。

(三) 易感人群

人对肠道病毒普遍易感，显性感染和隐性感染后均可获得特异性免疫力，持续时间尚不明确。隐性感染与显性感染之比约为100∶1。病毒的各型间无交叉免疫。手足口病主要发生在5岁以下儿童，占总病例数的90%。年龄别发病率随年龄的增长而降低，1岁组年发病率最高，可达3000/10万以上；2岁组次之，年发病率约为2500/10万；5岁组年发病率约为500/10万；6月龄以下婴儿因母传抗体保护和暴露机会少，较少发病。病情严重程度（病死率、重症比例和重症死亡比例）随年龄增长而下降，6月龄以下婴儿病情最重。

(四) 流行病学特征

手足口病是一种全球性传染病，1957年首次认识并命名，世界各国每年均有病例发生。我国1981年发现手足口病，每年都有人患病。2008年5月卫生部正式将手足口病纳入法定报告的丙类传染病进行管理。2008~2015年，我国共报告手足口病约1380万例，平均年发病率为147/10万，报告重症病例约13万例，死亡3300多人。2016年国家卫计委网站公布数据显示，手足口病发病人数约为23万例，给我国儿童生命健康带来严重威胁。

手足口病流行形式多样，无明显地区性，世界各地广泛分布，热带和亚热带地区一年四季均可发生，温带地区冬季感染较少，夏秋季5~7月份可有明显的感染高峰。引起本病的肠道病毒型众多，传染性强，感染者排毒期比较长，传播途径复杂，传播速度快，控制难度大。故在流行期间，常可发生幼儿园和托儿所集体感染和家庭聚集发病，有时可在短时间内造成较大范围的流行。

【发病机制与病理】

(一) 发病机制

病原通过呼吸道或消化道进入人体内，侵入局部黏膜上皮细胞及周围淋巴细胞进行增殖。当增殖到一定程度，病毒侵入局部淋巴结，进入血液循环形成第一次病毒血症，此时患者无明显症状，但可以从各种体液中分离出病毒，具有一定传染性。病毒经血液循环侵入淋巴结、肝、脾、骨髓等处大量繁殖，并再次进入血液循环导致第二次病毒血症，出现典型症状和体征。EV71具有嗜神经性，侵犯外周神经末梢后沿轴突逆行至中枢神经系统，通过直接感染引起细胞病变以及间接免疫损伤而致病。

(二) 病理

手足口病特征性组织学病变为皮疹或疱疹。光镜下表现为表皮内水疱，水疱内有中性粒细胞和嗜酸性粒细胞碎片；水疱周围上皮有细胞间和细胞内水肿；水疱下真皮有多种白细胞的混

NOTE

合型浸润。电镜下可见上皮细胞内有嗜酸性包涵体。手足口病的三个严重并发症分别为脑膜脑炎、心肌炎和肺炎。脑膜脑炎表现为淋巴细胞性软脑膜炎，脑灰质和白质血管周围淋巴细胞和浆细胞浸润、局灶性出血和局灶性神经细胞坏死以及胶质反应性增生。心肌炎表现为局灶性心肌细胞坏死，偶见间质淋巴细胞和浆细胞浸润。肺炎表现为弥漫性间质淋巴细胞浸润、肺泡损伤、肺泡内出血和透明膜形成，可见肺细胞脱落和增生，有片状肺不张。

【临床表现】

手足口病潜伏期 2～10 日，平均 3～5 日。多数突然起病。约 50% 的患者于发病前 1～2 日或发病的同时有发热（约 38℃），伴乏力，可出现喷嚏、咳嗽、流涕等感冒样症状，也可出现食欲减退、恶心、呕吐、腹痛等胃肠道症状。

（一）普通病例表现

急性起病，发热，口腔黏膜出现散在疱疹，手、足和臀部出现斑丘疹、疱疹，疱疹周围可有炎性红晕，疱内液体较少。可伴有咳嗽、流涕、食欲不振等症状。部分病例仅表现为皮疹或疱疹性咽峡炎。多在一周内痊愈，预后良好。部分病例皮疹表现不典型，如单一部位或仅表现为斑丘疹。

（二）重症病例表现

少数病例（尤其是小于 3 岁者）病情进展迅速，在发病 1～5 日出现脑膜炎、脑炎（以脑干脑炎最为凶险）、脑脊髓炎、肺水肿、循环障碍等，极少数病例病情危重，可致死亡，存活病例可留有后遗症。

1. 神经系统表现　精神差、嗜睡、易惊、头痛、呕吐、谵妄甚至昏迷；肢体抖动、肌阵挛、眼球震颤、共济失调、眼球运动障碍；肌无力或急性弛缓性麻痹；惊厥。查体可见脑膜刺激征，腱反射减弱或消失，巴氏征等病理征阳性。

2. 呼吸系统表现　呼吸浅促、呼吸困难或节律改变，口唇紫绀，咳嗽，咳白色、粉红色或血性泡沫样痰，肺部可闻及湿啰音或痰鸣音。

3. 循环系统表现　面色苍灰、皮肤花纹、四肢发凉，指（趾）发绀；出冷汗；毛细血管再充盈时间延长；心率增快或减慢，脉搏浅速或减弱甚至消失；血压升高或下降。

【并发症】

根据病毒侵犯不同脏器而表现不一，常见的并发症有呼吸系统、循环系统和神经系统并发症。神经系统病变可见：无菌性脑膜炎、急性肌肉麻痹、脑干脑炎，其中以脑干脑炎最为多见。脑干脑炎可分为三级：Ⅰ级表现为肌震颤、无力或两者皆有；Ⅱ级表现为肌震颤及脑神经受累，20% 的儿童可留下后遗症；Ⅲ级迅速出现心肺功能衰竭，可致 80% 的儿童死亡，存活者都留下严重后遗症。

【实验室检查及其他检查】

（一）常规检查

1. 血常规　白细胞计数正常或降低，病情危重者白细胞计数可明显升高。

2. 血生化检查　部分病例可有轻度丙氨酸转氨酶（ALT）、天冬氨酸转氨酶（AST）、肌酸激酶同工酶（CK-MB）升高，病情危重者可有肌钙蛋白 I（cTnI）、血糖升高。乳酸水平升高。C 反应蛋白（CRP）一般不升高。

3. 血气分析　呼吸系统受累时可有动脉血氧分压降低、血氧饱和度下降，二氧化碳分压升高，酸中毒。

（二）病原学检查

CoxA16、EV71 等肠道病毒特异性核酸阳性或分离出肠道病毒。咽、气道分泌物，疱疹液，粪便标本阳性率较高。

（三）血清学检查

急性期与恢复期血清 Cox A16、EV71 等肠道病毒中和抗体有 4 倍及以上的升高。

（四）脑脊液检查

神经系统受累时可表现为：外观清亮，压力增高，白细胞计数增多，多以单核细胞为主，蛋白正常或轻度增多，糖和氯化物正常。

（五）影像学检查

疾病早期胸部 X 线检查可无异常或仅有双肺纹理增粗模糊，中、晚期出现双肺大片浸润影及胸腔积液，进一步发展为神经源性肺水肿时，肺部 CT 表现为弥漫而无规律的斑片状、团絮状或片状边界模糊的密度增高影。当累及神经系统时，受累部位多表现为 T1W1 增强扫描显示强化，而 T2W1 序列可无明显强化信号。

【诊断与鉴别诊断】

（一）诊断

1. 临床诊断

（1）流行病学资料　①好发于 4~7 月份；②常见于学龄前儿童，婴幼儿多见；③常在婴幼儿聚集场所发生，发病前有直接或间接接触史。

（2）临床表现　典型病例表现为口痛、厌食、低热或不发热；口腔、手、足皮肤斑丘疹及疱疹样损害，肛门黏膜也有类似表现。同一患者皮肤黏膜病损不一定全部出现，可仅出现皮疹或疱疹性咽峡炎。病程短，多在一周内痊愈。

如手足口病或疱疹性咽峡炎表现加上下列并发症一项以上者为重症病例：①脑炎：有意识障碍，严重病例可表现为频繁抽搐、昏迷、脑水肿及脑疝，脑干脑炎者可因呼吸、心搏骤停而迅速死亡。②无菌性脑膜炎：有头痛、脑膜刺激征，脑脊液有核细胞 $> 10 \times 10^6/L$，脑脊液细菌培养阴性。③弛缓性瘫痪：急性发作，一个或多个肢体的一群或多群骨骼肌麻痹或瘫痪。④肺水肿或肺出血：有呼吸困难、气急、心动过速、粉红色泡沫样痰，胸部 X 线摄片可见进行性肺实变、肺充血。⑤心肌炎：心律失常、心肌收缩力下降、心脏增大、心肌损伤指标增高。

具有以下临床特征，年龄 <3 岁的患儿，可在短期内发展为危重病例：持续高热不退；精神萎靡、呕吐、肌阵挛、肢体无力、抽搐；呼吸、心率增快；出冷汗、末梢循环不良；高血压或低血压；外周血白细胞计数明显增高；高血糖。

2. 实验室确诊

临床诊断病例具有下列之一者即可确诊。

（1）病毒分离　自咽拭子或咽喉洗液、粪便或肛拭子、脑脊液、疱疹液或血清以及脑、肺、脾、淋巴结等组织标本中分离到肠道病毒。

（2）血清学检测　血清中特异性 IgM 抗体阳性，或急性期与恢复期血清 IgG 抗体有 4 倍及以上的升高。

（3）核酸检测　自咽拭子或咽喉洗液、粪便或肛拭子、脑脊液、疱疹液或血清以及脑、肺、脾、淋巴结等组织标本中检测到病毒核酸。

（二）鉴别诊断

1. 普通病例   需与其他儿童发疹性疾病相鉴别，如疱疹性荨麻疹、水痘、不典型麻疹、幼儿急疹以及风疹等。流行病学特点，皮疹形态、部位，出疹时间以及有无淋巴结肿大等可资鉴别，以皮疹形态及部位最为重要。

2. 重症病例   常表现为高热、惊厥、昏迷、弛缓性瘫痪及心肺衰竭，可无手足口病的典型表现，需与中毒型菌痢、乙型脑炎、化脓性脑膜炎、结核性脑膜炎、Reye 综合征、急性呼吸窘迫症候群等鉴别。以弛缓性瘫痪为主要症状者应与脊髓灰质炎鉴别。发生神经源性肺水肿者，还应与重症肺炎鉴别。循环障碍为主要表现者应与暴发性心肌炎、感染性休克等鉴别。

3. 散发或不典型病例   需与疱疹性咽峡炎、疱疹性口炎、水痘、口蹄疫及梅毒等鉴别。

【预后】

绝大多数手足口病患者预后良好，病死率低于1%。有中枢神经系统、心脏和肺脏并发症的重型患者是死亡的高危人群，重型患者的病死率约为20%。少部分神经系统严重受累患者会留下后遗症。

【治疗】

（一）一般治疗

注意隔离，避免交叉感染。适当休息，给予清淡、富含营养及维生素的饮食。做好口腔及皮肤护理，密切监测体温、呼吸、心率、血压。手足疱疹部位避免摩擦、挤压，勤洗手，避免化学物品的不良刺激。

（二）对症治疗

1. 对低热或中度发热的患者，可让患者多饮水，如体温超过38.5℃，可使用解热镇痛药，高热者给予头部冷敷和温水擦浴等物理降温。

2. 对有咳嗽、咳痰的患者，应给予镇咳、祛痰药。

3. 对呕吐、腹泻的患者，予以补液，纠正水电解质、酸碱平衡的紊乱。

4. 注意保护心、肝、肺、脑各重要脏器的功能。

（三）抗病毒治疗

目前尚无特异、高效的抗病毒药物，可适当选用利巴韦林等抗病毒药物；可早期应用 γ - INF（儿童100万U、成人300万U，每日1次，连用16日）治疗EV71引起的中枢神经系统感染，可逆转病毒对神经系统的损伤；在疾病早期（出现口腔溃疡和皮疹的1~2日内）应用阿昔洛韦或更昔洛韦治疗可能具有一定效果。

（四）重病病例的治疗

1. 神经系统受累治疗

（1）控制颅内高压，限制入量，积极给予甘露醇降颅压治疗，每次0.5~1.0g/kg，每4~8小时一次，20~30分钟内快速静脉注射。根据病情调整给药间隔时间及剂量。必要时加用呋塞米。

（2）酌情应用糖皮质激素治疗，参考剂量：甲基泼尼松龙1~2mg/（kg·d）；氢化可的松3~5mg/（kg·d）；地塞米松0.2~0.5mg/（kg·d），病情稳定后，尽早减量或停用。个别进展快、病情凶险的病例可考虑加大剂量，如在2~3日内给予甲基泼尼松龙10~20mg/（kg·

d)（单次最大剂量不超过1g）或地塞米松0.5~1.0mg/（kg·d）。

（3）酌情应用静脉注射免疫球蛋白，总量2g/kg，分2~5日给予。

（4）其他对症治疗：降温、镇静、止惊。

（5）严密观察病情变化，密切监护。

2. 呼吸、循环衰竭治疗

（1）保持呼吸道通畅，吸氧。

（2）确保两条静脉通道通畅，监测呼吸、心率、血压和血氧饱和度。

（3）呼吸功能障碍时，及时气管插管使用正压机械通气。根据血气、X线胸片结果随时调整呼吸机参数。适当给予镇静、镇痛治疗。如有肺水肿、肺出血表现，应增加呼气末正压通气（PEEP），不宜进行频繁吸痰等降低呼吸道压力的护理操作。

（4）在维持血压稳定的情况下，限制液体入量（有条件者根据中心静脉压、心功能、有创动脉压监测调整液量）。

（5）头肩抬高15~30度卧位；留置胃管、导尿管。

（6）药物应用：根据血压、循环的变化可选用米力农、多巴胺、多巴酚丁胺等药物；酌情应用利尿药物治疗。

（7）保护重要脏器功能，维持内环境的稳定。

（8）监测血糖变化，严重高血糖时可应用胰岛素。

（9）抑制胃酸分泌：可应用胃黏膜保护剂及抑酸剂等。

（10）继发细菌感染时给予抗生素治疗。

（五）中医药治疗

根据病程、皮疹特点及全身症状等辨证，普通病例多为肺脾湿热、湿热郁蒸证，治宜清热解毒、化湿透邪，清气凉营、解毒化湿；重症病例多属毒热动风证或心阳式微，肺气欲脱证等，治宜解毒清热、息风定惊或回阳救逆。局部口腔溃疡可给予蒙脱石散点涂或中药杭菊、金银花泡水代茶含漱。

【预防】

（一）管理传染源

医疗机构发现手足口病患者增多或肠道病毒感染相关死亡病例时，要立即向当地卫生行政部门和疾控机构报告。患儿的呼吸道分泌物和粪便及其污染的物品要进行消毒处理。

（二）切断传播途径

手足口病传播途径很多，婴幼儿和儿童普遍易感。搞好儿童个人、家庭和托幼机构的卫生是预防本病感染的关键。在本病流行期间，尽量不带婴幼儿和儿童到人群聚集、空气流通差的公共场所。

（三）保护易感人群

由于婴幼儿普遍易感，根据儿童生活环境中是否有手足口病发生，以及与手足口病发病患儿接触的密切程度，采取不同的预防措施。

EV71型手足口病疫苗于2015年底获国家食品药品监督管理总局批准上市。疫苗接种对象为6个月龄~5岁儿童，于上臂三角肌肌内注射，每次接种剂量为0.5mL，间隔1个月2剂次。保护效力在90%以上。

第十二节　流行性乙型脑炎

流行性乙型脑炎（epidemic encephalitis B）简称乙脑，是由乙型脑炎病毒（encephalitis B virus）引起的以脑实质炎症为主要病变的中枢神经系统急性传染病。其病原体于 1934 年在日本发现，故又称为日本脑炎（Japanese encephalitis），我国于 1939 年在患者脑组织中分离出病毒。本病通过蚊叮咬传播，主要分布在亚洲地区，常在夏秋季流行。临床特征为高热、意识障碍、抽搐及病理征阳性等，重症者可发生中枢性呼吸衰竭，病死率高，部分患者遗留不同程度的后遗症。

【病原学】

乙型脑炎病毒属虫媒病毒（arborvirus）乙组的黄病毒科（Flaviviridae），直径 40 ~ 50nm，呈球形。核心为单股正链 RNA 及衣壳蛋白，病毒包膜嵌有刺突糖蛋白 E 和膜蛋白 M。其中 E 蛋白是病毒的主要抗原成分，可诱导机体产生中和抗体和血凝抑制抗体。血凝抑制抗体出现较早且抗体水平维持时间长，可用于临床诊断和流行病学调查。补体结合抗体出现和达高峰时间晚，可用于回顾性诊断和流行病学调查。

乙脑病毒为嗜神经病毒，可在小鼠脑组织内传代，在鸡胚、猴肾和 Hela 细胞中生长繁殖。乙醚、1∶1000 去氧胆酸钠以及常用消毒剂均可灭活病毒。不耐热，100℃ 2 分钟、56℃ 30 分钟即可灭活，但对低温和干燥耐受力强，以冰冻干燥法在 4℃ 冰箱中可保存数年。

【流行病学】

（一）传染源

乙脑是人兽共患的自然疫源性疾病，感染乙脑病毒后的人和动物（家畜、家禽和鸟类）均可发生病毒血症，成为传染源。人感染后病毒血症持续时间短，且血中病毒含量少，不是主要的传染源。猪的感染率高，感染后血中病毒含量多，病毒血症期长，且因猪的饲养面广，更新率高，是本病主要的传染源。猪感染高峰常在人类流行高峰前 1 ~ 2 个月，可作为乙脑流行的预测依据。蚊虫可带病毒越冬并可经卵传代，是乙脑病毒的储存宿主，被感染的候鸟、蝙蝠可携带病毒，是本病的传染源和乙脑病毒的长期储存宿主。

（二）传播途径

乙脑的主要传播途径是蚊虫叮咬，我国约有 26 种传播乙脑病毒的蚊种，其中三带喙库蚊是主要的传播媒介，其次是东方伊蚊和中华按蚊。蚊虫叮咬感染乙脑病毒的动物后，乙脑病毒先在其体内增殖，然后移行至唾液腺，在唾液中保持较高浓度，再叮咬其他人或动物，形成蚊 - 动物（人）- 蚊循环。

（三）易感人群

人群普遍易感，感染后多不发病，显性感染与隐性感染之比为 1∶（300 ~ 2000），感染后可获得较持久的免疫力，再次感染者少见。婴儿可由母体获得保护性抗体。

（四）流行特征

东南亚和西太平洋地区是乙脑主要流行区，我国除东北北部、青海、新疆和西藏外，均有乙脑流行。热带地区全年均可发病，温带和亚热带地区病例多集中于 7、8、9 三个月份。发病人群以 10 岁以下儿童为主，2～6 岁儿童发病率最高，近年来由于儿童和青少年按计划接种疫苗，成人和老年人的发病率则相对增加。乙脑呈高度散发状态，家庭成员中少有多人同时发病。

【发病机制与病理】

（一）发病机制

携带乙脑病毒的蚊虫叮咬人后，病毒进入人体，经淋巴管或毛细血管进入单核－吞噬细胞系统内繁殖，随后进入血液循环，形成病毒血症。乙脑病毒进入人体后是否发病以及病情的严重程度，一方面取决于感染病毒的数量与毒力，另一方面取决于机体的免疫功能。如机体免疫力正常，常只发生短暂的病毒血症，病毒迅速被清除，不进入中枢神经系统，临床表现为隐性感染或轻型病例，可获得持久免疫力；当机体免疫力相对较弱时，病毒可侵入中枢神经系统，引起脑实质病变。

乙脑病毒引起脑组织损伤的机制主要有：①乙脑病毒的直接侵袭作用，导致神经细胞坏死、胶质细胞增生和炎细胞浸润；②体液免疫产生的特异性 IgM 抗体与病毒抗原结合形成抗原抗体复合物沉积于脑实质和血管壁，激活补体和细胞免疫，导致血管壁破坏，附壁血栓形成，引起脑组织供血障碍和坏死。

（二）病理

乙脑病毒引起的中枢神经系统病变范围较广，可累及脑与脊髓，其中以大脑皮层、基底核及视丘病变最为严重，脊髓病变最轻。主要病理变化有：神经细胞变性、肿胀，尼氏小体消失，灶性神经细胞坏死、液化，形成镂空筛网状软化灶；淋巴细胞、单核细胞和浆细胞围绕变性坏死神经元形成炎症灶，或围绕血管周围间隙形成血管套；小胶质细胞弥漫性增生形成小胶质细胞结节；脑实质及脑膜血管充血扩张，大量浆液渗出，血管周围间隙增宽，脑组织水肿。

【临床表现】

潜伏期 4～21 日，一般为 10～14 日。

（一）临床分期

典型病例临床进程可分为四期：

1. 初期 病初 1～3 日。体温在 1～3 日内达到 39～40℃，伴头痛、食欲不振、恶心、呕吐等，可有倦怠和嗜睡等非特异性症状，易被误认为上呼吸道感染。少数患者可有神志淡漠和颈项强直。

2. 极期 病程第 4～10 日，在初期症状基础上，出现脑实质受损表现：

（1）**高热** 体温持续上升，达 40℃ 以上，一般持续 7～10 日，重者可达 3 周或以上；体温高低和热程长短与病情轻重相关。

（2）**意识障碍** 表现为程度不等的嗜睡、谵妄、定向力障碍或昏迷等；最早可见于病程第 1～2 日，多见于第 3～8 日，通常持续 1 周左右，重者可长达 4 周以上；昏迷程度的深浅、发生的早晚及持续时间的长短与病情的严重性和预后密切相关。

（3）**惊厥或抽搐** 是病情严重的表现，系高热、脑实质炎症及脑水肿所致，发生率为 40%～60%。多于病程第 2～5 日出现，先有面部、眼肌、口唇的小抽搐，随后呈肢体阵挛性抽搐，重者出现全身抽搐，强直性痉挛，历时数分钟至数十分钟不等，并反复发作，均伴有意识障碍。频繁或长时间抽搐可导致紫绀、脑组织缺氧和脑水肿、昏迷程度加深，甚至呼吸暂停。

（4）**呼吸衰竭** 多见于重症患者，由脑实质炎症、缺氧、脑水肿、颅内高压、脑疝和低钠性脑病等所致。其中以脑实质病变，尤其是延髓呼吸中枢病变为主。主要表现为呼吸节律不规则及幅度不均，如呼吸表浅、双吸气、叹息样呼吸、潮式呼吸、抽泣样呼吸等，最后呼吸停止。有时可出现外周性呼吸衰竭，多由脊髓病变致呼吸肌麻痹所致，表现为呼吸先快后慢，胸式或腹式呼吸减弱，发绀，但呼吸节律规整。

（5）**脑膜刺激征** 表现为颈项强直、克氏征或布氏征阳性，发生率为40%～60%，婴幼儿常表现为前囟隆起而脑膜刺激征缺如。

（6）**其他** 神经系统症状和体征多在病程10日内出现，2周后较少出现新的神经症状和体征。常有浅反射先减弱后消失，膝、跟腱反射等深反射先亢进后消失，锥体束征阳性。昏迷时，除浅反射消失外，可有肢体强直性瘫痪、偏瘫或全瘫，伴肌张力增高，还可伴膀胱或直肠麻痹（大、小便失禁或尿潴留）。此外，根据病变部位不同，可有颅神经损伤或自主神经功能紊乱的表现。

（7）**循环衰竭** 少见，常与呼吸衰竭同时出现，表现为血压下降、脉搏细速，可伴胃肠道出血。

高热、抽搐和呼吸衰竭是乙脑极期的严重表现，三者相互影响，其中呼吸衰竭常为死亡的主要原因。

3. 恢复期 患者体温逐渐下降，神经系统症状和体征逐渐好转，一般于2周左右完全恢复。但重症患者可有反应迟钝、痴呆、失语、多汗、吞咽困难、颜面瘫痪、四肢强直性瘫痪或扭转痉挛等。经积极治疗后大多数患者可于6个月内恢复。

4. 后遗症期 5%～20%重症患者留有后遗症，主要表现为意识障碍、痴呆、失语、肢体瘫痪、扭转痉挛和精神失常等，经积极治疗可有不同程度的恢复。癫痫后遗症可持续终生。

（二）临床分型

根据体温、意识状态、病程长短及有无后遗症等分为以下几型：

1. 轻型 体温38～39℃，神志清楚，无抽搐，脑膜刺激征不明显，病程5～7日。

2. 普通型 体温39～40℃，嗜睡或浅昏迷，偶有抽搐及病理反射阳性，脑膜刺激征较明显，病程7～14日，多无后遗症。

3. 重型 体温40℃以上，昏迷，反复或持续抽搐，浅反射消失，深反射先亢进后消失，病理征阳性，可有肢体瘫痪和呼吸衰竭；病程多在2周以上，恢复期常有精神异常、瘫痪、失语等，部分患者留有不同程度后遗症。

4. 极重型（暴发型） 起病急骤，体温于1～2日内升至40℃以上，常抽搐不止，伴深度昏迷，迅速出现中枢性呼吸衰竭及脑疝等。多在极期死亡，幸存者常留有严重后遗症。常见脑疝有小脑幕切迹疝（颞叶钩回疝）：表现为患侧瞳孔先变小，随病情进展逐渐散大，患侧上眼睑下垂，眼球外斜，病变对侧肢体肌力减弱或麻痹，病理征阳性，脑干受压时可出现生命体征异常。枕骨大孔疝（小脑扁桃体疝）：因脑干受压，生命体征紊乱出现较早，意识障碍出现较晚，瞳孔可忽大忽小，延髓呼吸中枢严重受损可出现呼吸骤停而死亡。

流行期以轻型和普通型多见。

【并发症】

以支气管肺炎最常见，多因昏迷患者呼吸道分泌物不易咳出或应用呼吸机引起；其次为肺不张、败血症、尿路感染、压疮等。重型患者要警惕应激性溃疡引起的上消化道大出血。

【实验室检查】

（一）血象

白细胞总数增高，常为（10~20）×10^9/L，中性粒细胞比例80%以上，部分患者血象始终正常。

（二）脑脊液检测

脑脊液压力增高，外观无色透明或微混浊，白细胞计数多为（50~500）×10^6/L，个别可高达$1000×10^6$/L以上，早期以中性粒细胞为主，后期淋巴细胞增多，白细胞计数的高低与病情轻重和预后无关。蛋白质轻度升高，糖正常或偏高，氯化物正常。少数病例于病初脑脊液检查正常。

（三）血清学检测

1. 特异性 IgM 抗体测定 一般在病后3~4日即可出现，脑脊液中最早在病程第2日出现，2周达高峰，可作为早期诊断指标。检测方法有酶联免疫吸附试验（ELISA）、间接免疫荧光法、2-巯基乙醇（2-ME）耐性试验等。

2. 血凝抑制试验 血凝抑制抗体出现早，一般在病后4~5日出现，2周达高峰，抗体水平维持1年以上，可用于临床诊断及流行病学调查。

3. 补体结合试验 特异性较高，多在4~7周出现阳性，急性期与恢复期双份血清抗体效价呈4倍或以上增长即可诊断，主要用于回顾性诊断或流行病学调查。

（四）病原学检测

1. 病毒分离 病程第1周内死亡患者的脑组织中可分离到病毒，但脑脊液和血中不易分离到病毒。

2. 病毒抗原或核酸检测 采用直接免疫荧光或聚合酶链反应（PCR）检测组织、血液或其他体液中的乙脑病毒抗原或 RNA，可早期诊断。

【诊断与鉴别诊断】

（一）诊断

1. 流行病学资料 严格的季节性（夏秋季），10岁以下儿童多见，但近年来成人和老年人发病率有上升趋势。

2. 典型临床表现 起病急、高热、头痛、呕吐、意识障碍、抽搐、病理征阳性等。

3. 实验室检查 外周血白细胞及中性粒细胞均增高，脑脊液检查符合无菌性脑膜炎改变，结合血清特异性 IgM 抗体或血凝抑制试验阳性即可做出诊断，检测到乙脑病毒抗原或 RNA 亦可确诊。补体结合试验多用于回顾性诊断。

（二）鉴别诊断

1. 中毒型菌痢 流行季节与乙脑相同，亦多见于10岁以下儿童，但起病较乙脑更急，常在发病24小时内出现高热、抽搐、昏迷和感染中毒性休克，一般无脑膜刺激征，脑脊液多正常。作肛拭子或生理盐水灌肠镜检，可见大量白细胞或脓细胞。

2. 结核性脑膜炎 无季节性，多有结核病史。起病较缓，病程长，脑膜刺激征明显，脑

NOTE

实质病变表现较轻。脑脊液中氯化物与糖均降低，蛋白质升高较明显，薄膜涂片或培养可检出结核杆菌。X 线胸片及眼底检查，可能发现结核灶。

3. 化脓性脑膜炎 如流行性脑脊髓膜炎，其病原体为脑膜炎奈瑟菌，好发季节为冬春季，患者皮肤、黏膜可见瘀点、瘀斑；其他化脓菌导致的多能找到迁徙性病灶。脑脊液呈细菌性脑膜炎改变，涂片染色或培养可发现致病菌。

4. 其他病毒性脑炎 如单纯疱疹病毒性脑炎、腮腺炎并发脑膜脑炎，临床表现与乙脑相似，结合相关临床资料有助于鉴别，确诊则有赖于血清免疫学检查和病毒分离。

【预后】

轻型和普通型大多可痊愈，重型和暴发型病死率达 20% 以上，主要死因为中枢性呼吸衰竭，存活者可有程度不等的后遗症。

【治疗】

目前尚无特效的抗乙脑病毒药物，早期可试用利巴韦林、干扰素等。需采取综合治疗措施，积极对症、支持治疗并做好护理工作。重点处理好高热、抽搐和呼吸衰竭等，以降低病死率，防止后遗症发生。

（一）隔离及一般治疗

患者应住院隔离于有防蚊和降温设备的病室，室温控制在 30℃ 以下。昏迷患者要注意口腔清洁。定时翻身、拍背、吸痰以防止继发肺部感染。保持皮肤清洁，防止压疮发生。注意保护角膜。给昏迷抽搐患者设床栏以防坠床，并防止舌被咬伤。注意水及电解质平衡，重症患者应补液，成人每日 1500～2000mL，小儿 50～80mL/kg，并酌情补充钾盐，纠正酸中毒，但补液量不宜过多，以免加重脑水肿。昏迷者可予以鼻饲营养。

（二）对症治疗

高热、抽搐及呼吸衰竭是危及患者生命的三大主要症状，且可互为因果，形成恶性循环，因此必须及时给予相应处理。

1. 降温 物理降温为主，药物降温为辅，同时降低室温至 30℃ 以下，使肛温控制在 38℃ 左右。物理降温：包括冰敷额、枕部和体表大血管部位（腋下、颈部及腹股沟等），温水擦浴，冷盐水灌肠等。药物降温：适当应用解热镇痛药，注意防止退热药物过量致大量出汗而引起虚脱。亚冬眠疗法：适用于高热伴抽搐者，以氯丙嗪和异丙嗪每次各 0.5～1mg/kg 肌内注射，每 4～6 小时 1 次，配合物理降温，疗程 3～5 日，用药过程要密切观察生命体征变化，注意保持呼吸道通畅。

2. 镇静止痉 在去除病因基础上防治惊厥或抽搐。高热所致者以降温为主；脑水肿所致者以脱水为主，可用 20% 甘露醇静脉滴注或推注（20～30 分钟内），每次 1～2g/kg，根据病情需要可每 4～6 小时重复应用，必要时可使用糖皮质激素、呋塞米、50% 高渗葡萄糖注射液；因脑实质病变引起的抽搐，可使用镇静剂，首选地西泮，成人每次 10～20mg，小儿每次 0.1～0.3mg/kg（每次不超过 10mg），肌内注射或缓慢静脉注射；水合氯醛鼻饲或灌肠，成人每次 1～2g，小儿每次 60～80mg/kg（每次不超过 1g）。巴比妥钠可用于预防抽搐，成人每次 0.1～0.2g，小儿每次 5～8mg/kg 肌内注射。

3. 防治呼吸衰竭 积极降温、控制颅内压以防止呼吸衰竭的发生。根据引起呼吸衰竭的不同原因和病变程度给予相应的治疗。氧疗可选用鼻导管或面罩给氧，纠正患者缺氧状态。中枢性呼吸衰竭表现为呼吸表浅、节律不整或紫绀时，可用呼吸兴奋剂，首选洛贝林，成人每次3~6mg，小儿每次0.15~0.2mg/kg，肌注或静脉滴注，亦可与尼可刹米、山梗菜碱、二甲弗林等交替或联合使用。呼吸道分泌物梗阻所致者，吸痰和加强翻身引流。若痰液黏稠可雾化吸入沐舒坦，伴支气管痉挛可用0.25%~0.5%异丙肾上腺素雾化吸入。如经上述处理无好转，可考虑气管插管或气管切开建立人工气道。脑水肿所致呼吸衰竭者可用脱水剂治疗，为改善微循环、减轻脑水肿亦可用血管扩张剂，如东莨菪碱，成人每次0.3~0.5mg，小儿每次0.02~0.03mg/kg，稀释于葡萄糖注射液中静注或静滴，15~30分钟重复使用，可用1~5日；此外尚可用酚妥拉明、山莨菪碱、纳洛酮等。可适当用抗菌药物防治细菌感染。

4. 糖皮质激素的应用 尚无统一意见。因该药有抗炎、退热、降低毛细血管通透性和减轻脑水肿等作用，早期、短程酌情用于重症患者，有一定效果；但糖皮质激素抑制机体免疫功能，增加继发感染机会，使用时应慎重。

（三）恢复期及后遗症期的治疗

加强护理，防止出现压疮和继发感染。进行功能训练，包括吞咽、语言和肢体功能锻炼，可用理疗、针灸、推拿、体疗、高压氧治疗等，有助于语言、运动功能的恢复。

【预防】

（一）管理传染源

隔离和治疗患者至体温正常。本病主要传染源是家畜，尤其是未经流行季节的幼猪，故应搞好饲养场所的环境卫生，人畜居住地分开。流行季节前给幼猪进行疫苗接种，减少猪群的病毒血症，能有效控制人群的乙脑流行。

（二）切断传播途径

以防蚊、灭蚊为主要措施，包括灭越冬蚊和早春蚊，消灭蚊虫孳生地，尤其是加强牲畜棚的灭蚊工作。使用蚊帐、捕蚊灯、蚊香片、驱蚊剂等以防被蚊叮咬。

（三）保护易感人群

预防接种是保护易感人群的关键措施。目前我国使用的是地鼠肾细胞灭活疫苗和减毒活疫苗，接种后抗体阳转率达85%~98%。接种对象以6~12个月的婴幼儿为主，初种两次，每次0.5mL，间隔1~2周，接种后2年和6~10周岁时分别加强注射一次。对于初入流行区域的人员，可按初种方法，接种两次。疫苗接种应在乙脑开始流行前一个月完成。接种时应注意过敏等不良反应，不能与伤寒三联菌苗同时注射，有中枢神经系统疾患和慢性酒精中毒者禁用。

第十三节 登革热

登革热（dengue fever）是由登革病毒（dengue virus，DENV）经蚊虫传播引起的急性蚊媒传染病。临床上以发热，全身肌肉、骨、关节疼痛，极度疲乏感，皮疹，淋巴结肿大及白细胞减少为主要表现，重症患者病死率高。登革热广泛流行于全球热带及亚热带地区。我国以华南地区为主要流行区域，有向北扩散的趋势。

【病原学】

登革病毒属黄病毒科黄病毒属。登革病毒颗粒呈球形，直径45~55nm。有4个血清型

（DENV - 1、DENV - 2、DENV - 3 和 DENV - 4），4 种血清型均可感染人。其中 DENV - 2 型易致重症。

登革病毒对热敏感，56℃ 30 分钟可灭活，但在 4℃ 条件下其感染性可保持数周之久。在人血清中于 -20℃ 保存可存活 5 年，-70℃ 可存活 8 年以上。对酸、洗涤剂、超声波、紫外线、甲醛、乳酸、高锰酸钾、龙胆紫等均敏感。

【流行病学】

（一）传染源

主要传染源为登革热患者和隐性感染者。患者在潜伏期末及发热期内均有传染性。大多在发病前 6～18 小时至发病后 3 日，少数患者在病程第 6 日还可在血液中分离出登革病毒。在流行期间因大量的患者为轻型感染者或隐性感染者，他们可能是更重要的传染源。

（二）传播途径

主要通过伊蚊叮咬传播。传播媒介主要为埃及伊蚊和白纹伊蚊。伊蚊通过吸入带病毒的血液被感染，吸血后 10 日即有传播能力，传染期可长达 174 日。非流行期间伊蚊可能是登革病毒的储存宿主。伊蚊多在白昼活动，埃及伊蚊多为家栖，白蚊伊蚊为半家栖。伊蚊幼虫常孳生于室内和居民区的小型积水中。

（三）易感人群

人群普遍易感，但感染后仅有部分人发病。登革病毒感染后，人体可对同型病毒产生持久免疫力，对异型病毒感染也有 1 年以上的免疫力。但由于其对异型病毒免疫能力不强，不一定能形成有效保护，若再次感染异型或多个不同血清型病毒，机体可能发生免疫反应，从而导致严重的临床表现。对其他黄病毒属病毒，如乙型脑炎病毒和圣路易脑炎病毒有一定的交叉免疫力。

（四）流行特征

全球有 128 个国家和地区，约 39 亿人面临登革病毒感染风险。每年约有 3.9 亿例登革热感染者，其中 9600 万出现不同程度的临床表现。近 10 年登革热发病率有较明显的增多趋势。登革热主要流行于热带及亚热带地区，尤其是在东南亚、太平洋岛屿和加勒比海，我国的广东、云南、福建、浙江、海南等南方省份为登革热流行区域。在当地伊蚊孳生的多雨季节发生流行，广东省为 5～11 月份，海南省为 3～12 月份。广东省曾于 2014 年 6 月至 10 月暴发登革热疫情，当年累计报告登革热病例达 3.8 万人。

【发病机制与病理】

（一）发病机制

登革病毒经伊蚊叮咬进入人体，在毛细血管内皮细胞和单核 - 吞噬细胞系统增殖后进入血液循环形成第一次病毒血症。然后病毒进入单核 - 吞噬细胞系统和淋巴组织中进行增殖，再次释放入血液循环形成第二次病毒血症，引起临床表现。机体产生的抗登革病毒抗体与登革病毒形成的免疫复合物，激活补体系统，导致血管壁损伤，使血管通透性增加，同时抑制骨髓粒系和巨核系的造血功能，引起白细胞和血小板减少，导致出血倾向。

抗登革病毒抗体对其他亚型的登革病毒的中和作用较弱，而具有较强的免疫促进作用或增强病毒感染的作用，故称为促进性抗体。4 型登革病毒都可以产生促进性抗体，但由 DENV - 2 型登革病毒引起的促进性抗体作用较强，易引起重症病例。促进性抗体可促进登革病毒与单核或巨噬细胞表面的 Fc 受体结合，使这些细胞被激活释放出可裂解补体 C_3 的活性因子，导致血管损伤，使其通透性增加，血浆蛋白从微血管中渗出，引起血液浓缩、血容量减少，发生休克。凝血系统的激活与血小板减少一起导致各系统的出血，加重休克，引起 DIC。

（二）病理

心、肝、肾、脑退行性改变，心内膜、心包、胸膜、腹膜、胃肠黏膜、肌肉、皮肤及中枢神经系统不同程度的出血。皮疹内小血管内皮细胞肿胀，血管周围水肿及单核细胞浸润，瘀斑中广泛血管外溢血。重症患者可见肝小叶中央灶性坏死及淤胆，小叶性肺炎，肺脓肿等。脑部受损患者可见蛛网膜下腔和脑实质灶性出血，脑水肿及脑软化。

【临床表现】

潜伏期一般为 3～15 日，多数为 5～8 日。

登革热是一种全身性疾病，临床表现因病毒的致病力和患者的登革病毒既往感染情况的不同而复杂多样，临床上常将登革热分为普通、轻症和重症三型。登革病毒感染也可表现为无症状隐性感染。

（一）典型的登革热

典型病例的病程可分为急性发热期、极期和恢复期三期。

1. 急性发热期　患者通常急性起病，首发症状为发热，可伴畏寒，24 小时内体温可达 40℃。部分病例发热 3～5 日后体温降至正常，1～3 日后再度上升，称为双峰热型。发热时可伴头痛，全身肌肉、骨骼和关节疼痛，明显乏力，浅表淋巴结肿大，并可出现恶心、呕吐、腹痛、腹泻等胃肠道症状。

急性发热期一般持续 2～7 日。于病程第 3～6 日在颜面四肢出现充血性皮疹或点状出血疹。典型皮疹为见于四肢的针尖样出血点及"皮岛"样表现，多有痒感，大多不脱屑，持续 3～4 日消退。

近半患者可出现不同程度的出血现象，如皮下出血、注射部位瘀点瘀斑、牙龈出血、鼻衄及咯血、血尿、黑便、束臂试验阳性等。大多出现在病程的 5～8 日。

2. 极期　极期通常出现在疾病的第 3～8 日。腹部剧痛、持续呕吐等症状的出现往往提示极期的开始。

在血浆渗漏发生前，患者常常表现为进行性白细胞减少以及血小板计数迅速降低。不同患者血浆渗漏的程度差别很大，如球结膜水肿、心包积液、胸腔积液和腹水等。红细胞比容（HCT）升高的幅度常常反映血浆渗漏的严重程度。

如果血浆渗漏造成血浆容量严重缺乏，患者可发生休克。长时间休克患者可发生代谢性酸中毒、多器官功能障碍和 DIC。

少数患者没有明显的血浆渗漏表现，但仍可出现严重出血如皮下血肿、消化道大出血、阴道大出血、颅内出血、咯血、肉眼血尿等；患者还可出现脑膜脑炎或脑病的表现（如剧烈头痛、嗜睡、烦躁、谵妄、抽搐、昏迷、颈强直等），ARDS，急性心肌炎，急性肝衰竭，急性肾衰竭等。

3. 恢复期　极期后的 2～3 日，患者病情好转，胃肠道症状减轻，进入恢复期。白细胞计数开始上升，血小板计数逐渐恢复。

NOTE

（二）登革热的临床类型

1. 普通登革热　大部分登革热患者为普通登革热。病情不重，患者多由发热期直接进入恢复期，少数患者可短暂出现部分极期表现，且症状较轻。病程 5~14 日，预后良好。

2. 轻症登革热　仅有短暂的发热期和恢复期，病程 1~4 日。病情较普通登革热轻，发热较低，全身疼痛较轻，皮疹较少甚至无皮疹，无出血倾向，可有浅表淋巴结肿大。

3. 重症登革热　高危人群包括：①二次感染登革热的患者，特别是当地上年登革病毒与本次感染病毒为不同亚型；②伴有糖尿病、高血压、冠心病、肝硬化、消化性溃疡、哮喘、慢阻肺、慢性肾功能不全等基础疾病者；③老人或婴幼儿；④肥胖或严重营养不良者；⑤孕妇。重症登革热早期临床表现类似于普通登革热，在发病 3~5 日热退后病情突然加重，出现前述登革热极期的表现，患者常出现休克、出血或神经精神症状，血小板快速下降，HCT 升高明显。病情进展极为迅速，病势凶险，病死率高，其中以脑膜脑炎型病死率最高。

【并发症】

可出现中毒性肝炎、心肌炎、输液过量、电解质及酸碱失衡、继发感染、急性血管内溶血等。急性血管内溶血发生率为 1% 左右，多发生于葡萄糖 – 6 – 磷酸脱氢酶（G6 – PD）缺乏的患者。

【实验室检查与其他检查】

（一）一般检查

1. 血常规　白细胞总数减少，多数病例早期开始下降，第 4~5 日降至最低点，以中性粒细胞下降为主。多数病例有血小板减少，最低可降至 $1.0 \times 10^9/L$ 以下。重症患者红细胞比容（HCT）常升高，升高的幅度反映血浆渗漏的程度。

2. 尿常规　可见少量蛋白、红细胞等，可有管型出现。

3. 血生化检查　超过半数的患者转氨酶、乳酸脱氢酶升高，部分患者心肌酶、尿素氮和肌酐等升高。丙氨酸氨基转移酶（ALT）和天门冬氨酸氨基转移酶（AST）呈轻中度升高，少数患者总胆红素升高，血清白蛋白降低。部分患者可出现低钾血症等电解质紊乱；凝血功能检查可见纤维蛋白原减少，凝血酶原时间和部分凝血活酶时间延长，重症病例的凝血因子Ⅱ、Ⅴ、Ⅶ、Ⅸ和Ⅹ减少。

（二）血清学检测

1. 特异性 IgM 抗体和 IgG 抗体测定　初次感染患者，发病后 3~5 日可检出 IgM 抗体，发病 2 周后达到高峰，可维持 2~3 个月；发病 1 周后可检出 IgG 抗体，IgG 抗体可维持数年甚至终生；发病 1 周内，在患者血清中检出高水平特异性 IgG 抗体提示二次感染，也可结合捕获法检测的 IgM/IgG 抗体比值进行综合判断。恢复期血清抗体滴度比急性期升高 4 倍及以上者可以确诊。

2. 补体结合和红细胞凝集抑制试验　单份血清补体结合试验滴度超过 1：32，红细胞凝集抑制试验滴度超过 1：1280 有诊断意义。

（三）病毒分离

将急性期患者血清接种于乳鼠脑内或 C6/36 细胞系可分离病毒，阳性率 20%~65%。

（四）核酸检测

急性发热期可进行登革热抗原（NS1）检测及病毒核酸检测，本方法敏感性高，如阳性可早期明确诊断。

【诊断与鉴别诊断】

（一）登革热的诊断

根据流行病学资料、临床表现及实验室检查结果，可做出诊断。

由于本病呈区域性季节性流行，在流行前期的及时诊断对控制本病的流行具有十分重要的意义，故流行地区在流行季节如患者仅有发热、白细胞不高、血小板减少时就应进一步排查登革热。出现急性高热、全身疼痛、乏力、皮疹、出血、淋巴结肿大、束臂试验阳性应考虑登革热的诊断。非流行地区应警惕输入性病例的诊断。发现登革热患者和疑似患者即应按《传染病防治法》相关规定和流程上报当地疾病预防控制中心。

1. 疑似病例 符合登革热临床表现，有流行病学史（发病前 15 日内到过登革热流行区，或居住地有登革热病例发生），或有白细胞和血小板减少者。

2. 临床诊断病例 符合登革热临床表现，有流行病学史，并有白细胞、血小板同时减少，单份血清登革病毒 IgM 抗体阳性。

3. 确诊病例 疑似或临床诊断病例，急性期血清检测出 NS1 抗原或病毒核酸，或分离出登革病毒或恢复期血清特异性 IgG 抗体阳转或滴度呈 4 倍以上升高。

（二）重症登革热的诊断

登革热患者出现下列情况之一者可诊断为重症登革热：

1. 严重出血包括皮下血肿、呕血、黑便、阴道出血、肉眼血尿、颅内出血等。

2. 休克。

3. 重要脏器功能障碍或衰竭，如肝脏损伤（ALT 和/或 AST > 1000IU/L）、ARDS、急性心功能衰竭、急性肾衰竭、脑病（脑炎、脑膜脑炎）等。

（三）鉴别诊断

登革热的临床表现多样，注意与下列疾病相鉴别：

1. 发热伴出血的疾病 如基孔肯雅热、肾综合征出血热、发热伴血小板减少综合征等。

2. 发热伴皮疹疾病 如麻疹、荨麻疹、猩红热、流脑、斑疹伤寒、恙虫病等。

3. 其他 有脑病表现的病例，需与其他中枢神经系统感染相鉴别；白细胞及血小板减低明显者，需与血液系统疾病鉴别。

【预后】

登革热是一种自限性疾病，通常预后良好。影响预后的因素包括患者既往有无感染登革病毒、年龄、基础疾病、并发症等。病死率按年计算为 0.016% ~ 0.25%，总体约为 0.03%，绝大部分死亡病例为重症登革热。重症登革热的病死率为 1% ~ 5%，主要死因为中枢性呼吸衰竭。

【治疗】

目前尚无特效的抗病毒治疗药物，主要采取支持及对症治疗措施。治疗原则是早发现、早治疗、早防蚊隔离。重症病例的早期识别和及时救治是降低病死率的关键。

（一）一般治疗

卧床休息，清淡饮食；防蚊隔离至退热及症状缓解；重症患者应加强护理，监测神志、生命体征、尿量、血小板、HCT 等，注意口腔卫生和皮肤清洁，保持大便通畅。

(二) 对症治疗

1. 退热   以物理降温为主。可冰敷额部、枕部、大血管体表投射处以加快降温；也可酒精或温水擦浴、冷水灌肠等。慎用药物退热，以防在 G - 6 - PD 缺乏患者中诱发急性溶血。高热不退及毒血症状严重时，可短期使用小剂量糖皮质激素。

2. 补液   口服补液为主，非必要时不予静脉补液。如有高热、大汗、呕吐、腹泻者可静脉补液，并注意维持水、电解质平衡。

3. 止血   有出血倾向时可予以一般止血药物如安络血、止血敏、维生素 K 等。

(三) 重症登革热的治疗

除一般治疗中提及的监测指标外，重症登革热病例还应进行电解质的动态监测。对出现严重血浆渗漏、休克、ARDS、严重出血或其他重要脏器功能障碍者应积极采取相应治疗。

1. 补液原则   重症登革热补液原则是维持良好的组织器官灌注。同时应根据患者 HCT、血小板、电解质、尿量及血流动力学情况随时调整补液的种类和数量，可给予平衡盐等晶体液，渗出严重者应及时补充白蛋白等胶体液。在尿量达约 $0.5mL/(kg \cdot d)$ 的前提下，应控制静脉补液量。

2. 抗休克治疗   出现休克时应尽快进行液体复苏治疗，初始液体复苏以等渗晶体液为主（如生理盐水等），对初始液体复苏无反应的休克或更严重的休克可加用胶体溶液（如白蛋白等），同时积极纠正酸碱失衡。液体复苏治疗无法维持血压时，应使用血管活性药物；严重出血引起休克时，应及时输注红细胞或全血等。有条件可进行血流动力学监测并指导治疗。

3. 出血的治疗

(1) 出血部位明确者，如严重鼻衄给予局部止血，胃肠道出血者给予制酸药。尽量避免插胃管、尿管等侵入性诊断及治疗。

(2) 严重出血者根据病情及时输注红细胞，如伴血小板显著减少应输注血小板。有 DIC 证据者按 DIC 治疗。

4. 脑型病例的治疗   应及早给予脱水等治疗。可予 20% 甘露醇 250 ~ 500mL 静脉注射，同时予糖皮质激素静脉滴注。出现呼吸中枢抑制时应及时使用机械通气。

5. 其他治疗   在循环支持治疗及出血治疗的同时，应当重视其他重要器官如肝、肾、心、肺等功能状态的监测及治疗。预防并及时治疗各种并发症。

(四) 中医治疗

中医辨证诊治，可选用新加香薷饮合柴葛解肌汤、白虎汤合栀子豉汤、达原饮、犀角地黄汤、生脉散合四逆汤、清营汤、竹叶石膏汤等方加减治疗。

(五) 出院标准

1. 解除防蚊隔离标准   病程超过 5 日，并且热退 24 小时以上可解除隔离。

2. 出院标准   体温正常 24 小时以上，同时症状缓解可出院。

【预防】

防蚊灭蚊是关键。

(一) 控制传染源

在流行季节和流行期间要注意识别和发现轻型患者和隐性感染者，做到早发现，早诊断，及时隔离、治疗患者。

（二）切断传播途径

防蚊灭蚊是预防本病的根本措施。因伊蚊活动叮咬主要发生在白天，故需特别注意白天的个人防蚊措施，尽量减少裸露部分。如穿着长袖衣、长裤、袜子，裸露部分喷涂防蚊液。改善卫生环境，消灭伊蚊孳生地，及时清除室内外积水，室内水养植物应每 5~7 日换水或改埋沙养植。喷洒杀蚊剂消灭成蚊。

（三）保护易感人群

目前国内尚无疫苗可以应用。流行季节应使用防蚊措施如蚊帐、蚊香、驱蚊水等，防止伊蚊叮咬，减少暴露机会。

第十四节　寨卡病毒病

寨卡（Zika）病毒病是由寨卡病毒（Zika virus）引起的，通过埃及伊蚊叮咬传播，临床上以发热、皮疹、关节痛或结膜炎为主要表现的一种急性自限性传染病。寨卡病毒感染可能还与新生儿小头畸形、吉兰 - 巴雷综合征（Guillain - Barre syndrome）等有关。本病主要在全球热带及亚热带地区流行，非洲、亚洲、欧洲、美洲的 55 个国家有寨卡病毒传播的证据。

【病原学】

寨卡病毒是一种蚊媒病毒，属黄病毒科黄病毒属，为单股正链 RNA 病毒，直径 40~70nm，有包膜，包含 10794 个核苷酸，编码 3419 个氨基酸。根据基因型的不同可分为非洲型和亚洲型。2015 年、2016 年在南美地区流行的病毒为亚洲型。寨卡病毒与同为黄病毒属的登革病毒、黄热病毒及西尼罗病毒等存在较强的血清学交叉反应。病毒可在蚊源细胞（C6/36）、哺乳动物细胞等细胞中培养繁殖并产生病变。

寨卡病毒的抵抗力不详，但黄病毒属的病毒一般不耐酸、不耐热，60℃ 30 分钟可灭活，70% 乙醇、0.5% 次氯酸钠、脂溶剂、过氧乙酸等消毒剂及紫外照射均可灭活。

【流行病学】

（一）传染源

患者、无症状感染者和感染寨卡病毒的非人灵长类动物是该病可能的传染源。

（二）传播途径

1. 蚊媒传播　伊蚊叮咬为寨卡病毒病的主要传播途径。主要为埃及伊蚊，白纹伊蚊、非洲伊蚊和黄头伊蚊也可传播该病毒。

2. 人与人之间的传播

（1）母婴传播　有研究证明寨卡病毒可通过胎盘由母亲传染给胎儿。孕妇可能在分娩过程中将寨卡病毒传播给新生儿。在乳汁中曾检测到寨卡病毒核酸，但尚无寨卡病毒通过哺乳感染新生儿的报道。

（2）性传播　寨卡病毒可通过性传播，目前报告的少量病例均为男性患者感染其女性性伴侣。目前尚无证据表明感染寨卡病毒的女性可将病毒传播给其性伴侣。

（3）血液传播　寨卡病毒可能通过输血传播，目前已有可疑经输血传播的病例报告。

病毒血症持续时间一般在 10 日以内。在感染者的唾液、尿液、精液中可检测到寨卡病毒

NOTE

RNA，且持续时间可长于病毒血症期。

（三）人群易感性

人群普遍易感。曾感染过寨卡病毒的人可能对再次感染具有免疫力。

（四）流行特征

寨卡病毒于 1947 年首次在非洲乌干达寨卡森林恒河猴中发现，随后于 1952 年在坦桑尼亚和乌干达的人体中得到确认。2007 年第一次在密克罗尼西亚联邦雅浦岛出现暴发疫情。2015 年巴西报道寨卡病毒感染与吉兰 - 巴雷综合征、小头症之间存在关联。至 2016 年 12 月全球有 55 个国家或地区报告寨卡病毒传播流行。2016 年 2 月 9 日，我国确诊内地首例寨卡病毒病输入性病例。目前我国仅存在输入性病例，尚无区域性流行或暴发。

由于其为虫媒性传染病，流行条件为伊蚊活动叮咬，可推测其在我国可能的流行时间和地域。

1. 流行地区　由于本病为虫媒传播性疾病，其流行地区亦为伊蚊生存区域。我国伊蚊主要是埃及伊蚊和白纹伊蚊，其中埃及伊蚊主要分布于海南省，广东省雷州半岛，云南省的西双版纳州、德宏州、临沧市，台湾部分地区；白纹伊蚊则广泛分布于我国辽宁、河北、山西、陕西、甘肃、四川、西藏一线及以南广大区域。

2. 流行季节　与伊蚊孳生活动相关，主要流行于气温高、雨量多的夏秋季。

【发病机制】

本病发病机制尚未阐明。寨卡病毒通过伊蚊叮咬进入人体血液、体液。病毒感染眼睛，可引起视通路神经元中的细胞死亡，致眼部炎性反应和新生儿失明。孕妇感染后病毒可通过胎盘屏障，在妊娠早期阶段攻击胎儿神经祖细胞，致胎儿脑容量减小，导致小头症。目前发现寨卡病毒非结构蛋白 1（NS1）可能参与发病。

【临床表现】

寨卡病毒病的潜伏期一般为 3 ~ 12 日。

人感染寨卡病毒后，仅 20% 出现症状，且症状较轻，主要表现为皮疹（多为斑丘疹）、发热（多为中低度发热），可伴有非化脓性结膜炎、肌肉和关节痛、全身乏力以及头痛，少数患者可出现腹痛、恶心、腹泻、黏膜溃疡、皮肤瘙痒等，一般症状持续 2 ~ 7 日后缓解。

【并发症】

婴幼儿感染病例还可出现神经系统、眼部和听力等改变。孕妇感染寨卡病毒可能导致胎盘功能不全、胎儿宫内发育迟缓、胎死宫内和新生儿小头畸形。有与寨卡病毒感染相关的吉兰 - 巴雷综合征病例的报道，但二者之间存在的因果关系尚未确定。

【实验室检查】

（一）血常规

部分病例可有白细胞和血小板减少。

（二）血清学检查

1. 寨卡病毒 IgM 检测　采用酶联免疫吸附法（ELISA）、免疫荧光法等进行检测。

2. 寨卡病毒中和抗体检测　采用空斑减少中和试验（PRNT）检测血清中和抗体。应尽量采集急性期和恢复期双份血清检测。

寨卡病毒抗体与同为黄病毒属的登革病毒、黄热病毒和西尼罗病毒抗体等有较强的交叉反应，易出现假阳性，在诊断时应注意鉴别。

（三）病原学检查

包括病毒核酸检测、病毒抗原检测和病毒分离培养。

【诊断与鉴别诊断】

（一）诊断

根据流行病学史、临床表现和相关实验室检查综合判断。

1. 疑似病例　发病前 14 日内曾在寨卡病毒感染病例报告或流行地区旅行或居住；或者接触过疑似、临床诊断或确诊的寨卡病毒病患者；出现难以用其他原因解释的发热、皮疹、关节痛或结膜炎等。发现疑似患者即应按《传染病防治法》相关规定，在 24 小时内上报当地疾病控制中心。

2. 临床诊断病例　疑似病例且寨卡病毒 IgM 抗体检测阳性，同时排除登革热、流行性乙型脑炎等其他常见黄病毒感染。

3. 确诊病例　疑似病例或临床诊断病例经实验室检测符合下列条件之一者：

（1）寨卡病毒核酸检测阳性。

（2）分离出寨卡病毒。

（3）恢复期血清寨卡病毒中和抗体阳转或者滴度较急性期呈 4 倍以上升高，同时排除登革热、流行性乙型脑炎等其他常见黄病毒感染。

（二）鉴别诊断

需要和以下疾病进行鉴别诊断：

1. 主要与登革热和基孔肯雅热进行鉴别诊断。

2. 其次与微小病毒、风疹、麻疹、肠道病毒、立克次体病等相鉴别。

【预后】

本病大多数患者症状较轻、预后良好，重症与死亡病例罕见。

【治疗】

（一）一般治疗

寨卡病毒病通常症状较轻。患者应当充分休息，饮用足够的水，一般无须特别处理。必要时可对症治疗，加强营养支持。在排除登革热之前避免使用阿司匹林等非甾体类抗炎药物。

（二）对症及支持治疗

1. 高热不退患者　可服用解热镇痛药，如对乙酰氨基酚，成人用法为每次 250~500mg，每日 3~4 次，儿童用法为每次 10~15mg/kg，可间隔 4~6 小时 1 次，24 小时内不超过 4 次。在排除登革热之前应避免使用阿司匹林等非甾体类抗炎药物；儿童应避免使用阿司匹林以防并发 Reye 综合征。

2. 伴有关节痛患者　可使用布洛芬，成人用法为每次 200~400mg，4~6 小时 1 次，儿童每次 5~10mg/kg，每日 3 次。

3. 伴有结膜炎患者　可使用重组人干扰素 α 滴眼液，1~2 滴/次滴眼，每日 4 次。

（三）中医药治疗

本病属中医"瘟疫·疫疹"范畴，可参照"疫疹"辨证论治。

（四）其他

对感染寨卡病毒的孕妇，建议定期产检，每 3～4 周监测胎儿生长发育情况。

（五）出院标准

1. 解除防蚊隔离标准　病程超过 10 日，并且热退 24 小时以上可解除。

2. 出院标准　符合以下条件：①体温正常，症状消失；②血液核酸连续检测 2 次阴性（间隔 24 小时以上）；不具备核酸检测条件者，病程≥10 日。

【预防】

目前尚无疫苗进行预防，最佳预防方式是防止蚊虫叮咬。建议准备妊娠及妊娠期女性谨慎前往寨卡病毒病流行地区。

患者及无症状感染者应当实施有效的防蚊隔离措施 10 日以上，4 周内避免献血。

寨卡病毒可通过性交方式传播。对于寨卡病毒流行的地区，应加强对患者及其性伴侣（尤其是孕妇）对寨卡病毒性传播及对胎儿危害的知识宣传和教育。孕妇应采取安全性行为做法（包括持续正确使用安全套）。

从流行地区返回非流行地区的男子应当采取安全性行为，或在病后 6 个月内禁止性生活，以防止通过性交方式传播寨卡病毒病。

第十五节　黄热病

黄热病（yellow fever）是一种由黄热病毒引起的，通过伊蚊叮咬传播，临床上以发热、剧烈头痛、黄疸、出血和蛋白尿等为主要表现的急性传染病。严重患者可因肝、心、肾功能衰竭和出血而死亡。主要在中南美洲和非洲的热带地区流行。我国有输入性病例。

【病原学】

黄热病毒（yellow Fever Virus）为单股正链 RNA 病毒，属于黄病毒科（Flaviviridae）黄病毒属（Flavivirus）。病毒颗粒呈球形，直径 40～60nm，外有脂质包膜，表面有棘突，基因组长度约为 11kb。

黄热病毒只有一个血清型，根据病毒基因组序列特征可分为多个基因型。该病毒可与同为黄病毒属的登革病毒、寨卡病毒、西尼罗病毒等产生血清学交叉反应。黄热病毒有嗜内脏（人和灵长类）如肝、肾、心等和嗜神经（小鼠）的特性。

黄热病毒对外界抵抗力弱，不耐酸、不耐热。60℃ 30 分钟可灭活，70% 乙醇、0.5% 次氯酸钠、脂溶剂、过氧乙酸等消毒剂及紫外线照射均可灭活。

【流行病学】

（一）传染源

按照传播方式，主要传染源为患者、隐性感染者、猴及其他非人灵长类动物，特别是发病 5 日以内的患者。以"灵长类动物 - 蚊 - 灵长类动物人"的方式循环。

蚊叮咬感染病毒的人或非人灵长动物后，经 8～12 日可具传染性。受感染的蚊可终生携带病毒，并可经卵传代。

（二）传播途径

主要经蚊叮咬传播。传播媒介主要是埃及伊蚊，还有非洲伊蚊、辛普森伊蚊，趋血蚊属、煞蚊属等。

蚊媒通过叮咬黄热病毒感染的人或动物而染毒，再通过叮咬的方式传播病毒。

目前主要有两种类型的传播模式：

1. 城市型 黄热病以人－蚊媒－人的方式循环。在既往流行地区，以埃及伊蚊为主要的传播媒介。如果受感染的人把病毒带入人口稠密、免疫覆盖率较低的地区，且该地区有伊蚊生存繁殖，伊蚊叮咬感染者后再叮咬健康人，就可导致人群感染。目前，黄热病主要通过这种方式导致人群中的暴发流行。实验室研究表明，白蚊伊蚊也可能具备传播能力。

2. 森林型（或丛林型） 黄热病以非人灵长类－蚊媒－非人灵长类的方式循环。在热带雨林中，媒介蚊种比较复杂，包括非洲伊蚊、辛普森伊蚊、趋血蚊属、煞蚊属、白纹伊蚊、白点伊蚊等。人类因为进入丛林被蚊媒叮咬而感染。

（三）人群易感性

人对黄热病毒普遍易感。感染或接种疫苗后可获得持久免疫力。

（四）流行特征

1. 地区分布 主要流行于非洲和中南美洲的热带地区。

2. 季节分布 在流行地区全年均可发病，蚊媒活跃季节高发。

【发病机制与病理】

（一）发病机制

黄热病的发病机制尚不明确。病毒可由埃及伊蚊叮咬部位毛细血管扩散到淋巴结，在淋巴结内复制数日后进入血液，形成毒血症。然后扩散至其他器官和组织，主要侵入肝脏、脾脏、心脏、骨髓和横纹肌等，并在其中不断繁殖。即使血中病毒已消失，但组织器官中的病毒依然可存在。

靶器官损害可能为病毒直接作用所致，其中肝脏是主要靶器官，同时可见肾脏、心脏等受累。肝细胞受损可出现黄疸，肝细胞合成功能障碍可见凝血酶原时间延长，甚至诱发弥漫性血管内凝血（DIC）。

（二）病理

本病可引起广泛组织病变，其中肝脏病理变化具有诊断特异性。

肝脏可肿大，肝小叶中央实质细胞坏死，肝细胞浑浊肿胀，胞核变大，呈多发的微小空泡性脂肪改变、凝固性坏死及嗜酸透明变性，严重时可累及整个肝小叶，但无明显的炎症反应和纤维组织增生，网状结构塌陷少见。

【临床表现】

潜伏期通常为3~6日，也可长达10日。

人感染黄热病毒后大多数无症状或症状轻微。典型病例的临床过程可分为以下4期：

（一）感染期

此期为病毒血症期，持续3~5日。

急性起病、寒战、发热（可达39~41℃）、全身不适，头痛、畏光、腰骶部和下肢疼痛（特别是膝关节）、肌痛、厌食、恶心、呕吐、烦躁、易怒、头晕等，但症状无特异性。

体格检查可有相对缓脉，皮肤、结膜和牙龈充血，特征性舌苔改变（舌边尖红伴白苔），肝大和上腹压痛。

（二）缓解期

发病3~5日后，进入缓解期，体温下降，症状减轻。大多数患者开始恢复，但约15%的患者在48小时之内病情再次加重，进入中毒期（肝肾损害期）。

（三）中毒期（肝肾损害期）

此期特点是病情再次加重，出现多器官功能损伤表现，常累及肝脏、肾脏和血液系统等。临床表现为体温再次升高，黄疸逐渐加重，频繁呕吐，上腹痛，可出现多部位出血，如皮肤瘀点、瘀斑、鼻衄、黏膜出血、腔道大出血，甚至出血性休克。肾功能异常，表现为蛋白尿、血尿，少尿，甚至无尿。心电图可见ST-T异常，少数可出现急性心脏增大。神经系统表现为躁动、谵妄、昏迷，脑脊液压力明显增高，蛋白升高但白细胞升高不明显。进入此期的患者约有50%死亡。

（四）恢复期

恢复期可持续2~4周。体温下降至正常，症状逐步消失，器官功能逐步恢复正常。

【实验室检查】

（一）一般检查

1. 血常规　外周血白细胞减少，中性粒细胞比例降低，血小板计数下降。

2. 尿常规　尿蛋白阳性，并有颗粒管型及红细胞。

3. 粪便检查　大便隐血试验可阳性。

4. 生化检查　血清转氨酶升高早于胆红素，以天门冬氨酸氨基转移酶（AST）升高突出，可达20000U/L以上。血清胆红素也可明显升高，可达255~340μmol/L。

5. 凝血功能检查　凝血酶原时间延长、凝血酶原活动度下降、凝血因子（Ⅱ、Ⅴ、Ⅶ、Ⅸ和Ⅹ）下降。部分病例出现弥漫性血管内凝血（DIC）则相应凝血功能指标异常。

（二）血清学检测

1. IgM抗体　采用ELISA、免疫荧光等方法检测，捕获法检测IgM抗体的结果较为可靠。一般发病后第5~7日可检出IgM抗体，可持续数年。

2. IgG抗体　采用ELISA、免疫荧光抗体测定（IFA）、免疫层析等方法检测，恢复期可检测出。

黄热病毒抗体与其他黄病毒属的登革病毒、寨卡病毒和西尼罗病毒抗体等有较强的交叉反应，易产生假阳性，在诊断时应注意鉴别。

（三）病原学检查

1. 核酸检测　应用RT-PCR等核酸扩增技术检测血液、尿液及其他体液标本中的黄热病毒RNA，可用于早期诊断。

2. 病毒分离　发病后5日内患者的血液或死亡病例的内脏器官、骨髓和淋巴结组织标本可用于病毒分离。

3. 抗原检测　采用ELISA、免疫组化等方法检测标本中的病毒抗原。

【诊断与鉴别诊断】

（一）诊断

根据流行病学史、临床表现和相关实验室检查综合判断。

1. 疑似病例 发病前 14 日内有在黄热病流行地区居住或旅行史。出现难以用其他原因解释的发热、黄疸、肝肾功能损害或出血等。发现疑似患者即应按《传染病防治法》相关规定，在 24 小时内上报当地疾病控制中心，为控制暴发流行争取宝贵时间。

2. 临床诊断病例 疑似病例且黄热病毒 IgM 抗体检测阳性。

3. 确诊病例 疑似病例或临床诊断病例经实验室检测符合下列情形之一者：①黄热病毒核酸检测阳性；②分离出黄热病毒；③恢复期血清黄热病毒抗体滴度较急性期呈 4 倍及以上升高。同时排除登革热、寨卡病毒等其他常见黄病毒科病毒感染。

（二）鉴别诊断

早期或轻型病例应与流行性感冒、伤寒、斑疹伤寒和拉沙热等鉴别；发热伴有黄疸者应与各种原因引起的肝损害、钩端螺旋体病等鉴别；发热伴出血应与肾综合征出血热及其他病毒性出血热、登革热、蜱传回归热、恶性疟疾等相鉴别。

本病可与疟疾、登革热同时发生。

【预后】

本病预后受种族、年龄、其他黄热病毒科虫媒病毒感染引起的免疫状态等多种因素的影响，病死率为 5%～50%。早期出现黄疸、尿蛋白严重或心脏受损则预后较差。多数患者于病程第 7～8 日开始缓解，逐渐恢复正常，但个别患者可在恢复期因心律失常死亡。

【治疗】

本病尚无特效治疗，主要为对症及支持治疗。

（一）一般治疗

急性期患者应卧床休息至身体完全康复，加强皮肤和口腔护理，保持大便通畅，补充维生素 B、C、K 类，并采取有效防蚊隔离措施。密切观察病情变化，监测生命体征。有频繁呕吐、消化道出血时应禁食、静脉补液，维持水、电解质及酸碱平衡。

（二）对症及支持治疗

高热时予物理降温，必要时予小剂量解热镇痛剂。因阿司匹林有抗血小板聚集作用，可诱发或加重出血，应禁用。

肝功能损害时，予保肝、降酶、退黄治疗，补充维生素 K 促进凝血因子合成，严重出血时补充凝血因子、血小板、新鲜血浆等，必要时输注红细胞。

急性肾损伤时，必要时可予肾脏替代治疗。

（三）中医治疗

本病属中医"瘟疫""黄疸"范畴，结合中医辨证论治，疗效更佳，如湿热郁结者可予甘露消毒丹合柴葛解肌汤加减，毒扰气营者可予清瘟败毒饮加减，余邪未净者可予茵陈五苓散加减等。

（四）出院标准

综合评价住院患者病情转归情况以决定出院时间。符合以下条件可出院：体温正常，症状缓解，血液核酸检测连续 2 次阴性（间隔 24 小时以上）；不具备核酸检测条件者，病程不少于 10 日。

【预防】

(一) 控制传染源

可疑发热患者应注意询问其旅行史，防止在境外感染并输入黄热病。

对疑似、临床诊断和确诊病例应采取有效防蚊隔离措施。对来自黄热病疫区人员实施卫生检疫。

(二) 切断传播途径

防蚊灭蚊是本病的重要防控措施。

(三) 保护易感人群

对前往本病流行国家或地区的人员开展免疫预防和卫生知识宣教。

本病可接种疫苗进行预防。减毒黄热病毒17D株制备的疫苗可以有效预防黄热病毒感染。接种疫苗10日内，90%以上的人可获得有效免疫力；30日内，99%的人可获得有效免疫力。一般接种1剂足以提供持久的免疫保护，甚至产生终身保护，无须加强免疫。

前往本病流行国家或地区的旅行者需提高防范意识，采取驱蚊剂、长袖衣物等防蚊措施。

第十六节　传染性单核细胞增多症

传染性单核细胞增多症（infectious mononucleosis，IM）是由EB病毒（Epstein - Barr virus，EBV）感染引起的单核-巨噬细胞系统增生性急性传染病。典型临床表现为发热、咽峡炎和淋巴结肿大"三联征"，常合并肝脾肿大、外周淋巴细胞增多及出现异型淋巴细胞。病程常呈自限性。多数预后良好，少数可出现噬血综合征等严重并发症。

【病原学】

EBV是1964年Epstein和Barr等首先从非洲儿童恶性淋巴瘤体外培养的淋巴瘤细胞系中发现的一种新的人类疱疹病毒，1968年确定为本病的病原体。

EBV结构与传统疱疹病毒相似，完整的病毒颗粒由类核、膜壳、壳微粒、包膜所组成，电镜下呈球形，直径150~180nm，病毒核酸为170kb的双链DNA，主要侵犯B细胞。EBV基因组编码5个抗原蛋白：衣壳抗原（viral capsid antigen，VCA）、早期抗原（early antigen，EA）、膜抗原（membrane antigen，MA）、EBV核抗原（EBV nuclear antigen，EBNA）和淋巴细胞检出的膜抗原（lymphocyte detected membrane antigen，LYDMA）。VCA可刺激机体产生IgM和IgG抗体，IgM抗体在早期出现，持续1~2个月，提示新近感染。IgG出现较迟，可持续数年，不能区别既往或新近感染。EA是EBV进入增殖周期初期时形成的抗原，其IgG抗体于发病后3~4周达高峰，持续3~6个月，是新近感染或EBV活跃增殖的标志。EBNA、LYDMA和MA的IgG抗体均于发病后3~4周出现，持续终身，是既往感染的标志。

EBV对生长条件要求极为特殊，仅在非洲淋巴瘤细胞、传染性单核细胞增多症患者血液、白血病细胞和健康人脑细胞等培养中繁殖，因此病毒分离较困难。

【流行病学】

本病世界各地均有发生，通常呈散发性，一年四季均可发病，以秋末和春初为主。亦可引起流行。

（一）传染源

人是 EBV 的贮存宿主，患者和 EBV 携带者为传染源。病毒在口咽部上皮细胞内增殖，唾液中含有大量病毒，排毒时间可持续数周至数月。EBV 感染后长期病毒携带者，可持续或间断排毒达数年之久。

（二）传播途径

主要经口密切接触传播（口－口传播）。飞沫传播并不重要。偶可通过输血传播。

（三）易感人群

本病多见于儿童和少年。西方发达国家发病高峰为青少年，我国儿童发病高峰在学龄前和学龄儿童，体内出现 EBV 抗体，但常无嗜异性抗体。15 岁以上青年中部分呈现典型发病（临床与亚临床感染之比为 1∶2～1∶4），EBV 病毒抗体和嗜异性抗体均阳性。性别差异不大，发病后可获得持久免疫力。

【发病机制与病理】

（一）发病机制

EBV 进入口腔后先在咽部淋巴组织内复制增殖，导致渗出性咽扁桃体炎，局部淋巴管受累、淋巴结肿大，继而侵入血循环产生病毒血症，进一步累及淋巴系统的各组织和脏器。EBV 主要感染表面有 EBV 受体的 B 细胞，在 B 细胞内将其基因上的各个不同片段所编码的特异抗原表达在 B 细胞膜上，继而引起 T 细胞的强烈免疫应答，直接破坏携带 EBV 的 B 细胞。患者血中的大量异常淋巴细胞就是这种具有杀伤能力的细胞毒性 T 淋巴细胞（CTL）。因此，CTL 在免疫病理损伤形成中起着重要作用：它一方面杀伤携带 EBV 病毒的 B 细胞，另一方面破坏许多组织器官，致临床发病。EBV 可引起 B 细胞多克隆活化，产生非特异性多克隆免疫球蛋白，其中有些免疫球蛋白对本病具有特征性，如 Pawl－Bunnell 嗜异性抗体。

全球超过 90% 的成人存在 EBV 感染，但大多数均无临床表现，只有约 10%，尤其是原发感染延迟至青春期后的，会发展为 IM。导致这一现象的原因尚不清楚。EBV 感染人体后大多数成为潜伏性感染，极少数在一定的条件下病毒被激活，发展为慢性活动性 EBV 感染。

（二）病理

淋巴组织良性增生为本病基本病理特征。淋巴结肿大但不化脓。淋巴细胞及单核－巨噬细胞高度增生，胸腺依赖副皮质区的 T 细胞增生最为显著。肝、脾、肾、骨髓、中枢神经系统均可受累，主要为异常的多形性淋巴细胞浸润。

【临床表现】

儿童潜伏期 9～11 日，成人通常为 4～7 周。

起病急缓不一，症状多样，约 40% 有全身不适、头痛、畏寒、鼻塞、食欲不振、恶心、呕吐、轻度腹泻等前驱症状。典型表现为发热、咽痛、淋巴结肿大。本病病程 2～3 周，少数可延至数月。发病期典型临床表现有：

1. 发热 体温在 38.5～40.0℃ 不等，无固定热型，部分患者伴畏寒、寒战，热程不一，持续数日至数周，也有长达 2～4 个月者，热渐退或骤退，多伴有出汗。病程早期可有相对缓脉。

2. 咽峡炎 咽部、扁桃体、悬雍垂充血水肿、疼痛，扁桃体上可有溃疡、渗出或假膜形成。咽和鼻黏膜充血水肿，严重的咽部水肿可引起吞咽困难和气道阻塞。

NOTE

3. 淋巴结肿大　70%的患者有明显淋巴结肿大，在病程第一周内即可出现，浅表淋巴结普遍受累，以颈部淋巴结最常见，腋下、腹股沟次之。肿大淋巴结直径 1~4cm，呈中等硬度，无粘连及明显压痛。肠系膜淋巴结受累可引起腹痛等症状，常在热退后数周消退。

4. 肝、脾肿大　大约10%的患者出现肝脏肿大，多在右肋下 2cm 以内，约 2/3 的患者出现 ALT 升高，部分患者有黄疸，半数患者有轻度脾大，有疼痛及压痛，偶可发生脾破裂。

5. 皮疹　约10%的患者出现皮疹，呈多形性，有斑丘疹、猩红热样皮疹、结节性红斑、荨麻疹等，偶呈出血性。多见于躯干部，常在起病后 1~2 周内出现，3~7 日消退，无色素沉着和脱屑。

6. 其他　可出现神经系统症状，表现为急性无菌性脑膜炎、脑膜脑炎、周围神经炎等，临床上可出现相应的症状。偶见心包炎、心肌炎、肾炎、肺炎或腹泻。

【并发症】

约30%的患者可并发咽峡部溶血性链球菌感染。急性肾炎的发生率可高达13%，临床表现与一般肾炎相似。脾破裂发生率约0.2%，多见于疾病的 10~21 日内。约6%的患者可并发心肌炎。

【实验室检查】

(一) 血常规

血象改变是本病的特征之一。早期白细胞总数可正常或偏低，以后逐渐升高，一般为 $(10~20) \times 10^9/L$，亦有高达 $(30~50) \times 10^9/L$ 者，异型淋巴细胞增多可达 10%~30%。异型淋巴细胞超过 10% 或其绝对值超过 $1.0 \times 10^9/L$ 具有诊断价值。异型淋巴细胞多在发病后数日出现，通常持续 2 周。其他病毒性疾病也可出现异常淋巴细胞，但百分比一般低于 10%。血小板计数常减少。

(二) 血清学检查

1. 嗜异性凝集试验　患者血清中常含有 IgM 型嗜异性抗体，能凝集绵羊或马红细胞，检测效价高于 1∶64 有诊断意义，若逐周测定效价上升 4 倍以上则意义更大。该抗体在病程第 1~2 周出现，持续约 6 个月。本病的嗜异凝集素可被牛红细胞吸附而不被豚鼠肾细胞吸附，而正常人及其他疾病时血中嗜异凝集素则均可被牛红细胞和豚鼠肾细胞吸附，可通过吸附试验以鉴别。青少年原发性 EBV 感染中其阳性率可达 80%~90%，小于 5 岁的儿童嗜异性抗体多为阴性。

2. EBV 抗体检测　有助于嗜异性抗体阴性 EBV 感染的诊断。原发性 EBV 感染过程中首先产生针对衣壳抗原 IgG 和 IgM 抗体（抗 CA - IgG/IgM）；随后，抗早期抗原（EA）抗体出现，IgG 抗体于发病后 3~4 周达高峰，持续 3~6 个月，是新近感染或 EBV 活跃增殖的标志。在恢复期，抗核抗原（NA）抗体产生。抗 CA - IgG 和抗 NA - IgG 可持续终生。抗 CA - IgM 抗体阳性是原发性 EBV 感染的诊断依据。但有的病例抗 CA - IgM 产生延迟，甚至持续缺失或长时间存在，给诊断造成一定困难。机体在受到病原体入侵时首先产生低亲和力抗体，随着感染的持续和进展，抗体亲和力升高。因此低亲和力抗体的检出提示原发性急性感染。结合抗 EBV - CA - IgG 抗体为低亲和力抗体以及抗 EBV - NA - IgG 抗体阴性，可增加诊断的敏感性和特异性。

3. 病毒核酸检测　Real - time PCR 检测标本中的 EBV DNA 有较高的敏感性和特异性。患者外周血中 EBV 病毒载量在 2 周内达到峰值，3 周左右消失。EBV DNA 阳性提示机体存在活动性 EBV 感染，但不能判断是原发性感染还是既往感染再激活。

【诊断与鉴别诊断】

（一）诊断

主要依据临床表现、特异血象、嗜异性凝集试验、EBV 抗体、EBV DNA 检测进行诊断。有局部流行时，流行病学资料有重要参考价值。

（二）鉴别诊断

注意与巨细胞病毒（CMV）、腺病毒、风疹病毒、甲型肝炎病毒等所致的单核细胞增多相鉴别。其中 CMV 导致的单核细胞增多最常见。EBV 所致者淋巴结炎、咽扁桃体炎常见，而 CMV 所致者肝脾肿大、气管炎和皮疹多见。明确鉴别需依据血清学和病毒学检查。本病也需与急性淋巴细胞性白血病相鉴别，骨髓细胞学检查有确诊价值。儿童患者尚需与急性感染性淋巴细胞增多症鉴别，后者多见于幼儿，大多有上呼吸道症状，淋巴结肿大少见，无脾大。

【预后】

本病多为自限性，一般预后良好。

【治疗】

治疗措施主要是抗病毒治疗和对症治疗。

1. 早期应用更昔洛韦有明确的疗效，阿昔洛韦、干扰素等抗病毒制剂亦有一定治疗作用。

2. 抗菌药物仅用于咽或扁桃体继发链球菌感染时，一般采用青霉素 G，疗程 7～10 日；避免使用氨苄西林或阿莫西林等，因二者可显著增加多形性皮疹出现的机会。

3. 重型患者，如咽喉严重病变或水肿时，有神经系统并发症及心肌炎、溶血性贫血、血小板减少性紫癜等并发症时，应用短疗程糖皮质激素可明显减轻症状。小儿重症患者联合使用抗病毒制剂及人免疫球蛋白［200～400mg/（kg·d）］，能有效改善症状，缩短病程。脾破裂若能及时确诊、迅速处理，常可获救。

4. 中医中药治疗。中医认为，本病属外感时邪热毒，由表及里，致湿热蕴结，或营阴受损，或热迫血溢，可随证选用银翘散、清营汤、甘露消毒丹等加减治疗。

【预防】

（一）控制传染源

急性期患者应呼吸道隔离，专人护理，监测生命体征。

（二）切断传播途径

急性期患者呼吸道分泌物宜用含氯石灰（漂白粉）、氯胺或煮沸消毒。

（三）保护易感人群

注意个人卫生，锻炼身体，劳逸结合，提高自身免疫能力。目前研究者正在努力开发 EBV 疫苗。

第十七节　巨细胞病毒感染

巨细胞病毒感染是指感染人巨细胞病毒（Human cytomlegalovirus，HCMV）引发的一种全身感染综合征。在人群中，HCMV 感染广泛存在，可引起肺、肝、视网膜、泌尿生殖系统、中枢神

NOTE

经系统、血液循环系统等病变，并与动脉粥样硬化、冠心病、潜在致癌性有关。HCMV 在新生儿可引起先天性 HCMV 综合征；健康人可引起单核细胞增多症；免疫缺陷患者，如新生儿、器官移植受者或艾滋病患者等，HCMV 感染病情危重，甚至可致死亡。

【病原学】

巨细胞病毒（Cytomlegalovirus，CMV）属疱疹病毒科，HCMV 属 B 型疱疹病毒亚科，呈球形，直径为 200nm，是人类疱疹病毒科中最大的一种病毒，核心由分子量为（150～160）×10^6kD 的线状双股 DNA 组成。病毒壳体为 20 面对称体，含有 162 个壳粒。周围有单层或双层的类脂蛋白套膜，具有典型的疱疹病毒结构。

人是 HCMV 的唯一宿主。HCMV 一般用人的成纤维细胞培养，体外生长缓慢，复制周期为 36～48 小时。被巨细胞病毒感染的细胞在光学显微镜下可见到细胞和胞核变大，核周出现大型嗜酸性包涵体，故又称巨细胞包涵体病（cytomegalic inclusion disease，CID）。

HCMV 不耐酸，亦不耐热，pH＜5 时，或 56℃加热 30 分钟，或紫外线照射 5 分钟，均可灭活。在 20% 乙醚中最多存活 2 小时，在 -60℃ 以下稳定。

【流行病学】

（一）传染源

患者及隐性感染者为本病传染源，病毒可自血液、唾液、尿液、精液、乳汁、粪便、宫颈与阴道分泌物等排出，持续数周到数年。

（二）传播途径

1. 母婴传播　HCMV 可在妊娠期通过胎盘感染胎儿，尤其是妊娠初期感染 HCMV 对胎儿的影响尤大；也可在分娩时经产道传播给新生儿；抗体阳性母亲母乳喂养的新生儿感染率为 40%～60%。

2. 接触传播　密切接触患者和隐性感染者的尿液、唾液、宫颈或阴道分泌物、精液、乳汁、粪便后，均可引起传播。通过性交可直接传播。

3. 医源性传播　通过输血、器官移植、体外循环和心脏手术等方式传播。

（三）易感人群

人群易感性受年龄、机体免疫功能状态和社会经济情况等因素影响。一般年龄越小，其易感性越高，症状也越重。宫内未成熟的胎儿最易感染，可致多种畸形、早产、死胎等。年长儿童和青壮年则以隐性感染居多。70 岁以上老人较年轻人易感。各种严重疾病及接受免疫抑制剂、化疗、放疗、器官移植等患者免疫功能降低时，体内潜伏的 HCMV 可活化而发病。艾滋病患者的 HCMV 感染发病率高。男性同性恋者本病亦多见。

（四）流行特征

本病遍布全球。大部分人在幼年或青年时期获得感染。健康人群 HCMV 抗体阳性率80%～100%，说明其感染甚为普遍。男女无明显差异。围生期和生育期为两个感染高发期。社会经济落后地区感染率显著高于社会经济发达地区。本病的流行没有明显的季节性，一年四季均可发生。

【发病机制与病理】

（一）发病机制

HCMV 感染机体后，与胞膜融合或经吞饮作用进入宿主细胞，借助淋巴细胞或单核细胞播散，感染细胞存在于全身各种组织器官和各种体液中。HCMV 在健康人体内呈潜伏状态，在免疫缺陷或低下时可活化，引起间质炎症或灶性坏死等病变。脑内可有坏死性肉芽肿和广泛钙化。原发感染常会引起淋巴细胞的强烈反应，出现单核细胞增多症表现。也可进一步引起 T 淋巴细胞反应低下，导致肺孢子菌等的二重感染。还可引起包括浆细胞、淋巴细胞以及单核－吞噬细胞等细胞的炎症反应，这种反应在肝脏尤为典型。从宫颈癌、前列腺癌等组织中发现了HCMV 序列和相应抗原成分，表明 HCMV 可能具有致癌性。

（二）病理

病理改变表现为感染细胞体积增大 3～4 倍，胞质内首先出现嗜碱性包涵体。继而在胞核内出现嗜酸性包涵体，位于核中央，染红色，周围包绕一轮透明晕，犹如猫头鹰眼状，特征明显。在所有人类病毒中，巨细胞病毒包涵体是最大的。

【临床表现】

HCMV 感染有原发性和继发性之分，前者见于首次感染者，后者或再感染者体内有病毒潜伏。一旦机体免疫功能减损，病毒即可激活致病。病情轻重不同，临床表现各异。

（一）先天性感染

孕妇通过胎盘感染胎儿所致。轻者于出生后数月发现，重症表现为黄疸、肝脾肿大、瘀点状皮疹和多系统器官损害。可见小头畸形、运动障碍、听力减退、脉络膜视网膜炎、大脑钙化、智力迟钝，甚至死亡。孕妇感染还会造成胎儿流产、死胎等。

（二）围产期感染

可由母体潜在病毒激活所致，对早产儿和体弱儿危险性较大，主要表现为神经肌肉损害。

（三）后天获得性感染

新生儿出生时吸入宫颈、阴道分泌物或产后哺乳等感染为后天获得性感染，大多数无症状，但血清抗体可呈阳性。儿童感染几乎无症状，偶有肝大或肝功能损害。正常成年人表现为隐性感染，或呈单核细胞增多症表现。免疫缺陷者的 HCMV 感染，除可见单核细胞增多症外，还常见间质性肺炎、肝炎、胃肠道炎症、视网膜炎、大脑病变等。其中艾滋病患者发生 HCMV 感染甚为普遍，HCMV 视网膜病是艾滋病患者失明的重要原因。

【并发症】

HCMV 感染常继发于艾滋病、器官移植等免疫功能低下者。合并 HCMV 感染后，往往病情加重，病死率高。

【实验室检查】

（一）一般检查

1. 血常规 白细胞数升高，淋巴细胞增多，出现异型淋巴细胞，常占白细胞总数的 10% 以上。

2. 尿常规检查 可见蛋白尿，并有少量红细胞和白细胞。

3. 肝生化指标检查 可出现谷丙转氨酶（ALT）升高等异常。

（二）血清学检测

检测血清中特异性的抗 HCMV－IgG 和抗 HCMV－IgM 抗体。IgG 阳性说明有既往 HCMV 感染，IgM 阳性提示近期感染或潜伏性感染被激活，易受自身抗体、类风湿因子或 EB 病毒等交叉反应的干扰，出现假阳性，也可受机体免疫状态等因素的影响，出现假阴性。

NOTE

（三）细胞学检查

从尿液、脑脊液或受感染的肝、肺、胃等组织中可查到感染 HCMV 的细胞。

（四）病原学检查

1. 病毒分离 为实验室诊断的金标准。可从尿液、泪液、血液、乳汁、唾液、精液、阴道或宫颈分泌物、活检或尸检的各种组织中分离到 HCMV。

2. 特异性核酸检测 采用聚合酶链反应（PCR）技术检出 HCMV - DNA。对无症状的潜伏感染和早期感染者，其敏感性、特异性高，为 HCMV 检测方法的首选，尚可监测抗 HCMV 疗效。

3. 抗原检测 HCMV - pp65 抗原是 HCMV 复制时最早产生的抗原，在症状出现前 1～2 周即可测到。在外周血中检测到 HCMV 抗原，称为 HCMV 抗原血症。HCMV - pp65 抗原血症已被公认为 HCMV 活动性感染的重要标志。

【诊断与鉴别诊断】

（一）诊断

1. 婴幼儿 患者母亲于妊娠期有可疑巨细胞病毒感染病史；先天性畸形，新生儿黄疸延迟消退，肝、脾肿大，重度溶血性贫血；白细胞增多伴异常淋巴细胞增多；有颅内钙化、脑部症状而原因不明。

2. 年长儿童及成人 单核细胞增多而血清嗜异凝集试验阴性；发生间质性肺炎或原因不明的肝炎；器官移植后接受免疫抑制治疗，发生传染性单核细胞增多症表现而血清嗜异凝集试验阴性。

以上情况均应考虑 HCMV 感染。

仅靠临床表现不能诊断 HCMV 感染。从临床标本中分离出病毒，抗体滴度持续升高可以确诊。

（二）鉴别诊断

先天性 HCMV 感染应与风疹病毒、单纯疱疹病毒、弓形虫病、新生儿败血症等鉴别；后天获得性 HCMV 感染应与传染性单核细胞增多症、其他病毒所致的病毒性肝炎、肺炎等鉴别。

【预后】

取决于患者的年龄和免疫功能状态。正常成人和儿童感染 HCMV 后常为自限性，很少发病，愈后较好。免疫功能低下者则可能预后不良。

【治疗】

妊娠早期发现 HCMV 感染，应终止妊娠；妊娠中、晚期感染者要注意胎儿有无畸形而采取相应治疗措施。

对于有症状或先天性 HCMV 感染者可进行抗病毒治疗。一般选用下列药物：

1. 更昔洛韦（ganciclovir） 是目前首选的抗 HCMV 治疗药物。对免疫抑制的 HCMV 患者，有效率高达80%。可预防艾滋病患者的巨细胞病毒视网膜炎和器官移植受者的 HCMV 感染，剂量为5mg/（kg·d），分两次静脉给药，疗程 14～21 日。之后改为口服治疗，剂量为 5mg/（kg·d），分 3 次口服，长期维持。主要不良反应为肝功能损害、骨髓抑制、消化道症状、神经毒性及肾损害等。

2. 膦甲酸钠（foscarnet） 常用于不能耐受更昔洛韦或更昔洛韦治疗无效的 HCMV 感染患

者。已获准用于艾滋病患者并发巨细胞病毒视网膜炎，常用初始剂量为 60mg/kg，每日 3 次，疗程 2~3 周，继以 90~120mg/（kg·d）维持。主要不良反应为肾毒性、电解质紊乱、粒细胞减少、血小板减少、贫血、胃肠不适、乏力等。

3. 缬更昔洛韦（valganciclovir）　为更昔洛韦的前体，口服后迅速转化为更昔洛韦，用于治疗艾滋病患者并发巨细胞病毒视网膜炎和预防高危移植受体的 HCMV 病。

4. HCMV 特异性免疫球蛋白　对病情危重的 HCMV 患者，用高效价 HCMV 特异性免疫球蛋白可中和 HCMV，阻止细胞毒性 T 细胞效应，减轻组织损害。

5. 中医中药　中医多从"正气亏虚、毒邪致病"辨证，应用清热、解毒、凉血等法治疗 HCMV 感染取得了一定疗效。

【预防】

（一）控制传染源

对患者进行隔离，对其分泌物和排泄物进行消毒处理。

（二）切断传播途径

输血或器官移植供应者应进行 HCMV 筛查。注意个人、环境、饮食卫生等，以防感染。

（三）保护易感人群

对孕妇、器官移植受者、免疫缺陷患者等予以保护，远离传染源。

鉴于 HCMV 感染广泛，且多为隐性感染者，传播途径不易控制，人群普遍性易感，预防措施重点在于研发疫苗。目前主要研制与应用的是减毒活疫苗及亚单位疫苗等，可诱导机体产生体液和细胞免疫应答，降低发病率。

第十八节　狂犬病

狂犬病（rabies）是由狂犬病毒（rabies virus）引起的以侵犯中枢神经系统为主的人兽共患急性传染病。人多因被病兽咬伤而感染。临床表现为特有的恐水、恐风、咽肌痉挛、进行性瘫痪等，最终危及生命。因恐水症状突出，又名恐水症（hydrophobia）。发病后死亡率几乎为 100%。

【病原学】

狂犬病毒属单负病毒目（Mononegavirales）弹状病毒科（Rhabdoviridae）狂犬病毒属（Lyssavirus）。病毒形似子弹，直径 75~80nm，长 100~300nm。外层为核衣壳及含脂蛋白和糖蛋白的包膜，中心为单股负链 RNA。狂犬病毒具有两种主要抗原：一种为病毒外膜上的糖蛋白抗原，能与乙酰胆碱受体结合，使病毒具有神经毒性，并使体内产生中和抗体和血凝抑制抗体，中和抗体具有保护作用；另一种为内层的核蛋白抗原，可使体内产生补体结合抗体和沉淀素，无保护作用。从患者或犬、猫等哺乳动物体内分离的病毒称野毒株（wild virus）或街毒株（street virus），致病力强，感染后一旦出现症状，病死率几乎为 100%；在蝙蝠中传播的狂犬病毒毒力相对较弱。

狂犬病毒易被紫外线、甲醛、碘酒、高锰酸钾、乙醇、汞和季胺类化合物（如苯扎溴铵）等灭活。加热 100℃，2 分钟可灭活，对酚有高度抵抗力。在冰冻、干燥条件下可保存数年。

【流行病学】

（一）传染源

我国狂犬病主要传染源是病犬，由病犬传播者占80%～90%，其次是猫和狼。发达国家由于病犬被控制，野生动物如狐狸、嗜血蝙蝠、臭鼬和浣熊等逐渐成为重要传染源。患病动物唾液中含有大量病毒，发病前数日即具有传染性，隐性感染的犬、猫等兽类亦有传染性。因狂犬病患者唾液中病毒量较少，故一般不是传染源。

（二）传播途径

主要通过病兽咬伤、抓伤传播，器官移植、宰杀病兽等也可感染病毒而发病。结膜、肛门黏膜等也是病毒侵入的重要门户。此外，已有经呼吸道及消化道感染的报道。但病毒不能侵入没有损伤的皮肤。

（三）易感人群

人群普遍易感。兽医、动物饲养者及猎人尤其易感。男性多于女性。人被病兽咬伤后发病率为15%～20%。发病与否与下列因素有关：

1. 咬伤部位　咬伤头面、颈部者发病率较高，咬伤手臂者次之。

2. 创伤程度　伤口深而大者发病率高，头面深部伤者可达80%左右。

3. 局部处理情况　咬伤后迅速彻底清洗者发病率低。

4. 注射疫苗情况　及时、全程、足量注射狂犬疫苗者发病率低。

5. 其他　被咬伤者免疫功能低下或免疫缺陷者发病率高。

【发病机制与病理】

（一）发病机制

狂犬病毒入侵后，对神经组织有强大的亲和力，沿末梢神经向心进入与咬伤部位相当的背根节和脊髓段，再上行至脑，在脑组织中繁殖，继而沿传导神经进入唾液腺，使唾液具有传染性。感染过程分为三个阶段：

1. 局部组织内繁殖期　病毒入侵后，在伤口的横纹肌肌梭感受器神经纤维处聚集繁殖，4～6日内侵入末梢神经。

2. 侵入中枢神经期　病毒沿神经轴突向中枢神经进行向心性扩展，至脊髓背根神经节大量繁殖，然后侵入脊髓、大脑、小脑等处的神经元。

3. 向各器官扩散期　病毒自中枢神经系统沿传出神经向周围神经离心性扩散，侵入各组织器官，尤以唾液腺、舌部味蕾、嗅神经上皮等处病毒含量较多。

由于迷走神经核、舌咽神经核和舌下神经核受损，临床易发生呼吸肌、吞咽肌痉挛，出现恐水、呼吸困难、吞咽困难等症状。交感神经受刺激，使唾液腺分泌和出汗增多。迷走神经节、交感神经节和心脏神经节受损时可致患者心功能紊乱或猝死。

（二）病理

病理变化主要为急性弥漫性脑脊髓炎。大脑的海马、小脑、脑桥等处受损也较显著。脑实质可见充血、水肿和微小出血灶。其特异性病变是在镜下发现神经细胞胞浆中具有诊断价值的嗜酸性包涵体，即内基小体（negri body），呈圆形或卵圆形，直径3～10nm，最常见于海马及小脑蒲肯野细胞中，偶见于大脑皮层的锥体细胞层、脊髓神经细胞、后脚神经节、交感神经节等。内基小体为病毒集落，电镜下可观察到小体内的病毒颗粒。

【临床表现】

潜伏期一般为 1~3 个月，极少数短至 2 周以内或长至一年以上。潜伏期长短与年龄（儿童较短）、伤口部位（头面伤者较短、下肢伤者较长）、伤口深浅（深者潜伏期短）、病毒的数量及毒力（病毒数量多、毒力强者潜伏期短）等因素有关。

典型临床过程分以下 3 期：

（一）前驱期

常有发热、头痛、疲劳、厌食、周身不适等症状。对声、光、风、痛等敏感，并有咽喉紧缩感。较有诊断意义的早期症状是伤口及其附近有麻、痒、痛或蚁走感，此乃病毒繁殖时刺激神经元所致。本期 2~4 日。

（二）急性神经症状期

出现典型的狂犬病临床表现，分为狂躁型与麻痹型两种。

1. 狂躁型　出现发热伴明显神经系统体征，突出表现为极度恐惧、恐水、怕风。恐水、怕风是本病的特征性症状，但并非每例都出现。患者饮水、见水、听见水声或谈及饮水时，可引起严重咽喉肌痉挛，渴极而怕水，饮而不能下咽，常伴声嘶和脱水。微风、吹风，或音响、光亮、触动等，也可引起同样发作。因声带痉挛，致吐字不清，声音嘶哑，甚至失音。因吞咽困难同时有过度流涎而出现"泡沫嘴"。由于交感神经功能亢进，患者出现大汗、高热，体温可高达 40℃ 以上，心率增快，血压升高，瞳孔扩大，但神志大多清醒。随着兴奋状态加重，部分患者出现精神失常、幻觉、谵妄、冲撞、嚎叫等。本期持续 1~3 日。

2. 麻痹型　无典型的兴奋期和恐水表现，而以高热、头痛、呕吐、咬伤处疼痛开始，继而出现肢体软弱、腹胀、共济失调、肌肉瘫痪、大小便失禁等横断性脊髓炎或上升性脊髓麻痹表现。

（三）麻痹期

痉挛减少或停止，患者由安静进入昏迷状态，并出现弛缓性瘫痪，尤以肢体软瘫多见。眼肌、颜面肌及嚼肌亦可受累。最终因呼吸麻痹和循环衰竭而死亡。本期一般 6~18 小时。

该病进展迅速，整个自然病程一般不超过 5 日。死因常为咽肌痉挛而窒息或呼吸循环衰竭。

【并发症】

可并发肺炎、气胸、心功能衰竭、动静脉栓塞、急性肾衰等。伤口离中枢神经越近、越深、越大，并发症就越多、越严重，死亡越快。

【实验室检查】

（一）血、尿常规

外周血白细胞总数轻至中度升高，中性粒细胞占 80% 以上。尿常规可发现轻度蛋白尿，偶见透明管型。

（二）脑脊液

压力正常或轻度升高，细胞数低于 $200 \times 10^6/L$，以淋巴细胞为主，蛋白轻度升高，糖和氯化物正常。

（三）抗原检测

可取患者脑脊液或唾液直接涂片、角膜印片，或咬伤部位的皮肤组织或脑组织，通过免疫

NOTE

荧光法检测抗原，阳性率可达98%。此外，还可采用快速狂犬病酶联免疫吸附法检测抗原。

（四）病毒分离

取患者的唾液、脑脊液或死者脑组织混悬液接种动物，分离病毒，经中和试验鉴定可以确诊，但阳性率较低。

（五）内基小体检查

用死者脑组织印压涂片或作病理切片，镜检查找内基小体，阳性率为70%～80%。

（六）核酸测定

采用PCR法测定狂犬病毒RNA，以唾液标本检测阳性率较高。

（七）抗体检测

ELISA检测血清中特异性抗体，病后2周该抗体几乎全部阳性。病后6日可测得血清中和抗体，效价上升者有诊断意义。已接种狂犬疫苗者，中和抗体效价达1∶5000以上方可诊断。

【诊断与鉴别诊断】

（一）诊断

依据有被病兽咬伤、抓伤史及典型的临床表现，即可做出临床诊断。但在疾病早期、儿童及咬伤不明确者易误诊。确诊有赖于病原学检查或尸检发现脑组织中的内基小体。

（二）鉴别诊断

本病应与破伤风、病毒性脑炎、脊髓灰质炎等疾病相鉴别。流行病学资料和特殊症状是鉴别要点。本病瘫痪型还需与接种狂犬疫苗后反应相鉴别，后者也可出现发热、肢麻、瘫痪表现，但停止接种疫苗并应用肾上腺皮质激素后大多恢复。死亡病例需经免疫荧光试验或脑组织内基小体检查方能确诊。

【预后】

该病预后极差，一旦发病，病死率几乎达100%。

【治疗】

（一）隔离患者

单室严格隔离患者，卧床休息，保持安静，专人护理，尽量减少声、光、风和水等刺激，防止分泌物、排泄物等污染。

（二）对症治疗

监护患者生命体征，营养支持，维持水及电解质的平衡，做好对症处理。解除痉挛可用苯巴比妥或地西泮等镇静，脑水肿可用甘露醇或呋塞米等脱水，必要时采用气管切开、人工呼吸机等措施维持呼吸。

（三）抗病毒治疗

还需进一步研究。以往α-干扰素、阿糖腺苷、大剂量人抗狂犬病免疫球蛋白治疗均未成功。

【预防】

（一）管理传染源

管理和免疫家犬，捕杀野犬，对进出口动物检疫，焚毁或深埋病兽尸体。

（二）伤口处理

被咬伤后尽快用20%肥皂水或0.1%苯扎溴铵（新洁尔灭）彻底冲洗伤口至少半小时，力求去除狗涎，挤出污血。彻底冲洗后用 5% 碘酊或 75% 酒精反复涂擦伤口。伤口不宜缝合包扎，以便排血引流，伤及大血管需紧急止血者除外。也可在伤口底部和周围局部浸润注射抗狂犬病免疫球蛋白或免疫血清。还需注意预防破伤风及细菌感染。

（三）预防接种

1. 疫苗接种 可用于暴露前预防或暴露后预防。

（1）暴露前预防 于 0、7 和 28 日分别肌肉注射 1 次狂犬病疫苗，1~3 年加强一次。

（2）暴露后预防 ①应用人群：Ⅱ级（裸露的皮肤被轻咬或无出血的轻微抓伤或擦伤）和Ⅲ级暴露者（单处或多处贯穿皮肤的咬伤或抓伤，或破损皮肤被舔舐，或黏膜被动物唾液污染，或暴露于蝙蝠）；②接种程序：5 针法程序：第 0、3、7、14 和 28 日各接种 1 剂，共接种 5 剂；"2-1-1"程序：第 0 天接种 2 剂（左右上臂三角肌各接种 1 剂），第 7 天和第 21 天各接种 1 剂，共接种 4 剂（此程序只适用于我国已批准可以使用"2-1-1"程序的狂犬病疫苗产品）；③接种途径、部位和剂量：2 岁及以上儿童和成人在上臂三角肌注射；2 岁以下儿童可在大腿前外侧肌注射；每剂 0.5mL 或 1.0mL。

2. 免疫球蛋白注射 以人抗狂犬病免疫球蛋白最佳。抗狂犬病马血清使用前应做皮肤过敏试验。

第十九节 艾滋病

艾滋病即获得性免疫缺陷综合征（acquired immunodeficiency syndrome，AIDS），是由感染人类免疫缺陷病毒（human immunodeficiency virus，HIV）引起的以细胞免疫功能缺损为基本特征的传染性疾病。具有传播快，发病缓，病死率高的特点。

【病原学】

HIV 属于反转录病毒科（Retroviridae）人类慢病毒属（lentivirus），为单链 RNA 病毒，直径 100~120nm 的球形颗粒。病毒由核心和包膜组成。核心由两条正链 RNA、核心结构蛋白、反转录酶、整合酶和蛋白酶构成，其外包裹病毒衣壳蛋白 P24 和 P17。包膜位于病毒最外层，表面呈锯齿样凸起，由外膜蛋白 gp120 和跨膜蛋白 gp41 组成。

HIV 基因组全长约 9.2kb，有 9 个可识别基因，按照功能分为三类。3 个结构基因主要编码核心蛋白 P24 的组特异性抗原基因（gag）、多聚酶基因（pol）和 gp120 和 gp41 包膜蛋白基因（env）；2 个调节基因有反式激活基因（tat）对 HIV 起正调节作用，病毒蛋白调节因子（rev）可增加 gag 和 env 对结构蛋白的表达；4 个辅助基因有病毒感染因子（vif）可促进 HIV 细胞内复制。负调控因子（nef）可抑制 HIV 的增殖；病毒 r 蛋白（vpr）使 HIV 在吞噬细胞中增殖；病毒 U 蛋白（vpu）可促进 HIV-1 从细胞膜上释放。还有病毒 X 蛋白（vpx）使 HIV-2 在淋巴细胞和吞噬细胞增殖并促进病毒颗粒的形成。

HIV 需借助易感细胞表面的受体进入细胞，包括第一受体（CD4，主要受体）和第二受体（CCR5 和 CXCR4 等辅助受体）。根据 HIV 对辅助受体利用的特性将 HIV 分为 X4 和 R5 毒株。R5 型病毒通常只利用 CCR5 受体，而 X4 型病毒常常同时利用 CXCR4、CCR5 和 CCR3 受体，有时还利用 CCR2b 受体。HIV 进入细胞的感染与复制过程包括：①吸附和穿入：HIV 借助易感

NOTE

细胞表面的受体进入细胞，gp120 选择性与靶细胞第一受体（CD4）结合，然后与第二受体（CXCR4 或 CCR5）相结合，引起 gp120 构象改变与 gp41 分离，与靶细胞膜融合后进入宿主细胞。②环化和整合：在反转录酶的作用下，病毒 RNA 反转录形成负链 DNA，随后在 DNA 聚合酶的作用下形成双链 DNA，新形成的双链 DNA 在整合酶的作用下整合入宿主细胞的染色体中。这种整合的双链 DNA 即前病毒。③转录和翻译：前病毒被激活而进行自身转录形成新的 RNA，一些 RNA 经修饰成为病毒的子代基因组 RNA；另一些 RNA 经拼接而成为病毒 mRNA，在细胞核蛋白体上翻译产生子代病毒的蛋白和酶类。④装配、成熟和出芽：病毒 RNA 与 gag 蛋白在细胞膜装配成核壳体，通过芽生从胞浆膜释放时获得病毒体的包膜，形成成熟的病毒颗粒，释放后再感染及破坏其他细胞。HIV 感染宿主免疫细胞后每日以 $10^9 \sim 10^{10}$ 个病毒颗粒的速度复制，并直接破坏 $CD4^+T$ 细胞。

HIV 基因极易变异，包膜蛋白基因（env）变异率最高。HIV 发生变异的主要原因包括：反转录酶无校对功能导致的随机变异；病毒 DNA 与宿主 DNA 之间的基因重组；宿主的免疫选择压力；药物选择压力，其中不规范的抗病毒治疗是导致耐药性的重要原因。

目前 HIV 分为 HIV－1 和 HIV－2 两个亚型。根据 env 的差异性，HIV－1 可分为 3 个亚型组 13 个亚型，HIV－2 分为 7 个亚型。HIV－2 比 HIV－1 传染性低，症状轻，存活期长。目前包括我国在内，全球流行的多为 HIV－1，HIV－2 主要在西非和西欧局部流行。

HIV 在外界环境生存能力较弱，对物理化学因素耐受力较低。56℃ 30 分钟可使其失去感染性，100℃ 20 分钟可使其完全灭活。一般消毒剂如碘酊、过氧乙酸、戊二醛、次氯酸钠和75% 酒精等均可将其灭活。对紫外线或伽马射线不敏感。

【流行病学】

（一）传染源

传染源为 HIV 感染者及艾滋病患者。血清检测 HIV 抗体阳性，无症状的感染者是最有意义的传染源，血清检测 HIV 抗体阴性但病毒 RNA 阳性的窗口期（2~6 周）感染者也可作为传染源。HIV 主要存在于感染者和患者的血液、精液、阴道分泌物、胸腹水、脑脊液和乳汁中。

（二）传播途径

1. 性接触传播　最主要的传播途径，包括同性、异性和双性性接触。病毒可通过性接触摩擦引起的细微破损进入机体。

2. 血液及血制品传播　血液中 HIV 含量最高，输入被 HIV 污染的血液或血制品、共用针具静脉注射毒品、介入性医疗操作、文身等可被感染。

3. 母婴传播　HIV 可通过胎盘、产程中及产后血性分泌物、哺乳等传给胎儿。有 11% ~ 60% 的 HIV 阳性孕妇有母婴传播风险。

握手、拥抱、礼节性亲吻、同吃同饮等日常接触不会传播 HIV。

（三）易感人群

人群普遍易感，15~49 岁为主要发病年龄。儿童、妇女和老年人感染率呈逐年上升趋势。高危人群包括男同性恋者、静脉注射吸毒者、性工作者、性乱者、血友病等多次接受输血或血制品者、器官移植者和非法供血者等。

（四）流行特征

非洲是全球艾滋病感染最严重地区，仅东非和南非地区感染 HIV 人数就高达 1900 万。亚洲新发感染率呈逐年上升趋势，有取代非洲成为艾滋病重点区域的可能。

据中国疾病预防控制中心统计，自 2007 年起，艾滋病成为中国造成死亡人数最高的传染病并延续至今。截至 2015 年底，存活的 HIV 感染者 57.7 万，死亡 18.2 万，2015 年度新感染者为 115465 例，年度死亡 21687 例。仍有 32.1% 的感染者未被发现。中国艾滋病整体呈现流行率低、特定人群及局部地区高流行的趋势，主要特点为疫情上升速率减慢，流行因素广泛存在，性传播为主要传播途径，疫情地区分布差异较大。

【发病机制与病理】

（一）发病机制

HIV 进入人体后，在 24 ~ 48 小时到达局部淋巴结，5 日左右出现病毒血症，导致急性感染，在外周血中可以检测到病毒成分，$CD4^+T$ 淋巴细胞数量短期内一过性迅速减少。由于人体的免疫系统不能彻底清除病毒，导致进入慢性感染，包括无症状感染期和艾滋病期。无症状感染期历经数月至数十年不等，平均约 8 年，以 $CD4^+T$ 淋巴细胞数量持续缓慢减少（每微升多为 350 ~ 800 个）为特征；进入艾滋病期后，多数感染者 $CD4^+T$ 淋巴细胞计数迅速下降至 350 个以下，部分晚期患者在 200 个以下。

临床转归包括典型进展、快速进展和长期缓慢进展。影响 HIV 感染临床转归的主要因素有病毒、宿主免疫和遗传背景等。我国男同性恋者感染后多数在 4 ~ 5 年进展到艾滋病期。HIV 经破损的黏膜进入人体后，固有免疫细胞进行识别、内吞并杀伤处理后提呈给适应性免疫系统，经 2 ~ 12 周后，人体产生针对 HIV 蛋白的各种特异性抗体，只有中和抗体具有抗病毒作用。经抗病毒治疗后，患者免疫异常改变能恢复至正常或接近正常水平，即免疫功能重建，包括 $CD4^+T$ 淋巴细胞数量和功能的恢复。

HIV 特异性破坏 $CD4^+T$ 细胞，使其数量减少、功能障碍和异常免疫激活；HIV 感染骨髓干细胞，使 $CD4^+T$ 淋巴细胞产生减少；HIV 编码的 gp120 与未被 HIV 感染的 $CD4^+T$ 淋巴细胞相结合成为靶细胞，被 $CD8^+$ 细胞毒性 T 细胞（CTL）和抗体依赖的细胞介导的细胞毒（AD-CC）攻击发生溶解坏死。HIV 可使 $CD4^+T$ 淋巴细胞的极化群 Th1/Th2 失衡，从而使抗原呈递功能受损、IL - 2 产生减少及对抗原反应活化能力丧失，导致 AIDS 患者容易发生各种机会性感染。HIV 感染使免疫系统 $CD4^+$ 和 $CD8^+T$ 细胞异常激活，随着病情的进展，细胞激活水平不断升高，免疫系统出现崩溃，患者从无症状期进入艾滋病期。

通过表面 CD4 分子，HIV 感染单核 - 吞噬细胞使其抗感染能力减弱，并透过血脑屏障，引起中枢神经系统的感染。HIV 感染 B 淋巴细胞，使其出现多克隆化，循环免疫复合物和外周血 B 淋巴细胞增高，对新抗原刺激的反应能力降低。HIV 感染者早期的自然杀伤细胞（NK 细胞）数量减少，监视功能被抑制，致 AIDS 患者容易出现肿瘤。

（二）病理

AIDS 病变可累及全身多器官，主要病理特点为组织炎症反应少，机会性感染病原体多。病变主要存在于免疫器官如淋巴结和胸腺。淋巴结病变主要为反应性，如滤泡增生性淋巴结肿；也可以是肿瘤性病变，如卡波西肉瘤（Kaposi's sarcoma, KS），非霍奇金淋巴瘤（non - Hodgkin's lymphoma），伯基特淋巴瘤（Burkitt lymphoma）等。胸腺可出现萎缩、退行性或炎性病变。病变累及中枢神经系统可出现神经胶质细胞灶性坏死，血管周围炎或脱髓鞘等。

NOTE

【临床表现】

从初始感染 HIV 到终末期的整个过程较为漫长、复杂，与 HIV 相关的临床表现多种多样。HIV 感染后的临床经过可分为三期。

（一）急性期

通常出现在初次感染 HIV 的 2～4 周，部分感染者出现 HIV 病毒血症和免疫系统急性损伤的症状，大部分患者症状轻微，通常持续 1～3 周后缓解。发热为最常见的临床表现，可伴有全身不适、咽痛、盗汗、恶心、呕吐、腹泻、肌痛、关节痛、皮疹、淋巴结肿大和神经系统症状等。患者血液中可检测出 P24 抗原和 HIV RNA，$CD4^+T$ 淋巴细胞可出现一过性减少，$CD4^+T/CD8^+T$ 比值倒置。部分患者可有轻度白细胞、血小板减少和肝功能异常，而 HIV 抗体需要感染后数周才能出现。

（二）无症状期

急性期过后进入此期，或无明显症状直接进入此期，一般持续 6～8 年。影响其时间长短的主要因素有感染途径、感染病毒数量、病毒型别、机体免疫状态、卫生条件、营养状况及生活习惯等。临床无明显症状，由于病毒在感染者体内不断复制，$CD4^+T$ 淋巴细胞计数逐渐下降，此期具有传染性。

（三）艾滋病期

此期为感染 HIV 的最终阶段，主要临床表现为 HIV 相关症状、各种机会性感染及肿瘤。患者 $CD4^+T$ 淋巴细胞计数多 <200 个/微升，HIV 血浆病毒载量明显升高。

1. HIV 相关症状　临床常见持续一个月以上的发热、盗汗、腹泻；体重减轻 10% 以上。部分患者出现神经精神症状，如记忆力减退、精神淡漠、性格改变、头痛、癫痫及痴呆等。可出现持续性全身性淋巴结肿大，其特点为：①除腹股沟外有两个或两个以上部位的浅表淋巴结肿大；②淋巴结直径大于 1cm，无压痛，无粘连；③持续 3 个月以上。

2. 各种机会性感染

（1）呼吸系统　肺孢子菌肺炎（pneumocystis pneumonia，PCP）最为常见。感染人肺孢子菌，起病隐匿或呈亚急性，表现为慢性咳嗽，气短，发热，发绀，动脉血氧分压（PaO_2）降低，严重者可出现呼吸窘迫。肺部阳性体征少，或可闻及少量散在的干湿啰音，体征与疾病的严重程度往往不成比例。肺部 X 线显示双肺从肺门开始的弥漫性网状结节样间质浸润，肺部 CT 显示双肺毛玻璃状改变。痰液或支气管肺泡灌洗及肺组织活检等发现病原体可确诊。引起肺部感染的还有巨细胞病毒、结核杆菌、念珠菌、隐球菌、鸟分枝杆菌等。

（2）中枢神经系统　隐球菌脑膜炎、结核性脑膜炎、弓形虫脑炎、各种病毒性脑膜脑炎。

（3）消化系统　白色念珠菌食管炎，巨细胞病毒性食管炎及肠炎，沙门菌、痢疾杆菌、空肠弯曲菌及隐孢子虫性肠炎。其中肠道隐孢子虫感染较为常见，表现为长达数月的慢性持续性腹泻，呈水样便。隐孢子虫、巨细胞病毒、结核杆菌、鸟分枝杆菌及药物可以引起脂肪肝、肉芽肿性肝炎、肝硬化等。同性恋患者可见肛周疱疹病毒感染和疱疹性直肠炎。

（4）口腔　鹅口疮、舌毛状白斑、复发性口腔溃疡、牙龈炎等。

（5）眼部　巨细胞病毒和弓形虫性视网膜炎，巨细胞病毒（CMV）感染是艾滋病患者最常见的疱疹病毒感染。

（6）皮肤　带状疱疹、传染性软疣、尖锐湿疣、真菌性皮炎和甲癣。

3. 肿瘤 主要有淋巴瘤和卡波西肉瘤等。其中卡波西肉瘤在艾滋病患者中较为常见，多见于男同性恋及男双性恋患者，也可见于静脉吸毒者。病变主要累及下肢皮肤和口腔黏膜，出现紫红色和深蓝色浸润斑或结节，并可发生糜烂、溃疡。这种恶性病变也可出现于淋巴结和内脏。确诊有赖于病理活检。

【实验室检查】

（一）常规检查

血白细胞、血红蛋白、血小板有不同程度减少，尿蛋白常阳性。

（二）生化学检查

血清转氨酶、肌酐、尿素氮可升高。

（三）免疫学检查

流式细胞术（flow cytometry，FCM）检查 T 淋巴细胞绝对计数降低，功能下降，CD4$^+$T 淋巴细胞减少，CD4$^+$T/CD8$^+$T≤1.0。链激酶、植物血凝素等迟发变态反应性皮试阴性。免疫球蛋白、β$_2$微球蛋白可升高。CD4$^+$T 淋巴细胞计数是判断疾病进展、临床用药、疗效和预后的重要指标。

（四）病原学检查

1. 抗原检测 酶联免疫吸附试验（ELISA）法测血清 P24 抗原。采用 FCM 技术检测血或体液中特异性抗原，有利于早期诊断。

2. 抗体检测 HIV-1/2 抗体检测是诊断 HIV 感染最常用的指标和金标准，包括筛查试验和补充试验。筛查方法包括 ELISA、化学发光或免疫荧光试验、快速检测（斑点 ELISA、明胶颗粒凝集试验、斑点免疫胶体金或胶体硒快速试验、免疫层析试验）等。筛查试验阳性须经补充试验——蛋白印迹（Western blot，WB）检测来确认。补充试验阳性可诊断为 HIV 现症感染。

3. 病毒检测

（1）核酸检测 是预测疾病进展、提供抗病毒治疗、指导治疗方案、评估治疗效果和诊断 HIV 感染的重要指标。测定病毒载量的常用方法有反转录 PCR（RT-PCR）、实时荧光定量 PCR（Real-time PCR）、核酸序列依赖性扩增（NASBA）技术和分枝 DNA 信号放大系统（bDNA）。核酸检测结果低于检测值下限可见于没有感染 HIV 的个体，以及接受成功的抗病毒治疗、机体自身可有效抑制病毒复制的部分 HIV 感染者。核酸检测结果高于检测值下限，可诊断为 HIV 现症感染。

（2）HIV 基因型耐药检测 HIV 基因型耐药检测可为高效抗反转录病毒治疗（HAART）方案的选择和更换提供指导。推荐检测时间为抗病毒治疗前、抗病毒治疗后病毒载量下降不理想及抗病毒治疗失败需要调整治疗方案。

（3）病毒分离 患者血浆、单核细胞和脑脊液可分离出 HIV。

（4）蛋白质芯片 近年蛋白芯片技术快速发展，能同时检测 HIV、HBV、HCV 多重感染者血中 HIV、HBV、HCV 核酸和相应抗体。

（5）其他 粪涂片可查隐孢子虫。脑脊液可查隐球菌。血或分泌物培养有助于诊断继发感染。痰、支气管分泌物或肺活检可找到肺孢子菌包囊、滋养体或真菌孢子。胸部 X 线可以检查肺部并发肺孢子菌、真菌、结核杆菌感染及卡波西肉瘤等。组织活检可确诊卡波西肉瘤或淋巴瘤。

【诊断与鉴别诊断】

(一) 诊断

1. 诊断原则 HIV/AIDS 诊断应慎重，需结合流行病学史（包括不安全性生活史、静脉注射毒品史、输入未经抗 HIV 抗体检测的血液及血制品、HIV 抗体阳性者所生子女或职业暴露史等）、临床表现和实验室检查等进行综合分析。

2. 诊断标准 成人及 18 个月龄以上儿童，符合下列一项者即可诊断：①HIV 抗体筛查试验阳性和 HIV 补充试验阳性（抗体补充试验阳性或核酸定性检测阳性或核酸定量大于 5000copies/mL）；②分离出 HIV。

18 个月龄及以下儿童，符合下列一项者即可诊断：①HIV 感染母亲所生和 HIV 分离试验结果阳性；②HIV 感染母亲所生和两次 HIV 核酸检测均为阳性（第二次检测需在出生 4 周后进行）。

(1) **急性期** 患者近期有流行病学史，符合急性期临床表现，结合实验室检查 HIV 抗体由阴性转为阳性即可诊断，或仅实验室检查 HIV 抗体由阴性转为阳性也可诊断。

(2) **无症状期** 有流行病学史，实验室检查 HIV 抗体阳性即可诊断，或仅实验室检查 HIV 抗体阳性即可诊断。

(3) **艾滋病期** 有流行病学史，实验室检查 HIV 抗体阳性，符合下列各项任意一项即可诊断：原因不明的不规则发热，体温高于 38℃ 1 个月以上；慢性腹泻（>3 次/日），持续一个月以上；体重在 6 个月内下降 10% 以上；反复发作的口腔念珠菌（假丝酵母菌）感染；反复发作的单纯疱疹、带状疱疹病毒感染；卡氏肺孢子菌肺炎；反复发生的细菌性肺炎；活动性结核或肺结核分枝杆菌病；深部真菌感染；中枢神经系统占位性病变；中青年人出现痴呆；活动性巨细胞病毒感染；弓形虫病；马尔尼菲青霉菌感染；反复发作的败血症；皮肤黏膜或内脏的卡波西肉瘤、淋巴瘤。

HIV 抗体阳性，而 $CD4^+T$ 淋巴细胞数 <200 个/微升，也可诊断为艾滋病。

(二) 鉴别诊断

应注意与原发性 $CD4^+T$ 淋巴细胞减少症、继发性 $CD4^+T$ 细胞减少相鉴别；AIDS 急性期应与传染性单核细胞增多症等相鉴别；淋巴结肿大应与血液系统疾病相鉴别。除流行病学史，HIV-1 和 HIV-2 病原学检测有助于鉴别。

【预后】

HIV 感染者无症状期可持续十年以上病情无进展，发展到艾滋病期，如不抗病毒治疗，平均生存期为 12 ~ 18 个月。规范的抗病毒治疗可显著提高艾滋病患者的生存率。

【治疗】

(一) 一般治疗

输血及营养支持疗法。补充维生素特别是 B_{12} 和叶酸。进行性消瘦者用乙酸甲地孕酮，能刺激食欲。可辅以心理治疗。

(二) 抗病毒治疗

仅用一种抗病毒药物容易诱发 HIV 变异，产生耐药性，主张采用联合用药，即高效联合抗反转录病毒治疗（high active anti-retroviral therapy，HAART），目前共有六类 30 多种药物（包括复合制剂），分别为核苷类反转录酶抑制剂（nucleoside analogues reverse-transcriptase inhibitors，NRTIs）、非核苷类反转录酶抑制剂（non – nucleoside reverse – transcriptase inhibitors，NNRTIs）、蛋白酶抑制剂（protease inhibitors，PIs）、整合酶抑制剂（integrase inhibitors）、融合抑制剂（Fusion inhibitors，FIs）及 CCR5 抑制剂。临床常用的是前 3 类。①NRTI：选择性抑制 HIV 反转录酶，链接到 HIV 新合成的 DNA 链上，使新合成的 DNA 链再不能继续延长，从而抑制 HIV 复制。常用的有齐多夫定（zidovudine，AZT）、去羟肌苷（dideoxynosine，DDI）、拉米夫定（lamivudine，3TC）、司他夫定（stavudine，d4T）、阿巴卡韦（abacavir，ABC）和双汰芝（combivir，3TC 与 AZT 的复合制剂）等。②NNRTI：可于 HIV 反转录酶的某位点结合，使其失去活性。常用的有奈韦拉平（nevirapine，NVP）、依非韦伦（efavirenz，EFV）和依曲韦林（etravirine，ETV）等。③PI：可在感染细胞内与病毒多聚蛋白体竞争结合蛋白酶，抑制蛋白酶活性，抑制 HIV 颗粒的成熟与释放，使感染细胞内不能产生成熟的病毒颗粒，从而阻止病毒的播散。常用的有利托那韦（ritonavir，RTV）、茚地那韦（indinavir，IDV）、沙奎那韦（saquina-vIr，SQV）、奈非那韦（nelfinavir，NFV）、克力芝（洛匹那韦与利托那韦的复合制剂）、阿扎那韦（ATV）等。

1. 治疗目标　减少 HIV 相关疾病的发病率和病死率，减少非艾滋病相关疾病的发病率和病死率，改善患者生活质量，获得正常的期望寿命；抑制病毒复制使病毒载量降低至检测下限并减少病毒变异；维持和重建免疫功能；减少异常的免疫激活；减少 HIV 的传播，预防母婴传播。

2. 治疗时机　成人及青少年抗病毒治疗时机见表 2 – 3。

表 2 – 3　成人及青少年开始抗反转录病毒治疗的时机

临床及实验室指标	推荐意见
急性期	建议治疗
有症状	建议治疗
无症状	
CD4$^+$T 淋巴细胞 <350 个/微升	建议治疗
CD4$^+$T 淋巴细胞 350 ~ 500 个/微升	建议治疗
CD4$^+$T 淋巴细胞 >500 个/微升	考虑治疗。存在下列情况时建议治疗：高病毒载量（ > 10^5 copies/mL）、CD4$^+$T 淋巴细胞下降速度快（每年下降 >100 个/微升）、心血管疾病高风险、合并活动性 HBV/HCV 感染、HIV 相关肾脏疾病、妊娠

3. 治疗方案　临床上常用 2NRTI 为骨架的联合 NNRTI 或 PI 方案，每种方案都有其优缺点，如毒性、耐药性对以后治疗产生的影响、实用性和可行性等，需根据患者的具体情况选择。成人及青少年抗反转录病毒治疗开始前需取得患者的同意和配合，教育好患者服药的依从性；如患者存在严重的机会性感染或处于既往慢性疾病急性发作期，应控制病情稳定后开始治疗。

4. 疗效监测　在抗病毒治疗过程中要定期进行临床评估和实验室检测，以评价治疗的效果，及时发现抗病毒药物的不良反应，以及是否产生病毒耐药性等，必要时更换药物以保证抗病毒治疗的成功。

抗病毒治疗效果主要通过病毒学指标、免疫学指标和临床症状来评价，其中病毒学的改变是最重要的指标。

（1）病毒学指标　大多数患者抗病毒治疗后血浆 HIV RNA 在 4 周内应下降 1 个 lg 以上，

NOTE

在治疗后的 3~6 个月 HIV RNA 应达到检测不到的水平。

（2）免疫学指标 在 HAART 后 3 个月，CD4$^+$T 淋巴细胞数与治疗前相比增加了 30% 或在治疗后 1 年 CD4$^+$T 淋巴细胞数增长 100 个/微升，提示治疗有效。

（3）临床表现 反映抗病毒治疗效果的最敏感的一个指标是体重增加，对于儿童可观察身高、营养及发育改善情况。机会性感染的发病率和艾滋病的病死率可以大大降低。

（三）常见机会感染及肿瘤的治疗

1. 肺孢子菌肺炎 对症治疗与休息、吸氧、纠正水和电解质平衡。病原治疗首选复方磺胺甲恶唑（SMZ - TMP），轻、中度患者口服，重症患者给予静脉用药治疗。

2. 结核病 治疗药物包括异烟肼（H）、利福平（R）、利福布汀（LB）、乙胺丁醇（E）、吡嗪酰胺（Z），根据情况也可选用对氨基水杨酸钠（PAS）、阿米卡星（A）、喹诺酮类抗菌药物及链霉素（S）等。

3. 非结核分枝杆菌感染 首选方案为克拉霉素或阿奇霉素 + 乙胺丁醇，同时联合应用利福布汀可降低耐药并提高生存率。

4. 巨细胞感染 CMV 视网膜脉络膜炎应用更昔洛韦静脉滴注。

5. 弓形虫脑病 对症治疗降颅压、抗惊厥、抗癫痫等。病原治疗第一次用乙胺嘧啶，此后剂量根据体重而调整，并选择加用磺胺嘧啶、甲酰四氢叶酸。

6. 真菌感染

（1）假丝酵母菌感染 口腔感染首选制霉菌素局部涂抹加碳酸氢钠漱口水漱口；食道感染首选口服氟康唑或者伊曲康唑。

（2）新型隐球菌感染 诱导期治疗经典方案为两性霉素 B 联合 5 - 氟胞嘧啶，至少 2 周；巩固期在脑脊液培养转阴后改为氟康唑治疗至少 8 周，维持治疗氟康唑至少 1 年，持续至患者通过抗病毒治疗后 CD4$^+$T 淋巴细胞计数 >200 个/微升并持续至少 6 个月时可停药。

（3）肺隐球菌感染 推荐使用氟康唑，如抗病毒治疗后 CD4$^+$T 淋巴细胞计数 >100 个/微升在治疗 1 年后停止氟康唑维持治疗。

7. 淋巴瘤和卡波西肉瘤 治疗须根据患者的免疫状态给予个体化综合性治疗，包括手术、化疗和放疗。

（四）预防性治疗

1. 肺孢子菌肺炎 CD4$^+$T 淋巴细胞计数 <200 个/微升者可服用 SMZ - TMP 预防。

2. 结核病 结核潜伏感染相关检测（如 T - SPOT）结果为阳性，应给与异烟肼或利福平预防。

3. 弓形虫脑病 对无弓形虫脑病病史但 CD4$^+$T 淋巴细胞数 <100 个/微升且弓形虫抗体 IgG 阳性的患者可用 SMZ - TMP 预防；对既往患过弓形虫脑病者要长期用乙胺嘧啶联合磺胺嘧啶预防，直至 CD4$^+$T 淋巴细胞增加到 >200 个/微升并持续 ≥3 个月。

4. HIV 职业暴露 HIV 职业暴露是指卫生保健人员等在职业工作中与 HIV 感染者的血液、组织或其他体液等接触而具有感染 HIV 的危险，如医务人员被污染针头刺伤或实验室意外等。推荐方案为：TDF + FTC（3TC）+ LPV/r 或 RAL，在 2 小时内应进行，最好不超过 24 小时，连用 28 日。

（五）中医药治疗

采用辨证辨病相结合原则辨证论治，可配合针灸疗法、饮食疗法、心理疗法等。

1. 热毒内陷证，治法清热解毒、宣散透邪，方药黄连解毒汤合升降散加减。

2. 肝郁气滞证，治法疏肝理气，方药柴胡疏肝散加减。

3. 肺脾两虚证，治法益肺健脾，方药参苓白术散加减。

4. 气虚血瘀证，治法益气活血，方药补中益气汤合血府逐瘀汤加减。

5. 阴虚内热证，治法养阴清热，方药百合固金汤合六味地黄丸加减。

6. 气阴两虚证，治法益气养阴，方药参芪地黄汤加减。

7. 脾肾阳虚证，治法温补脾肾，方药真武汤合附子理中丸加减。

【预防】

（一）管理传染源

艾滋病属于《传染病防治法》管理的乙类传染病，HIV/AIDS 患者是本病的传染源，需加强对患者的管理，遵循保密原则，定期随访，积极开展抗病毒治疗。对高危人群 HIV 普查有助于发现传染源。加强国境检疫。

（二）切断传播途径

加强艾滋病防治知识的宣传教育工作。避免接触 HIV 感染者的血液，严格加强血液制品管理，禁止非法采血，使用一次性注射器，严格消毒医疗器械。高危人群使用安全套。对 HIV 感染孕妇应采取产科干预，给予抗病毒药物干预及避免母乳喂养。注意个人卫生，不共用剃须刀、牙具等。

（三）保护易感人群

疫苗尚在研制当中，包括重组 HIV－1gp120 亚单疫苗或重组痘苗病毒表达的 HIV 包膜。

（四）预防职业暴露

1. 进行可能接触患者血液、体液的诊疗和护理工作时，必须佩戴手套，操作完毕脱去手套后，应立即洗手。

2. 在进行有可能发生血液、体液飞溅的诊疗和护理操作过程中，医务人员除需佩戴手套和口罩外，还应带防护眼镜；当有可能发生血液、体液大面积飞溅，有污染操作者身体的可能时，还应穿上具有防渗透性能的隔离服。

3. 医务人员在进行接触患者血液、体液的诊疗和护理操作时，若手部皮肤存在破损，必须戴双层手套。

4. 使用后的锐器应当直接放入不能刺穿的利器盒内进行安全处置；抽血时建议使用真空采血器，并应用蝶型采血针；禁止对使用后的一次性针头复帽；禁止用手直接接触使用过的针头、刀片等锐器。

第二十节　严重急性呼吸综合征

严重急性呼吸综合征（severe acute respiratory syndrome，SARS），我国称为传染性非典型肺炎，是由 SARS 冠状病毒（SARS Coronavirus，SARS－CoV）感染引起的一种急性呼吸系统传染病。临床以发热、头痛、乏力、肌肉酸痛、干咳、胸闷、呼吸困难等为主要表现，重症病例可迅速发展成为急性呼吸窘迫综合征（acute respiratory distress syndrome，ARDS），甚至多脏器功能衰竭（multiple organ disfunction syndrome，MODS）而死亡。

【病原学】

SARS-CoV 是一种新型冠状病毒，为单股正链 RNA。基因组全长 29206～29736 个核苷酸，基因组两侧为 5'和 3'端非编码区，中间为开放读码框架（ORF），编码膜蛋白（M）、突起蛋白（S）、核衣壳蛋白（N）等结构蛋白和 RNA 依赖的 RNA 聚合酶等非结构蛋白。经基因测序，在已知的基因片段中，SARS-CoV 和经典冠状病毒均不相同，有人建议将其归为冠状病毒第四群。SARS-CoV 能在 Vero 细胞、狗肾细胞、人胚肾细胞、人胚肺细胞、人横纹肌肿瘤细胞等细胞系中培养繁殖。

SARS-CoV 的抵抗力和稳定性要强于其他人类冠状病毒。病毒对温度敏感，随温度升高抵抗力下降，37℃可存活 4 日，75℃加热 30 分钟可被灭活。紫外线照射 60 分钟可杀死病毒。病毒对有机溶剂如乙醚、75% 乙醇及含氯消毒剂等敏感。

【流行病学】

（一）传染源

SARS 患者是最主要的传染源。急性期患者呼吸道分泌物及肠道排泄物含有大量病毒，持续高热、频繁咳嗽、出现 ARDS 时传染性较强。老年人、患有其他脏器慢性基础性疾病的患者感染 SARS-CoV 后易成为超级传播者。隐性感染者作为传染源的意义尚不清楚。

研究表明果子狸、狸猫、貉等动物体内可分离出与 SARS-CoV 基因序列高度同源的冠状病毒，提示这些动物可能是 SARS-CoV 的储存宿主和本病的传染源，但有待进一步证实。

（二）传播途径

1. 呼吸道传播　近距离的飞沫传播是主要传播途径。易感者吸入悬浮在空气中含有 SARS-CoV 的气溶胶是另一种呼吸道传播方式。

2. 接触传播　通过直接接触患者的呼吸道分泌物、消化道排泄物或其他体液，或间接接触被污染的物品，亦可导致感染。

3. 其他　患者粪便中的病毒经建筑物的污水排放系统和排气系统造成环境污染，可能引起局部流行。虽然急性期患者有短暂的病毒血症，粪便中可检出病毒 RNA，但 SARS 通过血液或消化道传播尚无案例支持。

（三）易感人群

人群普遍易感。发病者以青壮年居多，儿童和老人少见。SARS 患者的密切接触者如家庭成员、医务人员是 SARS 的高危人群。从事 SARS-CoV 相关实验室操作的工作人员在一定条件下也是高危人群。患者康复后无再次发病的报告。

（四）流行特征

2002 年 11 月 16 日，SARS 首例患者出现在广东省佛山市，2003 年 1 月底 SARS 开始在广州流行，随后传播到山西、北京、河北、内蒙古、天津等地。2003 年 2 月下旬开始在香港流行，随后迅速波及越南、加拿大、新加坡、中国台湾等地。2003 年 7 月 5 日 WHO 宣布全球首次 SARS 流行结束。全球共有 29 个国家和地区报告 SARS 临床诊断病例 8096 例，其中北京与广东发病人数 4033 例，占内地总病例数的 75.7%。本次流行结束后，在新加坡，以及中国台湾、北京陆续出现 SARS 实验室感染病例。2004 年初广东省又报告 4 例 SARS 散发病例。

此次流行发生于冬末春初，主要发生于人口密集的大城市，农村地区病例甚少；有明显的家庭、医院及居民楼聚集现象；以青壮年（20～49 岁）为主，儿童发病率低于成人。

【发病机制与病理】

（一）发病机制

SARS 发病机制尚未阐明，发病早期可出现病毒血症。病理解剖和电子显微镜发现 SARS-CoV 对肺组织细胞和淋巴细胞均有直接侵犯作用。SARS 患者发病期间淋巴细胞减少，CD4$^+$ 和 CD8$^+$T 淋巴细胞均明显下降，细胞因子如 TNF-α、IL-6、IL-8、IL-16 等水平明显升高。另外，临床应用糖皮质激素可以改善肺部炎症，减轻症状。因此，目前大多认为免疫损伤可能是本病发病的主要原因。

（二）病理

肺部的病理改变最为明显，存在不同程度的肺实变和肺泡损伤。早期阶段肺水肿伴透明膜形成。病程 3 周后可见肺间质纤维化，造成肺泡纤维闭塞。显微镜下还可见小血管内微血栓和肺出血、散在的小叶性肺炎、肺泡上皮脱落、增生等病理改变。

【临床表现】

潜伏期通常限于 2 周之内，一般 2～10 日。典型患者病程通常分为三期。

（一）早期

病初的 1～7 日。起病急，以发热为首发症状，体温一般大于 38℃，可伴有头痛、肌肉及关节酸痛、乏力等；部分患者可有干咳、胸痛、腹泻等症状；常无上呼吸道卡他症状。发病 3～7 日后出现下呼吸道症状，多为干咳、少痰，偶有血丝痰；可有胸闷，肺部体征不明显。

（二）进展期

发病 8～14 日，病情达到高峰，发热、乏力等感染中毒症状加重，并出现频繁咳嗽、活动则气喘、心悸胸闷、呼吸困难，肺实变体征进一步加重，易继发呼吸道感染。少数患者出现 ARDS 而危及生命。

（三）恢复期

病程的 2～3 周后，发热渐退，其他症状与体征减轻乃至消失。肺部炎症的吸收和恢复较缓慢，体温正常后仍需要 2 周左右才能完全吸收恢复正常。

【并发症】

包括肺部或其他部位的继发感染，肺间质改变，纵隔气肿、皮下气肿和气胸，胸膜病变，心肌病变，骨质缺血性改变等。

【实验室检查及其他检查】

（一）血常规

病程初期到中期白细胞计数正常或下降，淋巴细胞计数绝对值常减少，且呈逐步减低趋势。

（二）血液生化检查

血清丙氨酸转氨酶、天冬氨酸转氨酶、乳酸脱氢酶、肌酸激酶不同程度的增高，血气分析可见血氧饱和度降低。

（三）血清学检查

常用酶联免疫吸附试验（ELISA）和免疫荧光试验（IFA）检测血清中的 SARS - CoV 抗体。如特异性 IgM 抗体阳性，或特异性 IgG 由急性期到恢复期血清抗体滴度升高 4 倍及以上，提示为近期感染。

（四）分子生物学检查

以反转录聚合酶链反应（RT - PCR）检测患者呼吸道分泌物、血液、粪便等标本中 SARS - CoV - RNA。用于病毒感染的早期诊断及疑似感染者的确诊。

（五）细胞培养分离病毒

将患者呼吸道分泌物、血液或粪便等标本接种到 Vero 细胞中进行培养，分离到病毒后用 RT - PCR 或免疫荧光法进行鉴定。

（六）影像学检查

早期胸部 X 线可见肺部不同程度的片状、斑片状磨玻璃密度影，少数为肺实变影。胸部 CT 检查可见肺局灶性实变，毛玻璃样改变最多见。起病初期常呈单灶改变，短期内病灶迅速增多，常累及双肺或单肺多叶。部分患者进展迅速，呈大片状阴影。双肺周边区域累及较为常见。

早期 X 线胸片可能正常，1~2 日后应复查。肺部阴影吸收、消散较慢，阴影改变程度范围可与症状体征不一致。

【诊断与鉴别诊断】

（一）诊断

1. 流行病学资料

（1）与 SARS 患者有密切接触史，或属受传染的群体发病者之一，或有明确传染他人的证据。

（2）发病前 2 周内曾到过或居住于报告有 SARS 患者并出现继发感染疫情的区域。

2. 症状与体征　起病急，以发热为首发症状，体温一般大于 38℃，可伴有头痛、肌肉及关节酸痛、乏力、腹泻等；常无上呼吸道卡他症状。可有咳嗽，多为干咳、少痰，偶有血丝痰；可有胸闷，肺部体征不明显。部分患者可闻少许湿啰音或有肺实变体征。

3. 实验室检查　外周血白细胞计数正常或降低；常有淋巴细胞计数减少。

4. 影像学检查　胸部 X 线或 CT 检查，基本影像表现为肺部磨玻璃密度影和肺实变影。双肺周边区域累及常见。

5. 病原学检查　血清 SARS - CoV 特异性 IgM 抗体阳性，或特异性 IgG 抗体急性期和恢复期抗体滴度升高 4 倍或以上，呼吸道分泌物、血液、粪便等标本中 SARS - CoV - RNA 阳性或分离出 SARS - CoV，可作为确诊的依据。阴性结果尚不能作为排除本病的依据。

（二）鉴别诊断

在做出 SARS 诊断前，临床上要注意排除能够引起类似临床表现的疾病，如上呼吸道感染、流行性感冒、其他病原体（病毒、细菌、支原体、衣原体、真菌等）引起的肺炎、肺结核、肺部肿瘤、非感染性间质性肺疾患、肺水肿、肺不张、肺栓塞、肺嗜酸性粒细胞浸润症、肺血管炎等多种疾患。

【预后】

大部分患者经综合治疗后可痊愈。少数患者进展至 ARDS 甚至死亡。我国患者的病死率约为 6.55%，全球病死率为 10.88%。重型患者或患有其他严重基础疾病的患者病死率明显升高。少数重症患者出院后随访发现肺部有不同程度的纤维化。

【治疗】

目前无特异性治疗手段。临床上以对症及支持治疗和针对并发症的治疗为主。治疗总原则为早期发现、早期隔离、早期治疗。重型患者治疗中要注意防治 ARDS 和 MODS。强调护理工作和心理治疗的重要性。

（一）一般治疗与病情监测

卧床休息，居室保持空气流通。加强营养支持，注意水电解质、酸碱平衡。

密切观察病情变化，根据病情需要，监测血氧饱和度或动脉血气分析、血象、胸片及肝肾功能、心肌酶谱等。出现气促或 $PaO_2 < 70mmHg$ 或 $SpO_2 < 93\%$ 给予持续鼻导管或面罩吸氧。

（二）对症治疗

1. 发热 >38.5℃者，可给予物理降温，如冰敷、酒精擦浴等，并酌情使用解热镇痛药。
2. 咳嗽、咳痰者可给予镇咳、祛痰药。
3. 有心、肝、肾等器官功能损害者，应做相应的处理。

（三）糖皮质激素的使用

具有以下指征之一者可考虑应用：①有严重的中毒症状，持续高热不退，经对症治疗 5 日以上最高体温仍超过 39℃；②X 线胸片显示多发或大片阴影，进展迅速，48 小时之内病灶面积增大 >50% 且在正位胸片上占双肺总面积的 1/4 以上；③达到急性肺损伤或出现 ARDS。

一般成人剂量相当于甲泼尼龙 2~4mg/（kg·d），具体剂量及疗程根据病情调整，病情改善应及时减量或停用，一般不超过 4 周。不宜过大剂量或过长疗程使用，并注意糖皮质激素不良反应的处理。

（四）抗菌药物的使用

主要用于治疗和控制继发细菌或真菌感染。鉴于 SARS 常与社区获得性肺炎（CAP）相混淆，在诊断不清时可选用氟喹诺酮类或 β - 内酰胺类联合大环内酯类药物试验治疗。

（五）抗病毒治疗

目前尚无针对 SARS - CoV 的特异性抗病毒药物。早期可试用蛋白酶抑制剂类药物洛匹那韦（lopinavir）及利托那韦（ritonavir）等。

（六）免疫增强剂的使用

胸腺肽、静脉用丙种球蛋白等非特异性免疫增强剂对 SARS 的疗效尚未肯定，不推荐常规使用。恢复期患者血清的临床疗效和风险尚有待评估。

（七）重症 SARS 的治疗原则

严密动态观察，加强监护，及时给予呼吸支持，如使用无创正压通气或有创机械通气治疗。合理使用糖皮质激素，加强营养支持和器官功能保护，注意水、电解质和酸碱平衡，预防和治疗继发感染，及时处理合并症。发展成 ARDS 或 MODS 时，参照相关章节治疗。

（八）中医药治疗

本病属于中医学瘟疫、热病的范畴，其基本病机为邪毒壅肺、湿痰瘀阻、肺气郁闭、气阴亏虚。治疗原则是早预防、早治疗、重祛邪、早扶正、防传变。应根据患者病程及病情的不同辨证使用中药汤剂或（和）中成药。

【预防】

（一）控制传染源

1. 疫情报告 《中华人民共和国传染病防治法》将 SARS 列入法定传染病种的乙类，但按甲类传染病进行管理。发现或怀疑本病时应尽快向属地卫生防疫机构报告，做到早发现、早报告、早隔离、早治疗。

2. 隔离治疗患者 对临床诊断病例和疑似诊断病例应在指定的医院按呼吸道传染病分别进行隔离观察和治疗。同时具备下列三个条件方可考虑出院：①体温正常 7 日以上；②呼吸系统症状明显改善；③X 线胸片有明显吸收。

3. 隔离观察密切接触者 对医学观察病例和密切接触者，在指定的地点或家中进行医学观察，检疫期一般为 14 日。

（二）切断传播途径

1. 社区综合性预防 加强科普宣传，流行期间减少大型集会或活动，保持公共场所通风换气、空气流通；注意空气、水源、下水道系统的处理消毒。

2. 养成良好的个人卫生习惯 不随地吐痰，打喷嚏、咳嗽捂住口鼻，清洁鼻腔后洗手，洗手后用清洁毛巾或纸巾擦干，不共用毛巾，注意戴口罩。

3. 加强医院感染管理 严格执行消毒隔离制度，设置规范的传染病门诊及收治 SARS 病区，医护人员做好个人防护，防止医院内交叉感染。

4. 加强疫源地（疫点及疫区）的消毒管理 遵循"早、准、严、实"的原则，措施要早，针对性要准，措施要严格，落到实处。

5. 加强国境检疫 SARS 流行期间加强国境检疫，严防病例传入。

6. 实验管理 有关 SARS 的实验或检验应在具备生物安全防护条件的实验室进行，并做好工作人员的防护。

（三）保护易感人群

目前尚无有效的预防药物可供选择。SARS－CoV 疫苗正在研制中，已进入临床试验阶段。

第二十一节   中东呼吸综合征

中东呼吸综合征（middle east respiratory syndrome，MERS）是由中东呼吸综合征冠状病毒（middle east respiratory syndrome coronavirus，MERS－CoV）引起的一种急性呼吸道传染病。以发热、咳嗽、胸痛为主要临床表现，部分患者有腹泻等胃肠道症状，重症病例可迅速出现急性呼吸窘迫综合征、急性肾功能衰竭或多器官功能衰竭而危及生命。目前对该病的传播途径、发病机制等尚未阐明，该病致死率高，严重威胁人类身体健康。

【病原学】

2012 年 6 月埃及籍病毒学家 Ali Mohamed Zaki 在沙特阿拉伯 1 个因严重肺炎死亡病例的肺组织中首次分离出一种新型的冠状病毒，同年 9 月世界卫生组织（WHO）向全球通报首例新型冠状病毒感染确诊病例，并证实与前述病毒基因型相同。2013 年 5 月 15 日国际病毒命名委员会将该病毒命名为"中东呼吸综合征冠状病毒"。2013 年 5 月 23 日，世界卫生组织将这种新型冠状病毒感染引起的疾病正式命名为"中东呼吸综合征"。

MERS - CoV 属于冠状病毒科、β 类冠状病毒的 2C 亚群。外观呈球形，直径为 120 ~ 160nm。为一种线性非节段单股正链 RNA 病毒。表面有包膜，内为基因组，全长约 30kb。包膜上的刺突蛋白（spike protein，S 蛋白）是由 1353 个氨基酸组成的 I 型跨膜糖蛋白，包含两个功能性亚基，其中 S1 亚基负责与受体结合，近膜端的 S2 亚基负责介导膜融合。目前研究表明 S1 亚基的功能受体是二肽基肽酶 4（dipeptidyl peptidase4，DPP4；亦称为 CD26）。DPP4 是一种 II 型跨膜糖蛋白，广泛表达于肺、肾、小肠、肝、脾等上皮细胞及活化的白细胞表面，尤其是人深部呼吸道组织，能特异性地结合 S1 蛋白上的受体结合域（receptor bindingdomain，RBD），介导病毒进入宿主细胞内引发感染。DPP4 在不同物种中高度保守，因此 MERS - CoV 能够感染多种宿主（包括人类、猪、蝙蝠等）。

目前 MERS - CoV 病原学特征仍不完全清楚，其病毒结构、抗原性、生物学和分子生物学特征等还有待于进一步研究。资料表明，恢复期患者血清中可检测出 MERS - CoV 特异性抗体，有减轻病变的倾向，但是否具有保护性尚不明确。

MERS - CoV 病毒在外环境中生存能力强，能在低温、低湿的环境中保持其稳定性。在未消毒的骆驼奶中，4℃下保存超过 72 小时后病毒仍具有传染力，但经巴氏消毒后可灭活病毒的传染力。

【流行病学】

（一）传染源

中东呼吸综合征是一种人兽共患传染病。源头病例的病毒感染来源尚不十分清晰。根据对不同动物所携带的冠状病毒基因组进行的大量研究表明，人感染的 MERS - CoV 与中东地区的单峰骆驼所感染的病毒基因序列几乎一致，因而单峰骆驼可能是该病毒的中间宿主和人类感染的主要动物来源。同时证实蝙蝠可能是 MERS - CoV 的天然宿主之一，但其传播流行的模式还不完全清楚。此外一些研究表明患者及无症状感染者也是重要的传染源。

（二）传播途径

1. 动物 - 人模式　中东地区较多见，常引起散发病例。该模式是从动物传入人群的主要环节，具有重要的流行病学意义，但具体的传播途径仍不十分清楚。可能是通过接触感染病毒的骆驼的分泌物、排泄物、未煮熟的乳制品或肉引起。

2. 有限人 - 人模式　是 MERS 疫情扩散的主要形式。常发生于患者与家属、患者与医护人员之间。可能是通过呼吸道飞沫或密切接触引起传播。根据目前各国报道的多起医院及家庭聚集病例分析，MERS - CoV 已具备一定的人传人能力，但这种传播是有限非持续的，尚无证据表明该病毒具有持续人传人的能力。

NOTE

（三）易感人群

人对 MERS – CoV 普遍易感，接触骆驼者，如饲养员、农场工人、屠宰场工人、兽医、饮用未消毒骆驼奶者感染率尤高。

对现有 MERS 病例调查显示，发病人群以中老年为主，50～59 岁年龄段人群居多，平均为 50 岁，男性多于女性。76% 的患者具有基础疾病，且易发展为重症。因此，患有糖尿病、慢性肾病、高血压、心脏病、慢性阻塞性肺疾病或者免疫力低下的人群被认为是感染 MERS – CoV 的高风险人群。

（四）流行情况

2012 年 9 月沙特阿拉伯首次报告 2 例，截止于 2016 年 12 月 8 日，全球向世卫组织报告发生了 1842 例中东呼吸综合征冠状病毒感染实验室确诊病例，其中死亡病例 652 例，病死率 35.4%。病例分布在亚洲、欧洲、非洲和北美洲等 4 个大洲 26 个国家及地区，所有病例均在中东地区感染或者与中东地区感染的病例有直接或间接关系。病例主要集中在中东地区的沙特阿拉伯，其次在亚洲的韩国，中国也出现了 1 例输入性 MERS 病例。2012～2013 年 MERS 病例基本处于散发状态，但是自 2014 年 3 月以来，部分国家与地区出现了 MERS 在家庭与医院的聚集性病例。

【发病机制与病理】

MERS 发病机制的相关研究目前较少，认为可能与严重急性呼吸综合征（SARS）有相似之处，MERS – CoV 在 DPP4 介导下进入支气管、终末细支气管、肺泡等组织细胞，并在细胞内复制，产生细胞病变效应。

主要病理表现为：肺充血和炎性渗出，双肺散在分布结节和间质性肺炎。从目前中东呼吸综合征病例的发展进程来看，可能存在过度炎症反应。其详细机制仍有待于在临床实践和基础研究中进一步阐明。

【临床表现】

潜伏期为 2～14 日，人–人聚集性病例平均潜伏期约 5.2 日。其他途径传播的潜伏期尚不明确。

早期以急性呼吸道感染为主。起病急，畏寒、发热，体温可达 39～40℃，并有咳嗽、头痛、全身肌肉关节酸痛、乏力等症状，病变进展迅速，部分患者在 1 周内发展为急性呼吸窘迫综合征或多脏器功能衰竭，特别是急性肾衰竭，甚至危及生命。不低于 1/3 的患者可出现呕吐、腹泻等胃肠道症状。少数患者可无症状或仅表现为轻微的呼吸道症状。

【实验室检查及其他检查】

（一）血常规

白细胞总数一般不高，部分患者减低，可伴有淋巴细胞减少，血小板计数降低。

（二）血生化检查

部分患者肌酸激酶、天门冬氨酸氨基转移酶、丙氨酸氨基转移酶、乳酸脱氢酶、肌酐等升高。

（三）病原学检测

主要包括病毒分离和病毒核酸检测。病毒分离为实验室检测的"金标准"；病毒核酸检测可以用于早期诊断。及时留取多种标本（咽拭子、鼻拭子、鼻咽或气管抽取物、痰或肺组织，以及血液、尿液和粪便）进行检测，其中以下呼吸道标本阳性检出率最高。此外，还可通过ELISA、间接免疫荧光试验或微量中和试验对 MERS – CoV 进行检测。

1. 病毒核酸检测　以反转录 – 聚合酶链反应（RT – PCR）（最好采用实时 RT – PCR）检测呼吸道标本中的 MERS – CoV 核酸。

2. 病毒分离　可从呼吸道标本中分离出 MERS – CoV，但一般在细胞中分离培养较为困难。

（四）影像学检查

根据现有病例的报道发现，MERS 肺炎患者有程度不同的影像学变化，病变主要分布在双侧胸膜下及基底部的肺组织，少数可累及支气管血管周围区域。典型表现为磨玻璃样密度阴影，但缺乏特异性，亦可出现斑片状渗出性改变、间质性改变及实变影，部分患者可出现胸腔积液。

【诊断与鉴别诊断】

（一）诊断

1. 疑似病例　患者符合流行病学史和临床表现，但尚无实验室确认依据。

（1）流行病学史　发病前14日内有中东地区和疫情暴发地区旅游或居住史；与疑似或临床诊断或确诊病例有密切接触史。

（2）临床表现　存在肺实质病变（如肺炎或急性呼吸窘迫综合征）的临床、放射学或组织病理学证据的发热性急性呼吸系统疾病；难以用其他病原体感染解释。

2. 临床诊断病例

（1）满足疑似病例标准，仅有实验室阳性筛查结果（如仅呈单靶标 PCR 或单份血清抗体阳性）的患者。

（2）满足疑似病例标准，因仅有单份采集或处理不当的标本而导致实验室检测结果阴性或无法判断结果的患者。

3. 确诊病例　具备下述4项之一，可确诊为中东呼吸综合征实验室确诊病例：

（1）至少双靶标 PCR 检测阳性。

（2）单个靶标 PCR 检测阳性，产物经基因测序确认。

（3）从呼吸道标本中分离出 MERS – CoV。

（4）恢复期血清中 MERS – CoV 抗体较急性期血清抗体水平阳转或呈4倍及以上升高。

感染 MERA – CoV 后不管是否出现症状及体征，只要实验室确定 MERA – CoV 感染，即为确诊病例。

（二）鉴别诊断

需与肺炎链球菌和 B 型流感嗜血杆菌等引起的细菌性肺炎，SARS – CoV、流感病毒等引起的病毒性肺炎，真菌性肺炎等呼吸系统疾病进行鉴别。

【预后】

经过积极治疗后，多数患者病情稳定，部分可进展为重症肺炎，出现急性呼吸窘迫综合征及多脏器功能衰竭而死亡。资料显示，全球 MERS 病死率接近36%，以沙特阿拉伯及韩国病死率尤高，原有慢性基础疾病者病死率更高。

NOTE

【治疗】

治疗原则为早发现、早诊断、早隔离、早报告、早治疗。MERS 目前尚无可靠的病原治疗，以一般治疗及对症治疗为主。同时根据病情严重程度评估确定治疗场所：疑似、临床诊断和确诊病例应在具备有效隔离和防护条件的医院隔离治疗；危重病例应尽早入重症监护室（ICU）治疗。转运过程中严格采取隔离防护措施。

（一）一般治疗及对症、支持治疗

1. 卧床休息，维持水、电解质平衡，密切监测病情变化。

2. 定期复查血常规、尿常规、血气分析、血生化及胸部影像等。

3. 根据血氧饱和度的变化，及时给予有效氧疗措施，包括鼻导管、面罩给氧，必要时应进行无创或有创通气等措施。

（二）抗病毒治疗

目前尚无明确有效的抗 MERS－CoV 药物。体外试验表明，α 干扰素可在天然免疫对抗 MERS－CoV 过程中起到重要作用。体外细胞实验证实：利巴韦林和 α 干扰素联合应用可降低该病毒的复制，减轻宿主炎症反应，具有一定抗病毒作用，但临床研究结果尚不确定。可在发病早期试用抗病毒治疗。

（三）重症病例的治疗

危重病例应尽早入 ICU 治疗。MERS 病死率极高，为提高患者生存率，应在对症治疗的基础上，密切观察病情变化，及时实施有效的呼吸支持（包括氧疗、无创/有创机械通气）、循环支持及器官功能保护。合理应用糖皮质激素，维持水、电解质平衡，预防和治疗继发感染，积极处理并发症。

（四）中医中药治疗

本病可参考中医"温病""风温肺热"等病症进行辨证论治。

（五）出院标准

体温基本正常，症状好转，病原学检测间隔 2～4 日，连续两次阴性，可出院或转至其他相应科室治疗其他疾病。

【预防】

（一）控制传染源

对疑似和确诊病例应严格隔离，积极治疗，至满足出院要求方可解除隔离。

（二）切断传播途径

1. 养成良好的个人卫生习惯，及时洗手，不接触患病的骆驼，不喝未煮熟的骆驼奶，防止由动物将 MERS－CoV 传染给人。

2. 流行期间尽量避免去医院，不探视 MERS 感染者，不去疫区旅游。

3. 完善医疗机构院内感染防控，实行标准化预防。防止病毒在家庭和医院扩散是预防该病扩散传播的关键。

（三）保护易感人群

迄今为止，全球仍未研制出特效的药物和有效疫苗以防治 MERS，防控 MERS 疫情仍需以控制传染源、切断传播途径为主，做好家庭、医院和个人防护，防止院内感染。做好宣传教育：对赴中东地区旅游或者参加朝圣的人员进行 MERS 防治知识宣传和预防指导，提高他们的防控意识，加强个人卫生等。

第二十二节　发热伴血小板减少综合征

发热伴血小板减少综合征是由一种新型布尼亚病毒引起的急性传染病。临床表现以发热伴血小板减少为主要特征，少数患者病情较重且发展迅速，可因多脏器功能衰竭而死亡。

【病原学】

2006 年以来，河南、湖北、山东、安徽等省相继报告以"严重发热伴血小板减少（severe fever with thrombocytopenia syndrome，SFTS）"为主要表现的感染性病例。中国疾病预防控制中心经病毒分离、全基因组测序研究，2010 年确认这是由一种新型布尼亚病毒所致，并将该病毒命名为发热伴血小板减少综合征布尼亚病毒（severe fever with thrombocytopenia syndrome bunyavirus，SFTSV），简称新布尼亚病毒。

布尼亚病毒科（Bunyaviridae）是一组球形、有包膜和分节段的负链 RNA 病毒。因首先从乌干达西部的布尼亚韦拉分离到而得名。目前成员有 350 种以上，分为 5 个属，正布尼亚病毒属（Orthobunyavirus）、汉坦病毒属（Hantavirus）、内罗毕病毒属（Nairovirus）、白蛉病毒属（Phlebovirus）和番茄斑萎病毒属（Tospovirus）。而 SFTSV 为布尼亚病毒科白蛉病毒属的一个新成员，病毒颗粒呈球形，直径 80～100nm，外有脂质包膜，表面有棘突。基因组包含三个单股负链 RNA 片段（L、M 和 S）。L 片段全长为 6368 个核苷酸，包含单一读码框架，编码 RNA 依赖的 RNA 聚合酶；M 片段全长为 3378 个核苷酸，含有单一的读码框架，编码 1073 个氨基酸的糖蛋白前体；S 片段是一个双义 RNA，基因组以双向方式编码病毒核蛋白和非结构蛋白。蜱被认为是最可能的传播宿主，家养动物包括羊、牛、狗等可能为扩大宿主。

SFTSV 抵抗力弱，不耐酸，易被热、乙醚、去氧胆酸钠和常用消毒剂及紫外线照射等迅速灭活。

【流行病学】

（一）传染源

尚不清楚。患者可为传染源。

（二）传播途径

尚不确定。病例所在地区的蜱中分离到 SFTSV，且病例发病前多有明确蜱叮咬史，故主要传播途径为蜱等媒介传播。直接接触患者血液或通过黏膜接触方式亦可造成感染。不排除患者分泌物形成气溶胶的呼吸道传播途径。

（三）易感人群

人群普遍易感，在丘陵、山地、森林等地区生活、生产的居民和劳动者以及赴该类地区户外活动的旅游者感染风险较高。医院护理人员、患者亲属及陪同人员也是主要易感人群。健康人群中存在着 SFTSV 隐性感染。

NOTE

（四）流行特征

我国目前至少有 16 个省市出现 SFTS 病例，主要集中在河南、湖北、安徽三省交界处。病例主要分布在这些区域的山区和丘陵地带的农村，呈高度散发。发病季节多在 4~10 月份，流行高峰为 5~9 月份。

【发病机制与病理】

（一）发病机制

SFTSV 的分节段基因组会产生重配和重组。一般认为突变多发生于 M 节段，但又发现部分病毒株 S 节段发生了重配。这些重组和重配可能产生有意义的突变，从而使 SFTSV 毒力发生改变或产生抗原漂移或转换。

SFTSV 感染宿主机制复杂，一方面宿主会对病毒进行免疫监视和攻击，引起宿主干扰素（interferon，IFN）基因和 IFN 诱导蛋白基因的转录上调，使宿主细胞分泌 IFN 和其他抗病毒成分来抵御病毒侵袭。另一方面 SFTSV 会通过多种途径抑制宿主免疫系统，从而使宿主环境更适合病毒在宿主体内繁殖。SFTS 患者体内存在"细胞因子风暴"，IL-1RA、IL-6、IL-10、MCP-1、G-CSF 和 IP-10 在患者和死亡者中表达异常增高，并且与高病毒载量呈正相关，可产生过度炎症反应，加速器官损伤。SFTSV 导致的嗜血细胞现象会大量清除病毒感染的血小板，这是导致血小板降低的主要原因。

（二）病理

人相关病理资料少，日本关于 SFTS 患者尸检病理发现，病毒主要靶器官为淋巴结，表现为坏死性淋巴结炎，严重病例全身几乎所有器官（除支气管外）均可检测到 SFTSV-NP 抗原阳性的非典型淋巴样细胞，但脏器实质细胞 SFTSV-NP 抗原阴性，推测各器官损伤为继发性。骨髓内有细胞嗜血现象；动脉内有附壁血栓形成；肝细胞小叶状坏死，门脉周围纤维化，汇管区局灶性胆汁淤积；肺有透明膜形成和弥漫性肺泡损伤。

【临床表现】

潜伏期尚不明确，多数为 1~2 周。

急性起病，主要临床表现为发热，体温多在 38℃ 以上，重者持续高热，可达 40℃ 以上，部分病例热程可长达 10 日以上，伴乏力、精神萎靡和明显消化道症状，如纳差、恶心、呕吐等，部分病例有头痛、肌肉酸痛、腹泻、少尿、血尿等。查体常有颈部及腹股沟等浅表淋巴结肿大伴压痛，肝脾肿大，上腹部压痛，相对缓脉。

少数病例病情危重，出现皮肤瘀斑、脑炎、消化道出血、肺出血、休克、呼吸衰竭，多死于弥漫性血管内凝血（DIC）和多器官功能障碍（MODS）。

【实验室检查】

（一）一般检查

1. 血常规　白细胞计数减少，多为（1.0~3.0）×10^9/L，重症可降至 1.0×10^9/L 以下，中性粒细胞比例和淋巴细胞比例多正常；血小板降低，多为（30~60）×10^9/L，重症者可低于 30×10^9/L。

2. 尿常规　半数以上出现尿蛋白（+~+++），少数病例出现血尿。

3. 血生化检查

肝功能异常（AST 升高较 ALT 明显）、CK－MB、LDH 明显升高，PTA 降低，活化部分凝血活酶时间（APTT）延长，常有低钠血症，个别病例 BUN 升高。

（二）病原学检查

1. 核酸检测　采用 RT－PCR 和 Real－time PCR 检测，患者血清中 SFTSV 特异性核酸阳性可确诊。

2. 病毒分离　早期急性期血清标本，接种 DH82 细胞、Vero、Vero E6 等敏感细胞进行传代，采用 ELISA、RT－PCR 病毒核酸检测，确认分离到 SFTSV。

（三）血清学检查

血清特异性 IgM 抗体增高，或 IgG 抗体恢复期较急性期滴度增长 4 倍，或单份血清抗体滴度达到 1：320 以上。

【诊断与鉴别诊断】

（一）诊断

1. 临床诊断　流行病学史：丘陵、林区、山地工作生活，或有该地区旅游史，或发病前有蜱叮咬史；临床有发热，外周血小板减少和（或）白细胞减少，伴肝功能异常。

2. 确诊病例　疑似病例具备下列之一者可确诊：

（1）病例标本 SFTSV 核酸检测阳性。

（2）病例标本检测病毒特异性 IgM 抗体阳性，或 IgG 抗体阳转或恢复期滴度较急性期 4 倍以上增高者。

（3）病例标本分离到 SFTSV。

（二）鉴别诊断

与下列疾病鉴别：人粒细胞无形体病等立克次体病、肾综合征出血热、登革热、败血症、伤寒、血小板减少性紫癜等。

【预后】

绝大多数患者预后良好，但既往有基础疾病、老年患者、出现精神神经症状、出血倾向明显和低钠血症者多提示病重，预后较差。

【治疗】

（一）西医治疗

目前 SFTS 尚无特异性的有效疗法，主要方法为对症和支持治疗。应卧床休息，宜清淡易消化饮食，给予流食或半流食。密切监测生命体征、器官功能等。高热者进行物理降温，必要时使用药物退热。有出血症状或血小板明显降低者（<$30×10^9$/L），可输血浆、血小板。有肝功能损害者通常给予保肝药治疗。中性粒细胞严重低下者（<$1×10^9$/L），建议使用粒细胞集落刺激因子。对于免疫力低下，病情危重者，可使用免疫球蛋白。

体外实验结果提示利巴韦林对该病毒有抑制作用，临床上可试用。继发细菌、真菌感染者，应当选敏感抗生素治疗。同时注意基础疾病的治疗。目前尚无证据证明糖皮质激素有效，应当慎重使用。

（二）中医治疗

本病属于中医"瘟疫"范畴，初起邪犯肺卫，可用银翘散加减；卫气同病，毒邪壅盛，可用白虎汤加减；毒损脉络，可用犀角地黄汤合生脉散加减。重症可表现为气营（血）两燔，用清瘟败毒饮加减；若热势鸱张，败坏形体，可导致正衰邪陷，用参附龙牡汤合生脉散加减。中医药应早期介入，根据本病的不同阶段辨证施治。

【预防】

（一）控制传染源

一般情况下无需对患者实施隔离，但有出血表现者尽量安排单间。

（二）切断传播途径

患者血液、分泌物、排泄物及被其污染的环境和物品，可采取高温、高压、含氯消毒剂等方式进行消毒处理。

（三）保护易感人群

在抢救或护理危重病患时，尤其是有咯血、呕血等出血现象时，医务人员及陪护人员应加强个人防护，穿隔离衣并戴护目镜和口罩，避免与患者血液直接接触。户外活动时，防止蜱虫叮咬。

第三章　立克次体病

第一节　流行性斑疹伤寒

流行性斑疹伤寒（epidemic typhus）又称虱传斑疹伤寒（louse - borne typhus），是由普氏立克次体（Rickettsia prowazekii）通过体虱传播的急性传染病。其临床特点为急性起病、稽留型高热伴剧烈头痛、皮疹及中枢神经系统症状。自然病程为 2~3 周，多呈自限性。病后数月至数年可复发，称为复发型斑疹伤寒，又称 Brill - Zinsser 病。

【病原学】

普氏立克次体是立克次体属斑疹伤寒群的微小球杆菌，革兰染色阴性。不同于细菌、病毒，该病原体因酶系统不完整，必须寄生于真核细胞，并获取辅酶 A（CoA）、烟酰胺腺嘌呤二核苷酸（NAD）等物质才能繁殖，所以通常寄生于人体小血管内皮细胞胞质内和体虱肠壁上皮细胞内。抗原分为两种：可溶性耐热型特异性抗原，具有群特异性，可区分莫氏立克次体所致的地方性斑疹伤寒；可溶性不耐热型颗粒性抗原，具有种特异性，可与斑疹伤寒以外的其他立克次体病鉴别。

病原体对热、紫外线、一般消毒剂均敏感，56℃ 30 分钟或 37℃ 5~7 小时均可灭活。但耐低温和干燥，-20℃可长期保存。在干虱粪中可存活数月。

病原体可在活细胞培养基和鸡胚卵黄囊中生长，接种于雄性豚鼠腹腔，仅有发热但不引起明显阴囊红肿，区别于莫氏立克次体。

【流行病学】

（一）传染源

患者是唯一传染源。潜伏期末 1~2 日至热退后数日均有传染性，发病第 1 周传染性最强。近年发现，东方鼯鼠及猪、牛、羊家畜，可成为病原体宿主，但尚未确认是否为传染源。

（二）传播途径

人虱是本病的传播媒介，以体虱为主，头虱次之。以"人 - 虱 - 人"的方式传播。虱吸食人血感染病原体，病原体在虱肠细胞内繁殖并随粪便排出。虱吸人血时，唾液中并无病原体，但排粪中有病原体，可通过破损皮肤侵入而感染人。干虱粪中含有病原体的气溶胶，偶可随尘埃经呼吸道、口腔黏膜或眼结膜感染人。病原体不传代感染虱卵，但常离开高热或死亡患者而觅新宿主引起传播。

（三）易感人群

人群普遍易感，病后可获得较持久的免疫力。偶可再次感染。

NOTE

（四）流行特征

多发生在冬春季节，与寒冷时衣着厚，换洗少有关。大规模战争、饥荒、贫困及不良卫生条件均易引起本病发生和流行。热带地区如非洲也有病例报道。

【发病机制与病理】

（一）发病机制

主要病变是病原体引发的血管病变、毒素毒血症和免疫变态反应损伤。病原体首先在小血管及毛细血管内皮细胞内繁殖，引起血管内皮细胞病变，内皮细胞损伤后，病原体进入血流引起立克次体血症，并引发全身小血管和内脏血管内皮细胞感染，诱导变态反应并加重原有损害。立克次体还可潜伏于淋巴组织，是引发复发型斑疹伤寒的主要原因。

（二）病理

基本病理是小血管炎，典型病变特点是增生性、血栓性和坏死性血管炎及血管周围炎细胞浸润形成的立克次体肉芽肿，又称"斑疹伤寒结节"，可遍及全身，包括皮肤、心肌、肺、脑、脑膜、肝、肾、肾上腺等。中枢神经系统损伤突出，皮质、小脑、延髓、基底节、脑桥、脊髓均形成广泛弥漫性病变。

【临床表现】

（一）典型斑疹伤寒

潜伏期 5～24 日，一般 10～14 日。少数患者可有头痛、疲乏、畏寒、低热等前驱症状，大多急骤起病。主要表现为：

1. 发热　100% 患者出现，体温在 1～2 日内迅速上升至 39℃ 以上，多为稽留热。高热大约持续 2 周，经 3～4 日逐渐降至正常。可伴有寒战、乏力、剧烈头痛、全身肌肉疼痛、面部及眼结膜充血等全身毒血症状。

2. 皮疹　90% 以上患者有皮疹，多在第 4～6 日出现，初见于胸背部，1～2 日内遍及全身，但面部多无皮疹，下肢亦较少。开始为鲜红色充血性斑丘疹，后为暗红色或瘀点样。皮疹 1 周左右消退，常遗留色素沉着，但无焦痂。

3. 中枢神经系统症状　出现早、症状明显、持续时间长，突出表现为剧烈头痛及肌肉痛，可伴有头晕、耳鸣、听力减退，可有反应迟钝、谵妄，偶有肌肉和舌震颤、昏迷、大小便失禁、脑膜刺激征和癫痫样发作。

4. 肝脾肿大　约 90% 患者脾肿大，少数患者出现肝大。

5. 其他　可有食量减少、恶心、呕吐、腹胀、便秘等消化道症状。

（二）轻型斑疹伤寒

国内患者轻型较多见。其特点是：发热热度低（39℃ 左右），热程短（8～9 日），毒血症状轻（头痛和周身疼痛），少量充血性皮疹（1～2 日消退）或无皮疹，少有意识障碍（头痛、兴奋为主），少见肝脾肿大。

（三）复发型斑疹伤寒

又称 Brill－Zinsser 病，国内极少见。既往有本病病史，前次发病病原体未清除，潜伏于淋巴结内，数年或数十年后，机体免疫力下降而复发。发病同轻型患者，弛张热，热程短（7～11 日），病死率低，常散发，无季节性。

【并发症】

支气管肺炎是常见并发症，亦可有心肌炎、中耳炎、腮腺炎、脑膜炎，偶见指趾、阴囊、耳垂及鼻尖坏疽。

【实验室检查及其他检查】

（一）一般检查

1. 血常规　白细胞总数多正常，中性粒细胞偏高，嗜酸性粒细胞减少或消失，血小板常减少。

2. 尿常规　尿蛋白常见，偶有红、白细胞及管型。

（二）血清学检测

1. 外斐反应（变形杆菌 OX19 凝集试验）　以变形杆菌 OX19 株为抗原与患者血清发生凝集反应，一般发病后 7 日出现阳性，3 周后达高峰，可持续 3 个月。抗体滴度≥1∶160 或病程中 4 倍及以上效价增高即有诊断意义，阳性率 70% ~ 80%。非立克次体中变形杆菌、钩端螺旋体病、回归热、疟疾、伤寒亦可出现阳性，但效价较低。此检测不能与地方性斑疹伤寒鉴别。

2. 补体结合试验　用普氏立克次体与患者血清做补体结合试验，第 1 周阳性率 60%，第 2 周可达 100%，与地方性斑疹伤寒无交叉反应，可用于鉴别。

3. 立克次体凝集试验　直接用普氏立克次体与患者的血清做凝集反应，试管法 >1∶40 阳性，特异性高，出现早（病程第 5 日阳性率 85%，病程第 2 ~ 3 周阳性率 100%）。抗体数月内消失，不适合于追溯性研究。

4. 微量间接血凝试验　微量普氏立克次体抗原致敏绵羊或家兔红细胞，与检测患者血清特异性抗体进行凝集反应，灵敏度高，特异性强。适用于与其他群立克次体感染鉴别。

5. 微量间接免疫荧光试验　初次感染者血清中特异性 IgM 抗体增高，特异性强，可鉴别流行性斑疹伤寒与地方性斑疹伤寒。复发型斑疹伤寒 IgG 抗体增加。

（三）病原学检查

不用于临床诊断。取发热期患者血接种于雄性豚鼠腹腔，7 ~ 10 日后豚鼠出现发热反应，阴囊无明显红肿。取鞘膜或腹膜刮片，脑、脾、肾上腺组织涂片，染色后镜检，可找到位于细胞胞质内的病原体。或接种于鸡胚卵黄囊，传代后分离病原体。

（四）分子生物学检查

DNA 探针或 PCR 法探测血中立克次体 DNA，用于早期快速诊断。

（五）其他

脑脊液检查，外观大多澄清，蛋白和白细胞轻度增加，糖含量正常。心电图可显示低电压、T 波及 ST 段改变等心肌损害。部分患者有肝肾功能异常。

【诊断与鉴别诊断】

（一）诊断

1. 流行病学资料　冬春季节，卫生条件差，有虱寄生或叮咬史。

2. 临床表现　急性起病，高热，皮疹（4 ~ 5 日），中枢神经系统症状（剧烈头痛及意识障碍）。

3. 实验室检查　外斐反应滴度≥1∶160 或呈 4 倍以上升高。有条件可加做其他血清学和分子生物学检测。

NOTE

（二）鉴别诊断

1. 与其他立克次体病鉴别

（1）地方性斑疹伤寒　鉴别要点见表3－1。

表 3－1　流行斑疹伤寒与地方性斑疹伤寒的鉴别

鉴别点	流行性斑疹伤寒	地方性斑疹伤寒
病原体	普氏立克次体	莫氏立克次体
传播媒介	体虱	鼠蚤
流行季节	冬春	夏秋
流行情况	流行性	地方性或散发性
疾病性质	中度至重度，神经症状明显	轻度至中度
热程	12～18 日	9～14 日
皮疹	斑丘疹，瘀点或瘀斑常见；多遍及全身	斑丘疹；多为充血疹，稀少
血小板减少	常见	不常见
外斐试验滴度	强阳性，1：320～1：5120	1：160～1：640
豚鼠腹腔接种试验	阴囊不肿或轻度发红	阴囊严重肿胀

（2）恙虫病　亦可有高热、头痛、皮疹和外斐反应阳性，但恙螨叮咬处有皮肤焦痂、溃疡，邻近淋巴结肿大。

（3）Q 热　由贝纳立克次体引起，临床亦有发热、头痛，但主要表现为肺炎，无皮疹。外斐反应阴性，贝纳立克次体凝集试验、补体结合试验及荧光抗体检测阳性。

2. 伤寒　主要见于夏秋季，起病缓慢，持续发热，相对脉缓，玫瑰疹（6 日出疹），全身中毒症状较轻，白细胞和嗜酸性粒细胞减少，肥达反应阳性，血、骨髓、粪便可培养出伤寒杆菌。

3. 肾综合征出血热　表现为三大主症：发热、出血、肾损害。五期经过：发热期、低血压休克期、少尿期、多尿期、恢复期。血清特异性抗体 IgM 阳性可确诊。

4. 回归热　体虱传播，螺旋体引起，有发热、全身痛、头痛和肝脾肿大，但皮疹少，间断发热后再发热，血液和骨髓涂片可见螺旋体。

【预后】

与病情轻重、年龄、治疗早晚、有无并发症等有关。早期诊断及有效的治疗预后良好。老年人、孕妇及合并严重并发症者预后不良，未经治疗者病死率高达13%～30%，及时治疗者病死率 <1.5%。

【治疗】

（一）一般治疗

监护病情，做好护理，提供营养支持，防治肺、心、脑等并发症。

（二）对症治疗

剧烈头痛者给予止痛镇静剂；烦躁不安可用苯巴比妥、安定；慎用退热剂；严重毒血症者可短期应用糖皮质激素。

（三）病原治疗

首选多西环素口服，尽早使用，每次 100mg，每日 2 次，热退后需继续用药 3 日，疗程 6

日。四环素，每次 0.5g，每日 3~4 次，疗程同前。联用甲氧苄氨嘧啶（TMP）0.1~0.2g，每日 2 次，可提高疗效。18 岁以上成人亦可选择喹诺酮类抗菌药物。

（四）中医药治疗

根据本病冬春高发，急性起病，病情凶险，热毒炽盛，易入营入血的特征，可参照温病"伏暑""春温"和"疫疹"辨治。初期寒战高热，头痛身痛可用增损双解散表里双解；中期、极期高热，斑疹密发，闭窍动风，可选犀角地黄汤、神犀丹、羚角钩藤汤等清热解毒、凉血息风；后期、恢复期可给予沙参麦冬汤益气养阴清虚热。

【预防】

以灭虱为中心的综合措施是预防本病的关键。

（一）控制传染源

隔离患者，灭虱消毒处置。密切接触者医学观察 21 日并消毒灭虱。

（二）切断传播途径

鼓励勤沐浴、更衣，用 85℃ 以上 30 分钟煮沸、干热、湿热等物理法灭虱，或者环氧乙烷熏蒸法化学灭虱。

（三）保护易感人群

疫区人员进行免疫接种，常用鸡胚或鼠肺灭活疫苗，第 1 年皮下注射 3 次，每次间隔 5~10 日，以后每年加强 1 次。经过 6 次以上可获得持久的免疫力。减毒 E 株活疫苗，注射 1 次即可，效果持续 5 年，但因不良反应较重，较少使用。

第二节　地方性斑疹伤寒

地方性斑疹伤寒（endemic typhus）又称鼠型斑疹伤寒（murine typhus）或蚤传斑疹伤寒（flea-borne typhus），是由莫氏立克次体（Rickettsia mooseri）引起，以鼠蚤为传播媒介的急性传染病。临床表现与流行性斑疹伤寒相似，但其病情较轻、病程短，预后较好。

【病原学】

莫氏立克次体，其形态、染色性质、培养特征及对热和消毒剂的抵抗力，与普氏立克次体相似。耐热可溶性抗原为一组特异性抗原，同普氏立克次体，而与之有交叉反应；不耐热的颗粒抗原为种特异性抗原，不同于普氏立克次体，可用补体结合试验、凝集试验鉴别。莫氏立克次体接种雄性豚鼠腹腔可致阴囊和睾丸明显肿胀，对小鼠和大鼠的致病性也较强。

【流行病学】

（一）传染源

家鼠为本病的主要传染源。病原体以鼠-鼠蚤-鼠形式在鼠间传播，鼠感染后大多并不死亡，而鼠蚤在鼠死后才咬人血而使人受染。此外，患者及家畜亦可能是传染源。

（二）传播途径

主要通过鼠蚤的叮咬传播。鼠蚤吮吸病鼠血时，病原体随血进入蚤肠细胞繁殖，但蚤并不死亡，病原体可在蚤体内长期存在。当受染蚤吸人血时，同时排出含病原体的蚤粪和呕吐物于皮肤上，病原体可经抓破处进入人体；或蚤被打扁压碎后，其体内病原体经伤处侵入机体。进食被病鼠排泄物污染的饮食亦可患病。干蚤粪内的病原体可形成气溶胶，经呼吸道或眼结膜感染人。

（三）易感人群

人群普遍易感，隐性感染率较高，感染后可获得强而持久的免疫力，与流行性斑疹伤寒有一定的交叉免疫性。

（四）流行特征

本病属自然疫源性疾病，全球散发，多见于热带和亚热带地区。本病于晚夏和秋季谷物收割时多发，并可与流行性斑疹伤寒同时存在于某些地区。

【发病机制与病理】

与流行性斑疹伤寒大致相同，但血管病变轻微。

【临床表现】

潜伏期 1～2 周，临床表现与流行性斑疹伤寒相似，但症状轻，病程短。

（一）发热

起病急骤，为稽留热或弛张热，体温一般为 39℃ 左右，持续 9～14 日，最短 4 日，最长 25 日，伴全身肌肉酸痛、显著头痛和结膜充血等。

（二）皮疹

50%～80% 的患者有皮疹，出现时间及特点与流行性斑疹伤寒相似。第 4～7 日始发于胸腹，24 小时内遍布背、肩、臂、腿等处，开始为斑疹，继成斑丘疹，色暗红，出血性皮疹少见，数日内消退。

（三）中枢神经系统症状

大多轻微，主要表现为头痛、头晕、失眠、听力减退。脑膜刺激征、谵妄、昏迷、大小便失禁等症状少见。

（四）其他

大多有便秘、恶心、呕吐、腹痛等，50% 的患者有脾脏轻度肿大，肝大者较少。并发症少见，以支气管炎多见。

【实验室检查】

（一）血常规

白细胞总数及分类多正常，少数病例早期出现血小板减少。

（二）生化检查

90% 的患者出现 AST、ALT、ALP 和 LDH 轻度升高。

（三）血清学检测

外斐反应阳性，但效价低，为 1∶160～1∶640，可用莫氏立克次体特异性抗原行补体结合试验、凝集试验等检测。

（四）病原学检查

将发热期患者血接种到雄性豚鼠腹腔内，5～7 日后豚鼠出现发热、阴囊肿胀，鞘膜渗出液涂片可检出肿胀细胞胞质内有大量立克次体。

【诊断与鉴别诊断】

（一）诊断

有鼠蚤叮咬史；临床表现与流行性斑疹伤寒相似，但症状轻，皮疹呈充血性，热程短；外斐试验有筛选意义，有条件可加做补体结合试验和立克次体凝集试验。

（二）鉴别诊断

与流行性斑疹伤寒鉴别，鉴别要点见本章第一节表 3 - 1。

【预后】

预后良好，经有效治疗后多痊愈，极少死亡。

【治疗】

与流行性斑疹伤寒相同。

【预防】

（一）控制传染源

灭鼠灭蚤，尽早隔离患者。

（二）切断传播途径

加强卫生宣教，勤沐浴、更衣。

（三）保护易感人群

因本病散发，一般无须疫苗接种。对灭鼠工作人员和与莫氏立克次体接触的实验人员，可用灭活疫苗预防接种。

第三节　恙虫病

恙虫病（tsutsugamushi disease）又称丛林斑疹伤寒（scrub typhus），是由恙虫病立克次体（Rickettsia tsutsugamushi）感染人体所引起的一种自然疫源性急性传染病。临床表现为发热、皮疹、叮咬部位出现溃疡、结痂和局部淋巴结肿大等，如治疗不及时，可能发生支气管肺炎、心力衰竭、消化道出血、脑膜炎等并发症，严重者可导致多器官损害，甚至危及生命。

【病原学】

恙虫病立克次体，又称东方立克次体，呈双球、椭圆形或短杆状，多成对排列，大小不等，$(0.2 \sim 0.5)$ μm × $(0.3 \sim 1.5)$ μm，革兰染色阴性，吉姆萨染色呈紫蓝色。可从发热期患者的焦痂、血液、淋巴结或骨髓等分离出病原体。

恙虫病立克次体在不同地区、不同株间的抗原性有较大差异，对人的致病力也不相同。与变形杆菌 OXk 有交叉免疫。据抗原性不同，分为 Karp、Gilliam、Kato、Kawasaki、Kuroki、TA678、TA686、TA716、TA763 和 TH1817 十个血清型。我国长江以南以 Karp 型为主，长江以北以 Gilliam 型居多。

恙虫病立克次体抵抗力弱，加热至 56℃ 10 分钟或 0.5% 石炭酸均可杀灭，耐低温。对氯霉素、四环素、大环内脂类等敏感，但耐受青霉素类、头孢类和氨基糖苷类。

【流行病学】

（一）传染源

鼠类是主要传染源和主要储存宿主。此外，兔、猪、猫、鸡也能感染本病。人作为传染源的意义不大。

（二）传播途径

通过携带恙虫病东方体的恙螨幼虫叮咬而传播。恙螨既是本病的传播媒介，也是恙虫病立克次体的原始贮存宿主。

（三）易感人群

人对本病普遍易感。农民和从事野外工作者发病率较高，特别是较多接触丛林杂草的人员。病后可获得对同株病原体的持久免疫力，对异株的免疫力仅能维持数月。

（四）流行特征

一般为散发，也可发生流行。我国南方地区多发于夏秋季，以 5~11 月份多见，6~8 月份为高峰，北方地区多发于秋冬季，以 9~12 月份多见，10 月份为高峰。发病与恙螨和野鼠的密度增加有关。

【发病机制及病理】

（一）发病机制

病原体从恙螨幼虫叮咬处侵入人体，先在叮咬处组织细胞内繁殖，引起局部皮损，然后直接或经淋巴系统进入血流，继而在血管内皮细胞和单核细胞内生长繁殖，产生毒素，引起全身毒血症状和多脏器的炎症病变。

（二）病理

基本病理改变为全身小血管炎、血管周围炎及单核-吞噬细胞增生。恙螨叮咬的局部皮肤充血、水肿、形成小丘疹，继而出现小水疱，水疱中央坏死、出血，形成黑色痂皮，称为焦痂。痂皮脱落后皮肤溃疡形成，且出现全身淋巴结肿大，尤其是在焦痂或溃疡附近的淋巴结肿大最为明显。肝脾因充血和单核-吞噬细胞增生而肿大，并出现局灶性或弥漫性心肌炎、出血性肺炎、间质性肾炎和淋巴细胞性脑膜炎，胃肠道广泛充血。

【临床表现】

潜伏期 4~21 日，一般为 10~14 日。

（一）毒血症状

起病急骤，一般无前驱症状。先有畏寒或寒战，继而发热，体温上升迅速，1~2 日内可达 39~41℃，可呈稽留型、弛张型或不规则型。伴有相对缓脉、头痛、全身酸痛、疲乏嗜睡、食欲不振、颜面潮红、结膜充血。个别患者有眼眶后痛。严重者出现谵语、烦躁、肌颤、听力下降、脑膜刺激征、血压下降，还可并发肺炎。发热多持续 1~3 周。

（二）焦痂及溃疡

为本病特征性表现，具诊断意义，70%~100% 患者可见。初期于被恙螨幼虫叮咬处出现红色丘疹，无痛痒，很快形成水疱，破裂后呈新鲜红色小溃疡，边缘突起，周围红晕，1~2 日后中央坏死，成为褐色或黑色焦痂，呈圆形或椭圆形，直径 0.5~1cm，痂皮脱落后形成溃疡，其底面为淡红色肉芽组织，或干燥或有血清样渗出物，偶有继发化脓现象。多数患者只有 1 个焦痂或溃疡，少数 2~3 个，个别多达 10 个以上，常见于腋窝、腹股沟、外阴、肛周、腰带压迫等处，也可见于颈、背、胸、足趾等部位。

（三）淋巴结肿大

全身浅表淋巴结肿大，近焦痂处局部淋巴结肿大更显著。一般如蚕豆至鸽蛋大，可移动，有疼痛及压痛，无化脓倾向，消散较慢，在恢复期仍可扪及。

（四）皮疹

在 4~6 病日，部分患者出现暗红色斑丘疹。无痒感，大小不一，直径为 0.2~0.5cm，先见于躯干，后蔓延至四肢。轻症者无皮疹，重症者皮疹密集，融合或出血。皮疹持续 3 ~ 10 日消退，无脱屑，可留有色素沉着。有时在第 7 ~ 8 病日发现软硬腭及颊黏膜上有黏膜疹。在各次流行中皮疹的发生率差别较大，从 35% ~ 100% 不等。

（五）肝脾大

部分患者出现轻度的肝脾大，脾大较肝大多见，可有轻微触痛。

【并发症】

常见的并发症是中毒性肝炎，支气管肺炎，心肌炎，脑膜脑炎，消化道出血和急性肾功能衰竭等，重症患者常出现两个以上的器官衰竭。

【实验室检查】

（一）血象

周围血白细胞总数减少或正常，如并发感染时白细胞增多，中性粒细胞核左移，淋巴细胞数相对增多。

（二）血清学检查

1. 外斐反应 亦称变形杆菌凝集试验，用与恙虫病立克次体有共同菌体抗原的变形杆菌 OXk 进行非特异性凝集反应，检测患者血清中有无恙虫病立克次体抗体。单份血清对变形杆菌 OXk 凝集效价≥1∶160 有诊断意义。第 4 日即可出现阳性，3 ~ 4 周达高峰，5 周后下降，但特异性低。

2. 补体结合试验 应用当地代表株或多价抗原，阳性率较高，特异性强，抗体持续时间长，可达 5 年左右。效价 1∶10 为阳性。

3. 间接免疫荧光试验 测定血清中特异性 IgM、IgG 抗体，于起病第 1 周末出现抗体，第 2 周末达高峰，阳性率高于外斐反应，抗体可持续 10 年。

4. 斑点免疫测定 用恙虫病立克次体或其蛋白作为抗原检测患者血清中的特异性 IgM 或 IgG 抗体，其中特异性 IgM 抗体的检测有早期诊断价值。该法敏感性高，特异性强，可用于血清分型。

5. 酶联免疫吸附试验（ELISA）与酶免疫测定（EIA） 可做各种血清型恙虫病东方体的特异性 IgM 或 IgG 抗体检测，敏感度和特异性与斑点免疫测定相似，亦可用于血清分型。

（三）病原学检查

1. 病原体分离 取发热期患者血液 0.5mL，接种小白鼠腹腔，小白鼠于 1 ~ 3 周死亡，剖检取腹膜或脾脏作涂片，经吉姆萨染色或荧光抗体染色镜检，于单核细胞和巨噬细胞的胞质内可见立克次体。也可做鸡胚接种、组织培养分离病原体。

2. 分子生物学检查 PCR 检测恙虫病东方体特异基因片段，特异性强，可用于本病的诊断与血清型鉴定。

【诊断与鉴别诊断】

（一）诊断

1. 流行病学资料 发病前 3 周内是否到过流行地区，是否从事户外工作，露天宿营和接触草地等。

2. 临床表现 起病急，发热、焦痂或溃疡、皮疹、淋巴结肿大和肝脾大。焦痂或溃疡对诊断具有重要价值。

NOTE

3. 实验室检查 外斐反应 OXk 凝集效价≥1∶160 有辅助诊断价值。检测患者血清特异性抗体 IgM 有早期诊断价值。PCR 检测血标本中的恙虫病东方体 DNA 对鉴定恙虫病东方体株有意义。小白鼠腹腔接种可分离病原体。

（二）鉴别诊断

1. 伤寒 起病徐缓，持续高热，相对缓脉，表情淡漠，皮疹为玫瑰疹，无焦痂溃疡，血培养有伤寒杆菌生长，肥达反应阳性，外斐反应阴性。

2. 斑疹伤寒 多见于冬春季节，无焦痂和局部淋巴结肿大，外斐反应 OX_{19} 阳性，OXk 阴性，以普氏或莫氏立克次体为抗原进行补体结合试验阳性。

3. 钩端螺旋体病 腓肠肌疼痛明显，无焦痂、溃疡及皮疹。血片中可找到钩端螺旋体。钩端螺旋体补体结合试验和乳胶凝集试验阳性。

4. 登革热 急性起病，有高热、头痛、皮疹；外周血白细胞和血小板明显减少，血清中登革病毒抗体阳性。

【预后】

经早期诊断及有效的病原治疗，患者一般预后良好；但老年人、孕妇、有并发症者预后较差。有效抗生素治疗者病死率 1%～5%，未用者病死率 9%～60%。

【治疗】

以抗生素治疗为主，辅以对症治疗。

（一）一般治疗

卧床休息，加强营养，进食易消化的食物，保持水电解质、酸碱和能量平衡。高热可用物理降温，酌情使用解热镇痛剂，重病患者进重症监护室治疗，在使用有效抗生素的情况下，可予糖皮质激素，以减轻毒血症状。有心衰者应绝对卧床休息，用强心药、利尿剂控制心衰。

（二）病原治疗

多西环素、四环素、氯霉素等有良好效果，大多数在服药 1～3 日体温下降至正常。多西环素每日 0.2g，连服 5～7 日。氯霉素成人每日 2g，儿童每日 25～40mg/kg，分 4 次口服，热退后剂量减半，再服 7～10 日。孕妇可选用阿奇霉素。其他药物如罗红霉素、红霉素等也具有一定疗效。

氨基糖苷类、青霉素类及头孢菌素类等抗生素对本病无治疗作用。

【预防】

（一）管理传染源

主要是灭鼠，患者不必隔离，接触者不检疫。

（二）切断传播途径

关键是避免被恙螨幼虫叮咬。流行季节避免在草地上坐、卧、晒衣被。在流行区野外活动时，应束紧袖领及裤脚口防止恙螨叮咬，可在外露的皮肤上涂抹 5% 邻苯二甲酸二甲酯等。

（三）保护易感人群

目前尚无保护性疫苗。

第四章　细菌感染性疾病

第一节　伤寒与副伤寒

一、伤寒

伤寒（typhoid fever）是由伤寒沙门菌（Salmonella typhi）引起的急性肠道传染病。以持续高热、全身中毒症状、玫瑰疹、相对缓脉、肝脾肿大和血白细胞减少等临床表现为特征，严重者可出现肠出血或肠穿孔等并发症。

【病原学】

伤寒沙门菌属于沙门菌属 D 群，也称伤寒杆菌，革兰染色阴性，呈短杆状，有鞭毛，能活动，无芽胞和荚膜。在自然条件下不感染动物，只感染人类。普通培养基上可生长，在含有胆汁的培养基中更易生长。伤寒杆菌在自然界中生存力较强，在水中可存活 2～3 周，在粪便中可存活 1～2 个月，在牛奶中不仅能生存，还可繁殖。耐低温，在冰冻环境中可存活数月，对光、热、干燥和消毒剂敏感，如日光直射数小时、加热至 60℃ 后 30 分钟可死亡，煮沸或消毒水余氯达 0.2～0.4mg/L 可迅速致死。

伤寒杆菌具有菌体（O）、鞭毛（H）和表面（Vi）3 种抗原，均可刺激机体产生相应抗体。O 和 H 抗原性较强，常用于血清凝集试验（肥达试验）以辅助临床诊断，也可用于制备伤寒菌苗供预防接种。Vi 抗原见于新分离的菌株，具有微荚膜的功能，有干扰血清中的抗体、补体及吞噬细胞的作用，是重要的毒力因子。Vi 抗原的抗原性较弱，当病原菌从人体中清除后，Vi 抗体滴度迅速下降，故 Vi 抗体的检出有助于发现带菌者。伤寒杆菌菌体裂解时释放的内毒素在伤寒的发病机制中起着重要作用。

【流行病学】

（一）传染源

患者及带菌者为传染源。潜伏期开始即可从粪便排菌，第 2～4 周时排菌量最大，传染性最强，此后逐渐降低。恢复期后仍排菌，持续时间不超过 3 个月者称为病后带菌者。有 2%～5% 的患者恢复期后排菌时间超过 3 个月，称为慢性带菌者。偶有慢性排菌超过 1 年甚至终身的长期带菌者。慢性带菌者是本病不断传播甚至流行的主要传染源。原有慢性胆系疾患（如胆石症、胆囊胆管炎）的伤寒患者易成为慢性带菌者。

（二）传播途径

经消化道传播，伤寒杆菌随患者或带菌者的粪、尿排出后，通过污染的水和食物，以及日常生活接触、苍蝇和蟑螂等传播。其中，水源污染是本病传播的主要途径，可引起暴发或流行。食物污染也可引起暴发或流行，而散发病例一般多由日常生活接触传播引起。

（三）易感人群

人群普遍易感。病后可获持久免疫力，罕见第二次患病。但与副伤寒无交叉免疫。

（四）流行特征

世界各地均有本病发生，以热带及亚热带地区和发展中国家多见。全年均可发病，夏秋季高发。发病人群以儿童和青壮年为主。近年来，我国发病率逐渐下降，但局部地区流行的伤寒耐药菌株有所增加，耐药谱在逐渐扩大。

【发病机制与病理】

（一）发病机制

发病与否取决于摄入的细菌量、菌株毒力和宿主的防御力。胃酸分泌过少、肠道菌群紊乱等为促发因素。

未被胃酸杀灭的伤寒杆菌进入小肠后，入侵肠黏膜，部分病菌被吞噬细胞吞噬，并在其胞质内繁殖，部分进入小肠集合淋巴结和肠系膜淋巴结，经胸导管进入血流，引起短暂的菌血症，即第一次菌血症；此阶段患者无症状，相当于临床潜伏期。若免疫力低下，则细菌随血流进入肝、胆、脾、肾、骨髓及回肠末端的孤立淋巴结，继续在单核 – 吞噬细胞系统内大量繁殖，再次进入血流，形成第二次严重菌血症，并释放内毒素，患者即出现发热、全身不适、玫瑰疹和肝脾肿大等。在胆道系统内大量繁殖的细菌随胆汁排至肠道，部分排出体外，部分再次侵入原已致敏的肠壁淋巴组织，引起更严重的炎症反应，导致溃疡形成，甚至引起肠出血或肠穿孔等并发症。伤寒杆菌也可随血流扩散至全身各脏器和组织，引起肾脓肿、胆囊炎、骨髓炎、脑膜炎、心包炎等。

（二）病理

病理特点主要是全身单核 – 吞噬细胞系统的增生反应，以回肠末端的集合淋巴结和孤立淋巴滤泡最显著。病程第 1 周，肠壁淋巴组织增生肿胀，呈纽扣样突起，其他部位淋巴结、脾、骨髓、肝窦星形细胞亦增生；第 2 ~ 3 周，经胆管进入肠道的伤寒杆菌，可穿过小肠黏膜再度侵入肠壁淋巴组织，引起肠壁淋巴组织中的淋巴细胞和巨噬细胞释放大量炎症介质，致局部淋巴组织坏死、脱落形成溃疡。若病变累及血管，可引起出血，若侵及肌层和浆膜层则可引起肠穿孔。第 4 ~ 5 周，溃疡愈合，不留瘢痕，也不引起肠道狭窄。肠道病变与临床表现的严重程度不一定成正比，伴有严重毒血症者，尤其是婴儿，肠道病变可能不明显；反之，毒血症状轻微或缺如的患者，却可突然发生肠出血或肠穿孔。

【临床表现】

潜伏期长短与感染菌量有关，多为 7 ~ 14 日。食物型暴发流行可短至 48 小时，而水源性暴发可长达 30 日。

（一）典型伤寒

自然病程约 4 周，可分为 4 期。

1. 初期　病程第 1 周。起病缓慢，先发热，发热前有畏寒，少有寒战。体温呈阶梯形上升，3 ~ 7 日内达到 39 ~ 40℃。伴全身不适，食欲减退，头痛，乏力，腹部不适等症状。

2. 极期　病程第 2 ~ 3 周。呈典型伤寒表现。

（1）**高热**　体温在40℃左右，多呈稽留热型，少数可呈弛张热型或不规则热型，持续10～14日。

（2）**神经系统症状**　由伤寒内毒素引起，与疾病的严重程度成正比。表情淡漠、呆滞，耳鸣或听力减退。严重者可出现谵妄、昏迷，亦可合并假性脑膜炎而表现出脑膜刺激征。

（3）**相对缓脉**　成年人常见，若并发中毒性心肌炎时则不明显。

（4）**肝脾大**　病程第1周末可出现轻度肝脾大，质软。

（5）**消化道症状**　食欲下降，腹胀，腹部不适，右下腹深压痛。常见便秘，少数可有腹泻。

（6）**玫瑰疹**　于病程的6～8日，部分患者皮肤可分批出现散在的、数量不多的淡红色的小斑丘疹（玫瑰疹），直径2～4mm，压之褪色。主要分布于胸及上腹部，偶见于背部和四肢，2～4日内消失。

3. 缓解期　病程第4周。体温开始下降，症状好转。仍需警惕发生肠出血、肠穿孔等严重并发症。

4. 恢复期　病程第5周，体温正常，症状消失，食欲好转，常需1个月左右完全恢复健康，少数患者可转为带菌者。

（二）其他临床类型

1. 轻型　全身毒血症状轻，病程短，2周左右痊愈。多见于发病前曾接种过伤寒菌苗者，或发病早期已应用有效抗菌药物治疗者。由于缺乏典型伤寒表现，易被误诊和漏诊。

2. 迁延型　起病与典型伤寒相似，但发热呈弛张或间歇热型，可达45～60日，肝脾肿大较显著。多见于合并乙肝、胆道结石和慢性血吸虫病者。

3. 逍遥型　全身毒血症状轻，无明显异常体征，患者可照常生活、工作。部分患者因突发肠出血或肠穿孔而就医。

4. 暴发型（重型）　起病急，发展快，毒血症状严重，病情凶险。出现中毒性脑病、心肌炎、肝炎、肠麻痹及休克等严重并发症。常有显著皮疹，亦可并发DIC。

（三）特殊伤寒

1. 小儿伤寒　年龄越小，症状越不典型，常伴发支气管炎或肺炎。起病急，病情重。常有呕吐、腹痛、腹泻、不规则高热伴惊厥，肝脾大明显，相对缓脉和玫瑰疹较少见，白细胞和中性粒细胞计数常无明显减少。肠道病变较轻，较少并发肠出血与肠穿孔。

2. 老年伤寒　症状多不典型，低热，虚弱明显。易并发支气管肺炎和心功能不全。病程迁延，恢复慢，病死率高。

3. 复发　少数患者热退后1～3周再次出现发热、食欲减退等症状，血培养又可转为阳性。症状比初发轻，病程较短。由潜伏在巨噬细胞内的伤寒杆菌重新繁殖入血所致。

4. 再燃　部分患者在缓解期，体温已下降而未降至正常时又突然升高，持续5～7日退热，症状加剧，血培养常可再次阳性。再燃的机制与复发相似。

【并发症】

1. 肠出血　较常见，多见于病程第2～3周。少量出血可无症状；大量出血时出现体温骤降、脉搏细速、头晕、面色苍白、烦躁、冷汗及血压下降等，可见暗红色血便。多由饮食不当、剧烈活动、用力排便、腹泻等诱发。

2. 肠穿孔   最严重的并发症，多见于病程第 2 ~ 3 周。多发生于回肠末段。突然右下腹剧痛，伴有恶心、呕吐、冷汗、脉搏细数、呼吸急促、体温与血压下降等。随后体温又上升，并出现腹胀、腹部压痛和反跳痛、腹壁紧张等腹膜炎体征。腹部 X 线检查示膈下有游离气体，白细胞数较前升高并伴核左移。诱因与肠出血同，部分患者可同时并发肠出血和穿孔。

3. 中毒性肝炎   常见于病程第 1 ~ 3 周。表现为肝大和压痛，血清丙氨酸转氨酶（ALT）升高，少数患者出现黄疸。

4. 中毒性心肌炎   多见于病程第 2 ~ 3 周，由严重毒血症引起。可见心率加快、心律不齐、第一心音低钝，血压偏低，心肌酶谱异常等。ECG 示 PR 间期延长、T 波改变、ST 段改变等。

【实验室检查】

（一）常规检查

1. 血常规   白细胞计数常为（3 ~ 5）×10^9/L，中性粒细胞减少，嗜酸性粒细胞减少甚至消失；血小板计数可降低，合并 DIC 或溶血性尿毒综合征时可突然下降。

2. 尿常规   可见少量尿蛋白，偶见管型。

3. 粪常规   合并肠出血时潜血试验阳性或肉眼血便。

（二）细菌学检查

是确诊的依据，应尽量争取早做。

1. 血培养   病程第 1 ~ 2 周阳性率可达 80% ~ 90%，以后阳性率下降，第 4 周时常阴性，故为提高阳性率应尽早检查。复发或再燃时也可阳性。

2. 骨髓培养   阳性率较血培养高，病程第 7 ~ 10 日阳性率可达 95%，持续时间长，尤适合于已用抗菌药物治疗而血培养阴性者。

3. 粪便培养   从潜伏期开始即可阳性，病程第 3 ~ 4 周最高，可达 75%，对慢性带菌者价值高。

4. 尿培养   早期多为阴性，病程第 3 ~ 4 周阳性率可达 25%。

（三）血清学检查

1. 肥达反应   即伤寒血清凝集试验，对伤寒和副伤寒有辅助诊断价值。用伤寒菌体"O"抗原、鞭毛"H"抗原及副伤寒甲、乙、丙鞭毛抗原测定患者血清中相应抗体的凝集效价。病程第 2 周可出现阳性，第 4 周阳性率可达 80%，病情恢复后阳性反应可持续数月。分析肥达反应结果应注意：

（1）健康人血清中可能有低效价的凝集抗体存在。只有当"O"抗体效价≥1∶80，"H"抗体效价≥1∶160，或病初与病后双份血清抗体效价呈 4 倍及以上增高，才具有辅助诊断意义。

（2）"O"抗体在病程早期即可出现，持续半年左右消失，"H"抗体出现较迟，但可持续数年。仅有"O"效价升高而"H"效价不高，多见于发病的早期；只有"H"效价增高而"O"效价不高，可能是既往预防接种过疫苗或非特异性回忆反应所致。

（3）并非所有伤寒或副伤寒患者肥达反应均阳性。早期应用抗菌药物、机体免疫力低下或感染较轻，其抗体效价可很低或阴性。另有些非伤寒发热性疾病如部分急性感染、肿瘤、风湿性疾病、慢性溃疡性结肠炎等，可出现假阳性。

（4）Vi 抗体的检测主要用于慢性带菌者的筛查，效价在 1∶40 以上有诊断价值。

2. 其他 酶联免疫吸附试验、被动血凝试验、协同凝集试验等可以检测血清中伤寒抗原或特异性抗体IgM，对伤寒的早期诊断有意义。

【诊断与鉴别诊断】

（一）诊断

1. 流行病学特点 夏秋季发病，当地有无伤寒疫情、与伤寒患者接触史、既往是否患过伤寒等，对伤寒的诊断有参考价值。

2. 特征性临床表现 持续发热1~2周以上，并出现特殊中毒面容、相对缓脉、玫瑰疹、肝脾肿大、白细胞计数低下、嗜酸性粒细胞减少或消失等，以及出现肠穿孔或肠出血则对诊断更有帮助。

3. 实验室检查 临床疑似伤寒的病例如有以下项目之一可确诊：

（1）血、骨髓、尿、粪便或玫瑰疹刮取物中任何一种标本分离到伤寒杆菌。

（2）血清特异性抗体阳性，肥达反应"O"抗体效价≥1∶80，"H"抗体效价≥1∶160，如恢复期效价增高4倍以上者则更具诊断意义。

（二）鉴别诊断

1. 病毒性上呼吸道感染 病程多在2周以内。高热、头痛、白细胞数减少等与伤寒相似，但起病急，咽痛、鼻塞、咳嗽等呼吸道症状明显，无表情淡漠、肝脾大、玫瑰疹等。

2. 疟疾 高热、肝脾大、白细胞数减少与伤寒相似，但常伴寒战、大汗和间歇性高热，贫血较明显，血培养阴性，血液或骨髓涂片可发现疟原虫。

3. 细菌性痢疾 发热、腹痛、腹泻等表现与伤寒相似，但以左下腹痛为主，里急后重，排脓血便，白细胞升高，粪便培养可找到痢疾杆菌。

4. 革兰阴性杆菌败血症 多有原发病灶，发病急，弛张热伴有寒战、皮肤瘀点瘀斑。高热、肝脾大、白细胞计数不高与伤寒相似。血培养有革兰阴性菌生长。

5. 血行播散型肺结核 多有结核病史或与结核患者接触史，持续发热、白细胞减少，但血培养阴性，结核菌素试验阳性，胸部X线片、CT可见粟粒性结核病灶。

【预后】

伤寒的预后与病情、年龄、有无并发症、治疗早晚、治疗方法、有无预防接种史以及病原菌的因素等有关。老年人、婴幼儿及营养不良者预后差。发生严重并发症（如肠出血、肠穿孔、心肌炎等）及暴发型者病死率高。

【治疗】

以抗菌治疗为主，注意对患者及带菌者隔离，防治并发症。

（一）一般治疗

1. 隔离与休息 按消化道传染病隔离，症状消失后，每隔5~7日送检粪便培养，连续2次阴性可解除隔离。发热期患者须卧床休息，退热后1周左右可轻度活动。

2. 营养和饮食 予高热量、高营养、易消化的无渣或低渣饮食，少量多餐，即使热退后食欲增强，也应避免进食坚硬多渣饮食，以免诱发肠出血或肠穿孔。热退后2周可逐步恢复正常饮食。

（二）对症治疗

1. 高热 物理降温如冰敷、酒精擦浴；慎用退热药，以防虚脱。

2. 便秘   用开塞露或生理盐水低压灌肠，禁用高压灌肠和泻剂。

3. 腹胀   应减少牛奶及糖类的食用。可用松节油腹部热敷和肛管排气，或黄连素 0.3g 口服，每日 3 次，禁用溴新斯的明类药。

4. 严重毒血症   在足量有效抗菌药物治疗下可使用糖皮质激素。氢化可的松 50~100mg 或地塞米松 5mg，每日 1 次静脉滴注，疗程不超过 3 日。对兼有毒血症状和明显鼓肠和腹胀的患者，慎用糖皮质激素。

（三）病原治疗

许多抗菌药物对伤寒杆菌有效。自从 1948 年氯霉素应用于伤寒的病原治疗后，患者的预后得到极大改善，病死率明显下降。氯霉素曾作为伤寒病原治疗的首选药物普遍使用，但存在复发率上升、骨髓抑制、退热时间较长，以及耐药等问题。我国自二十世纪八十年代中期以来，南方的一些省市，陆续出现耐氯霉素伤寒的局部流行，有些地区流行的伤寒杆菌株为多重耐药，对氯霉素、磺胺类药物、卡那霉素、氨苄西林等多种抗菌药物耐药，而且患者的病情较重、热程长、并发症多、易复发或再燃，病死率也较高。目前推荐使用的抗菌药物主要是第三代喹诺酮类或第三代头孢菌素类。

1. 第三代喹诺酮类   本类药物抗菌谱广，作用强，耐药少，疗效可靠，复发率较低，病后带菌者少。尤其对多重耐药菌株所致伤寒患者的治疗，为首选药物。常用环丙沙星 0.5g，口服，每日 2 次；或左氧氟沙星 0.1~0.2g，口服，每日 2 次。对于重症或有并发症患者，可静脉滴注环丙沙星或左氧氟沙星注射液 0.2g，每日 2 次，症状控制后改口服，疗程 10~14 日。对喹诺酮类药过敏者、孕妇及哺乳期妇女禁用，16 岁以下儿童和青少年慎用，老年患者酌情减量应用。

2. 第三代头孢菌素类   抗菌活性强，体内分布广，胆道内药物浓度高，毒副作用小，可选用以下药物：头孢曲松，成人每 12 小时静滴 1~2g，儿童 50mg/kg；头孢噻肟，成人 2g，儿童 50mg/kg，分 2~3 次静脉滴注；头孢他啶，成人 2g，儿童 50mg/kg，分 2~3 次静脉滴注；头孢哌酮，成人每 12 小时静滴 1~2g，儿童 50mg/kg。疗程 10~14 日。多用于喹诺酮的禁用者（如孕妇、哺乳期妇女和儿童）和耐喹诺酮类菌株的患者，对头孢菌素类抗生素过敏者禁用。

3. 其他抗生素   作为酶抑制药复合药物阿莫西林/克拉维酸、哌拉西林/他唑巴坦对伤寒沙门菌敏感性高，因其疗效显著，目前常用于耐药伤寒菌株感染的治疗，注意对青霉素类过敏者禁用。

（四）带菌者的治疗

根据药敏结果选择抗菌药物，一般选择氧氟沙星或环丙沙星。氧氟沙星每日 0.4g，分 2 次口服。环丙沙星每日 1g，分 2 次口服。疗程 4~6 日。

（五）并发症的治疗

1. 肠出血   暂禁食，绝对卧床休息，严密观察血压、脉搏、神志和便血情况；及时补充血容量，维持水电解质和酸碱平衡，并加用维生素 K、卡巴克络、抗血纤溶芳酸等止血药。根据出血情况酌量输血。经积极治疗仍出血不止者，应考虑外科手术治疗。

2. 肠穿孔   禁食、胃肠减压，维持水、电解质平衡，加强有效抗生素的联合应用。除局限者外，肠穿孔并发腹膜炎者应及早行手术治疗。

3. 中毒性心肌炎   严格卧床休息，静注高渗葡萄糖液、维生素 B$_1$、ATP、1,6 二磷酸果糖等。必要时加用糖皮质激素。如出现心力衰竭，可使用洋地黄和速尿，并维持至临床症状好转。但患者对洋地黄耐受性差，应谨慎使用。

4. 其他　中毒性肝炎、肺炎、胆囊炎、DIC 等，采用相应的内科治疗措施。

【预防】

（一）控制传染源

患者规范治疗至症状完全消失后 2 周，或每隔 5～7 日做粪便培养，连续 2 次阴性后方可解除肠道传染病隔离。对慢性带菌者应彻底治疗，调离托、幼、饮食业。对密切接触者进行医学观察 15 日。

（二）切断传播途径

应加强饮食卫生，保护水源，消灭苍蝇，做好粪便、污水、垃圾的管理和处理，养成良好卫生与饮食习惯。

（三）保护易感人群

流行区内的易感人群可接种伤寒菌苗。目前使用的菌苗有伤寒、副伤寒甲乙三联混合灭活菌苗，伤寒杆菌肠 Ty21a 口服活菌苗和伤寒 Vi 多糖疫苗。伤寒菌苗仅有部分保护作用，接种后仍应采取其他预防措施。

二、副伤寒

副伤寒（paratyphoid fever）是由副伤寒甲、乙、丙 3 种沙门菌所致的一组急性细菌性肠道传染病。

流行病学特点与伤寒相同，但发病率较伤寒低。儿童副伤寒相对较多，其中以副伤寒乙、丙占多数，成人以副伤寒甲为多。

副伤寒的病理变化也与伤寒相似，肠道病变较少而表浅。

临床表现与伤寒相似，症状较轻，病程较短，潜伏期一般为 2～10 日，多急性起病。副伤寒甲、乙患者常有胃肠炎症状如腹痛、腹泻和呕吐等，2～3 日后减轻，继而出现发热，但热型多为弛张热型。玫瑰疹少见，肠黏膜病变较轻，并发症少，病死率低。副伤寒甲病程约 3 周，副伤寒乙约 2 周。

副伤寒丙除出现伤寒样表现外，主要为急性胃肠炎和脓毒血症表现，病程 1～3 周，起病急，寒战，体温迅速升高，热型不规则。并发症多见且顽固，以肺部感染、骨关节局限性脓肿、化脓性脑膜炎等常见，肠出血和肠穿孔少见，局部脓性病灶可检出副伤寒沙门菌。

细菌培养和肥达反应有确定或辅助诊断价值。治疗和预防与伤寒相同。

预后较好，病死率低于伤寒，慢性带菌者较少见。

第二节　细菌性食物中毒

细菌性食物中毒（bacterial food poisoning）是指进食被细菌或细菌毒素污染的食物后引起的急性感染中毒性疾病，临床类型主要分为胃肠型和神经型食物中毒两种。本病临床特征为：①常呈暴发性，发病者共同进食了被细菌或其毒素污染的食物；②夏秋两季发病最多；③潜伏期和病程短，多为数小时至 2 ~ 3 日。

一、胃肠型食物中毒

本型主要发生于夏、秋季节，以急性胃肠炎表现如腹痛、腹泻、恶心、呕吐等症状为主要临床特征。

【病原学】

胃肠型食物中毒的致细菌，常见沙门菌属、副溶血性弧菌、变形杆菌、蜡样芽胞杆菌、金黄色葡萄球菌、大肠杆菌等。

（一）沙门菌属

以猪霍乱沙门菌、鼠伤寒沙门菌和肠炎沙门菌多见。为革兰阴性杆菌，需氧，对外界环境的抵抗力较强，在粪便中能存活 1 ~ 2 个月，水和土壤中能存活数月，在冰冻土壤中能越冬。不耐热，55℃ 1 小时、60℃ 10 ~ 20 分钟便可以死亡。

（二）副溶血性弧菌

革兰阴性多形态菌，广泛存在于腌制的食品和海产品中，存活能力强，在砧板上可存活 1 个月以上，海水中可存活 47 日。对酸和热极为敏感。

（三）变形杆菌

革兰阴性菌，广泛存在于水、土壤、腐败的有机物，及人、家禽和家畜的肠道，在食物中能产生肠毒素。近年来，此菌引起的食物中毒有增多趋势。

（四）蜡样芽胞杆菌

革兰阳性粗大杆菌，有芽胞。广泛分布于土壤、尘埃以及米、奶粉、面粉、香料等食物中。芽胞耐高温，煮沸后仍然可以存活。温度适宜的情况下在食物中可大量繁殖，形成芽胞，并产生肠毒素。

（五）金黄色葡萄球菌

革兰阳性菌，在乳类、肉类及剩饭菜中极易繁殖生长，在30℃经 1 小时后即可产生对热抵抗力很强的外毒素，此毒素加热煮沸 30 分钟后仍然能够致病。常因带菌炊事员的鼻咽部黏膜或手指污染食物所致病。

（六）大肠杆菌

革兰阴性短杆菌，有较强的体外抵抗力，在水和土壤中能够存活数月，在室内阴凉处尘埃中可存活 1 个月，但含余氯0.2ppm 的水中不能生存。

【流行病学】

（一）传染源

被致病菌感染的动物和人都可成为传染源。

（二）传播途径

进食由细菌或其毒素污染过的食物。

（三）易感人群

人群普遍易感，因致病菌血清型众多，可反复感染发病。

（四）流行特征

夏秋两季发病率较高。可散发，也可呈暴发流行。沿海或海岛地区发病率普遍较高。各年龄段均可发病。

【发病机制与病理】

是否发病和病情的轻重，与人体的抵抗力强弱、进食活菌数及毒素量多少密切相关。由侵袭性细菌侵袭宿主的小肠或结肠，引起炎性渗出而致病。肠毒素能刺激肠液分泌且抑制吸收而导致腹泻。细菌内毒素可引起发热、胃肠黏膜炎症、消化道蠕动增快，产生呕吐腹泻等症状。也有些病原菌如变形杆菌等可导致过敏反应。胃肠黏膜充血水肿，重症可见糜烂出血，其他脏器可见中毒性改变。

【临床表现】

潜伏期短，进食后数小时即可起病。由蜡样芽胞杆菌引起者通常 1~2 小时；金黄色葡萄球菌通常 1~5 小时；副溶血性弧菌通常 6~12 小时；大肠杆菌通常 2~20 小时；变形杆菌通常 5~18 小时；沙门菌属通常 4~24 小时。

临床表现常类似，主要为腹痛、腹泻、恶心和呕吐等急性胃肠炎症状，还可出现发热等全身症状。起病急，上、中腹部阵发或持续性绞痛，继而很快出现腹泻。便次多少不等，每日数次甚至十多次，多为黄色稀便、水样便或黏液便。金葡菌毒素和蜡样菌毒素中毒者，呕吐剧烈时可吐出肠内容物。大便的性状因细菌而异，有稀便、水样便，有些伴有渗出物，甚至出现脓血便、黏液便，可无粪质；大肠埃希菌 O_{157}、产气荚膜梭状菌、气单胞菌、痢疾杆菌和副溶血弧菌等引起的腹泻呈血水样便。变形杆菌等可引起大面积的皮肤潮红、荨麻疹样皮疹等。多数患者出现发热伴全身不适，体温 38~40℃ 不等。体温升高过快时会出现畏寒、寒战。呕吐严重和大量水泻时，可出现精神差、口渴、口唇和舌干燥、眼眶下陷、皮肤弹性差等脱水症状，甚至出现酸中毒、低血容量性休克。此病病程短，多在 1~3 日内恢复。

产气荚膜梭菌可引起坏死性小肠炎，出现剧烈腹痛、血性腹泻、呕吐和小肠坏死穿孔等表现，病死率很高。

【并发症】

常见并发症有：急性肾衰竭（包括肾前型、肾型）、肠系膜血管血栓形成、心肌梗死、肺炎（主要为坠积性肺炎）等。

【实验室检查】

（一）血象

副溶血性弧菌和金黄色葡萄球菌感染者，白细胞数可增高达 $10 \times 10^9/L$ 以上，中性粒细胞比例增高。

（二）粪便检查

稀水样便者镜检可见少量白细胞；血水样便者镜检可见多数红细胞，少量白细胞；血性黏液便同痢疾样便。

（三）血清学检查

恢复期较初期血清特异性抗体 4 倍或以上增高者可确诊。确诊变形杆菌感染应进行 OX_{19} 和 OXk 凝集反应，效价在 1∶80 以上有意义。

（四）分子生物学检查

采用特异性核酸探针进行核酸杂交和特异性引物进行聚合酶链反应可以检查病原菌，同时可做分型。

NOTE

（五）细菌培养

以患者的吐泻物和进食的可疑食物做细菌培养，找到相同病原菌有利于确诊。

【诊断与鉴别诊断】

（一）诊断

1. 流行病学资料　患者有进食未煮熟的肉类、腌制食品、蛋制品、变质食物、海产品等病史。如共餐者在短期内集体发病，有重要诊断参考价值。

2. 临床表现　以急性胃肠炎症状为主，病程较短，恢复较快。

3. 实验室检查　收集吐泻物或可疑食物进行细菌培养，重症者则做血培养，怀疑细菌毒素中毒者，以动物实验检测毒素的存在。

（二）鉴别诊断

1. 非细菌性食物中毒　包括化学性和生物性食物中毒。有进食这类毒物的病史，潜伏期更短，另表现有神经系统和肝肾功能损害等。

2. 霍乱　常先泻后吐，为无痛性腹泻，呈喷射性与连续性呕吐，吐泻物为米泔水样。潜伏期可长达 6 日。粪便镜检和培养可找到霍乱弧菌。

3. 急性菌痢　临床表现以发热、脓血黏液便、里急后重为主，呕吐出现少。粪便镜检有红细胞、巨噬细胞和脓细胞，可培养到痢疾杆菌。

【治疗】

病程较短，以对症治疗为主。

（一）一般治疗

卧床休息。早期宜进食易消化的半流质或流质饮食。沙门菌食物中毒者应床边隔离。

（二）对症治疗

以呕吐、腹痛为主要表现者，可口服普鲁本辛 15～30mg，或皮下注射阿托品。呕吐剧烈不能进食或腹泻频繁者，静脉滴注葡萄糖生理盐水。注意维持水电解质和酸碱平衡，酸中毒时可补充适量的 5% 碳酸氢钠注射液，脱水严重甚至休克者，应积极补充液体，进行抗休克处理。

（三）病原治疗

一般可不用抗生素。病情严重伴有高热者，可以按照不同的病原菌选用敏感的抗菌药物。

【预防】

（一）管理传染源

预防本病的关键措施是加强食品卫生管理。

（二）切断传播途径

一旦发生食物中毒后，应立即报告当地卫生防疫部门，及时进行调查分析，制定防疫措施以便及早控制疫情。

二、神经型食物中毒（肉毒中毒）

肉毒杆菌食物中毒即肉毒中毒是指进食了含有肉毒杆菌外毒素的食物而引起的中毒性疾病。临床表现以眼肌和咽肌瘫痪等神经系统症状为主要特征，若抢救不及时病死率较高。

【病原学】

肉毒杆菌为革兰阳性厌氧的梭状芽胞杆菌。有周鞭毛，能运动。有 8 种血清型，其中 A、B、E、F 四型能感染人类，以 A、B 型最为常见。

本菌以芽胞形式存在于土壤或海水沉渣中，也存在于猪、羊、牛等动物的粪便中。进食含有这种肉毒杆菌外毒素的食物即可发生中毒。芽胞对热和化学消毒剂有很强的抵抗力，沸水中可存活 5～22 小时。高压蒸汽灭菌 121℃ 30 分钟才能灭活，5% 石碳酸或 2% 福尔马林 24 小时能将其杀灭。各型肉毒杆菌能产生抗原性不同的外毒素。外毒素毒性剧烈，对胃酸有抵抗力，但不耐热。

【流行病学】

（一）传染源

主要为携带肉毒杆菌的动物，肉毒杆菌存在于动物的肠道，随粪便排出体外，芽胞在土壤中可长期存活。患者并无传染性。

（二）传播途径

主要通过进食被肉毒杆菌外毒素污染的食物而发病。

（三）易感人群

人群高度易感，病后无明显免疫力。

【发病机制与病理】

（一）发病机制

外毒素进入消化道后，不能被胃酸和消化酶消化，经肠道黏膜进入血循环，脑神经核、神经肌肉接头处及自主神经末梢为其主要作用部位，可抑制神经传导介质乙酰胆碱的释放，使肌肉收缩运动障碍而导致瘫痪。

（二）病理

脑膜和脑组织显著充血、水肿，形成广泛的点状出血和小血栓。镜下见神经节细胞变性，颅神经核和脊髓前角细胞退行性改变。

【临床表现】

潜伏期 12～36 小时。短至 2 小时，长达 10 日。且潜伏期越短，病情越重。

起病突然，可无胃肠炎症状，而以神经系统症状为主。先有头痛或眩晕、全身乏力软弱，进而视力模糊、复视、瞳孔散大、对光反射消失、眼肌瘫痪。重症者可有吞咽、咀嚼和发音困难，甚至呼吸困难。咽肌麻痹者可引起上呼吸道堵塞和吸入性肺炎。虽四肢、躯干肌肉软弱无力，但肢体完全瘫痪者少见。一般体温正常，神志清楚，感觉和记忆正常。可伴有恶心、腹胀、顽固性便秘和尿潴留等，但腹痛、腹泻较少见。

发病 4～10 日后逐渐恢复，但全身乏力、眼肌瘫痪可持续数月。重者在发病 3～10 日内死亡。

【实验室检查】

（一）细菌培养

将可疑的食物、呕吐物或排泄物煮沸 20 分钟后，接种血琼脂做厌氧培养，可检出致病菌。

（二）毒素检查

1. 动物实验　将检查标本浸出液喂饲实验动物，同时以加注混合型肉毒抗毒素于标本中

NOTE

或加热 80℃ 30 分钟处理的标本进行对照试验，如果试验组动物发生肢体麻痹死亡，而对照组未出现，则可明确诊断。

2. 中和试验　用各型抗毒素血清 0.5mL 注射入小白鼠的腹腔内，随后接种标本 0.5mL，同时设置对照组，从而判断毒素有无和鉴别其血清型别。

3. 禽眼睑接种试验　将含有毒素的浸出液注入家禽眼内角下方眼睑皮下 0.1 ~ 0.3mL，如出现眼睑闭合，或呼吸困难和麻痹性瘫痪，经数十分钟至数小时死亡，可快速诊断。

【诊断与鉴别诊断】

（一）诊断

根据特殊饮食史（如瓶装食物、发酵食物、罐头、腊肠）和同餐者的发病情况，结合症状和体征（吞咽、发音和呼吸困难，眼肌麻痹等）即可做出诊断。通过培养细菌检出毒素确诊。

（二）鉴别诊断

黏膜干燥、瞳孔扩大者应与阿托品或曼陀罗中毒鉴别；另应与河豚和草蕈所致食物中毒鉴别；明显无力和瘫痪者与流行性乙型脑炎、脊髓灰质炎、急性多发性神经炎、白喉后神经麻痹、重症肌无力等鉴别。

【预后】

本病病死率为 30% ~ 60%。死亡原因与进食外毒素的类型、数量和治疗有关，多因并发呼吸衰竭、心力衰竭或继发性肺炎等死亡。

【治疗】

（一）一般及对症治疗

卧床休息，保持呼吸道通畅，呼吸困难者应给予吸氧，必要时气管切开，呼吸机辅助呼吸。吞咽困难者应鼻饲及输液补充液体、电解质和其他营养，加强监护，预防感染。

（二）抗毒素治疗

早期（21 小时内）注射多价抗毒素血清（A、B、E 型），此后 24 小时内或瘫痪前注射有特效，剂量 5 万 ~ 10 万 U。注意用药前应先做皮试。

（三）其他治疗措施

应尽早（4 小时内）用 5% 碳酸氢钠溶液或 1∶4000 高锰酸钾溶液洗胃、灌肠。无腹泻者用导泻剂做清洁灌肠以清除毒素，但不能用镁剂。

【预防】

（一）管理传染源

严格加强食品管理，一旦发生可疑中毒，立即上报卫生防疫部门。

（二）切断传染源

同胃肠型食物中毒。应特别重视卫生监督检查。

（三）保护易感人群

进食的食物如果已证明含有肉毒杆菌或其外毒素，为防止发病，应立即注射多价抗毒素 1000 ~ 2000U 血清。

第三节 细菌感染性腹泻

　　细菌感染性腹泻（bacterial diarrhea）是指由细菌引起，以腹泻为主要表现的一组常见肠道传染病。病程不超过 2 周为急性腹泻。本章节是指除霍乱、菌痢、伤寒、副伤寒以外的细菌感染性腹泻。

【病原学】

　　常见细菌有沙门菌属、志贺菌属、大肠埃希菌、弯曲菌、耶尔森菌、金黄色葡萄球菌、副溶血性弧菌、艰难梭菌、单胞菌等，本章节介绍其他章节未涉及且近年来较受重视的病原菌。

（一）大肠埃希菌

　　大肠埃希菌（Escherichia coli）习惯被称为大肠杆菌，属肠杆菌科埃希菌属，短杆状革兰阴性菌，无芽胞，大多有鞭毛及菌毛。最适宜温度为 37℃，在室温下可存活数周，水中可存活数月，耐寒力强且耐酸，对高温和化学消毒剂敏感，75℃以上 1 分钟死亡。根据致病机制和细菌毒力，引起人类腹泻的大肠埃希菌分为：肠致病性大肠埃希菌（EPEC）、肠毒素性大肠埃希菌（ETEC）、肠侵袭性大肠埃希菌（EIEC）、肠出血性大肠杆菌（EHEC）、肠集聚性大肠埃希菌（EAggEC）及弥漫黏附性大肠埃希菌（DAEC）。

（二）耶尔森菌

　　耶尔森菌（Yersinia）为革兰阴性球杆菌，无芽胞及荚膜，具有鞭毛及菌毛，兼性厌氧。可产生热稳定性肠毒素，在 4℃左右也能生长，对酸、碱稳定。广泛存在于自然环境中，煮沸、干燥及常规消毒剂可杀灭。常见的腹泻病原菌是小肠结肠炎耶尔森菌。

（三）弯曲菌

　　弯曲菌（Campylobacter）为革兰染色阴性、形态多样小杆菌，无芽胞及荚膜。耐受寒冷，不耐高温及干燥，容易被消毒剂杀灭。其中的空肠弯曲菌和结肠弯曲菌是最重要的人源感染病原菌。

（四）艰难梭菌

　　艰难梭菌（Clostridium difficile）为革兰阳性杆菌，专性厌氧，有芽胞。能产生肠毒素，包括 A 和 B 两种毒素，对酶作用有抵抗力，酶作用 24 小时后仍保留全部活性，B 毒素较 A 毒素细胞毒性强，艰难梭菌原为人、畜肠道中的正常菌群，在婴儿时带菌率尤高。其感染多与长期使用广谱抗生素相关。

（五）产气荚膜梭菌

　　产气荚膜梭菌（Clostridiumperfringen）属于厌氧菌，革兰阳性杆菌，两端钝圆，无鞭毛，不能运动，可产生荚膜。在普通培养基上能生长，适宜温度为 37～47℃。根据外毒素的不同，可将产气荚膜梭菌分成 A、B、C、D、E 5 个毒素型，其中 A 型菌产生的肠毒素可导致腹泻。产气荚膜梭菌也是部分抗菌药物相关性腹泻的病原菌。

（六）类志贺邻单胞菌

　　类志贺邻单胞菌（Plesiomonas shigelloides）为革兰阴性菌，单独或成双存在，可呈短链或长丝状，兼性厌氧，有动力，无芽胞和荚膜。与志贺菌有一些共同的生化反应和抗原结构，但

NOTE

毒力比志贺菌低得多。不耐高盐，存在于淡水、温血及冷血动物体内。

（七）气单胞菌

气单胞菌（Aeromonas）为革兰阴性杆菌，单鞭毛，无荚膜和芽胞。广泛存在于自然界，河水、海水、供水系统中均可检测到本菌。能产生溶血素、肠毒素和细胞毒素，以及杀白细胞素、上皮细胞黏附因子、细胞原缩因子等毒力因子，还可产生多种胞外酶。

【流行病学】

（一）传染源

患者、带菌者为主要传染源。一些动物可成为贮存宿主，如牛是产志贺毒素大肠埃希菌的贮存宿主，猪和犬是小肠炎结肠耶尔森菌的贮存宿主。

（二）传播途径

主要经粪-口途径传播。传染源的粪便污染食品、水，引起食源性细菌性腹泻。人与动物的密切接触也可传播。苍蝇、蟑螂等在细菌性腹泻的传播中发挥了重要作用。通过医务人员的手或污染公共物品可造成医院内感染——医院内腹泻（nosocomial diarrhea）传播。

（三）人群易感性

普遍易感，没有交叉免疫。儿童、老年人、有免疫抑制或慢性疾病者为高危人群，并且容易产生严重并发症，一些正使用抗生素的患者是抗生素相关性腹泻的高危人群。另外，旅游者易发生细菌性腹泻，称为旅游者腹泻。患病后一般可获得免疫力，但持续时间较短。

（四）流行特征

可发生在各年龄组，抵抗力弱的儿童、年老体衰、免疫抑制、慢性疾病者为高危人群。本病广泛流行于世界各地。全年均可发病，好发于夏、秋季，部分细菌性腹泻如耶尔森菌肠炎好发于冬季。一般为散发，也可发生暴发或流行。

在我国常见的病原菌，沿海地区以沙门菌属、副溶血性弧菌为主，其他地区或以志贺菌属为主，或以大肠埃希菌为主。

【发病机制与病理】

（一）发病机制

1. 分泌性腹泻 病原菌进入肠道后，黏附于肠黏膜，释放肠毒素，肠毒素激活腺苷酸环化酶，在其催化下，三磷酸腺苷生成环磷酸腺苷（cAMP）。cAMP浓度增高，能激活细胞内一系列酶反应，促进肠液与电解质的分泌，抑制肠壁上皮细胞对钠与水的吸收，因而引起腹泻。此类细菌包括产毒性大肠埃希菌、金黄色葡萄球菌、变形杆菌、气单胞菌、不凝集弧菌、艰难梭菌等。

2. 侵袭性腹泻 细菌通过菌毛等直接侵入肠上皮细胞，生长繁殖并产生外毒素，引起炎症反应。炎性介质的释放进一步加重炎症反应，导致肠黏膜坏死及溃疡。脓血便为其特征表现，又称之为渗出性腹泻。沙门菌属、空肠弯曲菌、耶尔森菌、侵袭性大肠埃希菌、肠出血性大肠埃希菌等均能引起侵袭性腹泻。耶尔森菌既能引起侵袭性腹泻，又可释放肠毒素而引起分泌性腹泻。

（二）病理解剖

1. 分泌性腹泻 主要病变部位为空肠和十二指肠，黏膜病变轻微。艰难梭菌相关性腹泻可形成典型的假膜，严重时可出现剥脱性改变及渗血。假膜在艰难梭菌相关性腹泻具有特征性，是确诊依据之一。

2. 侵袭性腹泻 主要病变部位在结肠，肠黏膜呈充血、水肿，肠上皮细胞肿胀，重型患者可有肠黏膜糜烂、出血。EHEC O_{157}：H_7 的 VT 毒素除了作用于肠上皮细胞外，还可作用于血管内皮细胞、肾脏、脾脏和神经组织细胞等，引起微血管病性溶血性贫血、血小板减少、广泛肾小管坏死，还可累及胰腺、肾上腺、心脏、中枢神经系统等部位。

【临床表现】

潜伏期为数小时至数日、数周，多急性起病。临床表现轻重不一，胃肠道症状最突出。分泌性腹泻患者主要表现为水样便，腹泻次数多，甚至不计其数，常无发热、腹痛及里急后重。侵袭性腹泻多为黏液便、脓血便，伴有发热、腹痛及里急后重。全身症状可表现为乏力、头晕等。病情严重者，因大量丢失水分引起脱水、电解质紊乱甚至休克。病程为数日至 1~2 周，常为自限性，少数可复发。超过 14 日的腹泻，称为迁延性腹泻。不同细菌所致腹泻的临床类型不同，现将常见类型分述如下：

（一）大肠埃希菌感染

潜伏期 1~10 日。不同类型的大肠杆菌感染，临床表现不尽相同。轻型患者一般不发热，以食欲减退、腹泻为主要表现。重型患者腹泻次数频繁，可有恶心、呕吐、腹痛、中重度脱水、电解质紊乱及酸中毒。EHEC 感染可合并溶血性尿毒综合征（HUS）、血栓性血小板减少性紫癜（TTP）。严重者可导致死亡，病死率达 5%~10%。

（二）耶尔森菌感染

潜伏期为 3~7 日。由于本菌易在低温下生长，所以在一些寒冷的国家和地区或在寒冷的季节较为常见，因此有人称其为"冰箱病"，以散发为主。婴幼儿及儿童胃肠炎症状突出，成人以肠炎为主。起病急，以发热、腹泻、腹痛为主要表现，发热常在发病后 4~5 日降至正常，腹泻次数为数次到十余次不等，腹泻一般 1~2 日，重者达 1~2 周，粪便多水样，带黏液，重者为血便，腹痛常见，可局限在右下腹，并且伴肌紧张和反跳痛，容易误诊为阑尾炎。虽然小肠结肠炎耶尔森菌感染属于自限性疾病，但值得关注的是由它感染会引发多种肠外疾病，如结节性红斑、关节炎、耶尔森肝炎、心肌炎等，免疫力低下者可发生脓毒血症。

（三）弯曲菌感染

空肠弯曲菌潜伏期为 3~5 日。主要临床表现为腹泻、腹痛（典型呈脐周痉挛性绞痛），腹泻次数 2~10 次，大便呈水样或黏液性，重型患者可有黏液脓血便，有恶臭，一般不伴里急后重。一半患者以发热为首发症状，病程多为 10~14 日。少数患者可出现败血症或腹膜炎、胆囊炎等并发症。

（四）医院内腹泻

多由艰难梭菌引起，少数病例可能与产气荚膜杆菌 A 型等有关。多在使用抗生素后导致肠道菌群紊乱引起。伪膜性肠炎是抗生素相关性肠炎的严重类型，发生率近年来不断升高。大多数表现为轻到中度水样腹泻、发热、腹胀、下腹或全腹散在痉挛性疼痛。严重者也见黏液便，血便少见，部分患者可排出斑块状伪膜。严重的并发症有脱水、低蛋白血症、电解质紊乱、肠麻痹和肠穿孔，其病死率为 2%~5%，但老年人和衰弱患者病死率达 10%~20%，甚至达 30%~80%，与死亡相关的唯一原因是延误诊治。

（五）旅游者腹泻

为感染性腹泻的一种特殊类型，是指在旅行期间或结束后每日有3次以上排便不成形。在致病微生物中，细菌占61%，肠毒素样大肠埃希菌是最重要的病原，其他包括肠集聚性大肠埃希菌、弥漫黏附性大肠埃希菌、志贺菌属、沙门菌属、弯曲菌属、耶尔森菌、气单胞菌及非霍乱性弧菌等。通常情况下该病起病较急（数小时至数日），根据感染病原菌的不同，临床表现各异。以水样便多见，约40%的旅游者腹泻症状轻微，重者出现明显腹泻症状，伴有腹部绞痛、恶心、呕吐以及发热等症状。

【并发症】

（一）脱水酸中毒和电解质紊乱

腹泻时大量水和电解质丢失，进而引起脱水、电解质紊乱、酸中毒，严重者可能致死，如果数小时内腹泻丢失液体2000~3000mL以上而得不到补充，脱水、酸中毒和电解质紊乱很容易发生，尤其是儿童、老年人及体弱者更容易致死。

（二）菌血症

常由沙门菌、弯曲菌引起。

（三）溶血性尿毒综合征

可以由多种病原引起，如大肠埃希菌、伤寒杆菌、志贺菌属等，尤以肠出血性大肠埃希菌$O_{157}:H_7$多见。通常发生于腹泻开始后的1~2周，主要表现为发热、血小板减少、微血管病性溶血性贫血、肾功能异常，部分患者还有头痛、嗜睡、烦躁、幻觉等表现，大约数小时或12小时后出现痉挛、昏睡等症状。

（四）吉兰-巴雷综合征

吉兰-巴雷综合征（Guillain-Barre syndrome，GBS）常由弯曲菌腹泻引起。空肠弯曲菌感染后由于激发周围神经脱髓鞘而导致。且较其他原因所致的GBS重，病死率高。通常表现为急性或亚急性的四肢对称性弛缓性瘫痪。

（五）反应性关节炎和虹膜炎

反应性关节炎和虹膜炎（reactive arthritis and iritis）常由弯曲菌、沙门菌、福氏志贺菌及耶尔森菌引起。

（六）感染后肠易激综合征

感染后肠易激综合征（postinfectious irritable bowel syndrome）见于多种细菌感染，于腹泻开始后5~15日出现。

（七）其他

肠穿孔、中毒性巨结肠、脑水肿、败血症、感染性休克、心包炎、反应性关节炎、血栓性血小板减少性紫癜等。

【实验室检查】

（一）血常规

一般白细胞总数升高或正常，中性粒细胞增多或伴核左移。

（二）粪便常规

肉眼观察粪便的外形、量、稠度，及有无食物残渣、黏液、脓血等。不同细菌感染后粪便可呈稀水样便、洗肉水样便、脓血便、血便、黏液便等性状。如怀疑霍乱弧菌、弯曲菌感染，应用粪便悬滴检查，弯曲菌则可见突进性运动的螺旋形细菌。

（三）粪便培养

粪便培养为确诊依据，一般培养阳性率低，提高阳性率的方法包括：①应用抗生素之前取材；②取新鲜粪便的黏液脓血部分；③标本保温及时送检；④连续多次培养；⑤结肠镜检时取材；⑥除采用双硫与血液琼脂培养基外，应根据可疑致病菌选用相应的培养基与培养条件。

（四）免疫学检查

常用方法有乳胶凝集试验、酶联免疫吸附试验（ELISA）、被动血凝集试验（PHA）、免疫荧光法（IFA）、免疫磁球法、酶免疫荧光法等，用于粪便中细菌及毒素、血清中特异性抗原抗体的检测。

（五）核酸检测

基因探针技术和聚合酶链反应技术，检测病原菌特异性基因片段，该法简便、迅速、灵敏。DNA 指纹图谱、脉冲凝胶电泳等可追踪医院内感染的播散，有利于流行病学调查。

【诊断与鉴别诊断】

（一）诊断

根据流行病学资料，包括发病季节、地区、年龄，有无不洁饮食史、集体发病史、动物接触史、疫水接触史及抗生素使用史、手术史，结合发病症状、体征、病程以及腹泻次数、大便性状等考虑可能的病原菌，确诊有赖于粪便病原菌的分离培养及核酸检查。

（二）鉴别诊断

应与其他感染性腹泻鉴别：如病毒、真菌、寄生虫引起的腹泻。与非感染性腹泻鉴别：如溃疡性结肠炎、克罗恩病、肿瘤性腹泻及功能性腹泻。

【预后】

多为自限性疾病，预后良好，但儿童、老年人、免疫缺陷或合并其他疾病者病死率稍高。

【治疗】

（一）一般治疗及对症治疗

腹泻时一般不禁食，未发生脱水的患者可通过多饮食含钾、钠等电解质且有一定含糖量的饮料及食物补充丢失的水分、电解质和能量，忌多渣、油腻和刺激性食物，暂时停饮牛奶及其他乳制品，避免引起高渗性腹泻。腹泻频繁，伴有呕吐和高热等严重感染中毒症状者，应卧床休息、禁食。

腹泻伴有呕吐或腹痛剧烈者，可予阿托品类药物，但慎用或禁用阿片制剂，因其能强烈抑制肠蠕动，使肠毒素易被吸收而加重中毒或诱发中毒性巨结肠。也有主张使用肠黏膜保护制剂如蒙脱石散（思密达）等，可吸附病原菌和毒素，并能通过与肠道黏液分子间的相互作用，增强黏液屏障，以防御病原菌的侵入。另外小檗碱（黄连素）具有良好的收敛和轻微抑菌作用，对于细菌性腹泻有一定疗效。

（二）补充水和电解质

1. 口服补液盐（oral rehydration salts，ORS）　适用于急性腹泻轻、中度脱水及重度脱水的辅助治疗，WHO 近年来推荐低渗 ORS 配方，含 Na^+ 75mmol/L、Cl^- 65mmol/L、K^+ 20mmol/L、枸橼酸根 10mmol/L、葡萄糖 75mmol/L，总渗透压为 245mOsm/L，更适合非霍乱腹泻。服用剂量和次数根据患者腹泻次数和脱水程度掌握。

NOTE

2. 静脉补液疗法　频繁呕吐不能进食者，以及重症腹泻伴脱水、电解质紊乱、酸中毒或休克者，补液推荐用乳酸林格液，最初应快速静脉补液，遵循补液的基本原则，继发酸中毒者静脉给予 5% 碳酸氢钠或 11.2% 乳酸钠，用量可根据血气分析结果先给予半量，视具体情况再决定，注意补充钾、钙。当患者脱水纠正、呕吐好转后即改为口服补液。

3. 补锌　WHO 建议，对于婴幼儿患者发生腹泻后应补锌，可以缩短病程、减轻病情，防止脱水。应连续补锌 10～14 日，可以完全补足腹泻期间丢失的锌，而且降低儿童 2～3 个月内再次发生腹泻的危险。可以采用锌糖浆或者片剂。

（三）抗菌治疗

急性水样便患者，多为产肠毒素性细菌感染，不应常规使用抗菌药物。发热伴有黏液脓血便的急性腹泻及老年人、败血症、免疫功能低下者，可应用抗菌药物。不同病原菌所使用抗菌药物不同。常用的抗菌药物包括氟喹诺酮类、氨基糖苷类等。弯曲菌感染首选红霉素口服。利福昔明是一种广谱、不被肠道吸收的抗生素，对多种细菌性腹泻有良好疗效，不良反应少。

肠出血性大肠埃希菌感染所致腹泻治疗中，由于抗生素可促使 O$_{157}$ 菌释放 VT 毒素，从而使患者并发 HUS 的危险性增加。因此 2002 年卫生部规定：肠出血性大肠埃希菌 O$_{157}$ 患者和疑似患者禁止使用抗生素。

抗生素相关性腹泻轻症患者停用抗菌药物即可使肠道菌群恢复正常，症状缓解，如果停用抗菌药后腹泻持续 48 小时或 72 小时以上，应当考虑抗菌治疗。重症患者，应立即予以有效抗菌药治疗。95% 以上的艰难梭菌对甲硝唑和万古霉素敏感，二者疗效相仿。

（四）微生态疗法

肠道微生态失衡可能是细菌感染性腹泻的诱发因素，也可以是后果。近年来在细菌感染性腹泻的治疗中推广微生态疗法，目的是恢复肠道正常菌群，重建肠道生物屏障，拮抗病原菌定植侵袭，有利于腹泻的控制。常用制剂有益生菌和益生元，益生菌如双歧杆菌、乳酸菌、粪球菌等，益生元包括乳果糖、果寡糖、菊糖等。但是注意口服活菌制剂应该与抗菌药物间隔 2 小时以上，以免被杀灭，影响疗效。免疫功能缺陷及短肠综合征为禁忌。

【预防】

（一）管理传染源

设置肠道专科门诊，早期发现患者并对部分感染性腹泻患者进行隔离与治疗。对从事饮食业人员、保育员和给水人员定期体检，以检出慢性患者、带菌者；对吐泻物及饮食用具要严格消毒；受感染动物就地处理。对于多发或暴发疫情，要立即隔离、治疗患者，采样做病原学和（或）血清学检查，尽快查明病原菌，确定传染来源。

（二）切断传播途径

切断传播途径是预防和控制腹泻的重要措施，包括养成良好个人卫生习惯，加强饮食、饮水卫生管理以及对媒介昆虫的控制。处理好污物、污水、粪便。对患者的排泄物加入含氯制剂处理后倒入便池。

对于医源性的细菌性腹泻的预防，应严格遵循标准预防的原则，医护人员严格洗手，接触患者时戴手套，使用一次性医疗器械，以防止交叉感染。保持医院环境清洁，对内镜等反复使用的设备及易于被粪便污染的场所，采用有效的消毒剂，充分消毒。

（三）保护易感人群

采用预防接种的方法能使急性细菌性腹泻的暴发和流行得到控制，有关疫苗如大肠杆菌正在研究中。

第四节　霍　乱

霍乱（cholera）是由霍乱弧菌（Vibrio cholerae）引起的一种烈性肠道传染病。典型病例以剧烈水样腹泻为主要症状，可在短时间内引起脱水、电解质平衡紊乱、代谢性酸中毒，严重者可迅速发展为循环衰竭、肾衰竭，并可导致死亡。本病属国际检疫传染病，是我国法定的甲类传染病种。

【病原学】

（一）生物学特性

霍乱弧菌属弧菌科弧菌属，呈弧形或逗点状，革兰染色阴性，长 $1.5 \sim 3.0\mu m$，宽 $0.3 \sim 0.4\mu m$，有一极端鞭毛，借此能活泼运动，在暗视野显微镜下呈穿梭运动，患者粪便直接涂片染色可见弧菌呈"鱼群"样排列。其中 O_{139} 群弧菌在菌体外还有荚膜。

霍乱弧菌有不耐热的鞭毛（H）抗原和耐热的菌体（O）抗原。H 抗原为霍乱弧菌属所共有；O 抗原特异性高，有型特异性和群特异性两种抗原，是霍乱弧菌分型和分群的基础。霍乱弧菌可产生霍乱肠毒素（cholera toxin，CT）、神经氨酸酶、血凝素，菌体裂解后还可释放内毒素。其中肠毒素是导致霍乱剧烈腹泻的关键物质，具有抗原性，可刺激机体产生中和抗体。该毒素不耐热，56℃环境中 30 分钟即可被破坏。毒素协同调节菌毛 A（toxin coregulated pilus A，Tcp A）为霍乱弧菌体表一种特殊的菌毛，Tcp A 在弧菌定居人类肠道的过程中起重要作用，因此被称为"定居因子"。

霍乱弧菌为兼性厌氧菌，对热、干燥、酸及一般消毒剂均敏感。干燥 2 小时，加热 55℃ 10 分钟或煮沸后可被杀死。在正常胃酸中可存活 4 分钟。在含氯 0.5mg/L 的水中 15 分钟可死亡。在自然环境中存活时间相对较长，在河水、海水或井水中，埃尔托生物型能存活 1～3 周之久，在藻类或甲壳类动物中的存活期还可延长，在合适的环境中甚至可存活 1 年以上。

霍乱弧菌在普通培养基中生长良好，属兼性厌氧，生长温度为 16～42℃，培养温度以37℃适宜。在碱性环境生长繁殖快，霍乱弧菌在碱性（pH 8.4～8.6）肉汤或蛋白胨水中繁殖迅速，表面形成透明菌膜。

（二）分类

WHO 腹泻控制中心根据霍乱弧菌 O 抗原特异性、生化性状及致病性等差异，将霍乱弧菌分为以下三群：

1. O_1 群霍乱弧菌　该群是霍乱的主要致病菌。根据其表现型的不同，分为古典生物型（classical biotype）及埃尔托生物型（E₁ Tor biotype）。O_1 群霍乱弧菌含有 A、B、C 三种抗原，其中 A 抗原为 O_1 群所共有。根据 A 抗原与 B 抗原或 C 抗原的不同组合，可将 O_1 群霍乱弧菌分为三个不同的血清型：①小川型（异型，Ogawa）含 A、B 两种抗原；②稻叶型（原型，Inaba）含 A、C 两种抗原；③彦岛型（中间型，Hikojima）含 A、B、C 三种抗原。B、C 抗原可因弧菌变异而互相转化。

2. 非 O$_1$ 群霍乱弧菌　因该群不引起霍乱样腹泻，不能被 O$_1$ 群霍乱弧菌的多价血清凝集，故统称为不凝集弧菌。现非 O$_1$ 群霍乱弧菌已从 O$_2$ 群编排至 O$_{220}$ 群以上，一般无致病性，仅发现少数血清型可引起散发性腹泻。但 1992 年在孟加拉霍乱流行期间发现的 O$_{139}$ 血清群霍乱弧菌具有特殊性，一般认为该群是由埃尔托生物型霍乱弧菌基因变异所致，它含有与 O$_1$ 群霍乱弧菌相同的 CT 基因，可引起流行性腹泻。WHO 已要求各国将由 O$_{139}$ 群霍乱弧菌引起的腹泻与 O$_1$ 群霍乱弧菌引起的腹泻同样处理。

3. 不典型 O$_1$ 群霍乱弧菌　该群霍乱弧菌能被多价 O$_1$ 群血清所凝集，但因在菌体内外均不产生肠毒素，故无致病性。

目前引起感染并可导致霍乱暴发和大范围流行的，主要是霍乱弧菌中 O$_1$ 群的埃尔托生物型和 O$_{139}$ 群的产霍乱毒素的菌株。

【流行病学】

（一）传染源

患者及带菌者是主要传染源。中、重型患者因吐泻物带菌较多，极易污染环境，为重要传染源；轻型与隐性感染者因不易被发现，不能及时隔离和治疗，作为传染源的意义更大。

（二）传播途径

患者和带菌者的粪便或呕吐物污染食物或水源后可引起霍乱暴发或流行。霍乱弧菌也可通过污染鱼、虾等水产品引起传播。日常的生活接触和苍蝇亦起传播作用。

（三）易感人群

人群普遍易感。病后能获得一定免疫力，可产生抗肠毒素抗体和抗菌抗体，但持续时间较短，有再感染报告。目前的霍乱菌苗对 O$_{139}$ 群霍乱无保护作用。在霍乱流行区，人群对 O$_1$ 群霍乱弧菌产生免疫力，但不能免受 O$_{139}$ 群霍乱弧菌的感染。

（四）流行特征

印度恒河三角洲是十九世纪霍乱全球蔓延的发源地，六次世界性大流行使各大洲数百万人失去了生命。Koch 在 1883 年第五次大流行时，从患者粪便中发现了霍乱弧菌，明确了本病的病原体。目前认为第六次大流行（可能包括第五次大流行）和古典生物型霍乱弧菌有关。第七次大流行于 1961 年始于南亚，以埃尔托生物型霍乱弧菌为主，1971 年传入非洲，1991 年扩大至美洲，至今仍未熄灭。1992 年在印度、孟加拉等地发生的霍乱流行，是由新的 O$_{139}$ 群霍乱弧菌引起，有人认为有形成第八次大流行的趋势。目前霍乱仍在许多国家呈地方性流行。2015 年，42 个国家共报告了 172454 例病例，其中 1304 例死亡。由于监测系统的限制或者担心贸易和旅行受到影响，有许多病例并没有得到登记。因此这些数字与估计的疾病负担之间存有出入。有研究人员估计，在世界范围内霍乱每年导致大约 130 万至 400 万病例，以及 2.1 万至 14.3 万例死亡。

在我国，霍乱四季均可发病，高峰为 7~10 月份。流行地区主要是沿海一带如浙江、江苏、上海、广东、广西等，也可传入内陆、高原和山地，甚至沙漠地区，主要是在一些经济水平和卫生条件比较欠缺的地区。2014、2015 年全国报告霍乱发病分别为 24 例和 13 例，均无死亡。

【发病机制与病理】

（一）发病机制

人体食入霍乱弧菌后是否会发病，主要取决于食入弧菌的数量、致病力及机体的免疫力。正常胃酸能杀灭一定数量的霍乱弧菌，口服菌苗可使机体在肠道产生特异性 IgA、IgG 和 IgM 抗体，阻止霍乱弧菌黏附于肠壁而免于发病。如正常胃酸条件下食入霍乱弧菌的量超过 $10^8 \sim 10^9$/mL 可发病，若曾行胃大部分切除使胃酸分泌减少，抑或大量饮水、大量进食使胃酸稀释，均能增加发病机会。

未被胃酸杀死的霍乱弧菌经达肠道后，借助其鞭毛运动及分泌的蛋白酶作用，可穿过肠黏膜上的黏液层，在 Tcp A 及霍乱弧菌血凝素的作用下，黏附在小肠上段肠黏膜上皮细胞刷状缘。黏附的弧菌在小肠碱性、富含营养素和胆盐的环境中可迅速繁殖，并产生外毒素 – 霍乱肠毒素（也称霍乱原，choleragen）。

霍乱肠毒素是引起霍乱患者腹泻的主要物质。由 1 个 A 亚单位和 5 个 B 亚单位组成。当肠毒素与肠黏膜接触后，B 亚单位可识别并结合肠黏膜上皮细胞膜上的受体 – 神经节苷脂（GM1），具有酶活性的 A 亚单位便可进入肠黏膜细胞内。A 亚单位可将二磷酸腺苷 – 核糖（ADP – ribose）从烟酰胺腺嘌呤二核苷酸（NAD）中转移至 G 蛋白（又称 GTP 酶）。GTP 酶经 ADP – 核糖化后，其活性受到了抑制，使得腺苷酸环化酶（AC）持续活化，促进三磷酸腺苷（ATP）不断转变为环磷酸腺苷（cAMP）。细胞内 cAMP 浓度升高，刺激肠黏膜隐窝细胞过度分泌水、碳酸氢盐及氯化物，同时可抑制肠绒毛细胞对钠的正常吸收，大量水分和电解质聚集在肠腔，形成了本病特征性的剧烈水样腹泻。

此外，霍乱肠毒素能促使肠黏膜杯状细胞分泌黏液增多，使水样便中含大量黏液。剧烈腹泻导致失水，胆汁分泌减少，患者的粪便可呈"米泔水"样。

霍乱引起的剧烈腹泻和呕吐可导致脱水、电解质紊乱及酸碱失衡。严重的脱水患者可出现循环衰竭，甚至急性肾衰竭。霍乱患者丢失的体液中钾含量较高，在有尿的情况下，应注意及时补钾。否则严重的低血钾可导致心律失常，亦可导致肾小管上皮细胞变性，从而进一步加重肾衰竭。腹泻丢失大量碳酸氢盐可引起代谢性酸中毒，同时，失水导致周围循环衰竭，组织因缺氧而无氧代谢增加，乳酸等产生过多，可进一步加重酸中毒。急性肾衰竭时，不能排泄代谢所产生的酸性物质，也是引起代谢性酸中毒的原因之一。

（二）病理

主要病理变化为严重脱水。皮肤苍白、干瘪、无弹性，皮下组织和肌肉脱水，心、肝、脾等器官因脱水而缩小。肾小球和肾间质毛细血管扩张，肾小管变性和坏死。小肠仅见苍白、水肿，黏膜面粗糙。

【临床表现】

潜伏期短者 3~6 小时，长者 5~6 日，多为 1~3 日。大多突然发病，埃尔托生物型所致者常为轻型，隐性感染较多；古典生物型和 O_{139} 群霍乱弧菌引起的症状较重。

（一）临床分期

典型病例病程分为以下三期：

1. 泻吐期　持续数小时或 2~3 日不等。

（1）腹泻　为本病的第一个症状，特点为无发热，无里急后重，多不伴腹痛，排便后自觉轻快感。粪便量多次频，每日可达数十次，甚至排便失禁。最初粪便含粪质，后为黄色水样或"米泔水"样便，如有肠道出血，则为洗肉水样便，无粪臭。O_1 群引起者多无腹痛，但 O_{139} 群引起者发热、腹痛比较常见（达 40% ~ 50%），且可并发菌血症等肠道外感染。

（2）呕吐 多发生在腹泻后，一般为喷射状，少有恶心。呕吐物起初为胃内食物，后为水样，严重者呕吐"米泔水"样液体。轻者可无呕吐。

2. 脱水期 一般持续数小时至 2 ~ 3 日，治疗是否及时和正确，决定了病程的长短。频繁的泻吐使患者迅速出现脱水、电解质紊乱及代谢性酸中毒，严重者可出现循环衰竭、急性肾衰竭。

（1）脱水 轻度脱水者约失水 1000mL（儿童 70 ~ 80mL/kg）；中度脱水者约失水 3000 ~ 3500mL（儿童 80 ~ 100mk/kg）；重度脱水者约失水 4000mL（儿童 100 ~ 120mL/kg）。脱水程度可根据血浆比重等判断，具体标准可参考表 4 - 1。

表 4 - 1 脱水程度

程度	轻度	中度	重度
皮肤弹性	轻度减低	中度减低	明显减低
皮皱复常时间	1 ~ 2s	2 ~ 5s	大于 5s
眼窝凹陷	稍凹陷	明显下陷	深凹、眼不能闭合
指端螺纹	正常	皱瘪	干瘪
发音	正常	轻度嘶哑	嘶哑失声
神志	正常	呆滞或烦躁	嗜睡或昏迷
尿量	正常	少	无
血压	正常	轻度下降	休克状态
脱水（占体重）	<5%	5% ~ 10%	>10%
血浆比重	1.025 ~ 1.030	1.030 ~ 1.040	>1.040

（2）肌肉痉挛 剧烈的吐泻使钠盐大量丢失，低钠血症可引起肌肉痉挛，以腓肠肌和腹直肌痉挛明显，表现为痉挛部位疼痛，肌肉呈强直状态。

（3）低血钾 剧烈腹泻使钾盐大量丢失，低血钾导致肌张力降低、腱反射消失、鼓肠，甚至出现心律失常。

（4）尿毒症、酸中毒 表现为呼吸增快，严重者除了出现 Kussmaul 呼吸外，还可伴有意识障碍，如感觉迟钝、嗜睡甚至昏迷。

（5）循环衰竭 为严重失水导致的低血容量性休克。表现为四肢厥冷，脉搏细速，严重者不能触及，血压下降或不能测出。由于脑缺血而出现意识障碍，初期为烦躁不安，继而出现呆滞、嗜睡甚至昏迷。

3. 恢复（反应）期 一般持续 1 ~ 3 日。吐泻停止，脱水纠正后，大多数患者症状逐渐消失，体温、脉搏、血压恢复正常。少数可有反应性发热，体温 38℃ 左右，可能与循环改善后肠内毒素吸收增加有关。

（二）临床分型

根据脱水的严重程度，临床上可将霍乱分为轻、中、重型及中毒型：

1. 轻型 起病缓慢，无明显脱水表现，无腹痛腹泻，可有呕吐，常无发热和里急后重感。

少数患者可出现低热（多见于儿童）、饱胀感或腹部隐痛，个别患者有阵发性绞痛。

2. 中型 腹泻频繁，粪便为水样或"米泔水"样，可伴有呕吐，出现轻、中度脱水，无肌肉痉挛及循环衰竭等。

3. 重型 腹泻剧烈，粪便为水样或"米泔水"样，伴有呕吐，可迅速出现严重脱水、肌肉（特别是腓肠肌）痉挛及循环衰竭等休克表现。

4. 中毒型 除了上述典型病例外，临床上还有一种罕见的中毒型霍乱，亦称"干性霍乱（cholera sicca）"。起病急骤，发展迅速，尚未出现明显的吐泻即进入中毒性休克而死亡。

【并发症】

1. 急性肾衰竭 表现为少尿、无尿，尿比重低。发病初期由于剧烈的吐泻导致脱水，出现肾前性少尿，及时补液可不发生肾衰竭。若得不到及时纠正，可由于肾小管缺血性坏死，出现少尿、无尿、氮质血症，严重者出现尿毒症而死亡。为最常见的严重并发症。

2. 急性肺水肿 表现为胸闷气促或端坐呼吸，咳粉红色泡沫痰，颈静脉怒张等。代谢性酸中毒可导致肺循环高压，后者可因补充大量不含碱的盐水而加重。

【实验室检查】

（一）一般检查

1. 血常规 大量失水引起血液浓缩，红细胞及白细胞计数均升高。

2. 尿常规 可有少量尿蛋白，镜检有少许管型、红细胞和白细胞。

3. 血生化检测 血尿素氮、肌酐升高，碳酸氢根离子下降。治疗前由于细胞内钾离子外移，血清钾可在正常范围，酸中毒纠正后，钾离子移入细胞内而出现低钾血症。

（二）病原学检查

1. 粪便涂片染色 粪便涂片做革兰染色，镜检可见革兰阴性弧菌，呈"鱼群"样排列。

2. 悬滴试验

（1）动力试验 取新鲜粪便并做悬滴或暗视野显微镜检，可见运动活泼呈穿梭状的弧菌，即为动力试验阳性。

（2）制动试验 如动力试验阳性，则加入 O_1 群抗血清 1 滴，由于抗原抗体作用，凝集成块，弧菌运动即停止，为制动试验阳性，提示标本中有 O_1 群霍乱弧菌；如细菌不能制止运动，再用 O_{139} 抗血清重复试验。

3. 增菌培养 所有怀疑霍乱的患者粪便均应做增菌后分离培养。增菌培养基一般选用 pH 8.6 的碱性蛋白胨水，置于 37℃ 培养 6～8 小时后表面能形成菌膜。此时应进一步做分离培养、动力试验及制动试验，有利于早期诊断。

4. 分离培养 增菌培养后转种到适合霍乱弧菌生长的选择性培养基，常用庆大霉素琼脂、四号琼脂、TCBS 或碱性营养琼脂等，18～24 小时后菌落生长，选择可疑或典型菌落，用 O_1 群、O_{139} 群特异性单克隆抗体或诊断血清做玻片凝集实验等以确定菌型。

5. 霍乱弧菌快速辅助检测 目前霍乱弧菌胶体金快速检测法使用较多，该方法操作简单，主要检测 O_1 群和 O_{139} 群霍乱弧菌抗原成分。因此类方法的检出至少需要 10^5 个菌/毫升，故在轻型病例及带菌者调查中可能存在漏检，进行增菌培养后检测，可提高检出率。

6. PCR 检测 应用 PCR 技术识别霍乱弧菌肠毒素基因 ctx 来快速诊断霍乱，灵敏度和特异性均较高。一些非产毒株（如环境来源的菌株）有可能通过基因水平转移获得毒力基因成为产毒株，若仅检测 ctx 基因容易造成漏检。因此，检测霍乱弧菌的其他重要基因，如毒素协同调节菌毛 A（TcpA）基因、O 抗原基因（rfb）、外膜蛋白基因（omp）以及毒素表达调控基因（toxR）等，提高了检测的特异性和敏感性。

（三）血清学检测

感染霍乱弧菌后，机体能产生抗肠毒素抗体和抗菌抗体。抗菌抗体中的抗凝集素抗体多在发病第 5 日出现，于病程 8～21 日达到高峰。此检查主要用于粪便培养阴性的可疑患者的诊断及流行病学的追溯诊断。如抗凝集素抗体双份血清滴度升高 4 倍以上有诊断意义。

【诊断与鉴别诊断】

（一）诊断

1. 疑似病例   具有下列三项之一者为疑似病例：

（1）有典型临床表现，如剧烈腹泻，水样便（黄水样、清水样、米泔样或血水样），伴有呕吐，迅速出现脱水或严重脱水，循环衰竭及肌肉（特别是腓肠肌）痉挛的病例。

（2）霍乱流行期间，与霍乱患者或带菌者有密切接触史，并发生泻吐症状者。

（3）出现无痛性腹泻或伴有呕吐，且粪便或呕吐物霍乱弧菌快速辅助诊断检测试验阳性的病例。

2. 临床诊断病例   具有下列三项之一者均可视为临床诊断病例：

（1）疑似病例的日常生活用品或家居环境中检出 O_1 群和（或）O_{139} 群霍乱弧菌者。

（2）疑似病例的粪便、呕吐物或肛拭子标本霍乱弧菌毒素基因 PCR 检测阳性者。

（3）在一起确认的霍乱暴发疫情中，具有直接暴露史且在同一潜伏期内出现无痛性腹泻或伴呕吐症状者。

3. 实验室确诊病例

（1）凡有腹泻症状，粪便、呕吐物或肛拭子样品培养 O_1 群和（或）O_{139} 群霍乱弧菌阳性者。

（2）在疫源检索中，粪便或肛拭子样品检出 O_1 群和（或）O_{139} 群霍乱弧菌前后各 6 日内有腹泻症状者。

4. 带菌者   无腹泻或呕吐等临床表现，但粪便中检出 O_1 群和（或）O_{139} 群霍乱弧菌。

（二）鉴别诊断

本病应与其他病原微生物所引起的腹泻相鉴别，包括细菌性食物中毒、急性细菌性痢疾、大肠埃希菌性肠炎、病毒性肠炎等。

【预后】

死亡原因主要是急性肾衰竭和循环衰竭。预后与所感染弧菌的生物型、临床表现轻重、治疗是否及时和正确与否有关。此外，婴幼儿、年老体弱或有并发症者预后差。

【治疗】

治疗原则：严格隔离，及时补液，辅以抗菌及对症治疗。

（一）隔离患者

患者按甲类传染病严格隔离、处理并上报。确诊病例及疑似病例应分室隔离，患者排泄物应进行彻底消毒。待患者症状消失后，隔日粪便培养一次，若连续两次粪便培养阴性方可解除隔离。

（二）液体疗法

补充液体和电解质是治疗本病的关键。液体疗法分为口服补液和静脉补液。口服补液能代替静脉补液或减少静脉补液量，减少医源性电解质紊乱及静脉输液的不良反应，这对心肺功能不良、年老体弱以及需要及时补钾的患者尤为重要。轻度脱水者以口服补液为主，中、重度脱水患者或呕吐剧烈不能口服补液者进行静脉补液，待病情稳定、呕吐停止、脱水程度减轻后尽快开始口服补液。

1. 静脉补液 适合于重度脱水、不能口服的中度脱水和极少数轻度脱水的患者。原则是早期、迅速、足量，先快后慢，先盐后糖，纠酸补钙，见尿补钾。输液总量应包括纠正已经丢失量、补充每日维持量及继续丢失量。对老人、婴幼儿及心肺功能不全者补液速度不可过快。

补液应以维持人体正常电解质与酸碱平衡为目的。通常选择与患者丧失电解质浓度相似的541溶液，即每升液体含氯化钠5g、碳酸氢钠4g和氯化钾1g，另加50%葡萄糖20mL，以防止低血糖发生。可按以下比例配制：0.9%氯化钠550mL，1.4%碳酸氢钠300mL，10%氯化钾10mL，10%葡萄糖140mL。幼儿因其肾脏排钠功能较差，为避免出现高血钠，其比例调整为每升液体中含氯化钠2.65g，碳酸氢钠3.75g，氯化钾1g和葡萄糖10g。

补液量宜根据失水程度决定：①轻度脱水：输液量为3000～4000mL/d，儿童120～150mL/kg，含钠液量60～80mL/kg；输液速度：成人在最初2小时内宜快速，5～10mL/min。②中度脱水：输液量为4000～8000mL/d，儿童150～200mL/kg，含钠液量80～100mL/kg；输液速度：成人起初2小时内快速静脉输入含糖541液2000～3000mL，待脉搏、血压恢复正常后减为5～10mL/min，并继续以541液静脉滴注。③重度脱水：输液量为8000～12000mL/d或更多，儿童200～250mL/kg，含钠液量100～120mL/kg；经两条静脉管道输入，先按40～80mL/min的速度快速输液，30分钟后按20～30mL/min速度输入，直至休克纠正后减速，补足累计损失量后，按每日生理需要量加排出量的原则补液。

在脱水纠正且有排尿时，应补充氯化钾，剂量按0.1～0.3g/kg计算，浓度不应超过0.3%。因儿童粪便含钾量高，腹泻时易出现低血钾，及时补充钾盐对儿童病例尤为重要。

2. 口服补液 霍乱肠毒素虽然能抑制肠黏膜对Na^+及Cl^-的吸收，但对葡萄糖的吸收能力仍完好，葡萄糖的吸收可带动等量的Na^+及K^+、碳酸氢盐的吸收，且葡萄糖还能增进水的吸收。WHO推荐口服补液盐（ORS）治疗脱水，其配方为葡萄糖20g，氯化钠3.5g，氯化钾1.5g，碳酸氢钠2.5g（或枸橼酸钠2.9g），溶于1000mL可饮用水中。配方中各电解质的浓度均和患者排泄液的浓度相当。ORS在起初的6小时用量，成人750mL/h，儿童（<20kg）250mL/h，以后的用量约为腹泻量的1.5倍。

（三）抗菌治疗

抗菌治疗的疗程为3日，仅作为液体疗法的辅助治疗。其目的是：缩短病程、减少腹泻次数及迅速清除粪便中病原菌。常用药物：环丙沙星，成人250～500mg，每日2次；多西环素，成人100mg，每日2次；诺氟沙星，成人200mg，每日3次；或复方磺胺甲恶唑片，成人2片，每日2次。

（四）对症治疗

氯丙嗪及盐酸小檗碱（黄连素）有抗肠毒素作用，临床应用可减轻症状。重症患者液体补足后，若血压仍较低，可用血管活性药物及糖皮质激素。对于急性肺水肿及心力衰竭者应暂

NOTE

停输液，予镇静剂、强心剂及利尿剂。严重低血钾者应静脉滴注氯化钾。出现急性肾功能衰竭者应及时纠正电解质紊乱及酸中毒，出现高血容量综合征、高血钾、严重酸中毒者，必要时采用透析治疗。

【预防】

（一）管理传染源

建立肠道门诊，对腹泻患者进行登记和采便培养是发现患者的重要方法。患者应进行隔离治疗，并做好疫源检索。接触者应严密检疫5日，行粪便培养并服药预防。

（二）切断传播途径

建立良好的卫生设施，加强饮用水和食品的管理。对患者和带菌者的排泄物彻底消毒。消灭苍蝇等传播媒介。

（三）保护易感人群

目前经过WHO资格预认证的口服霍乱疫苗有Dukoral、Shanchol和EuVichol。Dukoral需配合缓释溶液使用，成人需要150mL清洁水。由于在霍乱流行地区往往难以获得清洁水，因此主要将Dukoral用于旅行者。Shanchol和2015年新预审的EuVichol是Dukoral的重新配制版本，因其不含霍乱毒素，不需要配合缓释溶液使用。三种疫苗均需使用两剂，以获得全面保护，剂次之间至少间隔2周，不过，一剂疫苗即可带来某种程度的保护。Dukoral疫苗接种者可在两年时间里获得大约65%的保护，Shanchol或EuVichol疫苗接种的人员在接种后5年时间内可获得65%的霍乱保护。

第五节 细菌性痢疾

细菌性痢疾（bacillary dysentery）简称菌痢，是由志贺菌（shigella）也称痢疾杆菌（dysenteriae）引起的肠道传染病。以腹痛、腹泻、排黏液脓血便、里急后重等为主要表现，严重者可出现感染性休克和（或）中毒性脑病。少数患者可演变为慢性。

【病原学】

志贺菌属于肠杆菌科志贺菌属，革兰阴性杆菌，无芽胞，无荚膜，无鞭毛，多数有菌毛，为兼性厌氧菌。

（一）抗原结构

菌体抗原（O抗原）为糖脂蛋白的复合物，具有特异性，可分为型特异抗原、群特异抗原两种，借此将志贺菌属分为4个群（即痢疾志贺菌、福氏志贺菌、鲍氏志贺菌、宋内志贺菌，又依次称为A、B、C、D群）及47个血清型或亚型（其中A群12个，B群16个，C群18个，D群1个）。在全球范围内，痢疾志贺菌是主要流行菌属，发达国家以宋内志贺菌占优势。近年来，随着工业化的进展，亚洲、拉丁美洲及中东的部分发展中国家和地区，宋内志贺菌正逐渐蔓延增多。我国以福氏和宋内志贺菌为主，经济发达地区宋内志贺菌逐渐占优势。福氏志贺菌感染易转为慢性；宋内志贺菌感染往往症状较轻，多呈不典型发作；痢疾志贺菌的毒力最强，病情最重。

（二）抵抗力

志贺菌存在于患者与带菌者的粪便中，对酸和一般消毒剂敏感，加热60℃，10分钟即可被杀死。在粪便中数小时内死亡，但在污染物品及瓜果、蔬菜上可存活10~20日。抵抗力以宋内志贺菌最强，痢疾志贺菌最弱。

（三）毒素

志贺菌侵入肠黏膜上皮细胞后，可在细胞内繁殖并播散到邻近细胞，由毒素作用引起细胞死亡。内毒素是引起全身反应（如发热、毒血症及休克）的重要因素。痢疾志贺菌可产生外毒素，又称为志贺毒素（Shiga toxin），有肠毒性、细胞毒性和神经毒性，可导致相应的临床表现。

【流行病学】

（一）传染源

患者和带菌者是主要传染源，其中非典型患者及带菌者因症状轻和无症状易被忽视，慢性患者排菌时间长，为重要传染源。

（二）传播途径

主要是粪-口途径传播。通过被感染者粪便污染的食物、水、生活用品和手，经口感染，亦可经过苍蝇、蟑螂等媒介传播。由于志贺菌的感染剂量低（10~200个细菌就可使人致病），人与人之间的生活接触传播较为常见。

（三）易感人群

人群普遍易感，以学龄前儿童和青壮年多发。病后仅产生短暂而不稳定的免疫力，不同菌群和血清型之间无交叉免疫，易反复感染和多次发病。

（四）流行特征

本病全年均有发生，呈明显的夏秋季发病高峰。在流行季节，学校、幼托机构和工地等集体用餐单位，易引起食物型和水型暴发或流行。发病率受气候、经济水平、卫生状况、生活习惯等因素影响。

【发病机制与病理】

（一）发病机制

志贺菌进入机体后发病与否，与"细菌数量、致病力和人体抵抗力"三要素有关。志贺菌进入消化道后，大部分被胃酸杀死，少数进入下消化道的细菌也可因正常菌群的拮抗作用和肠道分泌型IgA的阻断作用而不能致病。致病力强的志贺菌，即使只有10~100个细菌进入人体也可引起发病。当人体抵抗力下降时，少量细菌也可致病。

志贺菌经口进入肠道，在结肠黏膜上皮细胞内生长，经基底膜进入固有层，并在其中繁殖、释放毒素，引起炎症反应和小血管循环障碍，导致肠黏膜炎症、坏死及溃疡。由黏液、细胞碎屑、中性粒细胞、渗出液和血液形成黏液脓血便。

志贺菌裂解释放的内毒素入血后，引起发热和毒血症，并可释放各种血管活性物质，引起急性微循环衰竭，进而引起感染性休克、DIC及重要脏器功能衰竭，临床表现为中毒性菌痢（休克型）。

外毒素是由志贺菌志贺毒素基因编码的蛋白，能不可逆性地抑制蛋白质合成，导致上皮细胞损伤，进而引起出血性结肠炎和溶血性尿毒综合征（hemolytie uremie syndrome，HUS）。

NOTE

（二）病理

菌痢的病理变化主要发生于结肠，以乙状结肠和直肠为主，严重者可以波及整个结肠甚至回肠末端。

急性菌痢的典型病变过程为初期急性卡他性炎症，随后出现特征性假膜性炎和溃疡，最后愈合。弥漫性纤维蛋白渗出性炎症是肠黏膜的基本病理变化。早期可见点状出血，病变进一步发展，肠黏膜上皮形成浅表坏死、表面有大量的黏液脓性渗出物。渗出物中有大量纤维素，与坏死组织、炎症细胞、红细胞和细菌一起形成特征性的假膜。一周左右假膜开始脱落，形成大小不等、形状不一的"地图状"溃疡。肠道严重感染可引起肠系膜淋巴结肿大，肝、肾等实质脏器损伤。中毒性菌痢患者胃肠道病变轻微，大脑和脑干水肿、点状出血和神经细胞变性是其突出的病理改变，部分病例可表现为肾上腺充血，肾上腺皮质出血和萎缩。

慢性菌痢的病理变化为肠黏膜水肿和肠壁增厚，肠黏膜溃疡不断形成和修复，导致瘢痕和息肉形成，少数病例出现肠腔狭窄。

【临床表现】

潜伏期数小时至 7 日，一般为 1~3 日。

根据病程和临床表现的不同可将细菌性痢疾分为以下各型：

（一）急性菌痢

1. 急性普通型（典型）　起病急、畏寒、发热，可伴乏力、头痛、纳差等毒血症症状，腹泻、腹痛、里急后重，脓血便或黏液便，左下腹部压痛。

2. 急性轻型（非典型）　症状轻，可仅有腹泻、稀便。

3. 急性中毒型　2~7 岁儿童多见。起病急骤，畏寒、寒战伴高热，全身中毒症状重，可伴有嗜睡、惊厥、抽搐，迅速出现循环衰竭和呼吸衰竭，而肠道症状不明显或缺如。按照临床表现可分为以下三型：

（1）休克型（周围循环衰竭型）　感染性休克表现，如面色苍白、皮肤花斑、四肢厥冷、发绀、脉搏细速、血压下降等，可伴有 ARDS。常伴有腹痛、腹泻。

（2）脑型（呼吸衰竭型）　脑水肿甚至脑疝的表现，如烦躁不安、惊厥、嗜睡或昏迷、瞳孔改变，呼吸衰竭，甚至 ARDS，可伴有不同程度的腹痛、腹泻。

（3）混合型　具有以上两型的临床表现。病情最为凶险，病死率极高。

（二）慢性菌痢

急性菌痢反复发作或迁延不愈，病程超过 2 个月。多与急性期治疗不及时或不彻底，细菌耐药或机体抵抗力低下有关。也常因饮食不当、受凉、劳累或精神因素等诱发。依据临床表现，慢性菌痢可分为以下三型：

1. 迁延型　常有腹部不适或隐痛，及腹胀、腹泻、黏液脓血便等消化道症状，且时轻时重，迁延不愈。病久者可有失眠、多梦、健忘等神经衰弱症状，以及乏力、消瘦、食欲下降、贫血等表现。左下腹可有压痛，可扪及条索状乙状结肠。

2. 急性发作型　临床表现与急性典型菌痢相似，但病情轻，发热及全身中毒症状不明显。常于半年内有菌痢病史或复发史，而除外同群痢疾杆菌再感染，或异群痢疾杆菌或其他引起腹泻病原体的感染。

3. 慢性隐匿型　一年内有菌痢史，症状消失 2 个月以上，但粪便培养可检出痢疾杆菌，结肠镜检查可见肠黏膜炎症或溃疡等病变。此型在流行病学上具有重要意义。

【并发症】

并发症少见，有菌血症、溶血性尿毒症综合征、关节炎、赖特（Reiter）综合征等。

【实验室检查】

（一）血常规

急性菌痢白细胞总数可轻至中度增多，可达（10～20）×10⁹/L，以中性粒细胞为主。慢性患者可有轻度贫血改变。

（二）粪便常规

外观多为黏稠的脓血便或黏液便，有时为稀便、水样便。镜检可见白细胞（≥15个/高倍视野）、脓细胞和少量红细胞，如有吞噬细胞则有助于诊断。

（三）细菌培养

粪便培养出痢疾杆菌即可确诊。尽量在用抗生素前采集患者新鲜粪便中的脓血或黏液部分及时送检，有助于提高细菌培养阳性率。

【诊断与鉴别诊断】

（一）诊断

根据流行病学资料、临床表现及实验室检查，综合分析后做出诊断。

夏秋季节有不洁饮食史或与菌痢患者接触史；临床表现为腹泻、黏液脓血便或稀水样便，伴里急后重；粪便镜检白细胞或脓细胞≥15个/高倍视野并可见少量红细胞；除外其他原因引起的腹泻，可做出菌痢的临床诊断。实验室确诊需粪便培养志贺菌阳性。

中毒型菌痢在儿童多见，夏秋季节发病，突起高热、反复惊厥、意识障碍、循环衰竭和（或）呼吸衰竭表现者，均应考虑中毒型菌痢。可用肛拭子或盐水灌肠取粪便镜检，发现大量白细胞或脓细胞有助于诊断。

（二）鉴别诊断

1. 急性菌痢　与下列疾病相鉴别：

（1）急性阿米巴痢疾　鉴别要点参见表4-2。

（2）其他细菌引起的感染性腹泻　侵袭性大肠杆菌、空肠弯曲菌以及气单胞菌等引起的肠道感染，鉴别有赖于病原学检查。

（3）其他细菌性胃肠型食物中毒　因进食被沙门菌、金黄色葡萄球菌、副溶血弧菌、大肠杆菌等病原菌或其产生的毒素污染的食物引起。有进食同一食物集体发病史。潜伏期短，呕吐明显，有腹痛、腹泻，大便多为黄色水样便，确诊有赖于从可疑食物及患者呕吐物、粪便中检出同一细菌或毒素。

（4）其他　尚需与胃肠型感冒、急性阑尾炎、肠套叠及急性坏死性小肠炎等疾病相鉴别。

表4-2　急性菌痢与急性阿米巴痢疾鉴别表

鉴别要点	细菌性痢疾	急性阿米巴痢疾
病原学	志贺菌	溶组织阿米巴滋养体
流行病学	散发性，可流行	散发性
潜伏期	数小时至7日	数周至数月

续表

鉴别要点	细菌性痢疾	急性阿米巴痢疾
临床表现	多有发热及毒血症状，腹痛重，有里急后重，腹泻每日十余次或数十次，多为左下腹压痛	多不发热，少有毒血症状，腹痛轻，无里急后重，腹泻每日数次，多为右下腹压痛
粪便检查	便量少，黏液脓血便，镜检有大量白细胞及红细胞，可见吞噬细胞。粪便培养有志贺菌生长	便量多，暗红色果酱样便，腥臭味浓，镜检白细胞少，红细胞多，有夏科－莱登结晶。可找到溶组织内阿米巴滋养体
血白细胞	总数及中性粒细胞明显增多	早期略增多
结肠镜检查	肠黏膜弥漫充血、水肿及表浅溃疡，病变以直肠、乙状结肠为主	有散发溃疡，边缘深切，周围有红晕，溃疡间黏膜充血较轻，病变主要在盲肠、升结肠，其次为乙状结肠和直肠

2. 中毒型菌痢　根据不同分型与相关疾病鉴别：

（1）休克型　由其他细菌引起的感染性休克亦可有发热及休克表现。血和大便培养检出不同致病菌有助鉴别，还需要与其他原因所致的休克（如低血容量）相鉴别。

（2）脑型　需与流行性乙型脑炎鉴别，乙脑亦多发于夏秋季，且均有高热、惊厥、昏迷、意识障碍和脑膜刺激征，乙脑循环衰竭少见，脑脊液检查蛋白和白细胞增高，乙脑特异性 lgM 阳性可资鉴别，另需与其他小儿高热惊厥相鉴别。

3. 慢性菌痢　应与慢性阿米巴痢疾、结肠癌及直肠癌、慢性非特异性溃疡性结肠炎等疾病相鉴别。抗菌治疗效果差，直、结肠镜或 X 线钡灌肠等检查有助于鉴别。

【预后】

大部分急性菌痢患者于 1~2 周内痊愈，仅少数患者转为慢性或带菌者。中毒型菌痢预后差，病死率较高。

【治疗】

（一）急性菌痢

1. 一般治疗　消化道隔离至症状消失，粪便培养连续 2 次阴性。毒血症状重者必须卧床休息。饮食以流食为主，忌食生冷、油腻及刺激性食物。

2. 抗菌治疗　轻型菌痢患者可不用抗菌药物，严重病例需应用抗生素。近年来志贺菌对抗生素的耐药性逐年增长，应根据当地流行菌株药敏试验或粪便培养的结果进行选择。疗程一般为 3~5 日。常用抗菌药物包括以下几种：

（1）喹诺酮类　抗菌谱广，口服吸收好，不良反应小，耐药菌株相对较少，可作为首选药物。首选环丙沙星，成人每日 2 次，每次 250~500mg，其他喹诺酮类也可酌情选用。不能口服者也可静脉滴注。儿童、孕妇及哺乳期妇女忌用。

（2）其他 WHO 推荐的二线用药　匹美西林（pivmecillinam）和头孢曲松（ceftriaxone）可应用于任何年龄患者，同时对多重耐药菌株有效。阿奇霉素（azithromycin）也可用于成人治疗。二线用药只有在志贺菌菌株对环丙沙星耐药时才考虑应用。

（3）小檗碱（黄连素）　因其有减少肠道分泌的作用，故在使用抗生素时可同时使用，每次 0.1~0.3g，每日 3 次，疗程为 7 日。

3. 对症治疗　只要有水和电解质丢失，均应口服补液，只有严重脱水者才考虑先静脉补液，然后尽快改为口服补液。高热可物理降温为主，必要时适当使用退热药；毒血症状严重者，可给予小剂量糖皮质激素。腹痛剧烈者可用颠茄片或阿托品。

（二）中毒性菌痢

中毒性菌痢应采取综合急救措施，力争早期治疗。

1. 对症治疗

（1）降温止惊　高热应给予物理降温，必要时给予退热药；高热伴烦躁、惊厥者，可采用亚冬眠疗法。

（2）休克型　主要措施：①迅速扩充血容量纠正酸中毒：快速给予葡萄糖盐水、5%碳酸氢钠及低分子右旋糖酐等溶液，补液量及成分视脱水情况而定，休克好转后则继续静脉输液维持。②改善微循环障碍：此型主要为高阻低排性休克，可给予山莨菪碱（654-2）、酚妥拉明、阿托品等药物，以改善重要脏器血流灌注。如血压仍不回升，可给予多巴胺、间羟胺等药物。③保护重要脏器功能：主要保护心、脑、肾等重要脏器的功能。④其他：可使用糖皮质激素，有早期 DIC 表现者可给予肝素抗凝等治疗。

（3）脑型　可给予20%甘露醇每次1~2g/kg快速静脉滴注，每4~6小时注射一次，以减轻脑水肿。应用血管活性药物以改善脑部微循环，同时给予糖皮质激素有助于改善病情。防治呼吸衰竭需要保持呼吸道通畅、吸氧，如出现呼吸衰竭可使用洛贝林、尼可刹米等药物，必要时可应用呼吸机。

2. 抗菌治疗　药物选择基本与急性菌痢相同，应先采用静脉给药，可选用环丙沙星、左旋氧氟沙星等喹诺酮类或三代头孢菌素类抗菌药物。病情好转后改为口服，剂量和疗程同急性菌痢。

（三）慢性菌痢

由于慢性菌痢病因复杂，可采用全身与局部治疗相结合的原则。

1. 一般治疗　注意生活规律，进食易消化、吸收的食物，忌食生冷、油腻及刺激性食物，积极治疗可能并存的慢性消化道疾病或肠道寄生虫病。

2. 病原治疗　根据病原菌药敏结果选用有效抗菌药物，通常联用2种不同类型药物，疗程需适当延长，必要时可给予多个疗程治疗。也可药物保留灌肠，选用0.3%小檗碱液、5%大蒜素液或2%磺胺嘧啶银悬液等灌肠液1种，每次100~200mL，每晚1次，10~14日为一疗程，灌肠液中添加小剂量糖皮质激素可提高疗效。抗菌药物使用后，菌群失调引起的慢性腹泻可给予微生态制剂，包括益生菌和益生元。

3. 对症治疗　有肠道功能紊乱者可采用镇静或解痉药物。

【预防】

采用以切断传播途径为主的综合预防措施，同时做好传染源的管理。

（一）管理传染源

急、慢性患者和带菌者应隔离或定期进行访视管理，并给予彻底治疗，直至粪便培养阴性。

（二）切断传播途径

搞好"三管一灭"及环境卫生，养成良好的个人卫生习惯。

（三）保护易感人群

目前尚无获准生产的可有效预防志贺菌感染的疫苗。我国采用的口服活菌苗，如 F2a 型

"依链"株，对同型志贺菌保护率约为80%，而对其他型别菌痢的流行可能无保护作用。

第六节　布鲁菌病

布鲁菌病（Brucellosis）又称地中海弛张热、马耳他热、波状热，是由布鲁菌引起的动物源性传染病，属国家规定的乙类传染病。本病多经接触牛羊猪等病畜而感染，多在畜牧业为主的地区流行。主要临床特征为长期反复发热、多汗、乏力、关节疼痛等。

【病原学】

布鲁菌为一组革兰染色阴性的球杆状菌，无鞭毛，无芽胞或荚膜。该菌胞膜有三层，内层膜称为细胞质膜，中层膜称为外周胞质膜，外层膜称为外膜。外膜与聚肽糖（peptidoglycan，PG）层紧密结合组成细胞壁，外膜含有脂多糖、蛋白质和磷脂层。脂多糖即内毒素在致病中起重要作用。该菌不产生外毒素。

1886年，苏格兰病理学家和微生物学家大卫·布鲁（David Bruce），在地中海岛国马耳他担任军医时，从死于"马尔他热"的士兵脾脏中首次确认并分离出了该细菌。后来的学者们为了纪念他，将这种细菌命名为布鲁杆菌。

根据储存宿主的不同，国际上将布鲁菌分为羊、牛、猪、犬、沙林鼠及绵羊附睾等6个种19个生物型，即羊种（3个生物型）、牛种（8个生物型，因牛3型和牛6型菌的生物特性相同，合并为一个生物型，称为3/6型）、猪种（5个生物型），以及沙林鼠种、绵羊附睾和犬种（各1个生物型）。中国以羊种占绝对优势，其次为牛种，猪种仅存在于少数地区。羊种致病力最强，犬种致病力最弱。

布鲁菌对常用的物理和化学消毒剂均较敏感。加热60℃或日光下暴晒10~20分钟即可杀死此菌。但其在自然环境中生存力较强，在干燥土壤、皮毛和乳类制品中可生存数周至数月，在水中可生存5日至4个月，在病畜的分泌物、排泄物及死畜的脏器中能生存4个月左右。

【流行病学】

（一）传染源

目前已知有60多种动物（家畜、家禽，野生动物）是布鲁菌的宿主。与人类有关的传染源主要是羊、牛及猪，其次是犬、鹿、马、骆驼等。该病首先在同种动物间传播，造成带菌或发病，随后可波及人类。

（二）传播途径

1. 经皮肤及黏膜接触传染　直接接触病畜或其排泄物、阴道分泌物和娩出物可感染；在饲养、挤奶、剪毛、屠宰以及加工皮、毛、肉等过程中没有注意防护，可经受损的皮肤或眼结膜感染；也可通过接触病畜污染的环境及物品而感染。

2. 经消化道传染　主要通过食用被污染的乳类、水或食物，经口腔、食道黏膜进入体内。

3. 经呼吸道传染　主要通过吸入被布鲁菌污染的飞沫、尘埃，发生呼吸道感染。

4. 其他　如苍蝇携带，蜱叮咬也可传播本病。

（三）易感人群

人群普遍易感，病后可获较长时间免疫力。不同种布鲁菌之间存在交叉免疫，因此再次感

NOTE

染者很少，仅约2%~7%。疫区居民可因隐性感染获得免疫。

（四）流行特征

本病一年四季均可发病，羊种布鲁菌流行区有明显的季节性高峰，主要集中在春末夏初。本病区域分布特点为牧区高于农区，农区高于城市。在我国多见于内蒙古、东北、西北等牧区。年龄特点以青壮年为主，男性多于女性。人群特点与职业有关，主要包括兽医、畜牧者、屠宰工人、皮毛工等人群。

【发病机制与病理】

（一）发病机制

发病机制较为复杂，细菌、毒素以及变态反应均不同程度地参与疾病的发生和发展过程。

病菌自皮肤或黏膜侵入人体，随淋巴液到达淋巴结，被吞噬细胞吞噬。根据细菌侵入机体的数量、毒力与机体抗病能力的强弱，病菌或被吞噬细胞消灭，或在细胞内生长繁殖，形成局部原发病灶。细菌在吞噬细胞内大量繁殖导致细胞破裂，大量细菌进入淋巴液和血循环形成菌血症。在血液里细菌又被血液中的单核细胞吞噬，并随血流带至全身，在肝、脾、淋巴结、骨髓等处的单核-吞噬细胞系统内繁殖，形成多发性病灶。当病灶内释放出来的细菌，超过了吞噬细胞的吞噬能力时，则在细胞外血流中生长、繁殖，呈现明显的败血症。在机体各因素的作用下，病原菌释放出内毒素及菌体其他成分，造成临床上的菌血症、毒血症和败血症。如机体免疫功能正常，可通过细胞免疫及体液免疫清除病菌而获痊愈。如果免疫功能不健全，或感染的菌量大、毒力强，吞噬细胞无法杀死细菌，反而将细菌带入到其他组织器官，形成新的感染灶，细菌在此经大量生长繁殖后可再次入血播散到更多地方，导致多个组织器官感染，使病情严重化和慢性化。

（二）病理

本病病理损伤广泛，以单核-吞噬细胞系统病变最为常见，主要病变在淋巴结、肝、脾。急性期以渗出、变性、坏死及增生性改变为主，慢性期以单核细胞浸润为特征，出现变态反应性炎症、肉芽肿、纤维组织增生，最终可致组织器官硬化等。病变可波及心血管、运动、生殖和神经等系统。

【临床表现】

潜伏期一般1~3周，平均2周，少数可长至数月甚至1年以上。潜伏期的长短与侵入人体布鲁菌的菌型、数量、毒力及机体抵抗力等有关。临床上可分为亚临床感染、急性感染、亚急性感染、慢性感染、局限性感染和复发等。患病3个月以内为急性感染，3个月至1年为亚急性感染，1年以上为慢性感染。

（一）亚临床感染

无明显症状，血清中可检出抗布鲁菌抗体。流行区高危人群中30%可检出此抗体。

（二）急性感染和亚急性感染

起病缓慢，主要表现为寒战高热，多汗，乏力，游走性关节痛。常有类重感冒的前驱症状，出现全身不适、疲乏无力、纳差、头痛、肌痛、烦躁或抑郁等，持续3~5日。

1. 发热 典型热型为波状热。发热2~3周，间歇数日至2周，发热再起，反复多次，故又称本病为波状热。热前多伴寒战、头痛，发热多在午后或夜间，热退后自感症状加重，软弱无力。

NOTE

2. 多汗　急性期患者出汗尤重，多于夜间或凌晨热退时大汗淋淋，常可湿透衣裤。

3. 关节疼痛　与发热并行，常较剧烈，呈游走性，主要累及大关节。部分慢性期患者，可出现关节强直，活动受限。

4. 其他　可伴肝脾肿大，淋巴结肿大及皮疹。男性患者可伴有睾丸炎，女性患者可见卵巢炎；少数患者可有心悸、神经痛、食欲不振、腹泻、便秘等症状。

（三）慢性感染

慢性期症状不典型，呈多样表现。包括非特异性的全身疲乏，头痛，精神抑郁、烦躁等症状。患者自述症状较多，体征常缺乏或较少，故容易被误诊为神经官能症；少数患者可有器质性病变，出现神经痛和固定的某些关节痛等症状。

一般来说，牛种型易表现为慢性，羊种型和猪种型病例病情较重，并发症较多。

【并发症】

较少患者出现并发症。急性期的并发症有心肌炎、心内膜炎、血栓性静脉炎、腹膜炎、支气管炎、脑膜炎、胆囊炎、肝脾脓肿等，个别患者可因肠黏膜淋巴结受累而误诊为急腹症。心内膜炎和严重的神经系统并发症是该病死亡的主要原因。

【实验室检查与其他检查】

（一）血液学检查

1. 血常规　白细胞计数正常或偏低；淋巴细胞相对或绝对增加，可出现少量异型淋巴细胞；慢性期可有贫血。

2. 血沉　急性期加快，慢性期多正常或偏快，持续增速提示疾病活动。

（二）病原学检查

取血液、骨髓、组织、脑脊液等做细菌培养，急性期阳性率高。也可用 PCR 检测标本的布鲁菌 DNA，快速且敏感。

（三）免疫学检查

1. 血清凝集试验　试管法可直接检测脂多糖抗原的抗体，病后 1 周即可阳性，病后 2 周强阳性，效价≥1∶160 为阳性。但注射布鲁菌菌苗及霍乱菌苗等后也可阳性。检查双份血清，若效价有 4 倍或以上增长，或 IgM 抗体效价≥1∶100 提示为近期布鲁菌感染。

2. 酶联免疫吸附试验（ELISA）　阳性率高于凝集试验，且检测 IgM 及 IgG 的敏感性相似。慢性患者的抗体属 IgG 型，本法可同时用于急、慢性患者的诊断。

3. 2-巯基乙醇（2-ME）试验　本法可检测 IgG，用于鉴别自然感染与菌苗免疫。自然感染达 1 个月后，体内凝集即以 IgG 型为主（初为 IgM 型），该 IgG 对 2-ME 有耐受性；而菌苗免疫后 3 个月内的凝集素均以 IgM 为主，可为 2-ME 所破坏。

4. 补体结合试验　阳性率高于凝集试验，特异性亦高，但出现时间晚于凝集试验。病程第 3 周的效价可超过 1∶16。

5. 抗人球蛋白试验（Coomb test）　操作复杂，适用于凝集试验阴性的可疑患者，效价＞1∶80 为阳性。可用于急、慢性期患者的诊断。

6. 布鲁菌素皮肤试验　皮内试验属迟发型超敏反应，24～48 小时观察结果。局部仅有红晕而无肿块者为阴性，局部红肿和硬快的直径达 2～6cm 者为阳性。病后 6 个月内阳性率很低，慢性者几近 100% 呈阳性或强阳性反应。阴性可排除本病，常用于流行病学调查。

（四）特殊检查

根据受累的器官或系统不同，可采用不同的检查，如肝生化指标、X 线、心电图、淋巴结活检、脑脊液及脑电图等检查。

【诊断与鉴别诊断】

（一）诊断

1. 流行病史 发病前患者与家畜或畜产品、布鲁菌病培养物有密切接触史，或疫区生活接触史，或与菌苗生产、使用和研究有密切关系。

2. 临床表现 缓慢发病。反复发热，发热以波状热型最具特征。体温下降时伴有大汗及关节痛。肝、脾及淋巴结常肿大，可有神经痛及睾丸炎等。亚急性期可并发化脓性关节炎、骨髓炎、心内膜炎、脑膜炎等。慢性期有长期低热、盗汗、乏力、失眠、肌痛、关节痛等表现。

3. 实验室检 查病原分离、试管凝集试验等检查阳性可确诊。

慢性感染需获得细菌培养阳性结果方可确诊。

（二）鉴别诊断

本病急性和亚急性感染应与长期发热性疾病进行鉴别，特别是同时有多汗、关节疼痛、肝脾肿大的疾病，如伤寒、结核、风湿性关节炎、淋巴瘤、胶原病等。慢性感染者还需与慢性骨关节病、神经官能症、慢性疲劳综合征等进行鉴别。

1. 伤寒、副伤寒 患者以持续高热、表情淡漠、相对脉缓、皮肤玫瑰疹、肝脾肿大为主要表现，而无肌肉、关节疼痛、多汗等布鲁菌病表现。实验室检查血清肥达反应阳性，伤寒杆菌培养阳性，布鲁菌病特异性检查阴性。

2. 风湿热 布鲁菌病与风湿热均可出现发热及游走性关节痛。风湿热可见风湿性结节及红斑，多合并心脏损害，而肝脾肿大、睾丸炎及神经系统损害极为少见，抗链球菌溶血素"O"为阳性，布鲁菌病特异性检查阴性。

3. 风湿性关节炎 慢性布鲁菌病和风湿性关节炎均有关节疼痛严重，反复发作、阴天加剧。风湿性关节炎多有风湿热的病史，病变多见于大关节，关节腔积液少见，一般不发生关节畸形，常合并心脏损害，血清抗链球菌溶血素"O"滴度增高，布鲁菌病特异性实验室检查阴性有助于鉴别。

4. 其他 布鲁菌病急性期还应与结核病、败血症等鉴别，慢性期还应与其他骨关节损害疾病及神经官能症等鉴别。

【预后】

一般预后良好，症状出现后经规范治疗大多数 1 个月内可治愈。未经抗菌药物治疗者病死率为 2%～3%，主要死因是心内膜炎和严重的神经系统并发症等。少数可遗留骨和关节的器质性损害，使肢体活动受限，有的可出现中枢神经系统后遗症。因诊治不及时、不彻底所导致的慢性病例，治疗较为复杂，部分患者治疗效果较差。

【治疗】

（一）急性和亚急性感染

1. 一般治疗及对症治疗 注意休息，补充营养，高热量、多维生素、易消化饮食，维持水及电解质平衡。高热者可用物理方法降温，持续不退者可用退热剂等对症治疗。

2. 病原治疗 治疗原则为早期、联合、足量、足疗程用药，必要时延长疗程，以防止复

NOTE

发及慢性化。常用四环素类、利福霉素类药物，亦可用喹诺酮类、磺胺类、氨基糖苷类及第三代头孢菌素类药物。治疗过程中注意监测血常规、肝肾功能等。

（1）8岁以上儿童及成人 WHO首选多西环素（强力霉素）（每次100mg，每日2次，口服6周）联合利福平（每次600~900mg，每日1次，口服6周），或多西环素（每次100mg，每日2次，口服6周）联合链霉素（每次1000mg，每日1次，肌肉注射2~3周）。如果不能使用上述药物或效果不佳，可采用多西环素联合复方磺胺甲恶唑或利福平联合氟喹诺酮类药物。

（2）8岁以下儿童 可采用利福平联合复方磺胺甲恶唑或利福平联合氨基糖苷类药物治疗。

（3）孕妇 可采用利福平联合复方磺胺甲恶唑治疗。妊娠12周内可选用第三代头孢菌素类药物联合复方磺胺甲恶唑治疗，可减少妊娠中断的发生；药物治疗对孕妇存在潜在的危险，应权衡利弊使用。

（4）防治并发症 合并中枢神经系统疾病，必须采用易于渗透血脑屏障的药物，同时疗程应适当延长，应用多西环素、链霉素联合利福平或复方磺胺甲恶唑6~8周；合并心内膜炎，也可采用上述治疗方案，但常需同时采取瓣膜置换术，疗程也应适当延长；合并睾丸炎，除采取多西环素联合利福平外，可短期加用小剂量糖皮质激素；合并脊柱炎，应采用多西环素联合利福平，可延长疗程至8周或以上，必要时外科手术治疗。

（二）慢性感染

应根据疾病的临床特点，进行综合治疗。包括病原治疗、脱敏治疗及对症治疗。

1. 病原治疗 与急性和亚急性感染者治疗所用药物相同，但要考虑细菌耐药，并根据病情决定治疗时间的长短等。

2. 脱敏治疗 采用少量多次注射布鲁菌抗原，既能避免引起剧烈的组织损伤，又起到一定的脱敏作用。

3. 对症治疗 根据患者的具体情况采取相应的治疗方法。如关节肿痛剧烈，可用非甾体类抗炎药，局部可中药外敷、针灸等治疗。

（三）中医药治疗

布鲁菌病属中医痹症范畴，其基本病机为湿热痹阻经筋、肌肉、关节，耗伤气血。常见证型为湿热侵袭，湿浊痹阻，气虚络阻，治疗上以化湿通络，清热或温经透邪，益气养血等为主。此外针对局部疼痛部位，可进行针灸、熏蒸、热奄包及塌渍等方法治疗。

【预防】

采取"检疫、免疫、捕杀病畜"的综合性防治措施。对疫区的传染源进行检疫，治疗或捕杀病畜，加强畜产品的消毒和卫生监督，做好高危职业人群的劳动防护和疫苗接种。对流行区家畜普遍进行菌苗接种可防止本病流行。必要时可用药物预防。

第七节 鼠 疫

鼠疫（Plague）又称黑死病，是由鼠疫耶尔森菌（Yersinia pestis）引起的烈性传染病。本病传染性强，病死率高，可引起世界范围大流行，属国际检疫传染病，我国法定的甲类传染病。主要流行于鼠类和其他啮齿动物中，属于自然疫源性疾病，并在一定条件下主要通过带菌的鼠蚤叮咬，或呼吸道、消化道等途径引起人间鼠疫。临床主要表现为高热、严重毒血症症状、淋巴结肿痛、出血倾向、肺炎等，重者可导致死亡。

【病原学】

鼠疫耶尔森菌亦称鼠疫杆菌，属肠杆菌科耶尔森菌属。外观为两端钝圆，两极浓染的椭圆形小杆菌，有荚膜，无鞭毛，无芽胞，革兰染色阴性。

据报道已发现 19 种抗原，其中重要的有：①FI（fraction I）抗原，属糖蛋白，为荚膜抗原，抗原性较强，特异性较高，具有抗吞噬作用；②V/W 抗原，V 抗原为可溶性蛋白质，存在于细胞质中，W 抗原为脂蛋白，位于菌体表面。V/W 抗原结合物有促使细菌产生荚膜，抗吞噬，形成局部肉芽肿，以及保护细菌在细胞内生长繁殖等作用，与细菌侵袭力有关。

鼠疫杆菌的毒素可引起宿主产生中毒性病理改变甚至死亡。毒素分两种：一种为鼠毒素（murine toxin）或外毒素（毒性蛋白质），具有良好的抗原性，能对鼠毒素敏感动物的心肌线粒体的呼吸作用产生抑制，损伤末梢循环血管及淋巴管内皮细胞，但对鼠毒素不敏感的动物（家兔、狗、猴子、黑猩猩等）的心肌线粒体呼吸作用无影响；另一种为内毒素（脂多糖），与一般革兰阴性杆菌的内毒素性质相同，但毒性较强，耐热，能引起发热、糖代谢紊乱、DIC、中毒性休克、施瓦茨曼现象（Shwartzman phenomenon）等。

本菌对外界抵抗力较弱，对光、热、干燥及一般消毒剂均敏感。日光直射 4~5 小时即死，加热 55℃ 15 分钟或 100℃ 1 分钟、5% 苯酚、5% 甲酚皂、0.1% 升汞、5%~10% 氯胺均可将病菌杀死。在自然环境中生存力较强，寒冷、潮湿的条件下时间较长。痰和脓液中可存活 10~20 日，蚤粪中可存活 1 个月，尸体中可存活数周至数月。

【流行病学】

（一）传染源

鼠疫为典型的自然疫源性疾病，传染源主要是啮齿类动物和鼠疫患者。

1. 鼠疫动物　主要是啮齿类动物，其中黄鼠和旱獭是最重要的储存宿主，且能带菌冬眠，主要引起鼠间鼠疫。家鼠中的黄胸鼠、褐家鼠和黑家鼠属于短期保菌动物，是人间鼠疫重要传染源。当每公顷地区发现 1~1.5 只以上的鼠疫死鼠，该地区又有居住人群，此地暴发人间鼠疫的危险极高。

2. 鼠疫患者　各型鼠疫患者均为传染源，其中肺型鼠疫患者最为重要，可通过飞沫向外排菌，出现人-人传播，引起肺鼠疫流行；腺鼠疫或其他型患者出现菌血症时，也可通过媒介昆虫进行细菌的传播。

（二）传播途径

1. 跳蚤叮咬传播　动物和人间鼠疫的传播主要以鼠蚤为媒介。当鼠蚤吸取含病菌的鼠血后，细菌在蚤胃大量繁殖，形成菌栓堵塞前胃，当蚤再吸人血时，病菌可随着反吐之血，注入动物或人体内。蚤粪也含有鼠疫杆菌，可因搔抓进入皮内。此种"鼠→蚤→人"的传播方式是鼠疫的主要传播方式。

2. 直接接触传播　少数患者可因接触患者的痰液、脓液或病兽的皮、血、肉等，致细菌经破损皮肤或黏膜进入体内，引起腺鼠疫或败血症型鼠疫。

3. 飞沫传播　肺鼠疫患者呼吸道分泌物中含有大量鼠疫菌，可通过飞沫造成人间肺鼠疫

NOTE

传播。

（三）易感人群

人群对鼠疫普遍易感，存在一定数量的隐性感染。病后可获持久免疫力。预防接种可获一定免疫力。

（四）流行特点

1. 流行情况　人间鼠疫以非洲、亚洲、美洲最多。亚洲主要在越南、尼泊尔、缅甸、印度、俄罗斯和蒙古有流行或病例发生。我国近年有 19 个省区发生鼠疫疫情，以滇西黄胸鼠疫源地和青藏高原喜马拉雅旱獭疫源地病例最多。

2. 流行性　本病多由疫区通过交通工具向外传播，形成外源性鼠疫，引起流行。

3. 人间鼠疫与鼠间鼠疫的关系　人间鼠疫流行，均发生于动物间鼠疫之后，多由野鼠传至家鼠，由家鼠传染于人引起。

4. 季节性　与鼠类活动和鼠蚤繁殖情况有关。人间鼠疫多在 6～9 月份，肺鼠疫多在 10 月份以后流行。

【发病机制与病理】

（一）发病机制

携带鼠疫杆菌的跳蚤叮咬人后，通常病菌经皮肤、黏膜进入人体，经淋巴管进入局部淋巴结繁殖，引起以渗出、出血、坏死为特征的原发性淋巴结炎即为"腺鼠疫"。细菌及毒素进入血液循环，形成败血症，出现严重中毒症状及皮肤黏膜出血。鼠疫杆菌可通过血液循环进入肺组织，引起"继发性肺鼠疫"。鼠疫杆菌从呼吸道排出，通过飞沫传入他人呼吸道，引起"原发性肺鼠疫"。鼠疫杆菌分泌 6 种毒力蛋白，可通过破坏细胞骨架、诱导细胞凋亡、抑制细胞因子分泌、抵抗细胞吞噬及破坏肌动蛋白微丝等多种途径，干扰宿主细胞的正常免疫功能，导致鼠疫杆菌不能被免疫系统清除，导致持续感染。

（二）病理

鼠疫的基本病理改变为淋巴管、血管内皮细胞受损和急性出血性坏死性炎症。腺鼠疫主要表现为淋巴结的出血性炎症和凝固性坏死。肺鼠疫以肺部的充血、水肿、出血等病变为主。发生鼠疫败血症时，全身各组织、器官都可见充血、水肿、出血和坏死性改变，致使全身皮肤呈黑紫色。感染病灶及渗出液中有大量鼠疫耶尔森菌。

【临床表现】

鼠疫的潜伏期较短，腺鼠疫 2～5 日，原发性肺鼠疫数小时至 3 日，曾经预防接种者，可达 9～12 日。

患者的全身表现为发病急骤，寒战高热，体温骤升至 39～41℃，呈稽留热，剧烈头痛等。重症患者可出现意识障碍、谵妄、中枢性呕吐、呼吸短促、心动过速、血压下降等。

临床上多表现为腺鼠疫和肺鼠疫及由这两型继发的败血症鼠疫，其中腺鼠疫最多见。

（一）腺鼠疫

最多见，常发生于流行初期。除具有鼠疫的一般症状以外，以感染部位所属淋巴结肿大为主要发病特点，最常受累的为腹股沟淋巴结，其次为腋下、颈部及颌下。表现为病初即有淋巴结肿大，伴显著的红、肿、热、痛，病情发展迅速。淋巴结坚硬且有明显触痛，并与皮下组织粘连在一起，同时感染淋巴结周围组织亦显著水肿，并可有充血和出血。大量炎性物质渗出，致感染部位疼痛剧烈，患者常呈被动体位。如不及时治疗，肿大的淋巴结迅速化脓、破溃，细菌大量进入血液循环系统，造成血行播散，患者可于 3～5 日内因严重毒血症、继发肺炎或败血症死亡。治疗及时或病情轻缓者，感染部位肿胀可逐渐消散，伤口愈合而康复。

（二）肺鼠疫

多见于流行高峰，病死率极高。分为原发性和继发性。前者为鼠疫杆菌经呼吸道感染引起，后者由腺鼠疫血行播散引起。肺鼠疫发展迅猛，全身中毒症状明显。发病数小时后即可出现寒战高热，剧烈胸痛，咳嗽，咳鲜红色泡沫血痰，呼吸困难，发绀等严重呼吸道症状。肺部仅可闻及少量散在湿啰音或轻微的胸膜摩擦音，严重的全身症状常与较少的肺部体征不相符合。X 线胸片示支气管肺炎改变。若未得到及时有效的治疗，患者多于发病 2～3 日后死于中毒性休克、呼吸衰竭和心力衰竭。

（三）败血症型鼠疫

亦称暴发型鼠疫。最凶险，病死率极高。可分为原发性和继发性两型。感染鼠疫菌杆后尚未出现局部症状即发展为败血症的为原发败血型；而继发于腺鼠疫、肺鼠疫或其他类型鼠疫者为继发败血症型。患者除寒战、高热或体温不升外，较早出现表情淡漠、神志不清、谵妄或昏迷，进而出现皮肤出血、瘀斑、血压下降等感染性休克表现。病情进展非常迅速，常于 1～3 日内死亡。因皮肤广泛出血、瘀斑、发绀、坏死，尸体呈紫黑色，俗称"黑死病"。原发败血症型鼠疫少见。

（四）轻型鼠疫

又称小鼠疫，表现为发热轻，只有局部淋巴结肿大，轻度压痛，偶见化脓。血培养可阳性，多见于流行初期、末期和有预防接种史者。

（五）其他类型鼠疫

如皮肤鼠疫、肠鼠疫、眼鼠疫、脑膜炎型鼠疫、扁桃体鼠疫等，临床均少见。

【并发症】

（一）感染性休克

感染性休克是最常见的并发症，主要表现为烦躁、谵妄、表情淡漠或昏迷、呼吸急促、心跳加快、全身出汗或冰凉、血压下降、多脏器功能衰竭、全身紫绀等。

（二）弥散性血管内凝血

主要表现为皮肤出血、紫癜、血栓形成、休克等。

（三）多脏器功能衰竭

鼠疫出现败血症时，可引起全身组织、器官出现水肿、充血和出血等病变，造成以呼吸、循环、神经系统等为主的多脏器功能衰竭。

以上是鼠疫最常见的并发症，也是致死的主因。

【实验室检查】

（一）一般检查

1. 血常规　外周血白细胞计数大多升高，高达（20～30）×10⁹/L 或以上。初为淋巴细胞增高，以后中性粒细胞显著增高，红细胞、血红蛋白与血小板减少。

2. 尿常规　有蛋白尿及血尿，尿沉渣中可见红细胞、白细胞和细胞管型。

3. 粪常规　粪便潜血可阳性。

NOTE

4. 凝血功能 肺鼠疫和败血症型鼠疫患者在短期即可出现弥散性血管内凝血，表现为纤维蛋白原浓度减少（小于 200mg/dl），凝血酶原时间和部分凝血酶原时间明显延长，D - 二聚体和纤维蛋白原降解产物明显增加。

（二）病原学检查

1. 涂片检查 用血、尿、粪及脑脊液做涂片或印片，可找到革兰阴性两端浓染的短杆菌。阳性率为 50% ~ 80%。

2. 细菌培养 感染动物的脾、肝等脏器或患者淋巴结穿刺液、脓、痰、血、脑脊液等，接种于普通琼脂或肉汤培养基可分离出鼠疫耶尔森菌。

（三）血清学检测

1. 间接血凝法（IHA） 用 FI 抗原检测患者或动物血清中 FI 抗体。FI 抗体可持续 1 ~ 4 年，常用于动物鼠疫流行病学调查及疑似患者的诊断与追溯诊断。

2. 酶联免疫吸附试验（ELISA） 较 IHA 更为敏感。适合大规模流行病学调查。

3. 荧光抗体法（FA） 用荧光标记的特异性抗血清检测可疑标本，可快速准确诊断。特异性和灵敏性较高。

（四）分子生物学检测

主要用 DNA 探针和聚合酶链反应（PCR），检测鼠疫特异性基因，具有快速、敏感、特异性高等优点，近年来应用广泛。

【诊断与鉴别诊断】

（一）诊断

对 10 日内到过鼠疫流行区，或有与可疑鼠疫动物或患者接触史，起病急骤，病情迅速恶化的高热患者，且具有下列临床表现之一者，应诊断为鼠疫的疑似病例：

1. 起病急剧，高热，白细胞剧增，未用抗菌药物或仅用青霉素族抗菌药物情况下，病情迅速恶化，在 48 小时内进入休克或更严重的状态。

2. 急性淋巴结炎，淋巴结及周围组织高度肿胀，剧烈疼痛并出现强迫体位。

3. 出现重度毒血症、休克综合征而无明显淋巴结肿胀。

4. 咳嗽、胸痛、呼吸急促，咳痰带血或咯血。

5. 重症结膜炎伴有严重上下眼睑水肿。

6. 剧烈头痛、昏睡、颈项强直、谵语妄动、脑压高、脑脊液浑浊。

7. 未接种过鼠疫菌苗，FI 抗体效价在 1 : 20 以上者。

本病应先做出疑似诊断，以便早期治疗，提高治愈率。疑似病例，或发热待查病例获得特异性的实验室检查结果（如前述的病原学、血清学或 PCR 等）可确诊。

（二）鉴别诊断

1. 腺鼠疫

（1）急性淋巴结炎 常继发于其他感染病灶，受累区域的淋巴结肿大、压痛，常有淋巴管炎，全身症状较轻。

（2）丝虫病淋巴结肿大 本病急性期，淋巴结炎与淋巴管炎常同时发生，数日后可自行消退，全身症状轻微，夜间血液涂片检查可找到微丝蚴。

2. 肺鼠疫

（1）大叶性肺炎　无病死动物及家畜接触史，临床特点为咳铁锈色痰；肺部可有肺实变体征，肺部 X 线检查有大片状阴影，痰内可检出肺炎球菌。而肺鼠疫有以咯血为主的出血性肺炎表现，痰及咽部分泌物可查到鼠疫杆菌。

（2）炭疽　发病后多出现低热、疲劳和心前区压迫等，持续 2～3 日后突然加重。而肺鼠疫病例临床表现重，进展快。

3. 败血症型鼠疫　应及时检测疾病的病原或抗体，并根据流行病学和症状体征，与其他原因所致败血症，如钩端螺旋体病、流行性出血热、流行性脑脊髓膜炎等相鉴别。

【预后】

以往的病死率极高，近年来，由于抗生素的及时应用，病死率降至 10% 左右。

【治疗】

本病属烈性传染病，因此要求早发现、早诊断、早隔离、早治疗以及就地治疗，不宜转送。

（一）一般及支持治疗

1. 严格隔离和消毒　患者病区内须做到无鼠无蚤。入院时对患者做好卫生处理（更衣、灭蚤及消毒等）。病区、室内定期消毒，患者排泄物和分泌物用含氯石灰或甲酚皂液彻底消毒。

2. 饮食与补液　急性期应卧床休息，给予流质饮食，或葡萄糖和生理盐水静脉滴注，维持水、电解质平衡。

（二）对症治疗

高热者给予冰敷、酒精擦浴等物理降温措施。发热 >38.5℃，或全身酸痛明显者，可使用解热镇痛药。儿童禁用水杨酸类解热镇痛药。烦躁不安或疼痛者用镇静止痛剂。注意保护重要脏器功能，有心衰或休克者，给予强心和抗休克治疗。有 DIC 者给予血小板、新鲜冰冻血浆和纤维蛋白原等进行替代治疗，同时给予肝素抗凝治疗。中毒症状严重者可适当使用糖皮质激素。对腺鼠疫肿大的淋巴结，可用湿热外敷和红外线照射，避免挤压引起感染扩散形成败血症。眼鼠疫可用四环素、氯霉素眼药水滴眼。

（三）病原治疗

早期、联合、足量应用敏感的抗菌药物。目前仍以链霉素为首选，为取得更好的疗效，应用链霉素治疗时，常联合其他类型抗生素，如喹诺酮、多西环素、β - 内酰胺类或磺胺等。若因过敏等原因不能使用链霉素者，可考虑选用庆大霉素、氯霉素、四环素、多西环素、环丙沙星等。

1. 腺鼠疫　链霉素成人首次 1g，以后 0.5～0.75g，每 4 小时一次或每 6 小时一次肌注（2～4g/d）。治疗过程中，体温下降至 37.5℃ 以下，全身症状和局部症状好转后，链霉素可逐渐减量。待患者体温恢复正常，全身症状和局部症状消失，继续用药 3～5 日。疗程一般为 10～20 日，链霉素总量一般不超过 60g。腺体局部按外科常规进行对症治疗。

2. 肺鼠疫和败血症型鼠疫　链霉素成人首次 2g，以后 1g，每 4 小时一次或每 6 小时一次肌注（4～6g/d）。全身症状和呼吸道症状显著好转后逐渐减量，疗程一般为 10～20 日，链霉素总量一般不超过 90g。儿童参考剂量为 30mg/（kg·d），每 12 小时一次。

3. 皮肤鼠疫　按一般外科疗法处置皮肤溃疡，必要时局部注射链霉素或敷磺胺软膏。

NOTE

4. 有脑膜炎症状的患者　在特效治疗的同时，辅以氯霉素治疗，成人50mg/（kg·d），儿童（>1岁）50mg/（kg·d），每6小时一次，静脉滴注，疗程10日，注意氯霉素的骨髓毒性等不良反应。

【预防】

（一）管理传染源

应灭鼠、灭蚤，监控鼠间鼠疫。加强疫情报告。严格隔离患者，患者和疑似患者应分别隔离。腺鼠疫隔离至淋巴结肿大完全消散后再观察7日。肺鼠疫隔离至痰培养6次阴性。接触者医学观察9日，曾接受预防接种者应检疫12日。患者的分泌物与排泄物应彻底消毒或焚烧。死于鼠疫者的尸体应用尸袋严密包扎后焚化。

（二）切断传播途径

加强国际检疫与交通检疫，对来自疫区的车、船、飞机进行严格检疫并灭鼠、灭蚤。对可疑旅客应隔离检疫。

（三）保护易感人群

1. 加强个人防护　参与治疗或进入疫区的医护人员必须穿防护服和高筒靴，戴面罩、厚口罩、防护眼镜、橡皮手套等。

2. 预防性服药　可选用四环素、多西环素、磺胺、环丙沙星等。必要时可肌肉注射链霉素进行预防性治疗，疗程均为7日。

3. 预防接种　主要对象是疫区及其周围的人群，参加防疫工作人员及进入疫区的医护工作者。非流行区人员应在鼠疫疫苗接种10日后方可进入疫区。

第八节　炭　疽

炭疽（anthrax）是由炭疽杆菌（Bacillus anthracis）引起的一种人兽共患的自然疫源性传染病。主要发生于畜间，牛、羊、马等草食动物易感。因可引起一种特征性的皮肤炭样焦痂而得名。人主要通过接触病畜及其产品或食用病畜的肉类而被感染。临床可表现为皮肤炭疽、肺炭疽、肠炭疽。严重者继发炭疽脑膜炎和炭疽败血症，病死率高。

【病原学】

炭疽杆菌是无鞭毛革兰染色阳性杆菌，（5～10）μm×（1～3）μm，排列成长链，呈竹节状，有荚膜，能形成芽胞。其致病力主要是繁殖体产生的荚膜和外毒素，其中荚膜由细菌质粒pXO1编码，外毒素由质粒pXO2编码。该菌有三种毒素蛋白质：保护性抗原（protective antigen，PA）、致死性因子（lethal factor，LF）和水肿因子（edema factor，EF）。LF、EF必须结合PA进入细胞才能形成具有致病性的致死毒素（LT）和水肿毒素（ET）。

炭疽杆菌在有氧条件下普通培养基上生长良好，并形成芽胞。有芽胞的菌体抵抗力极强，在动物尸体和土壤中存活数年，煮沸40分钟，110℃高压蒸汽60分钟方可杀死，被称为"不死菌"。而细菌繁殖体对热和消毒剂均敏感。

【流行病学】

牧区是本病高发区，呈地方性流行。我国炭疽主要集中在西北、西南地区，贵州、新疆、广西、四川、甘肃、云南、西藏、内蒙古、青海等属于高发区，全国每年发病40~1000人。因炭疽杆菌芽胞有极强的抵抗力，使其成为一种潜在的生物恐怖战剂和生物武器。

（一）传染源

主要是患病的食草动物，如牛、羊、马、骆驼等，其次是猪和犬。这些动物的皮毛、肉、骨粉等可携带细菌。还有炭疽动物尸体，以及炭疽患者的分泌物、排泄物及病灶渗出物可检出细菌。

（二）传播途径

直接或间接接触感染是主要的途径。人接触患病动物或其排泄物，以及带菌的皮毛、肉、骨粉等均可引起皮肤炭疽；吸入带有芽胞的粉尘或气溶胶可引起肺炭疽；进食被炭疽杆菌污染的肉类、乳制品可引起肠炭疽。2001年美国炭疽热是因吸入恐怖分子投递信函中的炭疽芽胞粉而发病的。

（三）易感人群

人群普遍易感，农民、牧民、兽医、屠宰厂工人、皮革加工者常直接或间接接触受染动物，属于高危人群。病后可获得持久的免疫力。

（四）流行特征

一年四季均可发病，7~9月份发病率高。

【发病机制与病理】

（一）发病机制

炭疽杆菌致病有两个关键点：多肽荚膜（抗吞噬）和炭疽毒素（破坏细胞）。病原体进入人体，先被吞噬细胞吞噬，但仍存活并被带到淋巴结，进行复苏繁殖，产生大量外毒素和抗吞噬荚膜。毒素直接损伤微血管的内皮细胞，血管通透性增加，激活凝血系统，引起局部组织水肿、出血、坏死，导致原发性皮肤炭疽、肠炭疽和肺炭疽。病原体随淋巴和血液循环形成全身播散，形成败血症和脑膜炎。

（二）病理

主要是各脏器和组织出血、坏死和水肿。皮肤炭疽呈痈样病灶，溃疡、出血性焦痂和凝固性坏死，周围水肿、渗出。肺炭疽为出血性支气管炎、小叶性出血性肺炎、纵隔水肿，并累及胸膜和心包。肠炭疽病变位于回盲部，表现为水肿、溃疡和出血，肠系膜淋巴结炎，腹腔浆液性渗出。脑膜炎表现为硬脑膜和软脑膜充血水肿，蛛网膜下腔大量出血，见菌体和炎细胞浸润。败血症者全身组织和脏器广泛出血性浸润、水肿和坏死。

【临床表现】

潜伏期1~5日，最短数小时，最长2周左右，肺炭疽的潜伏期最短，数小时发病，肠炭疽最短可24小时内发病。

（一）皮肤炭疽

最常见，约占90%以上。好发部位多见于颜面、颈、肩、手、脚等暴露处。初起为斑疹或丘疹，第2日顶部形成水疱，周围组织硬肿，第3~4日其中心发生出血性坏死，周围有成群的小水疱及不断扩大的水肿区。第5~7日坏死区破裂后形成溃疡，后者不化脓，痒而不痛，随后血样物结成黑色焦痂，痂下肉芽组织为炭疽痈。后水肿消退，黑痂1~2周脱落，愈合成疤。病程中常有全身表现，如中度发热、头痛和局部淋巴结肿大。

（二）肺炭疽

少见，大多由于吸入炭疽芽胞气溶胶所引起，亦可继发于皮肤炭疽。发病呈双向性，初期非特异性流感样表现，仅有低烧或无烧、咳嗽、胸痛等症状。1~3 日后病情突然变重，高热、寒战、呼吸困难、咯血、发绀、喘鸣及胸痛。但胸部体征反而轻，与症状不相符。胸部 X 线检查可见明显纵隔增宽，随后出现胸腔积液和出血性肺炎。病情危重，病死率高，常并发败血症和脑膜炎。

（三）肠炭疽

罕见，因食用被感染动物的不熟肉或被污染的食物引起。起病急骤，症状严重，呕吐、腹泻、发热、腹痛，排血水样大便，但无里急后重感。部分患者因出血性肠系膜淋巴结炎而出现腹水，腹膜刺激征阳性。患者全身中毒症状明显，进一步出现炭疽败血症，很快死亡。

（四）炭疽败血症

多继发于肺炭疽或肠炭疽，由皮肤引起者少见。严重的全身中毒症状，高热、寒战，并发感染性休克和 DIC。

（五）炭疽脑膜炎

多继发于伴有败血症的各型炭疽，原发性偶见。临床表现有剧烈头痛、呕吐、抽搐、脑膜刺激征阳性，继而出现谵妄、昏迷、呼吸衰竭。脑脊液多为血性。病情凶险，发展迅速，多于起病 2~4 日死亡。

【实验室检查】

（一）血象

白细胞增高（10~20）×10⁹/L，甚至（60~80）×10⁹/L，中性粒细胞显著增高。

（二）病原学检查

分泌物、疱液、痰液、粪便、呕吐物、血液、脑脊液培养阳性是确诊的依据。涂片可见粗大革兰阳性、竹节样排列的杆菌，免疫组化染色可进一步鉴定。

（三）动物接种

上述标本接种于豚鼠、家兔或小鼠皮下，出现出血和水肿为阳性。多于 2~3 日内死亡，局部有胶冻样水肿和出血，尸检可见组织和血液中大量炭疽杆菌。

（四）血清学检测

用于培养物中不能分离出炭疽芽胞杆菌时的回顾性诊断。可用电泳免疫转移印迹（EI-TB）、酶联免疫吸附（ELISA）等检测菌体特异性抗体，如保护性抗原（PA）抗体和多聚 D – 谷氨酸荚膜抗体。

（五）分子生物学检查

用基因探针或 RT – PCR 技术检测样本中 pXO1 和 pXO2 或 16sγRNA 等特异性基因序列，是确诊炭疽杆菌敏感和特异的方法。

【诊断与鉴别诊断】

（一）诊断

1. 流行病学资料　多有与病畜接触或发病前 14 日内疫区接触史；从事皮毛加工等职业；接触可疑的动物及肉制品。

2. 临床表现　皮肤出现溃疡性黑色焦痂，伴有非凹陷红肿，疼痛不显者考虑皮肤炭疽；

纵隔增宽、出血性肺炎者考虑肺炭疽；出血性肠炎考虑肠炭疽。

3. 实验室检查　标本镜检或培养发现炭疽杆菌。

（二）鉴别诊断

皮肤炭疽应和化脓性皮肤炎、蜂窝织炎、恙虫病、皮肤利什曼病等鉴别；肺炭疽应和流感重症肺炎、出血性钩端螺旋体病、肺鼠疫相鉴别；肠炭疽与菌痢、沙门菌感染及其他出血性肠炎等鉴别。

【预后】

预后与临床类型、诊疗是否及时有关。皮肤炭疽经抗菌治疗，病死率1%左右，未经抗菌治疗，全身感染的病死率约20%。肠炭疽病死率高达50%，肺炭疽、脑膜炎炭疽、败血症炭疽病死率为80~90%。

【治疗】

（一）一般和对症治疗

肺炭疽者要严格隔离。患者分泌物和排泄物严格消毒。危重患者出现严重水肿和伴有其他病原体感染的脑膜炎时，在有效抗生素控制之下，可以短期使用中等剂量肾上腺皮质激素，如氢化可的松100~200mg/d或地塞米松10~20mg/d。肺炭疽患者并发肺炎脓胸，应尽早行积液胸腔引流，呼吸衰竭则给予呼吸机辅助通气。

（二）病原治疗

青霉素是我国治疗炭疽的首选，但国外发现炭疽青霉素耐药菌株，因此推荐环丙沙星和多西环素为一线治疗。

皮肤炭疽者，对于青霉素敏感菌株（MIC < 0.125mg/mL），阿莫西林1g，每8小时1次口服，或青霉素G，240万~320万单位/日，分2~3次肌肉注射。环丙沙星500mg，每12小时1次，或多西环素100mg，每12小时1次。亦可左氧氟沙星750mg，每24小时1次，或莫西沙星400mg，每24小时1次。口服为主，疗程均7~10日。若伴有全身症状，严重水肿或为生物恐怖播散引起，治疗方法和疗程同肺炭疽。

肺炭疽、肠炭疽、败血症炭疽或脑膜炎炭疽者，青霉素1200万~2400万单位/日，分次静脉滴入；环丙沙星，成人400mg，每8~12小时1次；或多西环素100mg，每12小时1次（脑膜炎者不宜）。再联合用其他1~2种抗生素：美罗培南、利福平、万古霉素、利奈唑胺。静脉给药为主，当症状改善后改为口服，口服剂量同皮肤炭疽。总疗程不少于60日。

（三）局部治疗

皮肤炭疽可用2%碘酒或0.1%高锰酸钾溶液清洗创面并保持其清洁，局部外敷抗生素软膏，严禁切开引流或切除，也不可挤压，以免引起感染扩散。

（四）免疫治疗

美国推荐早期给予人源的炭疽免疫球蛋白静脉注射液（anthrax intravenous immunoglobulin, AIVIG）—Anthrasil，采用接种炭疽疫苗免疫的个体的血浆制成，含有能中和炭疽毒素的抗体，适用于出现严重全身性感染、两个以上器官功能障碍或标准治疗应答不佳者。吸入性炭疽的暴露人群，还可用瑞西巴库（Raxibacumab）联合抗生素治疗，前者为重组人类免疫球蛋白G1λ的单克隆抗体，阻断PA与其细胞受体结合。类似药物还有2016年批准上市的Anthim（obiltoxaximab）。

NOTE

【预防】

（一）控制传染源

病畜及时焚毁和生石灰深埋（＞2米），污染的皮毛彻底消毒或焚烧，患者严密隔离至分泌物或排泄物培养2次阴性（相隔5日）。接触者医学观察8日。

（二）切断传播途径

对污染皮毛、骨粉等严格消毒，畜产品做好兽医检疫，加强人员防护。对患者所有用品、排泄物、分泌物彻底严格消毒。

（三）保护易感人群

我国采取的是皮上划痕炭疽减毒活疫苗，接种2次，每年1次。2015年11月美国FDA认证有45年历史的抗炭疽疫苗，吸附式炭疽疫苗（anthrax vaccine adsorbed，AVA）—Biothrax，适合于18～65岁高危人群的感染预防，接种5次，每次0.5mL肌注（0、4周、6周、12月、18月），1年后加强1次。还可联合抗生素用于治疗已确认或可能受到炭疽杆菌感染者。

第九节 白 喉

白喉（diphtheria）是由白喉杆菌（bacillus diphtheriae）引起的急性呼吸道传染病。临床主要表现为全身毒血症状及喉部灰白色假膜。重症患者常并发中毒性心肌炎和周围神经麻痹。婴幼儿患者可发生呼吸道梗阻而引起窒息。

【病原学】

白喉杆菌为棒状杆菌属，需氧或兼性厌氧菌，最适生长温度为34.1～37℃，在含凝固血清Loeffer培养基上生长迅速，12～18小时长成细小、灰白色、湿润、圆形突起的菌落。用Neisser染色菌体染成黄褐色，一端或二端染成蓝色或深蓝色颗粒，称为异染颗粒（metachromatic granules），是其形态特征之一。白喉杆菌能产生毒性强烈的白喉毒素（外毒素），是致病的主要原因。白喉毒素可分为A和B两个片段，中间由二硫键连接。B片段无毒性，能与宿主易感细胞表面特异性受体结合，并通过易位作用使A片段进入细胞。A片段有毒性，能使细胞蛋白质合成受阻，导致细胞死亡。白喉杆菌耐寒和干燥，在衣服、床单上可生存数日或数周，在干燥的假膜中能生存3个月。5%石炭酸1分钟可将其杀死，对湿热耐受力差，煮沸1分钟或加热60℃10分钟即可灭活。

【流行病学】

（一）传染源

患者和带菌者是传染源。潜伏期末开始从呼吸道分泌物中向外排菌，具有传染性。轻型、不典型患者和健康带菌者在流行病学上更有意义。

（二）传播途径

主要经呼吸道飞沫传播，也可经食物、玩具及物品间接传播。偶可经破损的皮肤或黏膜传播。

（三）易感人群

人群普遍易感。患病后可产生针对外毒素的抗体，免疫力持久。新生儿可经胎盘及母乳获得抗体而具有免疫力，抗体水平在出生3个月后明显下降，1岁后基本消失。预防接种或隐性感染可获得特异性免疫力，锡克试验（Schick test）可测人群免疫水平，也可用间接血凝或ELISA测人群血清抗毒素抗体水平。

（四）流行特征

见于世界各地，以散发为主。实施计划免疫后儿童发病数明显下降，发病年龄向后推迟。全年均可发病，以冬、春季多发。居住拥挤，卫生条件差容易发生流行。

【发病机制与病理】

（一）发病机制

白喉杆菌侵袭力较弱，侵入上呼吸道后仅在黏膜表层繁殖，常不侵入深部组织和血流。白喉杆菌外毒素具有强烈毒性，可引起细胞破坏、纤维蛋白渗出、白细胞浸润。大量渗出的纤维蛋白与黏膜坏死组织、炎症细胞、细菌等凝结而形成特征性白喉假膜（diphtheriapseudomembrane，DPM），假膜覆盖于病变表面，鼻咽部假膜与组织粘连紧密不易脱落，强行剥脱易出血。但喉及气管黏膜上皮有纤毛，假膜与黏膜的粘连不紧，因此喉及气管白喉的假膜易脱落引起梗阻窒息。白喉杆菌外毒素吸收入血可引起全身毒血症状，毒素吸收量与假膜所在部位及范围有关。假膜范围大，毒素吸收多，症状重。喉及气管黏膜白喉，毒素吸收较少，全身症状较轻；鼻白喉毒素吸收量最大，症状最重。

（二）病理

病理改变以中毒性心肌炎和白喉性神经炎最显著。中毒性心肌炎可见心脏扩大，心肌常有脂肪变性、玻璃样及颗粒样变性，心肌纤维断裂并可累及传导系统。白喉性神经炎以周围运动神经为主，其中第Ⅸ、Ⅹ对脑神经受损较常见，常为髓鞘变性、神经轴肿胀。还可有肾浊肿、肾小管上皮细胞脱落及肾上腺退行性变等，肝脏也可出现脂肪浸润和肝细胞坏死。

【临床表现】

潜伏期1~7日，多为2~4日。根据假膜所在部位不同可分为四种类型：咽白喉、喉白喉、鼻白喉和其他部位白喉。

（一）咽白喉

最常见，占发病人数的80%，根据假膜范围的大小及中毒症状的轻重分为四型。

1. 普通型 起病缓慢，表现为咽痛、中度发热、食欲不振、全身不适等。咽部充血，扁桃体肿大。24小时后即可有灰白色片状假膜形成，假膜边缘清楚，不易剥离，强行剥离则基底裸面出血，可伴有颌下淋巴结肿大压痛。

2. 轻型 全身症状轻，可仅有轻微发热、咽痛。假膜多限于扁桃体，呈点状或小片状，无明显假膜而分泌物白喉杆菌培养阳性。

3. 重型 全身症状重，体温常超过39℃，面色苍白、恶心、呕吐。假膜广泛而厚，可扩大至腭弓、腭垂及咽后壁。假膜颜色灰黄污秽，伴口臭。颈部淋巴结肿大、压痛，周围软组织水肿，可并发心肌炎或周围神经麻痹。

4. 极重型 假膜较重且范围更广泛，污黑色，伴有腐败口臭味。颈部因软组织水肿而似"牛颈"。体温可高达40℃，伴有呼吸急促、烦躁不安、面色苍白、口唇发绀。可有心脏扩大、心律失常或中毒性休克等，抢救不及时常易死亡。

（二）喉白喉

大多数由咽白喉扩展所致，亦可为原发，多见于 1～5 岁小儿。咳嗽呈"空空"声，声音嘶哑，甚至失音。喉镜检查可见喉部红肿，有假膜，可蔓延至气管和支气管，严重者细支气管内也有假膜。由于喉部有假膜，水肿和痉挛而引起呼吸道阻塞症状，出现吸气性呼吸困难而见"三凹征"，同时有烦躁不安，鼻翼煽动和口唇发绀。假膜脱落可引起窒息。

（三）鼻白喉

较少见，可单独存在，也可与喉白喉、咽白喉同时存在。鼻白喉多见于婴幼儿，继发性鼻白喉多来自咽白喉，原发性鼻白喉较少见。表现为鼻塞、浆液性鼻涕，鼻孔周围皮肤发红、糜烂、结痂，鼻前庭可有假膜。全身症状轻，有张口呼吸或觅乳困难等表现。

（四）其他部位白喉

皮肤白喉多见于热带地区。伤口白喉，眼结膜白喉及耳、口腔、食管、外阴、新生儿脐带等部位白喉，常表现为局部假膜，全身症状轻。

【并发症】

1. 中毒性心肌炎　是本病最常见的并发症，也是本病死亡的主要原因。常见于重型白喉，多发生在病程的第 2～3 周。临床上表现为呼吸困难，极度乏力，面色苍白，心率加快或减慢、心律不齐，ECG 显示 T 波或 ST 段改变，或传导阻滞、心律失常，严重者可出现心力衰竭。

2. 周围神经麻痹　多见于病程的第 3～4 周。常表现为软腭麻痹，出现鼻音声重，进食呛咳及腭垂反射消失等症状。其次为颜面肌、眼肌及四肢肌麻痹等。多在数周内恢复，一般不留后遗症。

3. 支气管肺炎　多见于幼儿，常为继发感染。

4. 其他化脓性感染　白喉可继发其他细菌感染，造成颈部淋巴结炎、中耳炎、败血症等。

【实验室检查】

（一）血常规

血白细胞总数在（10～20）×10^9/L，中性粒细胞百分比增高。

（二）病原学检查

1. 直接涂片　取假膜部位分泌物涂片革兰染色可见革兰阳性棒状杆菌。用特殊染色（Neisser 染色、Albert 染色、Ponder 染色等）可见与菌体染色不同的异染颗粒。

亦可用荧光素标记的白喉抗毒素染色，在荧光显微镜下可见荧光着色的杆菌。荧光抗体染色法的敏感性和特异性较高，有助于诊断。

2. 亚碲酸盐试验　用 2% 亚碲酸钾溶液涂抹于假膜上，20 分钟后观察，如假膜变为黑色或深灰色则为阳性，提示为棒状杆菌感染，阳性率可达 90% 以上。确诊需依靠细菌培养。

3. 细菌培养和毒力试验　取假膜边缘和病灶部位的分泌物，接种于 Loffler 血清培养基中，如培养阳性，应进一步做毒力试验，毒力试验阳性即可确诊。

【诊断与鉴别诊断】

（一）诊断

1. 流行病学史　当地有白喉流行，1 周内有与白喉患者接触史，无白喉病史及白喉预防接种史，流行季节（秋冬和初春）发病等，可作为临床诊断的参考。

2. 临床表现　发热、咽痛、声哑、轻重不同的中毒症状，咽、扁桃体、喉、鼻等部位有不易撕脱的灰白色假膜。

3. 实验室检查　血常规中白细胞和中性粒细胞百分比增高，鼻、咽等拭子培养及涂片检查可找到白喉杆菌，毒力试验呈阳性。

临床表现有发热等中毒症状和局部有典型假膜形成，应作为临床疑似诊断。疑似诊断患者有假膜分泌物细菌涂片阳性，可作为临床诊断。疑似诊断或临床诊断患者，假膜分泌物培养有白喉杆菌并毒力试验阳性可确诊。对疑似诊断或临床诊断患者，应按白喉治疗，及早应用白喉抗毒素和抗生素。

（二）鉴别诊断

1. 咽白喉须与以下疾病鉴别

（1）急性扁桃体炎　起病急，高热，扁桃体红肿，咽痛明显，分泌物薄，色较淡，易剥离。

（2）溃疡性咽炎　咽部有坏死性溃疡和假膜，常伴齿龈炎，口腔有恶臭。咽拭子涂片可找到梭形杆菌和螺旋体。

（3）鹅口疮　热度不高，口腔黏膜附着白色片块状物，可蔓延至咽喉，疏松，易剥离，中毒症状不明显。

2. 喉白喉须与以下疾病鉴别

（1）急性喉炎　起病急，呼吸困难，多见于婴幼儿，有日轻夜重现象，咽喉部无假膜。

（2）气管内异物　有异物吸入史，剧烈咳嗽，以后呈阵发性，无假膜，无发热，X线检查可见局限性肺气肿或肺不张。

3. 鼻白喉须与以下疾病鉴别

（1）鼻腔内异物　常为一侧，无假膜。

（2）先天性梅毒　鼻腔内有溃疡，无假膜，常伴其他梅毒症状，梅毒血清反应阳性。

【预后】

年龄幼小，治疗不及时，重型及极重型病例，合并严重并发症尤其是合并中毒性心肌炎者预后差。抗毒素和抗生素联合治疗，病死率低于5%。

【治疗】

（一）隔离及一般治疗

呼吸道隔离。卧床休息，一般不少于3周，轻症者2~4周，假膜广泛者4~6周，并发心肌炎患者应绝对卧床。注意口腔和鼻腔卫生。保证热量供给，维持水、电解质平衡，饮食以流质为主。

（二）病原治疗

早期使用抗毒素和抗生素治疗是治疗成功的关键。

1. 抗毒素治疗　抗毒素（DTA）治疗是本病特异性治疗方法。由于白喉抗毒素不能中和进入细胞内的外毒素，宜尽早（病后3~4日内）使用。剂量应根据中毒症状轻重、假膜范围大小和治疗早晚而定，不受年龄和体重的影响。轻、中型为3万~5万U；重型为6万~10万U。治疗晚者加大剂量，喉白喉适当减量。一般采用肌内注射，重症白喉患者可半量肌注，半量稀释后静脉滴注。治疗前应询问有无过敏史和注射马血清史，并做皮试。如皮试阳性，应做脱敏治疗。注射抗毒素后2~3周可发生血清病，有发热、荨麻疹、关节肿痛和脾大等症状。

2. 抗菌治疗   可抑制白喉杆菌生长，缩短病程和带菌时间。首选青霉素 G，对各型白喉均有效。每日 80 万 ~160 万 U，分 2 ~4 次肌内注射；或用红霉素，每日 10 ~15mg/kg，分 4 次口服。也可用阿奇霉素或头孢菌素治疗，疗程 7 ~10 日。并发细菌性肺炎应根据药敏试验选用敏感抗生素控制感染。

（三）对症治疗

有烦躁不安者，可酌情给予镇静剂如安定、鲁米那等。并发心肌炎或中毒症状重者可用糖皮质激素，并酌情使用镇静剂。咽肌麻痹者鼻饲，喉梗阻或脱落假膜堵塞气道者可行气管切开或喉镜取膜，必要时呼吸机辅助治疗。

【预防】

（一）控制传染源

患者应按呼吸道传染病隔离至症状消失，咽拭子培养连续 2 次（隔日 1 次）阴性者可解除隔离。接触者检疫 7 日，带菌者用青霉素或红霉素治疗并隔离 7 日。

（二）切断传播途径

患者鼻咽分泌物及所用物品应严格消毒。呼吸道分泌物用 10 倍 5% 煤酚皂（来苏）或苯酚处理 1 小时；污染衣物或用具煮沸 15 分钟，不能煮沸的物品用 5% 煤酚皂浸泡 1 小时。

（三）保护易感人群

新生儿生后 3 个月注射"百白破（pertussis – diphtheria – telanus，PDT）"三联疫苗。7 岁以上儿童首次免疫或流行期易感者，接种吸附精制白喉类毒素（diphtheria toxoid，DT）或吸附精制白喉和破伤风类毒素。密切接触的易感者可肌内注射精制 DAT 1000 ~2000U（儿童1000U），有效预防期为 2 ~3 周，1 个月后再行类毒素全程免疫。

第十节   百日咳

百日咳（pertussis）是由百日咳杆菌（Bordetella pertussis，百日咳鲍特菌）引起的急性呼吸道传染病。临床以阵发性痉咳，以及咳嗽终止时伴鸡鸣样吸气吼声为特征。病程较长，未经治疗，咳嗽可持续 2 ~3 个月，故名"百日咳"。婴幼儿发病可并发肺炎、百日咳脑病，病死率高。

【病原学】

百日咳杆菌属于鲍特菌属（Bordetella），为革兰阴性短小球杆菌，需氧，有嗜血性。最适生长温度为 35 ~37℃，最适 pH 值为 6.8 ~7.0。培养基内含有鲜血（15% ~25%）才能生长良好，含血液、甘油、马铃薯的 B – G（Bordet – Gegou）培养基对分离本菌最为适宜。新分离的百日咳杆菌为 I 相菌，菌落光滑，有荚膜，含内毒素和外毒素，毒力强，可用来制作菌苗。连续转种菌落变粗糙后毒力逐渐减弱，抗原性强度也不相同，此种无致病力的百日咳杆菌称为 Ⅱ、Ⅲ、Ⅳ 相。

百日咳杆菌的外膜蛋白中含有凝集抗原（丝状血凝素，filamentous hemagglutinin，FHA）、百日咳杆菌黏附素（pertactin），其他的毒性物质还有百日咳外毒素（PT）、不耐热毒素（HLT）、内毒素（ET）、腺苷酸环化酶毒素（ACT）、气管细胞毒素（TCT）和皮肤坏死毒素

（DNT）等。目前认为凝集抗原、黏附素和外毒素等可诱导宿主产生保护性抗体。

本菌对理化因素抵抗力低，日光曝晒1小时、56℃30分钟或干燥3~5小时即可死亡，对紫外线和一般消毒剂敏感。

【流行病学】

（一）传染源

百日咳患者、隐性感染者和带菌者为本病的传染源。从潜伏期开始至发病后6周均有传染性，尤以潜伏期末期到发病后卡他期2~3周内传染性最强。

（二）传播途径

由呼吸道经飞沫传播，咳嗽、说话、打喷嚏时分泌物散布在空气中形成气溶胶，通过吸入传染，家庭内传播较为多见，间接传染的可能性小。

（三）易感人群

人群普遍易感，5岁以下小儿易感性最高。由于母体缺乏足够的保护性抗体传递给胎儿，所以6个月以下婴儿发病率较高，新生儿亦可发病。接种疫苗的时间若超过12年，其发病率仍可达50%以上，近年来国外报告为数不少的成人百日咳患者。

病后不能获得终身免疫，保护性抗体为IgA和IgG。

（四）流行特征

为全球性疾病，多见于温带和寒带。全世界每年发病人数>6100万，死于本病的人数约100万。一般为散发，在儿童相关机构，如托儿所、幼儿园等亦可引起流行。全年均可发病，冬春季多发。

【发病机制与病理】

（一）发病机制

发病机制尚不清楚。百日咳杆菌侵入呼吸道后，首先黏附于呼吸道上皮细胞纤毛上，繁殖并产生各种毒素和毒素性物质，引起上皮细胞纤毛的麻痹和细胞变性坏死以及全身反应。目前认为69kD的黏附素和丝状血凝素，在百日咳杆菌黏附于易感者呼吸道上皮细胞时起重要作用。而外毒素在致细胞病变中起重要作用，百日咳外毒素由5种非共价链亚单位所组成（S1~S5），其中S2~S5是没有毒性作用的非共价链亚单位，它能与细胞表面受体结合，而且在S1亚单位移位进入细胞溶质中起作用。S1具有酶活性，进入细胞后能抑制细胞腺苷酸环化酶系统的调节，抑制鸟苷三磷酸结合蛋白即G蛋白的合成，导致细胞变性、坏死。毒性物质、淋巴细胞促进因子进入血液后，使脾、胸腺和淋巴结等释放淋巴细胞增多，因而白细胞计数和淋巴细胞比例增高。

由于呼吸道上皮细胞纤毛的麻痹和细胞的破坏，使呼吸道炎症所产生的黏稠分泌物排除障碍，潴留的分泌物不断刺激呼吸道神经末梢，通过咳嗽中枢引起痉挛性咳嗽，直至分泌物排出为止。由于长期咳嗽刺激，咳嗽中枢形成了持续的兴奋灶，其他刺激如检查咽部、进食等亦可引起痉挛性咳嗽。疾病恢复期或病愈后一段时间内可因哭泣或某些原因引起的上呼吸道感染，诱发百日咳样痉咳。

（二）病理

百日咳杆菌主要引起支气管和细支气管黏膜的损害，但鼻咽部、喉和气管亦可见病变，主要是黏膜上皮细胞基底部有中性粒细胞和单核细胞浸润，并可见细胞坏死。支气管和肺泡周围间质炎性细胞浸润明显，气管和支气管旁淋巴结常肿大，分泌物阻塞支气管时可引起肺不张或支气管扩张。并发脑病者脑组织可有水肿、充血或弥散性出血点、神经细胞变性等。

【临床表现】

潜伏期2～21日，平均7～10日。典型临床经过可分为三期：

（一）卡他期

从起病至阵发性痉咳的出现，7～14日。此期可有低热、咳嗽、喷嚏、流泪和乏力等类似感冒症状。咳嗽开始为单声干咳，3～4日后热退，但咳嗽加剧，尤以夜间为甚。此期传染性最强，若及时治疗，能有效控制病情发展。由于本期缺乏特征性症状，如不询问接触史和相关检查常易漏诊。

（二）痉咳期

此期2～6周或更长。此期已不发热，但有特征性的阵发性、痉挛性咳嗽，阵咳发作时连续十余声至二三十声短促的咳嗽，继而深长的吸气。吸气时由于声带仍处于紧张状态，空气通过狭窄的声带而发出鸡鸣样吸气声，接着连续阵咳，如此反复，直至排出大量黏稠痰液及吐出胃内容物为止。痉咳一般以夜间为多，情绪波动、进食、检查咽部等均可诱发痉咳。痉咳发作前可有喉痒、胸闷等不适。痉咳发作时患者表情痛苦，面红耳赤，部分患者因胸腔压力增高影响静脉回流出现颈静脉怒张，此外腹压增高可导致大小便失禁。

痉咳频繁者可出现颜面水肿，毛细血管压力增高、破裂可引起球结膜下出血或鼻出血。痉咳时舌外伸，舌系带与下门齿摩擦引起系带溃疡。无并发症者肺部无阳性体征。

婴幼儿和新生儿由于声门较小，可无典型痉咳症状，常表现为阵发性屏气和发绀，易窒息、惊厥。亦可因脑部缺氧而发生抽搐，称为窒息性发作，常在夜间发生，若抢救不及时，常可因窒息而死亡。成人及年长儿童可无痉挛性咳嗽。

（三）恢复期

此期为2～3周。阵发性痉咳减轻、发作次数减少，鸡鸣样吸气声消失，患者精神、食欲恢复正常。若有并发症，病程相应延长。

【并发症】

（一）支气管肺炎

支气管肺炎是常见的并发症，为继发感染所致。患者有高热，呼吸浅而快，肺部出现啰音而阵发性痉咳常可停止。对于病情较重的患者还可出现肺不张、肺气肿及皮下气肿等症状。

（二）百日咳脑病

百日咳脑病是最严重的并发症。主要发生在痉咳期，系脑组织缺氧、颅内出血所引起，常伴有意识障碍、惊厥、高热等症状，处理不及时可危及生命。恢复后可留有偏瘫等神经系统后遗症。

（三）其他

如脐疝、腹股沟疝和脱肛等。

【实验室检查】

（一）血常规

起病早期和痉咳初期，白细胞计数多增高，一般为（20～30）×10^9/L或更高，淋巴细胞比例增高达60%～80%。有继发感染者淋巴细胞可相对减少。

（二）细菌学检查

发病初期取鼻咽拭子，痉咳期用咳碟法，用 B - G 培养基做细菌培养，早期阳性率较高，卡他期培养阳性率可达 90%，发病第 3～4 周阳性率仅 50%。用直接荧光抗体染色法检测培养基上的百日咳菌落是可靠的办法。鼻咽拭子培养法可在痉咳后取咽喉壁黏液，阳性率优于咳碟法。

（三）血清学检查

以百日咳杆菌作为抗原，以 ELISA 检测特异性 IgM，可作为早期诊断。亦可做血清凝集试验，抗体滴度≥1∶320 为阳性。

（四）分子生物学检查

应用百日咳杆菌克隆的基因片段或百日咳杆菌部分序列，对百日咳患者的鼻咽吸出物进行分子杂交或 PCR 检查百日咳杆菌特异性插入序列（IS481），特异性和敏感性均很高，且可做出快速诊断。

【诊断与鉴别诊断】

（一）诊断

根据流行病学资料，患者出现卡他症状，体温下降后咳嗽反而加剧，出现典型痉咳，无明显肺部体征，结合外周血淋巴细胞明显增多可做出临床诊断。确诊有赖于细菌学或血清学检查。

（二）鉴别诊断

1. 百日咳综合征　在普遍进行百日咳预防免疫的人群中，仍可有散发的"百日咳"病例出现。呼吸道分泌物中常可分离出腺病毒、其他呼吸道病毒、肺炎支原体和副百日咳杆菌等，而无百日咳杆菌。衣原体感染可有类似百日咳样咳嗽，但无鸡鸣样回声。副百日咳杆菌引起者症状轻，病程短。需靠病原学检查鉴别。

2. 急性支气管炎　由乙型流感杆菌、腺病毒、呼吸道合胞病毒等引起的支气管炎，咳嗽较剧烈，常有痉咳。但剧烈咳嗽在起病数日内即出现，痉咳后无鸡鸣样回声，夜间不一定加重。经治疗后，症状在短期内减轻或消失。

3. 支气管淋巴结核　肿大的淋巴结压迫支气管，或侵蚀支气管壁，可引起痉挛性咳嗽，但无鸡鸣样回声。可根据结核病中毒症状、结核菌素试验、肺部 X 线检查做出诊断。

【预后】

预后与患者年龄、一般健康状况、有无并发症相关。1 岁以下婴儿，特别是 3 个月以下婴儿预后差。有严重并发症如并发百日咳脑病、支气管肺炎者预后差。及早治疗可降低病死率。

【治疗】

（一）一般治疗和对症支持治疗

按呼吸道传染病隔离，保持室内安静、空气新鲜和适当温度、湿度。半岁以下婴儿常突然发生窒息，应有专人守护。痉咳剧烈者可给镇静剂，如苯巴比妥钠、地西泮等。沙丁胺醇（Salbutamol，嗽必妥）亦能减轻咳嗽，可以试用。

（二）病原治疗

卡他期应用抗生素治疗可以减轻或阻断痉咳。首选红霉素，每日 30～50mg/kg，分 3～4 次给药。也可用罗红霉素，小儿每日 2.5～5.0mg/kg，分 2 次服用；成人每次 150mg，每日 2 次，疗程不少于 10 日。

（三）糖皮质激素与高效价免疫球蛋白治疗

重症婴幼儿如并发脑病者，可应用泼尼松每日 1～2mg/kg，能减轻症状，疗程 3～5 日。亦可应用高效价免疫球蛋白，能减少痉咳次数和缩短痉咳期。

（四）并发症治疗

肺不张并发感染给予抗生素治疗。单纯肺不张可采取体位引流，必要时用纤维支气管镜排除堵塞的分泌物。百日咳脑病发生惊厥时可应用苯巴比妥钠每次 5mg/kg 肌内注射或地西泮每次 0.1～0.3mg/kg 静脉注射，出现脑水肿时可静脉注射 20% 甘露醇，每次 1～2g/kg。

【预防】

（一）控制传染源

在流行季节，确诊病例应立即隔离至病后 40 日，对密切接触者观察至少 3 周，若有前驱症状应及早治疗。

（二）切断传播途径

保持室内通风，对痰液和口鼻分泌物进行消毒处理。

（三）保护易感人群

目前常用白喉、百日咳、破伤风三联菌苗制剂，每月注射 1 次，共 3 次。若百日咳流行时，可提前至出生后 1 个月接种。菌苗接种后免疫期为 4～5 年，因此对密切接触的曾注射过菌苗的 7 岁以下儿童，可以加强注射一次。国内外研究发现利用百日咳杆菌的某些抗原成分组成疫苗，不良反应明显减少，预防效果亦较满意。

第十一节　猩红热

猩红热（scarlet fever）是 A 组 β 型溶血性链球菌引起的急性呼吸道传染病，发病以儿童和青少年为主。中医称之为"烂喉痧"。本病传染性强，以冬、春两季为发病高峰，属我国法定乙类传染病。临床特征为发热，咽峡炎，全身弥漫性、鲜红色皮疹和疹后明显脱屑。少数患者可出现变态反应引起的心、肾、关节损害。

【病原学】

A 组 β 型溶血性链球菌（group A β - hemolytic streptococcus，GAS），又称化脓性链球菌（Streptococcus pyogenes），球形或卵圆形，呈链状排列，直径为 0.5～2.0μm，无芽胞及鞭毛，幼龄培养期常有荚膜，革兰染色阳性。因易在含血的培养基上生长，并产生 β 型完全溶血，称为溶血性链球菌。按其细胞壁表面所含抗原的不同，分为 A～U（无 I、J）19 组，A 组是本病的主要致病菌，存在 M、R、T、S 四种表面抗原，其中 M 蛋白是主要致病因子，具有抗吞噬作用，对中性粒细胞和血小板都有免疫毒性。根据 M 蛋白抗原特异性可将 GAS 分为 100 多个型别，有些型别菌株感染可引起严重并发症，如风湿热或风湿性心脏瓣膜病，急性肾小球肾炎等。此外，细胞壁上的脂壁酸（lipoteichoic acid，LTA）对生物膜有较高的亲和力，可帮助链球菌黏附于人的上皮细胞。

GAS 的致病力除了来源于细菌本身外，还包括毒素和蛋白酶类。

主要毒素有：①致热性外毒素：即红疹毒素，链球菌能产生 A、B、C、D 四种具有不同抗原性的致热性外毒素，均能致发热，产生猩红热皮疹，并能抑制吞噬系统和 T 细胞的功能，触发 Schwartzman 反应，针对这四种抗原的抗体之间不存在交叉保护力；②溶血素：可分为 O 和 S 两种，具有溶解红细胞，杀伤白细胞、血小板，损伤心脏等作用。

主要的蛋白酶有：①透明质酸酶（扩散因子）：能溶解组织间的透明质酸，并促进细菌在组织内扩散；②链激酶（溶纤维蛋白酶）：可溶解血块并阻止血浆凝固；③链道酶：又称为脱氧核糖核酸酶，能裂解具有高黏稠度的 DNA，从而破坏宿主的组织和细胞；④烟酰胺腺嘌呤二核苷酸酶：可损害含有这种成分的组织和细胞；⑤血清混浊因子（opacity factor，OF）：一种 α 脂蛋白酶，可使马血清混浊，对机体产生的特异性和非特异性免疫反应有抑制作用，有利于细菌的感染和扩散。

该菌对热及干燥抵抗力较弱，56℃ 30 分钟及一般消毒剂均能将其杀灭，但在痰和脓液中可生存数周。

【流行病学】

（一）传染源

患者和带菌者是主要传染源。咽峡炎患者排菌量大且不易引起重视，是重要的传染源。发病后 24 小时至疾病高峰时期传染性最强。

（二）传播途径

主要经呼吸道飞沫传播，也可经皮肤伤口或产道感染引起"外科型猩红热"或"产科型猩红热"。

（三）易感人群

普遍易感。机体感染后产生的抗体具有抗菌免疫和抗红疹毒素免疫功能，其中抗菌免疫主要来自抗 M 蛋白的抗体，具有型特异性，可抵抗同型菌的侵犯，对不同型的链球菌感染无保护作用。抗红疹毒素的免疫力较持久，红疹毒素的 5 种血清型之间无交叉免疫，即感染另一种红疹毒素的 A 组链球菌仍可再发病。

（四）流行特征

1. 流行特点 可发生于任何年龄，儿童及青少年多见，尤以 5～15 岁居多。在托幼机构可暴发或流行。随着卫生条件的改善及抗生素的使用，发病率已明显下降，病死率下降至 1% 以下，重型者亦少见。

2. 流行季节 本病全年均可发病，以春季的 4～5 月份、冬季的 11～12 月份为主，夏秋季少见。多流行于温带地区，寒带和热带少见。

【发病机制与病理】

A 组 β 型溶血性链球菌侵入机体，主要导致化脓性、中毒性和变态反应性等病变及相应的病理改变。

1. 化脓性病变 细菌感染人体后，通过 LTA 的辅助，黏附于黏膜上皮细胞，随后侵入组织引起炎症，细菌的 M 蛋白和荚膜多糖抵抗机体吞噬细胞的作用，在链激酶、透明质酸酶等作用下，宿主细胞及间质组织发生充血、水肿、炎性细胞浸润和纤维蛋白渗出，形成局部化脓性炎症和坏死，同时使得感染向周围组织扩散。

2. 中毒性病变 链球菌产生的毒素进入血液循环后，引起全身毒血症表现。红疹毒素使

NOTE

患者皮肤血管充血、水肿，上皮细胞增殖，白细胞浸润，以毛囊周围最为明显，形成典型的猩红热样皮疹。最后表皮死亡而脱落，形成"疹后脱屑"。黏膜亦可充血，有时呈点状出血，形成"内疹"。肝、脾、淋巴结等间质血管周围可见单核细胞浸润，并有不同程度的充血和脂肪变性。心肌可有混浊肿胀和变性，甚至坏死。肾脏亦可呈间质性炎症改变。

3. 变态反应性病变　一般多见于恢复期，个别病例于病程第2~3周时出现。主要见于心、肾及关节滑囊浆液性炎症。原因可能是A组链球菌某些型与受感染者心肌、肾小球基底膜或关节滑囊的自身抗原产生交叉免疫反应，也可能是抗原抗体复合物沉积在上述部位产生的免疫损伤。

【临床表现】

潜伏期1~7日，一般2~3日。

（一）普通型

流行期间大多数患者属于此型。典型表现为：①发热：多为持续性高热，可达39℃左右。②咽峡炎：表现为咽痛，吞咽痛，局部充血并可有脓性渗出液。③皮疹：发热后24小时内开始出现皮疹，始于耳后、颈部及上胸部，然后迅速蔓及全身；典型的皮疹是全身皮肤充血的基础上出现均匀分布的针尖大小充血性丘疹，压之褪色，伴有痒感。部分患者可见带黄白色脓头且不易破溃的皮疹，称为"粟粒疹"。严重的患者出现出血性皮疹。在皮肤皱褶处，可见由于皮疹密集或摩擦出血呈紫色线状，称为"线状疹"（又称Pastia线，帕氏线）。颜面部位仅有充血而无皮疹，口鼻周围充血不明显，相比之下显得发白，称为"口周苍白圈"，腭部可见充血或出血性黏膜内疹。病程初期舌覆白苔，红肿的乳头凸出于白苔之外，称为"草莓舌"。2~3日后白苔开始脱落，舌面光滑呈肉红色，乳头仍凸起，此称"杨梅舌"。多数情况下，皮疹于48小时达高峰，然后按出疹顺序消退，2~3日内退尽，但重者可持续1周左右。疹退后皮肤开始脱屑，皮疹密集处脱屑更为明显，尤以粟粒疹为重，可呈片状脱皮，手、足掌、指（趾）等角质层较厚处脱屑可呈手套、袜套状，而面部、躯干常为糠屑状。近年来以轻症患者较多，常常仅有低热、轻度咽痛等症状，皮疹稀少，消退较快，脱屑较轻，但仍可引起变态反应性并发症。

（二）脓毒型

咽峡可见化脓性炎症，产生较多渗出物，易形成脓性假膜，并出现局部黏膜坏死和溃疡。若细菌扩散到附近组织，可形成化脓性中耳炎、鼻窦炎、乳突炎及颈淋巴结炎，甚至颈部软组织炎和败血症。目前已罕见。

（三）中毒型

主要表现为高热、头痛、剧烈呕吐，甚至神志不清、中毒性心肌炎及感染性休克等中毒症状。咽峡炎不重但皮疹多且明显，可为出血性。感染性休克时皮疹常变得隐约可见。本型病死率高，目前亦很少见。

（四）外科型

包括产科型，病原菌从伤口或产道侵入而致病，故没有咽峡炎。皮疹首先出现在伤口周围，继而向全身蔓延。一般症状较轻，预后较好。伤口分泌物中可培养出病原菌。

【并发症】

1. 呼吸系统并发症　常见并发细菌性上呼吸道感染、支气管炎及肺炎。表现为咳黄色脓痰，外周血白细胞及中性粒细胞增多，咽拭子或痰培养可见病原菌生长。

2. 肺外并发症 可引起感染性休克、败血症，病情严重，可致死亡；也可引起变态反应性心肌炎、肾炎以及关节炎等，使病情发生转变，并逐渐慢性化，甚至产生心衰、尿毒症、关节损伤等病变。

【实验室检查】

(一) 一般检查

1. 血象 白细胞计数升高可达（10～20）×10^9/L，中性粒细胞在 80% 以上，严重患者可出现中毒颗粒。出疹后嗜酸性粒细胞增多，占 5%～10%。

2. 尿常规 一般无明显异常。如果发生肾脏并发症，则可出现尿蛋白、红细胞及管型。

(二) 血清学检测

可用免疫荧光法进行咽拭子涂片 A 组溶血性链球菌快速检测。

(三) 病原学检查

可用咽拭子或其他病灶的分泌物培养溶血性链球菌。败血症患者血培养亦可找到病原菌。

【诊断与鉴别诊断】

(一) 诊断

有与猩红热或咽峡炎患者接触史或当地有猩红热流行，具有猩红热特征性临床表现，实验室检查白细胞数高达（10～20）×10^9/L，中性粒细胞占 80% 以上，胞质内可见中毒颗粒，出疹后嗜酸性粒细胞增多，可占 5%～10%，结合上述条件可进行综合诊断。如咽拭子、脓液培养获得 A 组链球菌可确诊。

(二) 鉴别诊断

1. 其他咽峡炎 在出皮疹前咽峡炎与一般急性咽峡炎较难鉴别。白喉患者的咽峡炎比猩红热患者轻，假膜较坚韧且不易抹掉，猩红热患者咽部脓性分泌物容易被抹掉。但有时猩红热与白喉可合并存在，可进行细菌学检查进行鉴别。

2. 其他发疹性疾病 猩红热皮疹与其他发疹性疾病的鉴别要点如下：

（1）麻疹 有明显的上呼吸道卡他症状。皮疹一般在发病第 4 日出现，大小不等，形状不一，呈暗红色斑丘疹，疹间皮肤正常，面部皮疹较多。

（2）风疹 发病第 1 日即出皮疹。开始呈麻疹样，第 2 日躯干部皮疹增多且可融合成片，类似猩红热，但无弥漫性皮肤潮红，此时四肢皮疹仍为麻疹样，面部皮疹与躯干四肢一样多。皮疹于发病 3 日后消退，无脱屑。咽部无炎症，耳后及枕部淋巴结常肿大。

（3）药疹 有用药史，皮疹出现与用药密切相关。皮疹有时呈多样化表现，既有猩红热样皮疹，同时也有荨麻疹样皮疹。皮疹分布不均匀，出疹顺序不定，无杨梅舌，除因患者咽峡炎而服药引起药疹者外，一般无咽峡炎症状。

（4）金黄色葡萄球菌（金葡菌）感染 有些金葡菌能产生红疹毒素，可引起猩红热样的皮疹。鉴别主要靠细菌培养。

【预后】

本病多数能痊愈，且具有对同型病菌的免疫力。少数病情凶险，可引起败血症和感染性休克。另外少数患者会因变态反应引起心、肾、关节的慢性病变。

NOTE

【治疗】

做到早发现、早治疗。以病原治疗为主，同时辅以对症及支持治疗。

（一）病原治疗

目前多数 A 组链球菌对青霉素仍较敏感。早期应用可缩短病程，减少并发症。可用青霉素，每次 80 万 U，2~3 次/日，肌内注射，连用 5~7 日。80% 左右的患者 24 小时内即可退热，4 日左右咽峡炎消失，皮疹消退。脓毒型患者应加大剂量到 800 万~2000 万 U/d，分 2~3 次静脉滴入，儿童 20 万 U/（kg·d）分 2~3 次静脉滴入，连用 10 日，或热退后 3 日。对青霉素过敏者，可用红霉素，成人剂量为 1.5~2g/d，分 4 次静脉滴入，儿童剂量为 30~50mg/（kg·d），分 4 次静脉滴入。也可用复方磺胺甲噁唑（SMZ-TMP），成人每日 4 片，分 2 次口服，小儿酌减。

对带菌者可用常规治疗剂量青霉素连续用药 7 日，一般均可转阴。

（二）一般治疗

呼吸道隔离。强调卧床休息，以减少机体的消耗和心、肾、关节的负担，防止并发症。

（三）对症治疗

若发生感染中毒性休克，要积极补充血容量；纠正酸中毒，应用血管活性药等。已化脓的病灶，必要时切开引流或手术治疗。有继发感染者，可根据病原菌选择相应的抗生素。

【预防】

（一）管理传染源

目前猩红热尚无有效疫苗，管理传染源是预防猩红热的主要措施。患者隔离治疗不少于 7 日。密切接触者隔离观察 7 日，有条件者可做咽拭子培养。咽拭子培养持续阳性者应延长隔离期。

（二）切断传播途径

流行期间禁止集会，避免到人群密集地，必要时戴口罩。

（三）保护易感人群

流行期间易感人群可预防性肌注青霉素。

第十二节　流行性脑脊髓膜炎

流行性脑脊髓膜炎（meningococcal meningitis）简称为流脑，是由脑膜炎奈瑟菌（Neisseriameningitidis，Nm）引起的急性化脓性脑膜炎。其主要临床表现是突发高热、剧烈头痛、频繁呕吐，皮肤黏膜瘀点、瘀斑及脑膜刺激征，严重者可有败血症休克和脑实质损害，常可危及生命。部分患者暴发起病，可迅速致死。本病经呼吸道传播，冬春季多见。全球分布，呈散发或流行，儿童发病率高。

【病原学】

脑膜炎奈瑟菌（又称脑膜炎球菌）属奈瑟菌属，革兰染色阴性，呈肾形双球菌，0.6~0.8μm 大小。有荚膜，无芽胞，不活动。为专性需氧菌，在普通培养基上不易生长，在巧克力或血培养基或卵黄培养基上生长良好。

脑膜炎奈瑟菌具有下列主要抗原：血清群特异性荚膜多糖、主要外膜蛋白、脂寡糖及菌毛抗原等。按表面特异性荚膜多糖抗原不同分为 A、B、C、D、X、Y、Z、29E、W135、H、I、K、L 等 13 个亚群，其中 90% 以上为 A、B、C 3 个亚群。

人是本菌唯一的天然宿主，可从带菌者鼻咽部及患者的血液、脑脊液、皮肤瘀点中检出。细菌裂解后可释放内毒素，具有强烈致病性，是重要的致病因子。该菌对干燥、湿热、寒冷、阳光、紫外线及一般消毒剂均极敏感，在体外易自溶而死亡。

【流行病学】

（一）传染源

带菌者和流脑患者是本病的传染源。本病隐性感染率高，带菌者无症状不易被发现，而患者经治疗后细菌很快消失，因此，带菌者作为传染源的意义更重要。

（二）传播途径

病原菌主要经咳嗽、喷嚏借飞沫由呼吸道直接传播。因本菌在外界生存力极弱，故间接传播的机会较少，但密切接触如同睡、怀抱、接吻等对 2 岁以下婴幼儿亦可传播。

（三）人群易感性

人群普遍易感，本病隐性感染率高。人群感染后仅约 1% 出现典型临床表现。新生儿有来自母体特异性抗体而很少发病，但在 6 个月～2 岁时抗体降到最低水平，以后因隐性感染而逐渐获得免疫力。因此，以 5 岁以下儿童尤其是 6 个月～2 岁的婴幼儿的发生率最高。人感染后对同种菌群产生持久免疫力；非同种菌群间有交叉免疫，但不持久。

（四）流行特征

本病遍布全球，在温带地区可出现地方性流行，全年散发，但以冬、春季高发。我国曾发生多次全国性大流行，流行菌株以 A 群为主，自 1985 年开展 A 群疫苗接种之后，发病率持续下降，未再出现全国性大流行。2009～2010 年与 2008～2009 年相比，发病率降低 50.98%。0～14 岁病例占病例总数的 62.61%，其中 <2 岁婴幼儿发病率最高。

【发病机制与病理】

（一）发病机制

病原菌自鼻咽部侵入人体，不同菌株的侵袭力不同，最终是否发病以及病情的轻重取决于细菌和宿主间的相互作用。若人体免疫力强，则病原菌可迅速被清除；若人体免疫力弱则成为无症状携带者；若人体免疫力弱且菌株毒力强、数量多，细菌侵入血管内皮细胞大量繁殖并释放内毒素而发展为败血症。

细菌释放的内毒素是本病致病的重要因素。内毒素引起全身的施瓦茨曼反应，激活补体，血清炎症介质明显增加，导致循环障碍和休克。脑膜炎球菌内毒素较其他内毒素更易激活凝血系统，因此在休克早期便可出现弥散性血管内凝血（disseminated intravascular coagulation，DIC）及继发性纤溶亢进，进一步加重微循环障碍、出血和休克，最终造成多器官功能衰竭。

细菌突破血脑屏障，进入脑脊液，释放内毒素等引起脑膜和脊髓膜化脓性炎症及颅内压升高，出现惊厥、昏迷等症状。严重脑水肿时形成脑疝，可迅速致死。

（二）病理

败血症期主要病变是血管内皮损害，血管壁炎症、坏死和血栓形成及血管周围出血。皮肤黏膜局灶性出血，肺、心、胃肠道及肾上腺皮质亦可广泛出血。也常见心肌炎和肺水肿。

脑膜炎期主要病变部位在软脑膜和蛛网膜，表现为血管充血、出血、炎症和水肿；大量纤

NOTE

维蛋白、中性粒细胞及血浆外渗，引起脑脊液混浊。颅底部由于化脓性炎症的直接侵袭和炎症后粘连引起脑神经损害。

暴发型脑膜脑炎病变主要在脑实质，可见脑组织坏死、充血、出血及水肿。

【临床表现】

潜伏期一般为 2 ~ 3 日，最短 1 日，最长 7 日。按病情可分为以下四型：

(一) 普通型

此型约占全部发病病例的 90%，按病情发展及临床表现大致可分为三个阶段。

1. 前驱期（上呼吸道感染期） 主要表现为上呼吸道感染症状，如低热、鼻塞、咽痛等，持续 1 ~ 2 日，但因发病急，进展快，此期常被忽视。

2. 败血症期 多数起病后迅速出现此期表现，突发寒战、高热，体温高达 40℃ 以上，伴明显的全身毒血症状，头痛及全身痛，精神萎靡。幼儿常表现哭闹、拒食、烦躁不安、皮肤感觉过敏和惊厥等。70% 以上的患者皮肤黏膜出现瘀点，初呈鲜红色，迅速增多、扩大，常见于四肢、软腭、眼结膜及臀等部位。本期持续 1 ~ 2 日后进入脑膜炎期。

3. 脑膜炎期 除高热及毒血症状持续外，同时伴有剧烈头痛、喷射性呕吐、烦躁不安以及颈项强直、克氏征和布氏征阳性等脑膜刺激征，重者表现出谵妄、抽搐及意识障碍。有些婴儿脑膜刺激征缺如，前囟未闭者可隆起，对诊断有很大意义，但应注意因呕吐、失水等可造成前囟下陷。本期持续 2 ~ 5 日。

4. 恢复期 体温逐渐下降至正常，意识及精神状态改善，皮肤瘀点、瘀斑吸收或结痂愈合。神经系统检查均恢复正常。病程中约有 10% 的患者可出现口周疱疹。一般 1 ~ 3 周内痊愈。由免疫复合物反应引起的表现，多见于病后 7 ~ 14 日，以关节炎较常见，可同时出现发热，伴有心包炎。

(二) 暴发型

少数患者起病急骤，病情变化迅速，病势凶险，如不及时治疗可于 24 小时内危及生命，病死率高。儿童多见。又可分为以下三型：

1. 休克型 急骤起病，寒战高热、头痛、呕吐，短时间内出现遍及全身的瘀点、瘀斑，可迅速增多融合成片。随后出现面色苍白、唇指发绀、皮肤花斑、四肢厥冷、脉搏细速、呼吸急促。若抢救不及时，病情可急速恶化，周围循环衰竭表现加重，血压显著下降，尿量减少，昏迷。

2. 脑膜脑炎型 主要表现为脑膜及脑实质损伤，常于 1 ~ 2 日内出现严重的神经系统症状，患者高热、剧烈头痛、喷射样呕吐、意识障碍，可迅速出现昏迷。颅内高压症、脑膜刺激征阳性，可有惊厥，锥体束征阳性，严重者可发生脑疝。

3. 混合型 可先后或同时出现休克型和脑膜脑炎型的症状，是本病最严重的一型，病死率很高。

(三) 轻型

多见于流脑流行后期，病变轻微，临床表现为低热、轻微头痛及咽痛等上呼吸道症状，皮肤黏膜可见少量出血点。脑脊液多无明显变化，咽拭子培养病原菌常可阳性。

(四) 慢性型

不多见，成人患者较多，病程可迁延数周甚至数月。常表现为间歇性寒战、发热，每次发热历时约 12 小时后缓解，相隔 1～4 日再次发作。每次发作后常成批出现皮疹，皮肤亦可出现瘀点。常伴关节痛、脾大、血液白细胞增多，血液培养可为阳性。

【并发症】

经早期抗菌药物治疗，并发症已极少见。有中耳炎、化脓性关节炎、心内膜炎、心包炎、肺炎、脑积水、硬脑膜下积液、肢端坏死等。

【实验室检查】

（一）血常规

白细胞总数明显增加，一般在（10～20）×10⁹/L 以上，高者可达 40×10⁹/L 或以上，中性粒细胞升高在 80%～90% 及以上。并发 DIC 者血小板减少。

（二）脑脊液检查

脑脊液检查是诊断的重要方法。病初或休克型患者，脑脊液多无改变，应 12～24 小时后复查。典型的脑膜炎期，压力增高，外观呈浑浊米汤样甚或脓样；白细胞数明显增高至 1000×10⁶/L 以上，以多核细胞为主；糖及氯化物明显减少，蛋白含量升高。

（三）细菌学检查

1. 涂片检查　皮肤瘀点处的组织液或离心沉淀后的脑脊液做涂片染色，阳性率为 60%～80%。瘀点涂片简便易行，应用抗生素早期亦可获得阳性结果，是早期诊断的重要方法。

2. 细菌培养　取瘀斑组织液、血或脑脊液进行培养。应在使用抗菌药物前收集标本。如有脑膜炎奈瑟菌生长，应做药物敏感性试验。

（四）血清免疫学检查

常用对流免疫电泳法、乳胶凝集试验、反向间接血凝试验、ELISA 法等进行脑膜炎奈瑟菌抗原检测，主要用于早期诊断，阳性率在 90% 以上。

（五）其他

脑膜炎奈瑟菌的 DNA 特异性片段检测、鲎试验等，可不受抗菌药物治疗的影响。但对污染、实验条件等影响比较灵敏。

【诊断与鉴别诊断】

（一）诊断

1. 疑似病例

（1）有流脑流行病学史。冬、春季节发病（2～4 月份为流行高峰），1 周内有流脑患者密切接触史，或当地有本病发生或流行；既往未接种过流脑菌苗。

（2）临床表现及脑脊液检查符合化脓性脑膜炎的表现。

2. 临床诊断病例

（1）有流脑流行病学史。

（2）临床表现及脑脊液检查符合化脓性脑膜炎表现，伴有皮肤黏膜瘀点、瘀斑。或虽无化脓性脑膜炎表现，但在感染、中毒性休克表现的同时伴有迅速增多的皮肤黏膜瘀点、瘀斑。

3. 确诊病例　在临床诊断病例的基础上，细菌学或流脑特异性血清免疫学检查阳性。

（二）鉴别诊断

1. 其他细菌引起的化脓性脑膜炎、败血症或感染性休克　常继发于其他感染、颅脑外伤、手术等，例如肺炎、中耳炎、皮肤疖肿、颅脑手术等。但上述细菌感染无季节性，以散发为主，无皮肤瘀点、瘀斑。确诊有赖于细菌学检查。

2. 结核性脑膜炎　多有结核病史或密切接触史，起病缓慢，病程较长，有低热、盗汗、消瘦等症状，神经系统症状出现晚，无瘀点、瘀斑，脑脊液以单核细胞为主；脑脊液涂片可检查抗酸染色阳性杆菌。

3. 流行性乙型脑炎　有严格季节性，在 7 ~ 9 月份流行。突起高热、惊厥、昏迷，无皮肤瘀点、瘀斑。脑脊液澄清，白细胞很少超过 1.0×10^9/L，分类以淋巴细胞为主。血补体结合试验有诊断价值，特异性 IgM 抗体阳性亦可诊断。

【预后】

本病普通型如及时诊断，合理治疗则预后良好，多能治愈。但暴发型、婴幼儿、高龄患者或反复惊厥、持续昏迷者预后较差。极少数会留下后遗症，如耳聋、失明、瘫痪、癫痫和精神障碍等。

【治疗】

（一）普通型流脑的治疗

1. 一般及对症治疗　强调早期诊断，就地住院隔离治疗，密切监护。做好护理，预防并发症。保证液体量、热量及电解质供应。高热时可用物理降温和药物降温；惊厥可用安定肌肉注射，或用 10% 水合氯醛灌肠；颅内高压时予 20% 甘露醇 1 ~ 2 g/kg，快速静脉滴注，根据病情 4 ~ 6 小时重复一次，应用过程中注意对肾脏的损害。

2. 病原治疗　一旦高度怀疑流脑，应在 30 分钟内给予抗菌治疗。尽早、足量应用细菌敏感并能透过血脑屏障的抗菌药物。常选用以下抗菌药物：

（1）青霉素　目前青霉素对脑膜炎球菌仍高度敏感，国内偶有耐药报道。青霉素不易透过血脑屏障，但加大剂量能在脑脊液中达到治疗有效浓度。成人剂量为 800 万 U/d，每 8 小时一次。儿童剂量为 20 万 ~ 40 万 U/（kg·d），分 3 次加入 5% 葡萄糖液内静脉滴注，疗程 5 ~ 7 日。

（2）头孢菌素　第三代头孢菌素对脑膜炎球菌抗菌活性强，易透过血脑屏障，且毒性低。头孢噻肟钠，成人 2g，儿童 50mg/kg，每 6 小时静脉滴注 1 次；头孢曲松，成人 2 ~ 4g/d，儿童 50 ~ 100mg/kg，每 12 小时静脉滴注 1 次，疗程 7 日。

（3）氯霉素　容易透过血脑屏障，脑脊液浓度较高，除对脑膜炎球菌有良好的抗菌活性外，对肺炎球菌和流感杆菌也敏感，但对骨髓造血功能有抑制，故不作首选。成人剂量为 2 ~ 3g/d，儿童剂量为 50mg/（kg·d），分次加入葡萄糖液内静脉滴注，疗程 5 ~ 7 日。

（二）暴发型流脑的治疗

1. 休克型

（1）病原治疗　尽早应用抗菌药物，可联合用药，用法同前。

（2）抗休克治疗　①扩充血容量及纠正酸中毒治疗：最初 1 小时内成年人 1000mL，儿童 10 ~ 20mL/kg，快速静脉滴注。输注液体为 5% 碳酸氢钠 5mL/kg 和低分子右旋糖酐液。此后酌情使用晶体液和胶体液，24 小时输入量 2000 ~ 3000mL，儿童为 50 ~ 80mL/kg，其中含钠液体应占 1/2 左右，补液量应视具体情况而定。原则为"先盐后糖、先快后慢"。②血管活性药物应用：在扩充血容量和纠正酸中毒基础上，使用血管活性药物。常用山莨菪碱（654 - 2），每次 0.3 ~ 0.5mg/kg，重者可用 1mg/kg，隔 10 ~ 15 分钟静注 1 次，见面色转红，四肢温暖，血压上升后，减少剂量，延长给药时间而逐渐停药。若效果不好还可选用多巴胺、间羟胺等。

（3）DIC 的治疗 高度怀疑有 DIC 宜尽早应用肝素，剂量为 0.5 ~ 1.0mg/kg，以后可 4 ~ 6 小时重复一次。应用肝素时，应监测凝血时间，维持在正常值的 2.5 ~ 3 倍为宜。多数应用 1 ~ 2 次见效而停用。高凝状态纠正后，应输入新鲜血液、血浆及维生素 K，以补充被消耗的凝血因子。

（4）糖皮质激素的使用 适用于毒血症症状明显的患者。地塞米松，成人每日 10 ~ 20mg，儿童 0.2 ~ 0.5mg/kg，分 1 ~ 2 次静脉滴注。一般不超过 3 日。

（5）保护重要脏器功能 注意心、肾功能，根据情况对症治疗。

2. 脑膜脑炎型

（1）病原治疗 同休克型，用法同前。

（2）脑水肿治疗 及早发现脑水肿，积极脱水治疗，预防脑疝。可用甘露醇治疗，用法同前，此外还可使用白蛋白、甘油果糖、呋塞米、糖皮质激素等药物治疗。

（3）防治呼吸衰竭 在积极治疗脑水肿的同时，保持呼吸道通畅，使用呼吸兴奋剂，必要时气管插管，使用呼吸机治疗。

3. 混合型 此型患者病情复杂严重，应在积极抗感染治疗的同时，兼顾休克和脑水肿的治疗，针对具体病情，有所侧重。

（三）中医药治疗

本病属于中医"春温""风温"等病证范畴。中医认为，本病主要是由人体正气内虚，在冬春季节感受瘟疫之毒邪而发病。初起可兼有表证，若邪伏于里则起病即见里热炽盛诸证，或热入营血，耗血动血，或热入心包，神昏谵语；本病后期，则多见气阴两虚之证。初期卫气同病证多用银翘散合白虎汤加减；中期气营两燔证用清瘟败毒饮；热入营血证选用犀角地黄汤；神昏窍闭可用"三宝"清心开窍；后期气阴两虚证予青蒿鳖甲汤加减。

【预防】

（一）控制传染源

早期发现患者，就地隔离治疗，隔离至症状消失后 3 日，一般不少于病后 7 日。密切观察接触者，应医学观察 7 日。

（二）切断传播途径

搞好环境卫生，保持室内通风。流行期间加强卫生宣教，应避免大型集会或集体活动，不要带婴儿到公共场所，外出应戴口罩。

（三）保护易感人群

1. 疫苗预防 以 15 岁以下儿童为主要对象，新兵入伍及免疫缺陷者均应注射。国内多年来应用脑膜炎球菌 A 群流脑多糖疫苗，保护率达 90% 以上。近年由于 C 群流行，我国已开始接种 A + C 群流脑多糖疫苗，也有很高的保护率。

2. 药物预防 对密切接触者，除医学观察外，可用磺胺甲恶唑进行药物预防，剂量为成人每日 2g，儿童 50 ~ 100mg/kg，连用 3 日。另外，利福平、头孢曲松、氧氟沙星等也能起到良好的预防作用。

NOTE

第十三节　结核病

结核病（tuberculosis）是由结核分枝杆菌复合群（Mycobacterium tuberculosis complex，MT-BC）引起的一种慢性感染性疾病，以肺结核最常见，主要病变为结核结节、浸润、干酪样变和空洞形成。临床多呈慢性过程，表现为长期低热、咳痰、咯血等。除肺外尚可侵袭浆膜腔、淋巴结、泌尿生殖系统、肠道、肝脏、骨关节和皮肤等多种脏器和组织。

【病原学】

结核分枝杆菌复合群简称结核分枝杆菌（Mycobacterium tuberculosis，MTB）或结核杆菌，属放线菌目、分枝杆菌科、分枝杆菌属，包括人结核分枝杆菌、牛分枝杆菌、非洲分枝杆菌、坎纳分枝杆菌及田鼠分枝杆菌等类型。对人致病的主要为人结核分枝杆菌（标准株 H37Rv），牛分枝杆菌少见，田鼠分枝杆菌对人类不致病。结核杆菌细长而稍弯，两端微钝，$(0.3 \sim 0.6)$ $\mu m \times (1 \sim 4)$ μm。无芽胞、无鞭毛、不能活动，严格需氧，呈缓慢分枝生长，一般培养 $4 \sim 6$ 周形成菌落。不易染色，但着色后可抵抗酸性乙醇脱色，故又称为抗酸杆菌（acid - fast bacillus）。对外界抵抗力较强，耐干燥，在干痰中可存活 $6 \sim 8$ 个月；对热、紫外线、乙醇比较敏感；煮沸 1 分钟、5% $\sim$ 12% 甲酚皂（来苏）$2 \sim 12$ 小时、75% 乙醇 2 分钟均可将其灭活。

结核杆菌菌体含类脂质、蛋白质和多糖类。菌体成分与诱导宿主免疫反应及结节性病理变化等相关。如双分枝菌酸海藻糖脂抑制白细胞游走，引起慢性肉芽肿；磷脂促进单核细胞增生，使吞噬细胞转为类上皮细胞，形成结核结节；蜡质 D 可激发机体产生迟发型超敏反应；菌体蛋白使机体发生变态反应。

在一些特定条件下，结核杆菌的形态、致病力及药物敏感性等可发生改变，如形成 L 型细菌、产生耐药菌株等。耐药性为结核杆菌重要的生物学特性，按其产生机制可分为选择性突变耐药、适应性耐药、质粒介导耐药及交叉耐药等类型；从细菌流行病学角度可分为原发耐药和继发耐药。耐药的产生主要与基因突变有关，如利福平耐药与 rpoB 基因突变有关，异烟肼耐药与 ahpC、inhA、katG 基因突变有关。耐药的发生常由不合理的抗菌治疗引起。此外，药品质量差、患者吸收障碍、治疗依从性差、HIV 感染等也与耐药发生有关。

【流行病学】

（一）传染源

传染源是排菌的患者和动物（主要是牛）。其中开放性肺结核患者是主要传染源，传染性的大小取决于痰内菌量的多少。经正规化疗后，传染性随着痰菌排量减少而降低。

（二）传播途径

以空气传播为主。肺结核患者咳嗽、喷嚏排出的结核杆菌悬浮在飞沫中播散，健康人吸入可致感染；痰液干燥后结核杆菌随尘埃吸入也可感染。带菌牛奶是牛型结核病的重要传播方式，患病孕妇母婴传播及经皮肤伤口感染均少见。

（三）易感人群

普遍易感。婴幼儿、青春后期少年及老年人发病率较高。社会经济发展水平低下的人群因居住拥挤、营养不良等原因发病率较高。患糖尿病、硅沉着病（矽肺）、恶性肿瘤以及过度劳累、妊娠等易诱发结核病。免疫抑制状态（如器官移植、艾滋病）患者尤其好发结核病。

（四）流行现状

根据世界卫生组织《2016 年全球结核病报告》，结核病仍然是当今一种主要传染病。流行的主要特点有：①罹患结核病的人数不断下降，但全球负担仍然很重；②估计每年有 140 万人死于结核病；③应对耐多药结核病进展缓慢。据估计 2015 年全世界新发结核病数量约为 1040 万例，其中 590 万为男性（占 56%），350 万为女性（占 34%），100 万为儿童（占 10%）。120 万新发结核病例为艾滋病毒感染者（占 11%）。印度、印度尼西亚、中国、尼日利亚、巴基斯坦和南非这六个国家占新发病例数的 60%。从全球看，2014~2015 年结核病发病率下降速度仍仅为 1.5%。虽然从 2000 年到 2015 年结核病死亡数量下降了 22%，但其仍是 2015 年全世界十大死因之一。同时，据估计 2015 年新发 48 万例耐多药结核病，此外还有 10 万新符合耐多药结核病治疗条件的耐利福平结核病患者。从 2001 年开始，我国全面推行了现代结核病控制策略，取得了显著成效，结核病疫情上升势头得到了有效遏制。目前我国结核病年发病人数约为 90 万，次于印度（220 万）和印度尼西亚（100 万）而位居全球第三位。

【发病机制与病理】

（一）发病机制

吸入肺泡的结核杆菌可被吞噬细胞吞噬和杀灭。当结核杆菌数量多或毒力强时，因其大量繁殖导致肺泡细胞溶解、破裂，释放出的结核杆菌可再感染其他吞噬细胞和局部组织。经吞噬细胞处理的结核杆菌特异性抗原致敏 T 淋巴细胞，机体可产生两种形式的免疫反应，即细胞介导的免疫反应（cell mediated immunity，CMI）和迟发型超敏反应（delay type hypersensitivity，DTH），对结核病的发病、演变及转归起着决定性的作用。

1. 细胞介导免疫反应（CMI） 是机体获得性抗结核免疫力最主要的免疫反应。当致敏的 $CD4^+T$ 细胞再次受到抗原刺激而激活，可产生、释放氧化酶和多种细胞因子，如 IL-2、IL-6、INF-γ 等，与 TNF-α 共同作用加强对病灶中结核杆菌的杀灭作用。当 $CD8^+T$ 细胞溶解已吞噬结核杆菌和受抗原作用的吞噬细胞时，可导致宿主细胞和组织破坏，并同时伴有结核杆菌的释放与扩散。

2. 迟发型超敏反应（DTH） 是机体再次感染结核杆菌后对细菌及其产物（结核蛋白及脂质 D）产生的一种超常免疫反应。结核杆菌注入未受染的豚鼠皮下，10~14 日注射局部出现结节、溃疡、淋巴结肿大，周身血行播散而死亡；而少量结核杆菌感染豚鼠后 3~6 周，再注射等量结核杆菌，2~3 日局部迅速形成溃疡，随后较快愈合，无淋巴结肿大与全身播散，豚鼠存活，此为 Koch 现象。前者为初次感染；后者为再次感染，局部剧烈反应说明超敏反应参与，但因获得免疫力使病灶趋于局限。Koch 现象可解释原发型结核和继发型结核的不同发病机制。人体感染结核杆菌后仅 5% 发病为原发型肺结核；5% 的人在免疫力低时发病称为继发型肺结核；90% 的人终身不发病。初次感染的结核杆菌潜伏于淋巴结处，或随菌血症到全身脏器潜伏，成为肺外结核发病的来源。

（二）病理

1. 基本病变 有渗出、增生和变质三种基本病变，结核结节和干酪样坏死是特征性病变。渗出型病变多出现在机体免疫力弱、致敏淋巴细胞活性高时，表现为组织充血、水肿，中性粒

NOTE

细胞、淋巴细胞及单核细胞浸润，纤维蛋白渗出等。当结核杆菌数量少而致敏淋巴细胞增多时则形成增生型病变，即结核结节形成。结节中央为朗格汉斯细胞（Langhans cell），周围是类上皮细胞及淋巴细胞、浆细胞。结核性肉芽肿是增生型病变的另一种表现，多见于空洞壁、窦道及干酪样坏死灶周围。当病变恶化变质时则表现为干酪性坏死。镜下组织细胞混浊肿胀、胞质脂肪变性、胞核碎裂溶解；肉眼观察坏死组织呈黄色乳酪样。三种病变常以某种病变为主，可相互转化、交错存在。

2. 病理演变 渗出型病变组织结构大体完整。机体免疫力提高或经有效化疗后病变可随着炎性成分吸收，结节性病灶中成纤维细胞和嗜银细胞增生，形成纤维化。轻微干酪样坏死可经过治疗吸收，遗留细小纤维瘢痕。局限的干酪病灶可脱水形成钙化灶。纤维化和钙化是机体免疫力增强、病变静止、愈合的表现。空洞壁可变薄，空洞可逐渐缩小、闭合，遗留瘢痕。空洞久治不愈或严重免疫抑制可引起结核杆菌扩散，包括局部病灶蔓延邻近组织、支气管、淋巴管和血行播散到肺外器官。钙化灶或其他静止期结核杆菌可重新活跃。

【临床表现】

结核病的临床表现多种多样。临床表现与病灶的类型、性质和范围以及机体反应性有关。

（一）全身表现

发热为结核最常见的症状，常提示结核病的活动和进展。临床多数起病缓慢，长期低热，多见于午后或傍晚，可伴有疲倦、盗汗、体重减轻等。病变扩展时可出现高热、咳嗽、胸痛或全身衰竭等。可有多关节肿痛、四肢结节性红斑及环形红斑等结核性风湿病表现。

（二）呼吸系统表现

主要表现有咳嗽、咳痰、咯血、胸痛和呼吸困难等。咳嗽是肺结核的常见症状，一般咳嗽轻微、干咳或咳少量黏液痰，继发细菌感染时痰呈脓性。肺结核患者可有不同程度的咯血。当炎症波及壁层胸膜时，相应胸壁有刺痛，可随呼吸和咳嗽加重。肺实变范围广或干酪性肺炎者有胸部叩诊浊音、支气管呼吸音、细湿啰音等体征。支气管结核可有刺激性呛咳、局限性哮鸣音。慢性空洞性肺结核患侧胸廓下陷、肋间隙变窄、气管和纵隔移位。渗出性胸膜炎常有发热、胸痛、咳嗽等；胸腔大量积液者呼吸困难，呼吸运动受限，胸部语颤及呼吸音减弱或消失等。

（三）其他系统表现

淋巴结结核常表现为无痛性淋巴结肿大，可坏死液化、破溃、形成瘘管等。结核性心包炎表现为心前区疼痛、呼吸困难、心界扩大、颈静脉怒张等。结核性脑膜炎多有头痛、呕吐、意识障碍等表现。结核性腹膜炎常有腹腔积液或腹膜粘连，表现为发热、腹痛、腹胀、腹壁揉面感等。肠结核以回盲部多见，表现为消瘦、腹泻与便秘交替、腹部肿块等。肾、输尿管及膀胱结核有膀胱刺激征、血尿及脓尿等。肝、脾结核表现为发热、消瘦、贫血、肝脾大等。

【并发症】

肺结核可并发气胸、脓气胸、支气管扩张、肺不张和肺源性心脏病等；结核性脑膜炎可并发脑疝、癫痫等；结核性心包炎可有心包缩窄、循环障碍等；肠结核可并发肠粘连、肠梗阻及肠出血等；生殖系统结核可并发不孕、不育等。

【实验室检查及其他检查】

（一）一般检查

外周血白细胞计数一般正常，可有血红蛋白降低。在急性进展期白细胞可增多，重症感染时可发生类白血病样血象。血沉可增快，但无特异性。

（二）病原体检查

1. 涂片镜检　痰、尿、胸腹水、粪便等各种分泌物、排泄物以及淋巴结穿刺吸引物涂片可查到抗酸杆菌，但阳性率低。痰涂片阴性不能排除肺结核，连续检查≥3次，可提高其检出率。

2. 病原菌培养　痰分离培养法检出率高于涂片镜检法，同时可鉴别非结核分枝杆菌，是诊断结核病的金标准。一般采用改良罗氏（Lowenstein – Jensen）培养基，培养时间4～6周。

3. 特异性核酸检测　核酸探针、PCR及DNA印迹杂交等可测结核杆菌DNA。

（三）免疫学检测

1. 结核菌素试验　结核菌素是结核杆菌的特异代谢产物，是从液体培养基长出的结核菌提炼而成，主要成分为结合蛋白。目前世界卫生组织和国际防痨及肺病联合会推荐使用的结核菌素为纯蛋白衍化物（purified protein derivative，PPD）。结核菌素试验采用皮内注射法。将PPD 5IU（0.1mL）于前臂皮内注射，72小时后观察注射部位皮肤硬结直径：直径5～9mm为弱阳性；10～19mm为阳性反应，提示结核杆菌感染；成人强阳性（硬结节直径≥20mm或<20mm但有水疱或坏死）提示活动性结核病可能。

2. 抗结核抗体检测　血清抗结核抗体检测在临床上使用较多，但敏感度或特异度不高，需进一步研究。

3. γ-干扰素释放试验（IGRAs）　IGRAs是近年来发展起来的细胞免疫学诊断新方法，包括QFT – GIT和T – Spot方法。近年来，IGRAs在诊断潜伏性结核感染和结核病中的应用越来越广，尤其在儿童结核病诊断中具有一定的价值。

4. Xpert MTB/RIF检测法　Xpert MTB/RIF检测法是集痰标本处理、DNA提取、核酸扩增、结核分枝杆菌特异核酸检测、利福平耐药基因rpoB突变检测于一体的结核病和耐药结核病快速诊断方法。具有高度的敏感性和特异性。可用于肺部和肺外标本，包括胃液、脑脊液、胸腹腔积液等的检测。

（四）影像学检查

影像学检查是诊断肺结核的重要手段，包括X线、CT等。有助于对病变部位、范围、性质、演变情况和治疗效果做出判断。X线胸片可见斑点状、密度较高、边缘清楚的结节影，或云雾状、密度较淡、边界模糊的渗出灶或环形透光的空洞。

对可疑及疑难病例应进行胸部CT检查，CT能清楚显示肺门、纵隔内淋巴结、心影后等隐蔽部位的淋巴结，对于了解有无隐匿性病灶以及与纵隔肿瘤鉴别常可提供有价值的参考。

（五）内镜检查

包括支气管镜、胸腔镜、电子肠镜、腹腔镜、膀胱镜等，对某些结核病可提供病原学和病理学诊断。

（六）活体组织检查

对不排菌的肺结核以及与外界不相通的脏器结核病，如淋巴结、骨、关节、肝、脾等，可通过活体组织来进行病原学和病理学诊断。

【诊断与鉴别诊断】

(一) 肺结核的诊断

肺结核的诊断须结合流行病学资料、临床表现与实验室、影像学辅助检查综合分析，主要的诊断依据为胸部 X 线、CT 检查以及痰菌检查。出现下列情况应警惕本病的可能：①反复发作或迁延不愈的咳嗽、咳痰，或呼吸道感染正规抗菌治疗 3 周以上仍无效；②痰中带血或咯血；③长期发热（常为午后低热），可伴盗汗、乏力、体重减轻、月经失调；④肩胛区湿啰音或哮鸣音；⑤有结节性红斑、关节疼痛、泡性结膜炎等表现而无免疫性疾病依据；⑥有渗出性胸膜炎、肛瘘或长期淋巴结肿大等病史；⑦密切接触开放性肺结核的婴儿或儿童等。

菌阴肺结核是指三次痰涂片及一次培养阴性的肺结核，其诊断标准为：①典型肺结核临床表现和胸部 X 线表现；②抗结核治疗有效；③临床可排除其他非结核性肺部疾患；④结核菌素（PPD）试验强阳性，血清抗结核抗体阳性；⑤痰结核菌 PCR + 核酸探针检测呈阳性；⑥肺外组织病理证实结核病变；⑦支气管肺泡灌洗液（BALF）检出抗酸分枝杆菌；⑧支气管或肺部组织病理证实结核病变。具备①~⑥中 3 项或⑦~⑧条中任何 1 项可确诊。诊断肺结核时，应注明病变范围（左侧、右侧或双侧）、痰菌和初治与复治情况。

根据症状、肺部 X 线及痰菌综合判断结核病变活动性。下列情况之一为进展期：新发现活动性病变；病变较前恶化、增多；新出现空洞或空洞增大；痰菌阳性。下列三项之一为好转期：病变较前吸收好转；空洞闭合或缩小；痰菌阴转。稳定期依据有：病变无活动性，空洞闭合，痰菌（每月查 1 次）连续 6 次阴性，若空洞存在则须痰菌连续阴性 1 年以上。

(二) 肺外结核的诊断

肺外结核由于发病的部位不同，会出现不同的症状和体征，且结核分枝杆菌的检出率低，因此，肺外结核的诊断应综合分析临床表现、治疗效果和辅助检查，必要时可通过各种途径的活检，经病理学证实确诊。

各种浆膜腔结核主要结合临床表现、浆液性渗出液化验检查等综合分析做出诊断。结核性脑膜炎根据亚急性或慢性非化脓性脑膜炎等特点综合分析判断。肠结核者胃肠 X 线及纤维结肠镜检查有助于诊断。骨关节及泌尿生殖系统等结核的诊断主要根据临床表现和影像学检查。淋巴结、肝、脾等结核病依赖于活体组织病理检查确诊。

(三) 结核病临床类型

根据结核病的发病过程和临床特点，结核病可分为以下 5 型：

1. 原发型肺结核（Ⅰ型） 为初次感染后发病的肺结核，也称初染结核。包括原发综合征（primary syndrome）及胸内淋巴结结核。肺内原发灶、引流淋巴管炎及肺门淋巴结肿大，三者合称原发综合征。X 线仅显示肺门淋巴结或纵隔淋巴结肿大，称为支气管淋巴结结核。此型多见于儿童，偶见未受感染的成年人。原发灶好发于胸膜下通气良好的肺区（如上叶下部和下叶上部）。症状轻微，90% 以上患者为自限性。

2. 血行播散型肺结核（Ⅱ型） 多由原发型肺结核发展而来，常见于儿童。包括急性、亚急性及慢性血行播散型肺结核三种类型。结核杆菌短期大量入侵引起的急性血行播散型肺结核，临床上有严重的急性中毒症状，常伴结核性脑膜炎等肺外结核。少量结核杆菌入侵或机体免疫力较好时，表现为亚急性及慢性血行播散型结核，病变局限于肺部。

3. 继发型肺结核（Ⅲ型） 由初染后体内潜伏病灶中的结核杆菌重新活动和释放而发病，极少数为外源性再感染所致，是成人肺结核的最常见类型。包括渗出型肺结核、增殖型肺结核、干酪性肺炎、结核球或空洞等表现。因浸润病灶的大小和病变活动程度不同，临床表现差异很大。好发于肺上叶尖后段或下叶尖段。

4. 结核性胸膜炎（Ⅳ型） 是结核杆菌及其代谢产物进入处于高度过敏状态的胸膜引起的炎症。常发生于原发感染后数月，为播散型结核病的一部分。在病情发展的不同阶段有干性胸膜炎、渗出性胸膜炎及结核性脓胸等表现，以结核性渗出性胸膜炎最常见。

5. 肺外结核（Ⅴ型） 是结核杆菌感染了肺部以外的脏器而引起的临床结核病。肺外结核的发病大多发生在肺内初次感染的基础上，后经淋巴或血行途径播散至肺外某个或多个脏器。但其中大多不引发进行性病变，而处于"休眠状态"；当机体发生其他疾病或免疫机制受损时，才会产生活动性病变，引起某个或多个脏器的结核病。如结核性脑膜炎、骨结核、结核性腹膜炎、肠结核以及泌尿生殖系统结核等。

（四）鉴别诊断

1. 肺炎 支原体、细菌性肺炎的胸部 X 线表现可与肺结核相似。支原体肺炎可在 2 ~ 3 周好转。细菌性肺炎常急起高热、胸痛、肺部大片炎症，须与干酪性肺炎相鉴别。前者痰可培养分离出致病菌，有效抗菌治疗 2 ~ 3 周炎症消失。

2. 肺脓肿 肺结核空洞须与肺脓肿相鉴别，后者起病较急、发热高、脓痰多、血白细胞及中性粒细胞增高，痰细菌培养阳性。空洞型肺结核继发细菌感染应注意与慢性肺脓肿相鉴别。

3. 肺癌 中央型肺癌常有痰中带血、肺门阴影等，与肺门淋巴结结核相似。周围型肺癌呈球形、分叶状团块影应与结核球鉴别。肺癌多见于 40 岁以上男性，有刺激性咳嗽、胸痛及进行性消瘦，无明显毒血症状。胸部影像学、脱落细胞检查、支气管镜与活检有助于鉴别。

4. 支气管扩张 应与慢性纤维空洞型肺结核鉴别。痰查抗酸杆菌阴性、支气管碘油造影或胸部 CT 检查有助于鉴别。

5. 其他疾病 某些发热性疾病如伤寒、败血症、淋巴瘤等与结核病有诸多相似之处，应注意鉴别诊断。结肠癌、克罗恩病等肠道疾病与肠结核相似，肠镜检查有助于鉴别诊断。肝、脾、肾等器官疾病应根据相应临床表现同肺外结核病相鉴别。

【预后】

早期诊断、正规治疗多可痊愈。但到晚期肺部广泛纤维化形成后，预后较差。超级耐多药结核病以及免疫力低下患者所患结核病治疗难度大，预后差。

【治疗】

结核病的治疗主要包括化学药物治疗、对症治疗和手术治疗，其中化疗是治疗和控制疾病、防止传播的主要手段。

（一）化学药物治疗

1. 化疗原则 原则为早期、适量、联合、全程、规律。整个化疗分为强化和巩固两个阶段。

2. 化学药物 目前国际上通用的抗结核药物有十余种，WHO 制定的一线药物为异烟肼（INH）、利福平（RFP）、利福布汀（RFB）、利福喷汀（RFT）、吡嗪酰胺（PZA）、链霉素

（SM）、乙胺丁醇（EMB），这些药物除乙胺丁醇外均是杀菌药，是治疗的首选。二线药物包括乙硫异烟胺（ETH）、丙硫异烟胺（PTH）、对氨基水杨酸钠（PAS）、异烟肼对氨基水杨酸盐（PSNZ）等。注射药物为链霉素（SM）、卡那霉素（KM）、阿米卡星（AMK）、卷曲霉素（CPM）、氧氟沙星（OFLX）、左氧氟沙星（LEVY）、莫西沙星（MFX）、加替沙星（GFX）等。抗结核药物的主要种类、常用剂量及主要不良反应见表 4 - 3。

表 4 - 3　常用抗结核药物剂量及不良反应

| 药名 | 每日剂量 | | | | | 用法 | 主要不良反应 |
| | 成人（g） | | 儿童 | 成人间歇疗法（g） | | | |
	50kg	>50kg	(mg/kg)	50kg	>50kg		
异烟肼（INH/H）	0.3	0.3	10 ~ 15	0.5	0.6	每日 1 次，顿服	肝毒性
利福平（RFP/R）	0.45	0.6	10 ~ 20	0.6	0.6	每日 1 次，饭前 2 小时顿服	肝毒性、胃肠反应、过敏反应
利福布汀（RFB）	0.3	0.3				每日 1 次，饭前或饭后顿服	同利福平
利福喷汀（RFT）				0.45	0.6	每日 1 次，饭前或饭后顿服	同利福平
吡嗪酰胺（PZA/Z）	1.5	1.5	20 ~ 30	2.0	2.0	每日 1 次，顿服，或分 2 ~ 3 次服	肝毒性、胃肠反应、过敏反应、高尿酸血症
乙胺丁醇（EMB/E）	0.75	1.0	15 ~ 25	1.0	1.2	每日 1 次，顿服	视力障碍、视野缩小
链霉素（SM/S）	0.75	0.75	15 ~ 30	0.75	0.75	每日一次，肌内注射	听力障碍、眩晕、肾功能障碍、过敏反应
卡那霉素（KM）	0.5	0.75	15 ~ 30				同链霉素
阿米卡星（AMK）	0.4	0.4	10 ~ 20	0.4	0.4	每日 1 次，肌内注射	同链霉素
卷曲霉素（CPM）	0.75	0.75		0.75	0.75	每日 1 次，肌内注射	同链霉素、电解质紊乱
氧氟沙星（OFLX/O）	0.4	0.6				每日 1 次或分 2 ~ 3 次	肝肾毒性、胃肠反应、过敏、光敏反应、中枢神经系统反应、肌腱反应
左氧氟沙星（LEVY/V）	0.3	0.3				每日 1 次或分 2 ~ 3 次	同氧氟沙星
莫西沙星（MFX）	0.4	0.4				每日 1 次或分 2 ~ 3 次	同氧氟沙星
加替沙星（GFX）	0.4					每日 1 次或分 2 ~ 3 次	同氧氟沙星
丙硫异烟胺（PTH/TH）	0.75	1.0	10 ~ 20			每日分 3 次服用	胃肠反应、口感金属味
对氨基水杨酸钠（PAS/P）	8	8	150 ~ 250	10	12	每日分 3 次服用	肝毒性、胃肠反应、过敏反应
异烟肼对氨基水杨酸盐（帕星肼 PSNZ）	0.6	0.9				每日 2 ~ 3 次	同异烟肼

3. 化疗方案

（1）*初治*　指既往未接受抗结核化疗或不规范抗结核化疗疗程未满 1 个月或规范化疗疗程

未满者。方案为：强化期 2 个月/巩固期 4 个月。常用方案：2S（E）HRZ/4HR；2S（E）HRZ/4H₃R₃；2S₃（E₃）H₃R₃Z₃/4H₃R₃；2S（E）HRZ/4HRE。方案中药物书写顺序一般按药效降序排列，注射类抗结核药物排在口服药前。药名缩写前数字代表用药的月数，药名缩写右下方数字代表每周用药次数，药名缩写下方无数字表示每日用药。初治强化期第 2 个月末痰涂片仍阳性，强化方案延长 1 个月，总疗程 6 个月不变（巩固期缩短 1 个月）。若第 5 个月痰涂片仍阳性，第 6 个月阴性，巩固期延长 2 个月，总疗程 8 个月。

（2）复治 指初治失败、正规足够疗程后痰菌复阳、不规律化疗超过 1 个月及慢性排菌者。复治方案：强化期 3 个月/巩固期 5 个月。常用方案为：2SHRZE/1HRZE/5HRE；2SHRZE/1HRZE/5H₃R₃E₃；2S₃H₃R₃Z₃E₃/1H₃R₃Z₃E₃/5H₃R₃E₃。复治应根据药敏试验进行，对上述方案无效的排菌病例可参考多耐药（MDR - TB）方案用药。慢性排菌者上述方案多无效，必要时可手术治疗。

（3）耐药结核病的治疗 耐药结核病是指结核病患者感染的结核分枝杆菌被体外试验证实对 1 种或多种抗结核药物耐药的现象。耐药结核病一般分为 5 类：①单耐药：体外试验证实对 1 种抗结核药物耐药；②多耐药：体外试验证实对不包括同时对异烟肼、利福平的 1 种以上抗结核药物耐药；③耐多药：体外试验证实至少同时对异烟肼、利福平耐药；④广泛耐药：体外试验证实至少同时对异烟肼、利福平耐药外，还对任何氟喹诺酮类抗生素产生耐药，以及 3 种二线抗结核注射药物（卷曲霉素、卡那霉素、阿米卡星）中的至少 1 种耐药；⑤利福平耐药结核病：是指结核病患者感染的结核分枝杆菌体外药物敏感性试验证实对利福平耐药的结核病。

耐药结核病化疗方案的制定必须以实验室提供的药物敏感试验的结果为基础，或地区耐药监测资料为依据，同时必须了解患者既往的治疗经过和用药状况，才可准确选择二线药，在未获得药敏结果前均以患者的既往用药史或地区耐药资料作为选择药物和确定方案的依据，获得药敏结果后进行调整。

对于耐 INH、RFP 两种或两种以上药物的肺结核主张每日用药，疗程延长至 21 个月。WHO 推荐一线和二线药物可以混合用于治疗多耐药结核病（MDR - TB）。一线药物中除 INH 和 RFP 已耐药外，仍可根据药敏情况选用。MDR - TB 主要用二线药物治疗，包括：①氨基糖苷类：阿米卡星和卷曲霉素等；②硫胺类：丙硫异烟胺、乙硫异烟胺等；③氟喹诺酮：氧氟沙星和左氧氟沙星；④环丝氨酸：对神经系统损害大，应用范围受限制；⑤对氨基水杨酸钠：为抑菌药物，可预防其他药物产生耐药性；⑥利福布汀：耐 RFP 菌株部分对其敏感；⑦异烟肼对氨基水杨酸盐：耐 INH 菌株中部分对其敏感。

未获得（或缺乏）药敏试验结果而临床考虑 MDR - TB 时，可使用方案为强化期 AMK（或 CPM）+ TH + PZA + OFLX 联合，巩固期 TH + OFLX 联合，强化期至少 3 个月，巩固期至少 18 个月，总疗程超过 21 个月。获得药敏试验结果后，可在上述方案基础上酌情调整，保证 3 种以上敏感药物。对病变范围局限，化疗 4 个月痰菌不阴转，或只对 2~3 种效果较差的药物敏感，有手术适应证者应手术治疗。

4. 固定剂量复合剂 为了使治疗规范化，提高患者的依从性和规律用药率，常将 2~3 种抗结核药物合并为 1 片或 1 个胶囊，制成复合剂，其疗效及不良反应与散装药相同。目前有卫非特（RIFATER，INH + RFP + PZA）和卫非宁（RIFINAH，INH + RFP），化疗方案为

NOTE

2RIFATER/4RIFINAH。

5. 注意事项　临床治疗方案的制定应注意个体化。肺外结核参照肺结核方案治疗，骨关节结核、结核性脑膜炎等疗程较其延长。化疗时应密切观察治疗反应和病情、痰菌变化。定期复查肝、肾功能，尤其有肝病史或 HBV、HCV 感染者应根据肝功能情况，适时调整治疗方案。

（二）对症治疗

由于结核病是慢性、全身性疾病，因此合理的营养（选用富含蛋白质和维生素的食物）、适当的休息仍然是治疗的基础。对高热、咯血、胸痛、失眠及盗汗者，给予相应处理。急性粟粒型肺结核合并浆膜渗出伴严重毒血症状者，在有效抗结核治疗的同时，糖皮质激素有助于改善症状，促进渗出液吸收，减少粘连。

（三）手术治疗

手术指征为：经正规抗结核治疗 9～12 个月，痰菌仍阳性的干酪病灶、厚壁空洞；单侧肺毁损、支气管结核管腔狭窄伴远端不张或肺化脓症；慢性结核性脓胸、支气管胸膜瘘内科治疗无效；反复多量咯血不能控制等。

【预防】

（一）控制传染源

加强本病防治知识宣传。早发现、早诊断、早治疗痰菌阳性肺结核患者。直接督导下短程化疗（DOTS）是控制本病的关键。

（二）切断传播途径

管理好患者的痰液。用 2% 煤酚皂或 1% 甲醛（2 小时）消毒，污染物阳光暴晒。

（三）保护易感人群

1. 卡介苗接种　新生儿出生时接种卡介苗后可获免疫力，但不提倡复种。

2. 药物预防　对儿童、青少年、HIV 感染者、AIDS 患者、密切接触高感染环境者及合并糖尿病、尘肺病、慢性营养不良者等有感染结核杆菌好发因素，而 PPD 试验反应大于等于 15mm 或 γ - 干扰素释放试验呈阳性反应者，应酌情预防用药。如每日 INH 300mg，儿童每日 5～10mg/kg，顿服，疗程 6～12 个月。疑耐 INH 结核杆菌感染可用 OFLX 和 EMB（或 PAZ）预防。

第五章　深部真菌感染

第一节　新生隐球菌病

新生隐球菌病（cryptococcosis）是由新生隐球菌（Cryptococcus neoformans）感染所引起的亚急性或慢性深部真菌病，主要侵犯中枢神经系统和肺，亦可侵犯其他内脏及骨髓、皮肤和黏膜等。近年来，人们对隐球菌感染有了新的认识，认为隐球菌病是全球泛发的侵袭性真菌病。在人群中隐球菌病有一定的发病率和病死率，在免疫抑制患者中（如 HIV 感染者），病死率甚高，如不治疗可达 100%。隐球菌病治疗的成败与患者的免疫状态、感染部位、抗真菌药的毒性和患者的基础疾病有密切关系。

【病原学】

隐球菌属包含 70 个种和变种，致病菌主要是新生隐球菌和格特隐球菌。隐球菌呈圆形或椭圆形，直径为 4～10μm，外周围绕着一层宽厚的多糖荚膜，为主要的毒力因子。两者的无性繁殖体均为无菌丝的单芽孢酵母样菌。根据荚膜多糖抗原特异性的差异将其分为 A、B、C、D、AD 五种血清型，其中 AD 血清型菌株是 A 血清型和 D 血清型菌株的杂合子。A 型、D 型和 AD 型属于新生隐球菌，B 型和 C 型属于格特隐球菌。

【流行病学】

（一）传染源

新生隐球菌可从鸽粪、土壤、桉树、水果、蔬菜，以及健康人皮肤、黏膜和粪便中分离出来。由于新生隐球菌在 44℃ 停止生长，鸟类的正常体温为 42℃，能阻止新生隐球菌不向肠道外侵袭，所以鸟类并不发病。与其他鸟类的生活习性不同，鸽子保留废弃物在鸽巢中，有利于新生隐球菌的繁殖，使得鸽粪中新生隐球菌的密度可高达 5×10^7 个，且干燥鸽粪中的新生隐球菌可存活数年之久，因此，鸽子被认为是人和动物最主要的传染源。

（二）传播途径

新生隐球菌主要经呼吸道侵入人体，进而血行播散至脑、骨骼和皮肤等处发病。也可经由皮肤黏膜破损处或消化道侵入。

（三）易感人群

人群存在一定的免疫力，感染新生隐球菌后并不致病。长期大量应用抗生素、免疫抑制剂、抗肿瘤药物，以及接受器官移植和白血病、淋巴肉瘤、系统性红斑狼疮、结核病、糖尿病等患者为该病的主要易感人群。

（四）流行特征

新生隐球菌血清 A 型在全球范围内均呈优势分布，高度散发，本病为艾滋病患者常见的机会性感染之一，也是导致患者死亡的重要原因。

【发病机制与病理】

（一）发病机制

隐球菌感染途径包括吸入环境中的隐球菌孢子、创伤性皮肤接种、摄入带菌食物等。隐球菌孢子进入肺泡后，被肺泡巨噬细胞吞噬，可诱发 T 辅助 1 型（Th1）细胞应答，产生肉芽肿性炎。此外，在抗原作用下，CD4$^+$ 和 CD8$^+$T 淋巴细胞聚集于肺部，产生各种细胞因子，吸引免疫效应细胞如中性粒细胞、单核细胞等到达感染部位。有效的免疫应答可以清除进入肺泡的隐球菌孢子，或使休眠期的隐球菌孢子聚集在肺部淋巴结中。而隐球菌抗原能够抑制或下调体液和细胞免疫反应。在肺部环境中隐球菌可迅速合成荚膜，使肺泡巨噬细胞对它的摄取、吞噬能力削弱。

肺隐球菌感染的自然演变取决于宿主的免疫状态。免疫健全宿主的疾病多呈局限性和自限性，而免疫低下宿主常为进行性和播散性。一般认为感染为早年获得，免疫低下宿主发生隐球菌病大多与肺部潜伏感染的重新活动有关，未及时治疗或严重免疫抑制者则可以经血流播散至任何器官和系统。其中，隐球菌可由肺部经血进入中枢神经系统的原因可能为：①脑脊液中缺乏抗体；②脑脊液中缺乏补体激活系统；③脑脊液中的多巴胺有利于隐球菌生长。

（二）病理

中枢神经系统隐球菌病易累及脑膜，也可同时累及脑实质（如脑叶、间脑、脑干、小脑等），可致弥散性损害或局限性损害。弥散性损害以渗出性炎症为主，菌量较多，可致脑组织充血、水肿，脑组织局部缺血、软化，病变常见于脑基底节、丘脑和大脑皮质区。此外，还可形成颅内肉芽肿、脑积水。局限性损害主要表现为脑膜、脑实质肉芽肿，少数为囊肿、脓肿或软化灶。

肺隐球菌病常可以表现为孤立性肉芽肿型、粟粒性肉芽肿型及肺炎型，后两型可累及多个肺叶。肉芽肿早期肉眼可见黄白色或粉红色胶状半透明物质，病灶内有较多炎性细胞浸润；晚期则为大小不等的肉芽肿，病灶内可见干酪样坏死和小空洞，不形成钙化，周围无明显包膜。

【临床表现】

潜伏期多为数周至数年不等。

隐球菌病虽为全身感染，但以中枢神经系统感染最为多见，肺部感染虽也多见，但常因症状不明显而被忽视，其他部位感染则较少见。

（一）中枢神经系统隐球菌病

以隐球菌脑膜炎为最常见，一般起病隐匿，表现为慢性或亚急性过程，起病前可有上呼吸道感染史。少数患者急性起病，多为免疫抑制或免疫缺陷患者，病死率高。

通常头痛是最早或唯一的症状，初起为间歇性，以后为持续并进行性加重，后期头痛剧烈。头痛以前额、颞区为显，是脑膜受累的重要表现。多伴有发热，体温一般在 38℃，部分可达 40℃。在病程中、后期部分患者可出现视物模糊、畏光、视力下降，可能与隐球菌直接侵犯视神经通道及慢性颅内压升高有关，眼底检查可见明显视乳头水肿、视网膜渗出，查体可发现脑膜刺激征阳性。当病灶累及听神经、面神经和动眼神经时，可出现听力下降或丧失及其他相应症状。脑室系统梗阻则出现脑积水。少数患者表现出精神症状，如烦躁不安、性格改变、记忆减退、意识模糊和痫性发作，系脑实质受累。

（二）肺隐球菌病

肺隐球菌病常与中枢神经系统感染共存，亦可单独发生。症状轻重不一，根据临床表现可分为三类：①无症状型：多见于免疫功能正常者，大多数病例是在影像学检查时偶然发现；②慢性型：临床上最常见，隐匿性起病，表现为咳嗽、咳少量黏液痰或血痰、发热、盗汗、气促、全身乏力、咯血和胸痛等；③急性型：多见于免疫抑制尤其是艾滋病患者，临床表现为严重急性下呼吸道感染，有高热、呼吸困难等症状，伴有明显的低氧血症，可发展为急性呼吸衰竭。

（三）皮肤隐球菌病

根据隐球菌的来源，可分为原发和继发两种。后者常与脑膜或肺部的病变并存。一般来说，原发性皮肤隐球菌感染的患者没有全身症状，继发性皮肤感染的患者常常并发高热、头痛和脑膜刺激征等临床表现。皮肤损害好发于面颈部、胸背及四肢，初为软疣样或粉刺状丘疹、结节或脓肿，边界清楚，无红晕，继而中央溃破，溃疡可有隆起的乳头瘤样边缘。流出少量带黏液血性的脓液，内含隐球菌。数个溃疡可以融合，很少继发细菌感染。

（四）骨和关节隐球菌病

大多为全身感染的一部分，很少单独发生。患处肿痛，可有瘘管形成，排出蛋白样脓液。

（五）其他

肾、肾上腺、肝、脾、淋巴结、肌肉、胰腺、前列腺等的隐球菌病也常为全身感染的一部分，均较少见。

【并发症】

中枢神经系统隐球菌病可并发脑积水、听力及视力下降或丧失、癫痫发作、性格改变和痴呆等。部分艾滋病患者发生肺隐球菌病常呈暴发性经过，可并发急性呼吸窘迫综合征。胸椎和腰椎的隐球菌病可致截瘫。

【实验室检查及其他检查】

（一）血液学检查

白细胞计数和分类、血小板计数一般在正常范围；部分患者可出现淋巴细胞比例增高，轻至中度贫血；血沉可正常或轻度增快。艾滋病患者白细胞计数降低，不同程度的贫血，T淋巴细胞绝对计数降低，CD4$^+$T淋巴细胞计数也降低，CD4$^+$/CD8$^+$小于1。

（二）脑脊液检查

大多数中枢神经系统隐球菌病患者的脑脊液压力明显增高，一般为200～600mmH$_2$O（1.96～5.4kPa）。外观透明或微混；细胞数轻至中度增多，半数在（100～500）×10^6/L，以淋巴细胞为主，在疾病早期也可以中性粒细胞为主；蛋白含量呈轻度或中度增高；糖含量显著下降，甚至为零。然而，艾滋病或其他严重免疫功能低下患者并发中枢神经系统隐球菌病时，往往脑脊液常规、生化检查正常或轻度异常。

（三）病原学检查

从脑脊液、经皮肺组织穿刺活检、痰液、皮损分泌物等标本分离到隐球菌对确诊具有重要价值。用墨汁涂片直接镜检，可发现酵母样细胞，形圆、壁厚、围以宽厚的荚膜；作为隐球菌细胞壁的独特成分，多糖荚膜也可通过特殊的染色方法观察，包括黏蛋白卡红、阿利新兰、PAS 染色等。隐球菌培养常用沙堡固体培养基，多次采集标本进行培养可提高检出率。

（四）血清学检查

隐球菌抗原乳胶凝集试验（cryptococcal antigen latex agglutination system，CALAS）检测隐球菌荚膜多糖是目前临床上诊断隐球菌感染的最重要的方法之一，具有较高的特异性和敏感性。一般来说，隐球菌抗原滴度超过 1∶4 提示有隐球菌感染，滴度越高诊断价值越大。

（五）分子生物学检测

分子生物学检测方法不是隐球菌病的常规诊断方法，但具有高灵敏性和高特异性，目前主要用于隐球菌病的菌种鉴定、分型。检测包括基因测序、PCR 以及其他基于 PCR 的方法。

（六）影像学检查

肺隐球菌病 X 线检查，以双肺出现单个或多个结节或肿块状的浸润影最多见，边界较清楚，形态不规则；CT 影像学表现以孤立性或多发的肺结节或肿块影最常见，也可表现为肺叶或肺段分布的实变影，少数患者可出现弥漫性粟粒结节影。中枢神经系统隐球菌病多数情况下颅脑影像学检查无明显改变，少数情况下头颅 CT 或 MRI 检查可表现为与隐球菌相关的病变，如肉芽肿病灶，以及脑水肿、脑积水、脑室扩大、脑膜强化等。

【诊断与鉴别诊断】

（一）诊断

隐球菌病是一种临床疾病谱复杂多变的全身性真菌病，其诊断需依据以下资料综合分析：

1. 流行病学资料　鸽子饲养者及有鸽粪、其他鸟类粪便接触史者，感染隐球菌机会通常较一般人群高出几倍。当患者有慢性消耗性疾病、全身免疫缺陷性疾病、长期使用免疫抑制剂的病史，患隐球菌病的概率明显增高。

2. 临床表现　中枢神经系统隐球菌病主要表现为发热、恶心、呕吐、渐进性头痛、脑膜刺激征阳性，严重时可有意识障碍、抽搐、病理反射阳性等表现。肺隐球菌病主要表现为咳嗽、咳痰、发热、胸痛、咯血、乏力、盗汗等。皮肤隐球菌病主要表现为带有脐凹的丘疹、溃疡、结节、坏死等。

3. 实验室检查　脑脊液真菌涂片、培养和隐球菌乳胶凝集试验结果的任一个阳性都可以确诊隐球菌中枢神经系统感染。经皮肺组织穿刺活检标本真菌涂片、培养阳性对肺隐球菌感染有确诊意义；取自痰、咽拭子或支气管肺泡灌洗液的标本涂片或培养阳性，以及血清隐球菌荚膜多糖抗原乳胶凝集试验阳性有临床疑似诊断价值。皮肤隐球菌感染的确诊依赖于皮损真菌培养发现隐球菌和（或）皮损的病理发现有荚膜的孢子。

（二）鉴别诊断

中枢神经系统隐球菌病应与结核性脑膜炎、脑膜血管梅毒、神经类肉瘤病等疾病相鉴别。其中，最容易误诊为结核性脑膜炎，两者相比，中枢神经系统隐球菌病颅内压增高更明显，更易损害视神经，脑脊液葡萄糖含量减低更明显，但上述表现并非绝对，鉴别两者最终需要依靠病原学检查明确。肺隐球菌病应与其他病原体肺炎、肺部肿瘤、韦格纳肉芽肿等疾病相鉴别。皮肤隐球菌病应与粉刺、基底细胞瘤和类肉瘤等疾病相鉴别。

【预后】

中枢神经系统隐球菌病最凶险，未经抗真菌药物治疗的患者均会死亡，治疗后仍有

10%～40% 的病死率。部分患者治愈后留有严重的后遗症，包括视力丧失、脑积水、智能减退等。不良预后因素有：严重基础疾病或免疫功能异常，如果患者有癌症、艾滋病或器官移植则病情难以控制；发病初期脏器菌荷量大，如脑脊液菌体计数 $\geq 10^5 \sim 10^6$ CFU/mL、墨汁染色强阳性、多糖抗原滴度大于 1∶1024；颅内压高；处于痴呆或昏迷状态。

【治疗】

隐球菌病的治疗方案遵循个体化原则，根据感染部位和患者免疫防御基础状态的不同而有所不同。

（一）病原治疗

1. 中枢神经系统隐球菌病

（1）HIV 阴性患者　采取分期治疗的方式，初始诱导治疗用两性霉素 B 0.5～1mg/（kg·d）静脉给药，联合氟胞嘧啶 100mg/（kg·d），至少 8 周。之后巩固治疗使用氟康唑 400mg/d，至少 12 周。两性霉素 B 应从小剂量逐渐加大到治疗剂量，并需要避光缓慢滴注。对于有明显肾脏疾病的患者，可采用两性霉素 B 脂质体来替代两性霉素 B；对于无法耐受氟康唑的患者，可采用伊曲康唑来替代。

（2）HIV 阳性患者　抗真菌治疗的方案主要有以下三种：①两性霉素 B 0.7～1mg/（kg·d）联合氟胞嘧啶 100mg/（kg·d）诱导治疗 2 周，继用氟康唑 400mg/d 治疗至少 10 周，之后氟康唑 200mg/d，终生维持；②两性霉素 B 0.7～1mg/（kg·d）联合氟胞嘧啶 100mg/（kg·d）6～10 周，之后氟康唑 200mg/d，终生维持；③伏立康唑（第 1 个 24 小时给予负荷剂量，每 12 小时给药 1 次，每次 6mg/kg 静脉滴注；之后每 12 小时给药 1 次，每次 4mg/kg 静脉滴注）与两性霉素 B 0.5～0.7mg/（kg·d）加氟胞嘧啶 100～150mg/（kg·d）联合应用 2 周后，停用伏立康唑，继续联合应用两性霉素 B 和氟胞嘧啶 12 周，之后改氟康唑 200mg/d，终生维持。无论采用何种方案，一般患者均需终身氟康唑维持治疗，但若患者持续 6 个月以上 $CD4^+T$ 细胞计数 $>200/\mu L$，可以根据患者的具体情况考虑停止抗真菌治疗。

2. 肺隐球菌病

（1）HIV 阴性患者　在免疫功能正常患者中，无症状者必须严密观察或采用氟康唑 200～400mg/d，治疗 3～6 个月。轻至中度症状、无其他系统累及的患者采用氟康唑或伊曲康唑 200～400mg/d，治疗 6～12 个月。如果不能应用口服唑类药物，或肺隐球菌病较重或呈进行性加重时，使用两性霉素 B 0.4～0.7mg/（kg·d），总剂量为 1000～2000mg。免疫抑制伴弥散性感染或严重肺炎者治疗同中枢神经系统隐球菌病。

（2）HIV 阳性患者　轻到中度病变患者使用氟康唑或伊曲康唑，首剂 400mg，后改为每次 200mg，2 次/日，疗程为 6～12 个月；重症患者或合并中枢感染的患者应按照中枢神经系统隐球菌病进行治疗。

3. 皮肤隐球菌病

（1）HIV 阴性患者　继发性皮肤隐球菌病感染需要按照中枢神经系统隐球菌病进行治疗。原发性皮肤感染的治疗使用氟康唑 200～400mg/d，疗程 1～3 个月。

（2）HIV 阳性患者　可选用两性霉素 B 联合氟胞嘧啶、氟康唑或伊曲康唑治疗，局部病灶可手术切除后酌情使用抗真菌药。

（二）对症治疗

在 HIV 阴性和阳性的中枢神经系统隐球菌病的患者中，超过 50% 的患者有颅内压增高。降低颅内压的方法有：药物治疗，如糖皮质激素、利尿剂、甘露醇等；脑脊液引流，如腰穿间断引流脑脊液、腰椎置管引流、脑室腹腔引流。

（三）手术治疗

对于大于 3cm、容易切除且有压迫症状的脑隐球菌瘤（肉芽肿）可以考虑外科手术治疗。对于肺部病灶局限，而内科治疗效果不佳的患者可考虑手术治疗。

【预防】

免疫功能缺陷者应尽量避免接触含有家禽及家畜排泄物的环境，尤其是有鸽子排泄物的地方。格特隐球菌常存在于桉树中，尽量避免去桉树密度较高的场所以及在周围活动。当艾滋病患者 CD4$^+$T 淋巴细胞计数 <100/μL 时，可考虑给予氟康唑预防性抗真菌治疗。

第二节　念珠菌病

念珠菌病（candidiasis）是由各种致病性念珠菌（candida）引起的局部或全身急性、亚急性和慢性炎症性疾病。临床表现主要为皮肤、黏膜或内脏器官的原发性或继发性感染，多由白色念珠菌引起。此病好发于免疫功能低下者，大多数为继发感染，是目前发病率最高的深部真菌病。

【病原学】

念珠菌广泛存在于自然界中，可寄生在人体皮肤、口腔、消化道和阴道等部位，是人体正常菌群之一，属于条件致病菌，即在机体免疫力受到某些因素影响而下降时，正常寄生的念珠菌可发挥致病作用引起疾病。念珠菌为双相真菌，有酵母相和菌丝相，正常寄生状态时为酵母相，无致病性；但当寄生环境改变，使念珠菌转变为菌丝相时，具有致病性。

目前已发现三百余种念珠菌，至少有二十余种可致人类疾病，临床上以白色念珠菌最为常见，占念珠菌感染的 50%～70%，致病力也最强。其他如热带念珠菌、克柔念珠菌、光滑念珠菌、高里念珠菌、假热带念珠菌、葡萄牙念珠菌等也可致病。白色念珠菌和热带念珠菌的致病力最强。

念珠菌菌体呈卵圆形或圆形，直径 4～6μm，革兰染色阳性，但着色不均匀。以出芽方式繁殖，在组织内形成芽生孢子及假菌丝，在含 1% 吐温 80 的玉米粉琼脂培养基上培养时，可形成丰富的假菌丝，在假菌丝间或其末端形成厚膜孢子，这也是该菌的形态学特点。在琼脂及沙氏琼脂上生长良好，适宜温度是 25～37℃，以出芽方式繁殖多数发育生长成假菌丝，少数形成厚膜孢子和真菌丝，其中光滑念珠菌不形成菌丝。

【流行病学】

（一）传染源

念珠菌病患者、带菌者以及被念珠菌感染的食物、水、环境等。

（二）传播途径

1. 内源性　较为多见，念珠菌为人体正常菌群，体内念珠菌在一定条件下大量增殖并侵袭周围组织引起自身感染，常见部位为消化道及肺部。

2. 外源性 主要通过直接接触外界菌体而致病，包括性传播、母婴垂直传播、进行亲水性作业等；也可从医院环境获得感染，如医护人员、医疗器械等间接接触传播；还可通过饮水、食物等方式传播。

（三）易感人群

好发于严重基础病及免疫功能低下的患者。包括：①严重基础疾病，如肿瘤、艾滋病、系统性红斑狼疮、大面积烧伤、糖尿病、粒细胞减少、腹腔疾病须大手术治疗等；②应用细胞毒性免疫抑制剂治疗者，如肿瘤化疗、器官移植、大剂量糖皮质激素使用等；③长期大量滥用广谱抗生素；④医源性因素，如住院时间较长、入住 ICU、侵袭性操作、留置各种导管等，是念珠菌感染的主要入侵途径之一。

（四）流行特征

本病遍及全球，全年均可发病。对于免疫功能正常者，念珠菌感染主要是因为皮肤黏膜功能受损，各个年龄层均可发生，常见于婴幼儿，以浅表感染为主，治疗效果好。系统性念珠菌感染多见于免疫功能低下或缺陷者。近年来深部念珠菌感染的发病率呈明显上升趋势，念珠菌引起的感染占全身性真菌感染的80%。念珠菌属（Candida species）所致疾病在侵袭性真菌病（invasive fungal disease，IFD）中占首位。侵袭性念珠菌病更可危及生命，其中念珠菌血流感染（BSI）占医院获得 BSI 中的第4位，其粗病死率可高达39.2%（ICU47.1%）。

【发病机制与病理】

（一）发病机制

念珠菌是条件致病菌，感染的发生是病原体、宿主及环境多种因素相互作用的结果。

病原体的入侵因素包括念珠菌的数量、毒力、入侵途径等。当各种原因引起正常菌群失调和人体免疫力低下时，念珠菌就会大量繁殖，首先形成芽管，黏附于宿主细胞表面，随后转变为菌丝，穿入宿主细胞内，在宿主细胞内又直接形成新的菌丝进一步扩散。念珠菌能产生水解酶、磷脂酶、蛋白酶等多种酶类，促进病原菌的黏附、侵袭，导致细胞变性、坏死，引起组织损伤。

与发病相关的宿主因素有：

1. 宿主防御功能减退

（1）局部防御屏障受损 烧伤、创伤、手术、某些介入性操作造成皮肤黏膜损伤，使病原体易于通过人体屏障而入侵。

（2）免疫系统功能缺陷 免疫系统先天性发育障碍，或后天性受破坏（物理、化学、生物因素影响），如放射治疗、细胞毒性药物、免疫抑制剂、损害免疫系统的病毒（如 HIV）感染，均可造成念珠菌机会感染。

2. 医疗操作 各种手术、胃管、导尿管、静脉穿刺导管、内镜检查、机械通气、介入治疗等，为病原体入侵提供了通路。

3. 抗生素的广泛应用 广谱抗生素的大量使用，不仅抑制了人体内的正常菌群，有利于念珠菌的定植，同时抑制了对抗生素敏感的菌株，使念珠菌这种条件致病菌大量的繁殖，造成医院感染。

NOTE

（二）病理

根据不同器官和发病阶段，组织病理改变可呈炎症性（如皮肤、肺）、化脓性（如肾、肺、脑）或者肉芽肿性（如皮肤）。特殊脏器和组织还可有特殊表现，如食道和小肠可有溃疡形成，心内膜可有增生性表现，急性播散性疾病常表现为多灶性微脓肿形成，脓肿内可见大量中性粒细胞、芽孢和菌丝，病理组织中发现菌丝具有诊断价值。疾病早期或免疫功能严重受抑者的组织病理中可无脓肿。

【临床表现】

根据侵犯部位不同，本病可分为以下 3 种类型：

（一）皮肤念珠菌病

1. 指（趾）间糜烂　多发于长期从事潮湿作业者。皮疹以第三第四指（趾）最为常见。主要表现为自觉瘙痒，指（趾）间皮肤浸渍发白，去除浸渍的表皮，呈界限清楚的湿润面，基底潮红，可有少量渗液。

2. 念珠菌性间擦疹　多发于小儿及肥胖多汗者。皮疹好发于皮肤褶皱部位，如生殖器皱襞间、腹股沟、腋窝、臀沟、乳房下、凸垂的腹部皱襞下或脐部。多自觉瘙痒，皮损典型损害为境界清楚的湿润性鲜红斑伴糜烂，周围散在丘疹、水疱、脓疱，呈卫星状分布。

3. 丘疹性皮肤念珠菌病　多发于婴幼儿颈、肩、背等部位，偶见于肥胖多汗的成人。皮损以播散、孤立、边界清楚、鳞屑性、淡红色、扁平小丘疹为特征。同是伴发念珠菌性口角炎、口腔炎。

4. 念珠菌性甲沟炎、甲床炎　多发于手足经常泡水者，如水产工人、洗衣和足浴工等，为念珠菌侵犯甲沟、甲床所致，表现为甲沟红肿化脓，可伴有糜烂及渗出，指（趾）甲变厚，呈淡褐色。

5. 念珠菌性肉芽肿　好发于婴幼儿面部、头皮、指甲、甲沟等，为念珠菌感染皮肤所致组织增生、结节、溃疡或肉芽肿形成，特征性表现为富含血管的丘疹。

6. 慢性黏膜皮肤念珠菌病　少见，可能为常染色体隐性遗传性疾病，儿童好发，常伴有某些免疫缺陷或内分泌疾患，如甲状旁腺、肾上腺功能低下等，特别是先天性胸腺瘤，表现为皮肤、黏膜及甲沟的复发性、持久性念珠菌感染。

7. 先天性皮肤念珠菌病　婴儿通过产道感染念珠菌所致。源于宫内或分娩时感染，超过 50% 的患病新生儿的母亲患有念珠菌性外阴阴道炎。常于出生后几小时内发生皮疹，可见红斑，并发展为孤立的水疱、大疱或薄壁小脓疱，并可能在 24 小时内迅速扩展至全身。约 1 周内脓疱破裂形成糜烂面，继之干燥、结痂，皮损逐渐扩大融合成片，表面有领圈样鳞屑。广泛分布于躯干、四肢、头颈部，有时波及掌跖部及甲周襞，可致指（趾）甲完全脱落。半数伴有鹅口疮。

（二）黏膜念珠菌病

1. 口腔念珠菌病　为最常见的浅表性念珠菌病。以鹅口疮最为多见，见于婴幼儿患者。常见于舌、软腭、颊黏膜、齿龈、咽部等处，典型表现为在舌和口腔黏膜表面覆盖有乳白色、凝乳样斑块物（假膜），刮去斑块显露新鲜、出血创面伴疼痛，此斑块系由念珠菌、鳞状上皮细胞、白细胞、细菌、角蛋白、坏死组织和食物碎屑混合生成，斑块刮片涂片和革兰染色检查可见菌丝、假菌丝和芽孢。成人长期使用抗生素、糖皮质激素者，以及艾滋病、恶性肿瘤患者是易感者。

2. 消化道念珠菌病　包括念珠菌性食管炎及胃肠炎。食管炎患者常伴有鹅口疮，早期症状不典型，继之表现为食欲减退，吞咽梗阻感伴胸骨后疼痛，也可发生恶心、呕吐。胃肠炎患者均有腹泻、腹胀、血便。内镜检查可见局部充血水肿，假性白斑或浅表溃疡，毛刷取标本涂片见大量菌丝或假菌丝和芽孢。

3. 生殖器念珠菌病　包括阴道炎及龟头包皮炎。外阴部红肿、瘙痒和烧灼感是本病突出症状。阴道分泌物黏稠、色黄或乳酪样，有时夹杂豆腐渣样白色小块，但无恶臭。在阴道壁上可见白色假膜样斑片，假膜和白带涂片可见假菌丝和成群芽孢。男性患者少见，多通过配偶感染，可见包皮及龟头色红干燥光滑，包皮内侧及冠状沟可见覆有假膜的斑片。

（三）深部器官念珠菌病

1. 呼吸道念珠菌病　常见于长期使用广谱抗生素、糖皮质激素或中性粒细胞减少的患者。念珠菌从口腔直接蔓延或经血行播散，引起支气管和肺部感染。表现为低热、咳嗽、咳白色黏痰甚至咯血，肺部听诊可闻及湿啰音，X线检查可见支气管周围密集影或双肺弥漫性结节性改变。用支气管镜获取支气管分泌物做真菌培养结果较为可靠。

2. 泌尿道念珠菌病　包括念珠菌膀胱炎和肾念珠菌病。多由于留置导尿管后念珠菌上行感染引起，肾脏感染多发生于血行播散。念珠菌膀胱炎主要表现为尿急、尿频、尿痛、排尿困难，甚至血尿等症状。少数患者可出现无症状性菌尿，尿液念珠菌检查阳性，膀胱镜检可见膀胱壁上白色假膜，除去后易出血。肾念珠菌病主要表现为发热、寒战、腰痛、腹痛，婴儿可有少尿或无尿。尿常规检查可见红细胞、白细胞、蛋白、管型。尿液直接镜检和培养念珠菌阳性。

3. 念珠菌菌血症　多见于粒细胞缺乏者或其他高危患者，留置静脉管也可能是一个原因。患者可有多个系统被念珠菌侵犯，又称为播散性念珠菌病，死亡率高。以肾、脾、肝、视网膜受累为多见，最常见的临床表现为发热，常可超过38℃。偶有寒战和血压降低。确诊有赖于血培养，但阳性率 < 50%。

4. 念珠菌心内膜炎　多见于心脏瓣膜病、接受心脏手术、心导管检查及静脉注射毒品者。主要为血行播散所致，临床表现与其他感染性心内膜炎相似，有发热、贫血、心脏杂音、脾大、瓣膜赘生物脱落、动脉栓塞等，预后差。

5. 念珠菌性脑膜炎　多见于已有念珠菌感染的低体重新生儿、衰弱者以及神经外科手术者，更多见于播散性念珠菌病患者。主要为血行播散所致。临床表现为发热、头痛、谵妄、脑膜刺激征，但视乳头水肿及颅内压增高不明显，脑脊液蛋白含量明显升高。脑脊液早期检查不易发现真菌，需多次脑脊液真菌培养。

6. 念珠菌性骨髓炎、关节炎　念珠菌性骨髓炎主要见于中性粒细胞减少及低体重新生儿所患播散性念珠菌病的血行播散，偶见于外伤、外科手术的直接接种。临床表现与细菌性骨髓炎相似，表现以局部疼痛为主，可形成瘘管，有溶骨现象，但常无发热，常累及腰椎及肋骨。念珠菌性关节炎少见于行关节治疗术后（如抽吸关节液、关节内注射及人工关节植入术等）的患者，多见于播散性念珠菌病的血行播散。临床表现同急性细菌性关节炎。

7. 念珠菌眼内炎　可通过血行播散或手术时直接接种感染。表现为视力模糊、漂浮盲点和眼痛。视网膜检查见源于脉络膜视网膜的眼内白色棉花样损害，且进展迅速累及玻璃体。

【实验室检查及其他检查】

（一）病原学检查

1. 直接镜检　标本直接镜检发现大量菌丝和成群芽孢有诊断意义。

2. 真菌培养　在无菌操作条件下，无菌部位如血液、脑脊液、胸水、腹水、关节腔积液及活检组织等培养阳性有诊断意义；开放部位如痰液、粪便、尿液、支气管肺泡冲洗液等培养阳性应结合直接镜检结果判断；同一部位多次培养阳性或多个部位分离出同一种病原菌，也常提示深部真菌感染。所有被怀疑为深部念珠菌病的患者均应做血真菌培养。

3. 组织病理检查　深部念珠菌病的组织反应不具特征性。一般呈急性化脓或坏死，可有多个脓肿或微小脓肿，内含大量的中性粒细胞、芽孢和假菌丝可诊断为念珠菌病，但需要进行培养来确定感染的种类。

4. 核酸检测　念珠菌菌种鉴定可采用特异性 DNA 探针、聚合酶链反应（PCR）、限制性酶切片段长度多肽性分析（RFLP）、DNA 指纹图谱、随机扩增 DNA 多肽性（RAPD）等，但方法的标准化尚待建立。

5. 血清学检测　包括组织胞浆抗原检测、甘露聚糖检测和血清 β–D 葡聚糖抗原检测（G 试验）。国内现有的血清 1,3–β–D 葡聚糖抗原检测（G 试验）可作为诊断侵袭性念珠菌病的辅助指标之一。

（二）其他检查

影像学检查如 X 线、B 超、CT、MRI 等，尽管无特异性，但对发现肺、肝、肾、脾侵袭性损害有一定帮助。

【诊断与鉴别诊断】

（一）诊断

念珠菌引起急性感染的临床表现难与细菌所致的感染相鉴别。在原发病基础上出现病情波动，经抗生素治疗症状反而加重，而无其他原因可解释，结合用药史及存在的诱发因素，应考虑真菌感染的可能。

深部器官念珠菌病诊断依据一般由危险（宿主）因素、临床特征、微生物学检查、组织病理学四部分组成，组织病理学仍是诊断的金标准。诊断分确诊、临床诊断、拟诊三个级别：

1. 确诊　正常本应无菌的深部组织经活检或尸检证实有念珠菌侵入性感染的组织学证据；或除泌尿系、呼吸道、副鼻窦外正常无菌的封闭体腔器官中发现念珠菌感染的微生物学证据。

2. 临床诊断　至少具有 1 项危险（宿主）因素，具有可能感染部位的 1 项主要临床特征或 2 项次要临床特征，并同时具备至少 1 项微生物学检查结果阳性。

3. 拟诊　至少具有 1 项危险（宿主）因素，具备 1 项微生物学检查结果阳性，或者具有可能感染部位的 1 项主要临床特征或 2 项次要临床特征。

（二）鉴别诊断

消化道念珠菌病应与食管炎、胃炎、肠炎等鉴别。念珠菌性肺炎、脑膜炎、心内膜炎应与结核性、细菌性及其他真菌性感染相鉴别。

【预后】

局部念珠菌病预后尚好。然而，念珠菌在任何部位出现，均是播散性或全身性念珠菌病的危险因素，尤其是高危人群如 ICU 患者，以及留置导管、长期用广谱抗生素、糖尿病、血液透析、艾滋病或器官移植患者，均可能发生全身播散，预后差。

【治疗】

应尽量去除与本病发生有关的诱因，如长期大量应用广谱抗生素、糖皮质激素或免疫抑制剂的患者须考虑停药或减量；若有糖尿病和恶性肿瘤等并发病，应予以相应的处理；大面积烧伤患者应促进伤口的愈合，保持患处干燥、清洁；免疫力低下者应增强机体的免疫力。

（一）病原治疗

1. 内用疗法

（1）制霉菌素　内服每日200万~400万单位，连用1周，适用于消化道念珠菌感染。

（2）两性霉素B　剂量为0.5~0.7mg/（kg·d）。与氟胞嘧啶100~150mg/（kg·d）合用有协同作用。静滴治疗内脏念珠菌病有一定效果，但毒性较大，须注意观察。部分患者可有寒战、发热、头痛、食欲减退、恶心呕吐症状。特别是首次用药或输入量过大、过快时可引起心律失常。为减轻不良反应，可在治疗前或治疗结束时服阿司匹林、苯海拉明，必要时每次治疗前静滴氢化可的松25~50mg。其他不良反应有血栓性静脉炎、肝或肾功能损害、贫血及低血钾等。治疗前及治疗中定期测血钾、尿素氮及肌酐。尿素氮增至17.9mmol/L，肌酐达309.4μmol/L时改为隔日治疗，持续升高者应停止治疗，改用其他抗真菌药。

（3）氟康唑　顿服或静滴，用于皮肤黏膜念珠菌病时，0.1~0.2g/d，连用1~2周；用于系统念珠菌病时，0.2~0.4g/d（第1日0.4g），疗程视临床治疗反应而定；用于念珠菌病的预防时，0.05~0.4g/d，不宜超过3周。

（4）酮康唑　0.2~0.4g/d顿服，连服1~2个月，适用于慢性皮肤黏膜念珠菌病。其有肝毒性，应动态监测肝功能。

（5）伊曲康唑　对深部真菌和浅表真菌均有效，口服吸收良好，在肺、肾及上皮组织中浓度较高。口腔、食道念珠菌病，0.2~0.4g/d顿服，连服1~2周；阴道念珠菌病，0.4g/d分2次，服用1日，或0.1g/d顿服，连服3日；系统性念珠菌病，每次0.2g，每日2次，静脉滴注2日，随后每次0.2g，每日1次，静脉滴注12日，病情需要可序贯口服每次0.2g，每日2次，数周或更长时间。

（6）伏立康唑　4mg/（kg·d）静脉滴注，每日2次，或200mg/d，口服，每日2次，适用于耐氟康唑的重症或难治性侵袭念珠菌感染。

（7）卡泊芬净　首剂70mg，随后50mg/d静脉滴注。适用于菌血症、心内膜炎等重症感染及难治性口咽炎、食管炎等，疗程视临床治疗效果而定。

（8）米卡芬净　0.1g/d，静脉滴注，治疗指征同卡泊芬净。

2. 外用疗法　部分皮肤和黏膜念珠菌病采用局部用药即可奏效。临床应用可酌选制霉菌素软膏、制霉菌素阴道栓剂、两性霉素B、球红霉素及咪唑类药等作为主药，配制成溶液、霜剂或乳剂以供使用。

（二）对症支持治疗

去除各种诱发因素，清除局部感染灶，积极治疗原发病，加强营养，增强免疫功能。

【预防】

注意饮食及日常生活的清洁卫生，对易感人群应经常检查，并采取以下措施积极预防：尽量减少血管插管及监护设施的使用次数及时间，并加强导管、插管的护理和定期更换；合理使用抗生素，尽量避免长期、大剂量使用；加强医护人员手的清洗，控制医用生物材料及周围环境的污染也极为重要。

NOTE

第六章　螺旋体病

第一节　钩端螺旋体病

钩端螺旋体病（Leptospinosis，简称钩体病），是由致病性钩端螺旋体（Leptospira，简称钩体）引起的急性动物源性传染病，呈全球范围流行。鼠类和猪是主要传染源，经皮肤和黏膜接触含钩体的疫水而感染。钩体病发病具有明显的季节性、流行性和一定的职业性。其临床表现特点早期主要为钩端螺旋体败血症，中期为各脏器损害和功能障碍，后期为各种变态性反应后发症，重症患者可发生肝、肾功能衰竭和肺弥漫性出血，脑膜炎，多器官功能衰竭。

【病原学】

钩体呈圆柱形，菌体纤细，有 12～18 个螺旋，长 6～20μm，直径约 0.1μm，菌体的一端或两端弯曲成钩状，革兰染色阴性。在光学显微镜下其菌体发亮似串球，可围绕长轴做直线向前或向后活跃的螺旋运动，有较强的穿透力。致病性钩体的中段僵硬，可与非致病性钩体相鉴别。电镜下观察，钩体主要由鞭毛（又称轴丝）、菌体和外膜 3 部分构成，外膜具有抗原性和免疫原性，其相应抗体为保护性抗体。

钩体为需氧菌，常用含兔血清的柯索夫（Korthof）培养基培养，在 28～30℃ 的适宜温度下缓慢生长，需 1～2 周以上。采用敏感豚鼠等动物接种，可显著提高分离的阳性率。在体外适宜条件下，如在 pH 7.0～7.5 的潮湿土壤及水中，钩体可存活 1～3 个月。对干燥、热、酸、碱和消毒剂很敏感。在干燥环境下数分钟死亡。极易被 70% 乙醇、漂白粉、苯酚溶液、肥皂水等灭活。

钩体的抗原结构复杂，主要为型特异性抗原和群特异性抗原。目前全世界已发现 25 个血清群，近 300 个血清型，新菌型仍在不断发现中。在我国已知有 19 群 75 型。常见的有黄疸出血群（Leptospira icterohemorrhagie）、波摩那群（L. pomona）、犬群（L. canicola）、秋季群（L. autumnalis）、澳洲群（L. australis）、七日群（L. hebdomadis）、流感伤寒群（L. grippotyphosa）和爪哇群（L. javania）等，为大多数国家和地区的主要菌群。其中波摩那群分布最广，是洪水型和雨水型的主要菌群；黄疸出血群毒力最强，是稻田型的主要菌群。钩体的型别不同，其毒力和致病性也不同。某些钩体的细胞壁含有内毒素样物质，有较强的致病作用。

【流行病学】

(一) 传染源

钩体的动物宿主相当广泛，在我国已证实有八十多种动物，其中鼠类和猪是主要的储存宿主和传染源。钩体可在动物的肾脏内生长繁殖，随尿排出而污染水及土壤。黑线姬鼠是稻田型钩体病的主要传染源，而猪是洪水型钩体病的主要传染源。犬亦可感染及携带钩体，但其毒力低，致病力弱。人带菌时间短，排菌量小，人尿为酸性不适宜钩体生存，故人作为传染源的意义不大。

（二）传播途径

直接接触病原体是主要的途径。人接触疫水后，钩体通过破损的皮肤和黏膜侵入人体内是该病的主要感染方式。另外，可因接触病畜的排泄物、血液等而受感染，也可因食用被钩体污染的食物或水，经口腔和食管黏膜而感染。

（三）易感人群

人对钩体普遍易感，隐性感染率较高，疫区人群经隐性感染或轻型感染大多有一定免疫力，非疫区居民进入疫区易感性更高，病情也较重。病后患者对同血清型钩体产生特异性免疫，但对其他有交叉反应的血清型钩体虽可产生较弱的免疫，但持续时间短，故仍可感染发病。

（四）流行特征

1. 地区分布　本病分布甚广，几乎遍及世界各地，热带、亚热带地区流行较为严重。我国除新疆、甘肃、宁夏、青海外，其他地区均有本病散发和流行，尤以长江流域及南方地区多见。

2. 季节分布　主要流行于夏秋季，夏秋之交达顶峰。我国海南为四季型，全年均可发病。

3. 年龄、性别和职业分布　总体来说以青壮年为主，但在部分地区中老年已取代青壮年成为钩体病的主要危害人群，男性高于女性。以农民、渔民、畜牧业工人、屠宰工人、野外作业者和矿工多发。

4. 流行形式　主要流行形式为稻田型、洪水型、雨水型。近年来我国以稻田型疫情为主的流行形式没有改变。

【发病机制与病理】

（一）发病机制

钩体经破损或正常皮肤和黏膜侵入人体，经淋巴管或微血管进入血流达全身，起病早期（3～7日）在血液中大量繁殖，形成钩体血症（leptospiremia），并释放溶血素、细胞致病作用物质、细胞毒因子及内毒素样物质等致病物质，引起临床表现。起病中期（3～14日），钩体进入内脏器官，使其受到不同程度损害，为器官损伤期。多数患者有单纯败血症，内脏器官损害轻，少数患者有较重的内脏损害，出现肺出血、黄疸、肾衰竭、脑膜脑炎等。起病后数日至数月为恢复期或后发症期，部分患者对钩体毒素出现迟发变态反应，可出现后发热、眼和神经系统后发症等。

本病感染后发病与否及病情的轻重与钩体的菌型、菌量、毒力及人体免疫力有关。毒力强的钩体常引起黄疸、出血或其他严重表现；而毒力弱者很少引起黄疸和出血。初入疫区而患病者，病情较重；久居疫区或接受免疫接种者，病情多较轻。

（二）病理

钩体病的病变基础是全身毛细血管损伤而引起中毒性微血管功能改变。病理解剖的特点是机体器官功能障碍较重而组织形态变化轻微。轻者常无明显组织、器官损伤或损伤轻微，重症者则可有下列病理改变：肺毛细血管广泛扩张充血、弥漫性点片状出血；肝脏变大，包膜下出

NOTE

血，光镜下可见肝小叶轻重不等的充血、水肿及肝细胞退行性变与坏死，炎性细胞浸润，胆小管内胆汁淤积；肾脏肿大，肾小管上皮细胞退行性变与坏死，肾间质水肿、单核和淋巴细胞浸润，可见小出血灶；脑膜与脑实质有血管损伤和炎性浸润，表现为脑膜炎与脑炎；心肌呈点状出血，灶性坏死及间质炎症；肌肉以腓肠肌病变明显，表现为肿胀、横纹消失、出血及炎细胞浸润。

【临床表现】

潜伏期 7 ~ 14 日，长至 28 日，短至 2 日。典型的临床经过可分早期、中期和后期。

(一) 早期（钩体败血症期）

起病后 3 日内，为钩体病败血症早期阶段，主要为全身感染中毒表现。特点为急起的寒战、高热，短期内体温可高达 39℃ 左右，多为稽留热，部分患者为弛张热，热程约 7 日，亦可达 10 日。头痛明显，全身肌肉酸痛，其中最具临床特征的是腓肠肌疼痛，在第 1 病日即可出现，轻者仅感小腿胀，轻度压痛，重者疼痛剧烈、拒按，不能站立和行走；明显乏力，以下肢为主，行走困难，甚至不能站立；眼结膜充血，重则结膜下出血，无分泌物和畏光感；浅表淋巴结肿大，以腹股沟和腋下显著，一般为黄豆或蚕豆大小，个别可大如鸽蛋，质较软，有触痛和压痛，但无红肿化脓。

(二) 中期（器官损伤期）

起病后 3 ~ 10 日，为器官损伤阶段，是早期中毒症状的延续，其表现因临床类型而异。

1. 流感伤寒型　此型最常见。约 90% 以上的钩体病为此型。无明显器官损害，是早期临床表现的延续，经治疗热退或自然缓解，病程一般 5 ~ 10 日。

2. 肺出血型　3 ~ 4 日后开始出现病情加重，据病情轻重可分为以下两种类型：

(1) 肺出血轻型　咳嗽或痰中带血，为鲜红色泡沫。肺部可闻及少许湿啰音，X 线胸片可见肺纹理增粗或散在点、片状阴影，但无明显呼吸困难，经积极治疗可痊愈。

(2) 肺弥漫性出血型　本型是在渐进性变化的基础上突然恶化，是近年无黄疸型钩体病的常见死因。患者可出现烦躁、面色苍白或青灰、剧烈咳嗽、口唇发绀、呼吸困难，咳出鲜红色血痰，双肺满布湿啰音。呼吸、心率显著加快，第 1 心音减弱或呈奔马律。X 线胸片显示双肺广泛的点片状阴影或大片融合影。若未能得到适当诊治，病情继续恶化，则进入垂危期：患者极度烦躁，意识模糊，甚至昏迷。喉部痰鸣，呼吸不规则或减慢，极度发绀，继而口鼻涌出大量不凝泡沫状血液。多死于窒息或呼吸循环衰竭。少数患者呈暴发型，发病开始未见咯血，而在人工呼吸或死后搬动时才从口鼻涌出大量血液。

3. 黄疸出血型　于病程 4 ~ 8 日出现黄疸进行性加重、出血倾向等肝功能损害和肾功能受损表现。严重病例可出现肝大、肝区压痛，凝血功能障碍，腔道出血，休克，患者常呈急性或亚急性重型肝炎表现，多死于肾衰竭、肝衰竭和大出血。黄疸程度与最终预后无直接关系，肾衰竭为主要死亡原因。

4. 肾衰型　钩体病患者出现肾损害十分常见，主要表现为蛋白尿、血尿、管型尿。严重者可出现氮质血症、少尿、无尿。

5. 脑膜脑炎型　是一种少见类型。起病 3 ~ 4 日后，出现剧烈头痛、烦躁、颈抵抗，Kernig 征与 Brudzinski 征阳性等脑膜炎表现，以及嗜睡、谵妄或昏迷、抽搐、瘫痪等脑炎表现。严重者可发生脑水肿、脑疝及呼吸衰竭而死亡或留有后遗症。脑脊液外观呈毛玻璃状，有少量淋巴细胞，轻度蛋白增高，糖和氯化物正常。脑脊液中可分离出钩体。仅表现为脑膜炎者预后较好；脑膜脑炎者往往病情重，预后较差。

（三）后期（恢复期或后发症期）

部分钩体病患者在热退的恢复期可再次出现发热、眼部症状、神经系统症状，称钩体后发症，一般认为是机体感染钩体后诱发的变态反应所致。常见的临床表现主要有：

1. 后发热　热退后 1~5 日，发热再现，一般在 38℃ 左右，不需抗生素治疗，发热可在 1~3 日内自行消退。后发热与青霉素剂量、疗程无关。

2. 眼后发症　本病在我国北方流行区常见，南方较少，与波摩那群钩体感染有关。退热后 1 周至 1 个月出现，以葡萄膜炎、虹膜睫状体炎常见。

3. 神经系统后发症

（1）反应性脑膜炎　少数患者在后发热同时伴有脑膜炎症状，但脑脊液钩体培养阴性，预后良好。

（2）闭塞性脑动脉炎　又称烟雾病，是钩体病神经系统中最常见和最严重并发症之一。病后半个月至 5 个月出现，表现为偏瘫、失语、多次反复短暂肢体瘫痪。脑血管造影证实有脑基底部多发性动脉狭窄。

除上述神经系统后发症外，尚有周围神经受损、脊髓损害等。

4. 胫前热　极少数患者的两侧胫骨前皮肤于恢复期出现结节样红斑，伴发热，2 周左右消退，与免疫应答有关。

【实验室检查】

（一）一般检查

血常规白细胞总数及中性粒细胞轻度增高或正常。尿常规可出现轻度蛋白尿，镜检可见红细胞、白细胞及管型。重型患者可有外周血中性粒细胞核左移，血小板数量下降。

（二）血清学检查

1. 显微凝集试验（MAT）　简称显凝试验，以活标准型钩体作为抗原，与患者血清混合，如血清中存在特异性抗体，在显微镜下观察则可见到钩体被凝集成小蜘蛛状。首发症状出现后 10~12 日抗体可阳性。1 次凝集效价 ≥1：400，或早晚（间隔两周）双份血清比较，效价增加 4 倍及以上有诊断意义。此法是目前国内最常用的钩体血清学诊断方法。

2. 酶联免疫吸附试验（ELISA）　测定血清钩体 IgM 抗体，其特异性及敏感性均高于显微凝集试验，一般于首发症状出现后 6~8 日即可测出；或测定脑脊液中的钩体 IgM 抗体，在鉴定原因不明脑膜炎的病因方面有较高的价值。

3. 其他　玻片凝集实验（SAT）、微囊凝集实验（MCAT）、纤维素膜浸渍法（DSA）等，其特异性和灵敏度都较高。

（三）病原学检查

病原学检查直接找到病原体是确诊依据。

1. 传统方法　常用方法包括暗视野显微镜镜检、染色法和血培养法。血培养法培养时间长，在早期指导临床治疗中价值有限，主要用于实验室研究。暗视野镜检和银染色技术操作简单，但易误诊和漏诊。采用免疫荧光染色技术的检出率较高。

2. 分子生物学检查　采用聚合酶链反应（PCR）可特异、敏感、简便、快速检测全血、血清、脑脊液（发病7~10日）或尿液（发病2~3周）中的钩体DNA，适用于钩体病发生血清学转换前的早期诊断。近年来随着分子生物学技术的不断进步，钩体DNA检测方法的灵敏度及特异度将进一步提高。

3. 流式细胞术（FCM） 与MAT相比，FCM操作简单、耗时短，具有更高的灵敏度和特异性，在钩体病的早期诊断及分型中更为方便。

【诊断与鉴别诊断】

（一）诊断

1. 流行病学资料 包括流行地区、流行季节，易感人群在4周内有疫水接触史或病畜接触史。

2. 临床表现 有钩体败血症中毒症状（寒热酸痛周身乏、眼红腿痛淋巴大），以及特殊的器官损害表现，如肺出血、黄疸、肾损害、脑膜脑炎；或在青霉素治疗过程中出现赫氏反应等。

3. 实验室检查 特异性血清学检查或病原学检查阳性，可明确诊断。

（二）鉴别诊断

根据不同的临床类型进行鉴别。流感伤寒型需与上感、流感、伤寒、败血症等鉴别；肺出血型应与肺结核咯血和大叶性肺炎相鉴别；黄疸出血型需与急性黄疸型病毒性肝炎、肾综合征出血热、急性溶血性贫血相鉴别；脑膜脑炎型需与病毒性脑膜脑炎、化脓性脑膜炎、结核性脑膜炎等鉴别。

【预后】

预后与病情轻重、治疗早晚和正确与否有关。轻症者预后良好；起病2日内接受抗生素和对症治疗者，恢复快，病死率低。重症者，如肺弥漫性出血型，肝、肾衰竭或未得到及时正确处理者预后不良，病死率高。低免疫状态者易演变为重型。葡萄膜炎与脑动脉栓塞者，可遗留长期眼部和神经系统后遗症。

【治疗】

治疗原则为"三早一就"，即早发现、早休息、早治疗、就地治疗，不宜长途转运。

（一）一般治疗

卧床休息，给予易消化、高热量饮食，保持水和电解质平衡，高热者酌情给予物理降温。警惕发生青霉素治疗后的赫氏反应及肺弥漫性出血。

（二）病原治疗

强调早期使用有效抗生素，杀灭钩体是治疗本病的关键。钩体对多种抗菌药物敏感。

1. 青霉素 钩体对青霉素高度敏感，迄今无耐药株出现，故青霉素是治疗钩体病的首选药物。常用剂量为40万U，每6~8h肌内注射1次，疗程7日，或至热退后3日。青霉素首剂后易发生"赫氏反应"，因此有人主张青霉素从小剂量如5万U开始，4小时后10万U，逐渐加量至每次40万U；或在应用青霉素的同时静脉滴注氢化可的松200mg，以避免赫氏反应。

赫氏反应是指部分患者在接受首剂青霉素或其他抗菌药物治疗后，因短时间内大量钩体被杀死而释放毒素，引起临床的加重反应。其表现为患者突然出现寒战、高热、头痛、全身痛、心率和呼吸加快，原有症状加重，部分患者出现体温骤降、四肢厥冷。一般持续30分钟到1小时。因可诱发肺弥漫性出血，须高度重视，一般首剂抗生素注射后应加强监护数小时。

2. 其他抗菌药物 对青霉素过敏者，可选用庆大霉素、四环素、第三代头孢和喹诺酮类抗菌药物等，亦有很好疗效。

（三）对症治疗

1. 赫氏反应 尽早使用镇静剂，同时给予糖皮质激素，必要时抗休克治疗。应立即予以氢化可的松200～300mg静滴或地塞米松5～10mg静注，同时配合镇静降温、抗休克治疗。

2. 肺出血型 可酌情给予镇静剂，如苯巴比妥钠0.1～0.2g，或异丙嗪与氯丙嗪各25mg肌注。尽早给予氢化可的松缓慢静脉注射，每日用量可达1000～2000mg。根据心率、心音情况，可给予强心剂毛花苷C。慎用升压药和高渗溶液，补液不宜过快过多，以免加重出血。必要时及时应用人工气道机械通气进行辅助治疗。

3. 黄疸出血型 可参照病毒性肝炎加强护肝、解毒、止血治疗。肾衰竭者，可参照急性肾衰竭治疗。

（四）后发症治疗

1. 后发热及反应性脑膜炎 一般采取对症治疗，短期可缓解。

2. 眼后发症 虹膜睫状体炎、葡萄膜炎应及早应用阿托品扩瞳，尽可能使瞳孔扩至最大限度。必要时可使用氢化可的松治疗。

3. 闭塞性脑动脉炎 大剂量青霉素联合糖皮质激素治疗的同时，给予血管扩张剂等。

【预防】

（一）控制传染源

钩体病为人兽共患的自然疫源性疾病，宿主种类较多，因而控制传染源难度较大。一般以加强田间灭鼠及家畜（主要为猪）粪尿的管理、消灭野犬、栓养家犬、进行犬只检疫和钩体疫苗预防接种为主要措施。

（二）切断传播途径

1. 疫源地改造 开沟排水，消除死水，在许可的情况下，收割水稻前放干田中积水。兴修水利，防止洪水泛滥。

2. 加强环境卫生和消毒 保护水源和食物，防止鼠和病畜尿污染。牲畜饲养场所、屠宰场所搞好环境卫生和消毒。

3. 加强个人防护 在流行地区和流行季节，避免在疫水中捕鱼、游泳、嬉戏，避免疫水接触。劳作时应加强个人防护，可穿长筒胶靴，戴胶皮手套。

（三）保护易感人群

1. 疫苗预防 在常年流行地区使用多价灭活全菌疫苗，在钩体病流行前1个月接种，全程注射后1个月左右产生免疫力，可保续1年左右，以后每年仍需同样注射。有心肾疾患、结核病及发热患者不予注射。

2. 药物预防 在钩体病流行地区、流行季节，对高危易感者可预防用药，如多西环素200mg，每周口服1次。对意外接触钩体、疑似感染本病但尚无明显症状者，可每日肌内注射青霉素80万～120万U，连续2～3日。

第二节　回归热

回归热（relapsing fever）是由回归热螺旋体（Borrelia recurrentis）经虫媒传播引起的急性传染病。临床特点为阵发性高热伴全身疼痛、肝大、脾大，短期热退呈无热间歇，数日后又反复发热，发热期与间歇期交替反复出现，故称回归热。重症有黄疸和出血倾向。

根据传播媒介昆虫的不同，分为虱传（流行性）回归热与蜱传（地方性）回归热，我国流行的主要是虱传回归热。

【病原学】

回归热螺旋体为疏螺旋体属，革兰染色呈阴性，吉姆萨染色呈紫红色。以虱为传播媒介的包柔螺旋体仅有回归热包柔螺旋体一种，以蜱为传播媒介的包柔螺旋体有十余种。亚洲和中国流行的为拉迪什夫包柔螺旋体（B. tatyshevi）及波斯包柔螺旋体（B. persica）等。引起回归热的两类包柔螺旋体在形态上难于区分，呈纤细的疏螺旋体，两端尖锐，有 3~10 个粗而不规则的螺旋，长 5~20pm，宽 $0.2~0.5\mu m$。暗视野显微镜下可见弯曲、旋转的螺旋活动。电镜下由柱形菌体、轴缘和外膜三部分组成。回归热包柔螺旋体具有内毒素样活性，含有特异性抗原和类属抗原，其最大特点是体表抗原极易变异。

回归热螺旋体在普通培养基上不能生长，须用含有血液、腹水或组织（兔肾）碎片的培养基，37℃，微需氧环境，2~3 日即可生长繁殖，但不易传代保存。在鸡胚绒毛尿囊膜上生长良好。

回归热包柔螺旋体耐低温，在 0~8℃可存活 7 日；在凝血块中 0℃至少存活 100 日。对热、干燥和一般消毒剂敏感。56℃ 30 分钟即可杀灭。

【流行病学】

（一）传染源

患者是虱传回归热唯一传染源。鼠类等啮齿动物是蜱传回归热的主要传染源，也是贮存宿主，患者也可为蜱传回归热传染源。

（二）传播途径

体虱是虱传回归热的主要传播媒介，以人 - 体虱 - 人的方式传播。虱吸吮患者血液 5~6 日后，螺旋体在虱体内大量繁殖，但不进入唾液腺、卵巢及卵。人被虱叮咬，虱体被挤压碎裂后，螺旋体由虱体逸散出，经皮肤破损处或眼鼻黏膜侵入体内而发病。

蜱的生命较虱为长，蜱的唾液腺、体腔和粪便内均含有病原体。当蜱刺蜇吸血时病原体可直接从皮肤创口进入人体，其粪便和体腔内（压碎后）的病原体也可经皮肤破损处进入体内。

在发作间歇期患者血液仍有传染性，故可通过输血传播本病。

（三）易感人群

人群普遍易感。发病率与年龄、性别无关。患病后免疫力可持续 1 年。

（四）流行特征

虱传回归热多在冬、春季流行，分布于世界各地。卫生条件差、居住拥挤等因素有助于发病，我国已很少有本病报道。蜱传回归热发病以春、夏季（4~8 月份）为多，散发于世界各国，以热带、亚热带地区为著。国内主要见于山西、南疆等地。

【发病机制与病理】

(一) 发病机制

螺旋体由皮肤、黏膜侵入机体后，在血液中迅速生长繁殖，其代谢产物可致发热等毒血症症状。当螺旋体被单核 – 吞噬细胞系统吞噬，其代谢产物亦被相应特异性抗体中和，则病情进入间歇期，可见高热骤退；但血中病原体并未完全被杀灭，故仍具传染性。部分螺旋体抗原发生变异，逃避了免疫清除，隐匿于肝、脾等脏器中，繁殖达一定数量后再次入血引发毒血症，但病情多较前次为轻；如此多次反复，临床上即表现为发热与间歇交替出现。每次发作，抗原均有变异，新的抗原导致新的免疫应答，复发次数愈多，产生特异性免疫范围愈广，直至其抗原变异不能超越特异免疫的作用范围时，螺旋体即被清除。

(二) 病理

螺旋体及其代谢产物能激活补体、活化凝血因子、破坏红细胞、损伤小血管内皮细胞，导致贫血、溶血性黄疸、出血性皮疹及严重的腔道出血，甚至引发 DIC。

病变主要见于心、肝、脾、肾、脑、骨髓等，脾最显著。表现为脾大，质软，有散在的小脓肿及梗死、坏死灶，镜检可见浆细胞、吞噬细胞等浸润和单核 – 吞噬细胞系统增生。心脏可出现弥漫性心肌炎。肝脏可增大，弥漫性充血，出现散在的出血、坏死灶。还会出现肾脏充血肿胀、肺出血、脑充血水肿及出血等。在血液、体液和脏器中可检出螺旋体。

【临床表现】

(一) 虱传回归热

潜伏期 1 ~ 14 日，多为 7 ~ 8 日，个别可长达 3 周。

1. 前驱期　1 ~ 2 日，可有精神不振、头痛、乏力、畏寒、关节肌肉疼痛、眩晕等前驱症状。

2. 发热期　起病多急骤，畏寒、寒战，继以高热，数小时后体温达 38℃ 左右，1 ~ 2 日可迅速高达 40℃ 左右，呈稽留热，少数为弛张热或间歇热；本病的突出症状为剧烈头痛及全身肌肉疼痛，尤以腓肠肌为著。部分患者可有皮肤瘀点、瘀斑、鼻出血、牙龈出血甚至呕血、便血。高热期间还可出现谵妄、抽搐、神志不清等。体格检查可见面部及眼结膜充血，淋巴结肿大；呼吸频数，肺底啰音；脉数；心脏听诊可闻及奔马律，可出现室性早搏、心脏扩大及心力衰竭；约半数以上的患者脾大明显；约 2/3 的患者肝大伴压痛，重症患者可出现黄疸；少数病例可发生 DIC。高热一般持续 6 ~ 7 日后体温骤降，并伴有大汗，呈虚脱状态。

3. 间歇期　随着体温骤降，大量汗出，患者感觉虚弱，症状减退或消失，皮肤苍白，体温常低于 37℃，甚至低至 35℃，经 4 ~ 8 日体温逐渐恢复正常。

4. 复发期　经 7 ~ 9 日的无热间歇期后，患者体温再次上升，初发期的各种症状再次出现。复发期较初发期症状减轻、发热时间短，以后再发发热期渐短而间歇期延长。一般在体温上升前，血中可再次出现螺旋体，但数量较初发期少。

我国南方发生的虱传回归热病例大多只发作一次，其他地区的患者复发次数多为 1 ~ 2 次。亦有报道未经治疗的虱传回归热患者，复发次数为 5 ~ 8 次。

(二) 蜱传回归热

潜伏期 2 ~ 15 日，多为 4 ~ 9 日。

临床表现与虱传回归热基本相同，但较轻。发病前在蜱叮咬的局部有炎症表现，初为斑丘疹，刺蜇处有小水疱或出血，伴痒感，局部淋巴结可肿大。肝、脾大较虱传回归热缓慢且小。复发次数较多，一般为 2~4 次。

【并发症】

支气管肺炎为最常见的并发症，还可有关节炎、虹膜睫状体炎、中耳炎，偶见脑炎、脑膜炎及脾破裂出血等，严重者可发生 DIC。

【实验室检查】

（一）一般检查

1. 血常规　虱传回归热患者白细胞多增高，在（10~20）×10⁹/L 之间，中性粒细胞比例增加，间歇期可恢复正常或偏低。蜱传回归热患者白细胞多正常。发作次数多者贫血较严重，血小板可减少。

2. 血生化　丙氨酸氨基转移酶（ALT）可升高，严重者血清胆红素明显升高。

3. 尿常规　尿中常有少量蛋白、红细胞、白细胞及管型。

（二）病原学检查

1. 暗视野显微镜　一般在发热期采血涂片，暗视野检查可查到螺旋体，在滚动的红细胞附近极易发现活动的螺旋体。

2. 涂片　用血液、脑脊液或骨髓同时涂薄片或厚片，吉姆萨或瑞特染色可查到红色或紫色螺旋体。

3. 动物接种　取患者血 1~2mL 接种小鼠腹腔，逐日尾静脉采血，1~3 日内可检出螺旋体。

（三）脑脊液检查

少数患者的脑脊液压力可稍增高，淋巴细胞和蛋白质增多。

【诊断与鉴别诊断】

（一）诊断

凡在流行地区和流行季节，有体虱或蜱叮咬史，临床上有不规则间歇发热者，均应考虑本病。确诊有赖于病原学检查。国内已多年未发现该病，应警惕首发病例被忽略。

（二）鉴别诊断

应与布鲁菌病、斑疹伤寒、伤寒、钩端螺旋体病、疟疾和肾综合征出血热等疾病相鉴别。病原学检查可确定诊断。

【预后】

预后取决于发病年龄、治疗早晚及有无并发症。病死率2%~6%，蜱传回归热病死率略低。儿童患者预后良好。本病痊愈后免疫力维持时间较短，一年后可再次感染。

【治疗】

以抗生素病原治疗为主，辅以对症及支持治疗，处理好并发症，减少后遗症，降低病死率。

（一）一般治疗

卧床休息，给予高热量流食。补充足量液体和所需电解质。密切观察病情变化，防止发生并发症。

（二）对症治疗

高热时物理降温，并发神经精神症状者，可给予镇静剂。毒血症症状较严重者，可适当应用糖皮质激素。

（三）病原治疗

四环素（tetracycline）为首选药物，成人每日2g，分4次口服，热退后减为每日1.5g，疗程7~10日。红霉素、氯霉素与四环素疗效相当。在应用抗生素治疗过程中，可能会发生赫氏（Herxheimer）反应，应及时采用糖皮质激素等治疗。

【预防】

（一）控制传染源

患者必须住院隔离治疗并彻底灭虱，隔离至体温正常后15日。接触者灭虱后医学观察14日。

（二）切断传播途径

采用各种办法消灭虱、蜱及鼠。

（三）保护易感人群

搞好个人卫生，做好个人防护，灭虱时需穿防护衣，野外作业时必须穿防蜱衣，必要时可口服四环素或多西环素预防。

第三节 莱姆病

莱姆病（Lyme disease）是由蜱传伯氏疏螺旋体（Bolrreliaburgdorferi）引起的自然疫源性疾病。本病分布广、传播快、致残率高。临床上以皮肤、神经、关节和心脏等多脏器、多系统受损为主要表现。

【病原学】

Burgdorfer 1982年从蜱和患者的标本中分离出螺旋体，经超微结构和DNA分析证明为疏螺旋体，命名为伯氏疏螺旋体，其有3~10个或更多稀疏的螺旋，革兰染色阴性，镀银染色可使螺旋体着色，瑞特（Wright）染色呈淡蓝色。长10~35μm，宽0.2~0.4μm，电镜下可见每端有7~15条鞭毛。伯氏疏螺旋体至少有30种蛋白，主要的结构功能蛋白为外膜蛋白A（OspA）、B（OspB）、C（OspC），以及菌体蛋白bmpA和鞭毛蛋白41kD五种。A和B为两种主要外膜抗原，株间变异较大，感染后2~3个月机体可产生特异性IgG及IgA抗体，持续多年，可用作流行病学调查。41kD蛋白为鞭毛抗原，株间无差别，可刺激机体产生特异性IgM抗体，感染后6~8周达高峰，以后逐渐下降，可用于诊断。

伯氏疏螺旋体微需氧，在含有矿盐、酵母和还原剂的培养基中生长良好，在含牛血清或兔血清的培养基培养效果尤佳，33~35℃的条件下可缓慢生长。在潮湿、低温情况下抵抗力较强，对高温、干燥和一般消毒剂均较敏感。

【流行病学】

（一）传染源

鼠类自然感染率很高，是本病主要传染源。我国报告的鼠类有黑线姬鼠、黄鼠、大林姬鼠、褐家鼠和白足鼠等。伯氏疏螺旋体仅出现在患者感染早期，故患者作为传染源的意义不大。此外，还发现三十余种野生哺乳类动物（鼠、兔、鹿、狐、狼等）和19种鸟类及多种家畜（狗、马、牛等）为本病的保存宿主。

（二）传播途径

节肢动物蜱是莱姆病的主要传播媒介，通过叮咬，在宿主动物与宿主动物及宿主动物与人之间造成传播，也可因蜱粪中螺旋体污染皮肤伤口而传播。蜱的种类因地区而异，我国北方林区主要是全沟硬蜱，南方二棘血蜱和粒形硬蜱常见。除蜱外，蚊、马蝇和鹿蝇等也可感染而充当本病的传播媒介。患者早期血中存在病原体，需警惕输血传播的可能。

（三）易感人群

人群对本病普遍易感，无年龄及性别差异。人体感染后，可分为有症状的显性感染和无症状的隐性感染，比例约为1：1，血清中均可检出高滴度的特异性IgG和IgM抗体。痊愈后血清抗体可长期存在。特异性IgG抗体对人体无保护作用，可反复感染。

（四）流行特征

呈全球性分布。我国自1985年在黑龙江省首次发现本病以来，全国已有23个省、自治区相继有病例报告，并已证实18个省、自治区存在自然疫源地。主要流行地区是东北、西北和内蒙古林区。全年均可发病，6~10月份呈高峰，以6月份最为明显。青壮年居多，与职业关系密切，室外工作人员患病的概率高。

【发病机制与病理】

（一）发病机制

本病发病机制较复杂。当蜱叮咬时，伯氏疏螺旋体随唾液进入宿主。经3~32日病原体在皮肤中扩散，由原发性浸润灶向周围扩展，并播散到淋巴组织中，也可经血液浸润到各器官（如心脏、中枢神经系统、肝脾和关节等）或其他部位皮肤，引发慢性游走性红斑，并导致螺旋体血症，引起全身中毒症状。螺旋体脂多酯具有内毒素的生物学活性，可激活单核－巨噬细胞、B细胞、滑膜纤维细胞和补体，产生多种细胞因子（IL－1、IL－6、TNF－a等）。此外，病原体黏附在内皮细胞、细胞外基质和神经末梢上，诱导产生交叉反应，并活化与大血管（如心脏、神经组织和关节的大血管）闭塞发生相关的特异性T、B淋巴细胞，引起脑炎、脑膜炎和心脏受损。免疫复合物也参与组织损伤形成过程，所有患者都可检出循环免疫复合物，血清IgM和含有IgM的冷球蛋白升高提示可能会出现心脏、神经系统和关节受累。另外，HLA－2，DR3及DR4均与本病发生有关。

（二）病理

1. 皮肤病变 早期为非特异性组织病理改变，可见受损皮肤充血，密集的表皮淋巴细胞浸润，还可见巨噬细胞、浆细胞浸润，偶见嗜酸性粒细胞。生发中心的出现有助于诊断。晚期以浆细胞浸润为主，见于表皮、皮下组织。皮肤静脉扩张和内皮增生均较明显。

2. 神经系统病变 主要表现为进行性脑脊髓炎和轴索性脱髓鞘病变。

3. 关节病变 可见单核细胞浸润、滑膜绒毛肥大、纤维蛋白沉着等。

4. 其他 淋巴结、眼、心、肝、脾均可受累。

【临床表现】

潜伏期为3~20日，平均为9日。本病是多器官、多系统受累的炎性综合征，患者可以某一器官或某一系统受累为主。根据典型的临床表现分为三期，各期可依次或重叠出现，也可直接进入第三期。

(一) 第一期 (局部皮肤损害期)

皮肤损害的三大特征是游走性红斑、慢性萎缩性肢端皮炎和淋巴细胞瘤。60%～80%的患者在蜱虫叮咬处出现慢性游走性红斑或丘疹，数日或数周内向周围扩散形成一个大的圆形或椭圆形充血性皮损，外缘呈鲜红色，中心部渐趋苍白，有的中心部可起水疱或坏死，周围皮肤变硬，有显著充血，局部灼热或痒、痛感。可发生于身体任何部位，以腋下、腹部、大腿和腹股沟常见，儿童多见于耳后发际。多数患者的红斑随着病程进展逐渐增大，约25%的患者不出现特征性的皮肤表现。红斑一般在3～4周内消退。淋巴细胞瘤系良性皮肤淋巴组织增生，呈肿瘤样蓝红色结节或斑块，一般直径1～5cm，单个多见，有轻度触痛，多见于耳垂、乳头、乳晕、鼻和阴囊处。病程多在数月或1年以上。本期内多数患者可伴有疲劳、发热、头痛、淋巴结肿大、颈部轻度强直、关节痛、肌痛等。

(二) 第二期 (播散感染期)

发病2～4周后即可出现心血管和神经系统损害。

1. 神经系统症状　本病在早期即可出现轻微的脑膜刺激征，进入此期则可出现明显的神经系统症状，以脑炎、脑膜炎、局部脑神经炎、神经根炎最常见。表现为头痛、呕吐、眼球痛、颈项强直及浆液性脑膜炎等，发生率为15%～20%。1/3患者可发生脑炎，表现为睡眠障碍、谵妄等，脑电图示尖波。半数患者可发生神经炎，最常见面神经损害，表现为面肌不完全麻痹，病损部位麻木、刺痛，但无明显的感觉障碍，青少年多可完全恢复，中老年常留后遗症。此外，视神经、动眼神经、听神经及周围神经也可受到损害。

2. 循环系统症状　病后5周或更晚，约80%患者可出现循环系统症状。起病急，表现为心音低钝、心动过速和房室传导阻滞，严重者可出现完全性房室传导阻滞。通常持续数日至6周，可反复发作。

(三) 第三期 (持续感染期)

病后2个月或更晚，个别可发生于病后2年。主要表现为关节损害，通常为大关节受累，如膝、踝和肘关节，表现为关节肿胀、疼痛、僵硬和活动受限。多数患者表现为反复发作的对称性多关节炎，每次发作可伴有体温升高及中毒症状等。受累关节的滑膜液中，嗜酸性粒细胞及蛋白均可升高，并可查出病原体。慢性萎缩性肢端皮炎也是莱姆病晚期的主要表现，好发于前臂或小腿，初起皮肤微红，数年后萎缩硬化，主要见于老年妇女。

【并发症】

常见心肌炎、脑膜炎或复发性关节炎等。

【实验室检查】

(一) 血液学检查

白细胞总数多在正常范围，偶有白细胞升高伴核左移，血沉常增快。

(二) 血清学检查

1. ELISA和免疫荧光法　检测血清或脑脊液中的特异性抗体。通常特异性IgM抗体多出现在游走红斑发生后2～4周，6～8周达高峰，4～6个月恢复正常。特异性IgG抗体多在发病后6～8周开始升高，4～6个月达高峰，持续数年以上。

2. 免疫印迹法 敏感度与特异性均优于上述血清学检查方法，适用于经用 ELISA 法筛查结果可疑者。

（三）病原学检查

1. 组织学染色及分离培养 取患者病损皮肤、滑膜、淋巴结及脑脊液等，用暗视野显微镜或银染色法检查伯氏疏螺旋体，可快速做出病原学诊断，但检出率低。也可取游走性红斑周围皮肤培养分离螺旋体，需 1~2 个月。

2. PCR 敏感且特异，用于检测血液及其他标本中的伯氏疏螺旋体 DNA，脑脊液的检出率低于皮肤和尿标本。

【诊断与鉴别诊断】

（一）诊断

近日至数月前曾到过疫区，或有蜱虫叮咬史；有慢性游走性红斑，晚期出现神经、心脏和关节受累等表现；感染组织或体液分离到伯氏疏螺旋体，或检出特异性抗体，可确诊。

（二）鉴别诊断

应与鼠咬热、恙虫病、风湿病、病毒性脑炎、脑膜炎、神经炎及皮肤真菌感染等鉴别，确诊有赖于病原学检测。

【预后】

取决于治疗早晚及有无并发症。多数预后好，少数严重病例预后差。

【治疗】

（一）一般治疗

患者应卧床休息，注意补充足够的液体。密切观察病情变化，防止发生并发症。

（二）对症治疗

对于有发热和皮损部位疼痛者，可适当应用解热镇痛剂。高热及全身症状重者，可给糖皮质激素，但对有关节损伤者避免关节腔内注射。患者伴有心肌炎，出现完全性房室传导阻滞时，可暂时应用起搏器至症状及心律改善。

（三）病原治疗

早期、及时应用抗生素治疗是最主要的措施。

1. 第一期 成人常采用多西环素每次 0.1g，每日 2 次口服，或红霉素每次 0.25g，每日 4 次口服。儿童首选阿莫西林，每日 50mg/kg，分 4 次口服，或用红霉素。疗程均为 10~21 日，治疗中须警惕赫氏反应的发生。

2. 第二期 只要出现脑膜炎就应静脉给予青霉素 G，每日 2000 万 U 以上，疗程为 10 日。一般头痛和颈项强直在治疗后第 2 日开始缓解，7~10 日消失。

3. 第三期 晚期有严重心脏、神经或关节损害者，可应用青霉素，每日 2000 万 U 静滴，也可应用头孢曲松 2g，每日 1 次，疗程均为 14~21 日。

【预防】

（一）控制传染源

加强对宠物和家畜的管理等。

（二）切断传播途径

灭蜱、防蜱。被蜱虫叮咬后，可用点燃的香烟头点灼蜱体，也可用氯仿或乙醚或煤油、甘油等滴盖蜱体，使其口器退出皮肤再轻轻取下，取下的蜱不要用手捻碎，以防感染。如蜱的口器残留在皮内，可用针挑出并涂上酒精或碘酒，只要在 24 小时内将其除去，即可防止感染。蜱虫叮咬后及时给予抗生素预防。

（三）保护易感人群

进入森林、草地等疫区的人员要做好个人防护，防止硬蜱虫叮咬。近年应用重组外表脂蛋白 A 莱姆病疫苗对莱姆病流行区人群进行预防注射取得了良好效果。

NOTE

第七章　原虫感染性疾病

第一节　阿米巴病

阿米巴病（amoebiasis）是由溶组织内阿米巴（Entamoeba histolytica）侵入人体引起的疾病。按病变部位和临床表现，可分为肠阿米巴病和肠外阿米巴病。肠阿米巴病的主要病变部位在结肠，表现为痢疾样症状，又称为阿米巴痢疾（amebic dysentery）；肠外阿米巴病可发生于肝、肺、脑，表现为相关脏器脓肿，以阿米巴肝脓肿（amebic liver abscess）最常见。

一、肠阿米巴病

肠阿米巴病是由溶组织内阿米巴寄生于结肠引起的疾病，主要病变部位在近端结肠和盲肠，受感染的人多数为病原携带者，部分由于阿米巴滋养体侵袭组织而出现肠道症状，典型的临床表现有腹痛、腹泻、果酱样粪便等痢疾症状，又称为阿米巴痢疾。本病易复发，易转为慢性。

【病原学】

溶组织内阿米巴生活史有滋养体和包囊两种形态。生活史中需经历囊后滋养体、大滋养体、包囊前期和包囊四个阶段。

（一）滋养体

滋养体（trophozoite）是溶组织内阿米巴的致病形态。直径 6～40μm，见于急性期患者的粪便或肠壁组织中，常含有摄入的红细胞，也可见到白细胞和细菌。有透明的外质和富含颗粒的内质，具有一个球形的泡状核，直径 4～7μm。滋养体可借助伪足移动，侵入肠黏膜，吞噬红细胞，破坏肠壁，引起肠壁溃疡，也可随血流进入其他组织或器官，引起肠外阿米巴病。随坏死组织脱落进入肠腔的滋养体，可通过肠蠕动随粪便排出体外。滋养体在外环境中只能短时间存活，即使被吞食也会被胃酸杀灭。有时也可以从组织内落入肠腔，逐渐变为包囊，随粪便排出体外。滋养体在肠腔以外的脏器或外界不能成囊。

（二）包囊

包囊（cyst）是溶组织内阿米巴的感染形态，抵抗力强，能耐受人体胃酸的作用。包囊呈类圆形，无色透明，直径 10～16μm，光滑，未成熟包囊有 1～2 个核，成熟包囊有 4 个核，核为泡状核，与滋养体的相似但稍小。包囊感染人体后，由于小肠碱性消化液的作用及虫体的活动，从囊壁小泡逸出形成滋养体，在回盲部或肠腺窝处分裂繁殖，重复其生活过程。包囊在外界潮湿环境中可存活并保持感染性数日至 1 个月，但在干燥环境中易死亡。

迪斯帕内阿米巴（Entamoeba dispar）与溶组织内阿米巴形态相似、生活史相同，但仅寄生于肠腔，无致病性。

【流行病学】

(一) 传染源

粪便中持续带包囊者为传染源，包括无症状排包囊者、慢性感染者及恢复期患者。溶组织内阿米巴滋养体抵抗力极差，并可被胃酸杀死，无传染性。

(二) 传播途径

粪-口途径是主要的传播方式。通过进食被成熟包囊污染的食物、水或使用受污染的食具而感染；苍蝇、蟑螂等也可起传播作用。另外，口-肛性行为亦可传播本病，所以阿米巴病在欧、美、日等国家也被列为性传播疾病（sexually transmitted disease，STD）。

(三) 易感人群

人群对溶组织内阿米巴包囊普遍易感，但10岁以下儿童少见。营养不良、免疫功能低下者感染率较高。感染后机体可产生特异性抗体，但无保护作用，可重复感染。

(四) 流行特征

本病遍及世界各地，但以热带、亚热带及温带地区为多见。我国南方多于北方，农村多于城市，夏秋季多见。近年来随着卫生状况的不断改善，我国发病率明显减少，仅少数地区有散发。

【发病机制与病理】

(一) 发病机制

包囊囊壁具有抗胃酸作用，包囊能通过胃而到达小肠下段，在胰蛋白酶作用下脱囊而出，发育成为滋养体寄生于结肠腔内。大多数感染者与溶组织内阿米巴呈共栖状态，为无症状的包囊携带者，是本病的重要传染源。如果溶组织内阿米巴的毒力和侵袭力强，宿主局部肠功能紊乱、细菌感染、黏膜损伤或全身营养不良和免疫功能低下时，滋养体便能侵入肠壁组织而致病。滋养体黏附于结肠上皮，凭借其伪足的机械运动及酶的溶解破坏作用侵入肠壁并大量增殖，吞噬红细胞及组织细胞，损伤肠壁，造成局部肠黏膜溶解坏死和溃疡形成。

溶组织内阿米巴主要通过接触性杀伤机制损伤宿主，其毒力和侵袭力主要表现在对宿主组织的溶解破坏作用，包括变形、活动、黏附、酶解、细胞毒及吞噬等作用。滋养体尚可分泌一种细胞毒素——肠毒素（enterotoxin），引起肠蠕动增快、肠痉挛，出现腹痛、腹泻。另外，溶组织内阿米巴滋养体与肠道某些细菌的共生作用在协同致病上起重要作用。

(二) 病理

病变部位主要在结肠，多见于盲肠和升结肠，其次为直肠和乙状结肠，严重者可累及整个结肠和小肠下段。

主要病变为伴组织溶解液化的坏死性炎症，早期在肠黏膜表面出现细小的浅表溃疡，继而病灶扩大可达到黏膜下层。由于黏膜下层组织疏松，阿米巴易于向四周侵袭，坏死组织液化脱落后，形成口小底大的烧瓶状溃疡，溃疡间黏膜多正常。如继发感染时黏膜广泛充血。严重者，溃疡间可在黏膜下层形成窦道相通，进一步发展，表面黏膜大片坏死脱落，形成巨大溃疡。镜下病灶为无结构淡红染的液化性坏死，周围组织炎症反应轻微，仅见充血、出血及少量淋巴细胞和浆细胞浸润。病变周围常常可找到较多的阿米巴滋养体，其内可见红细胞、淋巴细

NOTE

胞和组织碎片等。

随着病程的迁延发展，一些溃疡愈合，另一些溃疡可继续存在甚至扩大，坏死、溃疡、肉芽组织增生和瘢痕形成并存，可形成肠息肉、肉芽肿，最终可使肠黏膜完全失去正常形态。肠壁可因纤维组织增生而增厚变硬，甚至引起肠腔狭窄，有时可因组织增生过多，而形成局限性包块，称为阿米巴肿（amoeboma），多见于盲肠，临床上易误诊为结肠癌。

【临床表现】

潜伏期一般为 3 周，可短至数日或长达数年。

（一）无症状型（包囊携带者）

此型临床常无症状，但粪便检查可找到阿米巴包囊，此型最多见。当感染者免疫功能下降，此型可转变为侵袭性病变（阿米巴痢疾甚或肠外阿米巴病）。

（二）急性阿米巴痢疾

由于病变范围及程度不一，病程长短不等，临床上可分为如下几型：

1. 轻型　轻度腹痛、腹泻，粪便中可找到阿米巴滋养体及包囊。

2. 普通型　起病缓慢，无发热或低热，全身症状较轻。腹泻，每日三到十余次不等，粪便为果酱样血性便，色较暗，量中等，有腥臭味，伴腹痛、腹部不适、胀气等。直肠受累时，可有里急后重感。回盲部及升结肠处轻度压痛。上述表现数日或数周后常可自行缓解，如未治疗或治疗不彻底可转为慢性。

3. 重型　极少见，多见于感染重、营养不良、年老、孕妇或应用免疫抑制剂者。起病突然，全身中毒症状重，高热，腹泻每日十余次，为黏液血性或血水样便，可伴有里急后重，腹泻前常先有剧烈下腹绞痛，可因腹泻而脱水。查体可有明显鼓肠，腹部广泛压痛，肠鸣音减弱。可发生肠出血、肠穿孔、腹膜炎等并发症。如救治不及时，可于 1～2 周内因毒血症或并发症死亡。

4. 慢性型　急性阿米巴痢疾病程迁延超过 2 个月即转为慢性。特点是腹泻反复发作，或与便秘交替出现，发作前常有饮食不当、饮酒、受凉、情绪紧张等诱因。病程长者可出现体重下降、营养不良、贫血、维生素缺乏等。症状可持续存在或间歇发作，间歇长短不一，期间可无任何症状。

【并发症】

（一）肠道并发症

常见肠出血、肠穿孔、阑尾炎和结肠病变。如肠黏膜溃疡深达肌层并侵及血管，可引起不同程度的肠出血及肠穿孔。急性穿孔可引发弥漫性腹膜炎或腹腔脓肿。慢性穿孔较急性穿孔多见，常形成局部脓肿或穿入附近器官形成内瘘，亦可引起阑尾炎。结肠壁慢性炎性增生反应时，可形成肉芽肿、阿米巴瘤（结肠肉芽肿）、纤维性狭窄，甚至可导致肠套叠或肠梗阻。

（二）肠外并发症

阿米巴滋养体可经血液或淋巴蔓延至肠外器官，形成脓肿或溃疡，以肝脓肿最为常见，脑、肺、睾丸、前列腺、卵巢等也可累及。

【实验室检查及其他检查】

（一）一般检查

1. 血象　急性普通型及重型患者血白细胞总数及中性粒细胞比例常增加，慢性患者常无明显变化。

2. 粪便检查 典型患者的粪便外观呈暗红色果酱样，血液混在粪质中，有腥臭味。镜下可见大量成团红细胞、少量白细胞、夏科－雷登晶体（Charcot－Leyden crystal）、阿米巴包囊及滋养体等，如找到活动的吞噬有红细胞的滋养体有确诊价值。

（二）血清学检查

1. 特异性抗体 人感染溶组织内阿米巴后1周即可出现抗体。常用酶联免疫吸附试验（ELISA）等检测，如特异性抗体IgM阳性提示为近期感染或现症感染，特异性抗体IgG阳性提示既往或现症感染，如果IgG抗体阴性一般可除外本病。迪斯帕内阿米巴感染血清抗体为阴性。

2. 特异性抗原 采用抗原表位特异性单克隆抗体等，检测患者粪便溶组织内阿米巴滋养体抗原，特异性高，灵敏度强，检测结果可作为诊断依据。

（三）病原学检查

用PCR等分子生物学技术，检测感染者粪便、脓液或血液中溶组织内阿米巴滋养体DNA，具有较高的特异性及灵敏性。

（四）肠镜检查

结肠壁可见大小不一的散在溃疡，边缘整齐，中心有渗出，周边黏膜有红晕，溃疡间黏膜正常。取溃疡边缘部分组织涂片及活检较易发现滋养体。

【诊断与鉴别诊断】

（一）诊断

1. 流行病学资料 当地有阿米巴病流行，发病前有进食不洁食物史，或与慢性腹泻患者有密切接触史。

2. 临床表现 缓慢起病，腹痛、腹泻，大便呈果酱样，腥臭味明显，便次不多，无明显里急后重，全身中毒症状轻，病情有反复发作倾向。病因不明的急慢性腹泻患者，按细菌性痢疾治疗无效者均应想到肠阿米巴病的可能。

3. 实验室检查 从新鲜粪便标本中查到吞噬有红细胞的滋养体，或从肠壁活检组织中查到滋养体是本病确诊的可靠依据。必要时可做血清学检查，检测溶组织内阿米巴滋养体抗原或抗体，或PCR检测溶组织内阿米巴滋养体DNA。

（二）鉴别诊断

应与细菌性痢疾、细菌性食物中毒、血吸虫病、肠结核、直肠癌、结肠癌、霍乱、慢性非特异性溃疡性结肠炎等进行鉴别。病原学检查及纤维结肠镜等检查有助于鉴别。

【预后】

多数患者预后良好。预后与治疗是否及时、合理有关。如并发肠外阿米巴病且未得到及时合理的治疗，则预后较差。

【治疗】

（一）一般治疗

进食流食或少渣饮食。有脱水者适当补液。慢性患者应加强营养。

（二）病原治疗

对溶组织内阿米巴原虫感染者无论有无症状均应进行抗溶组织内阿米巴治疗。

NOTE

1. 硝基咪唑类　对肠腔内及组织内阿米巴原虫均有强大的杀灭作用，是目前治疗肠内外阿米巴病的首选药物。

（1）甲硝唑（metronidazole）　成人0.4g，每日3次，7~10日为一疗程，儿童每日35mg/kg，分3次服，疗程同成人。重型或不能口服者可静脉滴注。常见不良反应为恶心、头昏、心悸及可逆性白细胞降低等。

（2）替硝唑（tinidazole）　与甲硝唑类似，口服更易吸收，半衰期较长，不良反应较少且较轻。成人每日2g，顿服，3~5日为一疗程。

（3）奥硝唑（ornidazole）　成人起始剂量为0.5~1g，然后每12小时0.5g，10日为一疗程。

2. 二氯尼特（diloxanide）　为目前最有效的杀包囊药物。成人每次0.5g，每8小时1次，10日为一疗程。儿童每日20mg/kg，分3次口服，连用10日。常见不良反应为腹胀等。

3. 抗菌药物　不仅可以抑制肠内共生菌而影响肠腔内阿米巴原虫的生长，也可直接杀灭肠腔内的原虫。常用巴龙霉素，每日25~30mg/kg，每6~8小时1次，7~10日为一疗程。口服不易吸收，不良反应轻微。也可用喹诺酮类药物。

（三）中药治疗

本病属中医"痢疾"范畴，应辨证论治。鸦胆子对本病有一定的疗效。

【预防】

彻底治疗患者及排包囊者。对患者进行肠道隔离至症状消失，且连续3次隔日阿米巴包囊粪便检查结果阴性。对饮食业从业者严格体检，加强食品、生活饮用水的管理；进行卫生宣教工作，注意个人卫生，饭前便后要洗手。

二、阿米巴肝脓肿

阿米巴肝脓肿（amebic liver abscess）又称肝阿米巴病（hepatic amebiasis），由溶组织阿米巴滋养体通过门静脉到达肝脏，引起肝细胞坏死液化形成脓肿，是最常见的肠外阿米巴病，也是肠阿米巴病最常见的并发症。主要临床表现为发热、肝大、肝区疼痛、体重下降和贫血等。

【发病机制与病理】

（一）发病机制

肝阿米巴病是寄生在肠壁的阿米巴滋养体侵入肝脏引起的，侵入途径包括经门静脉、淋巴管或直接蔓延。侵入肝脏的滋养体大多被肝内的Kupffer细胞等消灭，仅少数存活并继续繁殖，可通过轻微的炎症反应、原虫在门静脉小分支内形成栓塞及原虫的溶组织作用等造成肝组织局灶性坏死、液化，形成微小脓肿并逐渐融合而成肝脓肿。

（二）病理

肝脓肿通常为单个大脓肿，也可多发，多位于肝右叶顶部。脓肿中央为巧克力酱样坏死物质。镜下可见溶解坏死的肝组织、白细胞、红细胞、脂肪、夏科-雷登晶体等，脓肿壁薄，周边组织中可发现阿米巴滋养体。若脓肿可向邻近组织或器官穿透。

【临床表现】

临床表现因病程的长短、脓肿的部位与大小、是否合并细菌感染等而不同。

（一）发热

早期均有发热，体温在39℃左右，多为不规则热，可伴有畏寒、盗汗等。脓肿形成后常无发热，或仅为低热。如合并细菌感染则可出现40℃或以上的弛张热。

（二）疼痛

多局限于右上腹，也可在剑突下或右腰部；常为持续性，也可为阵发性；可为钝痛、胀痛、刺痛或灼痛；体位变化或深吸气时可加重。若脓肿向肝脏顶部发展可刺激膈肌使疼痛向右肩部放射。

（三）肝脏肿大

患者可有肝脏进行性肿大、边缘较钝，肝区叩击痛明显。如脓肿表浅则可见局部隆起、肌紧张等现象。

（四）其他表现

患者常有食欲不振、恶心、呕吐、腹胀等消化道症状。左叶脓肿可出现上腹或左上腹包块并伴有类似溃疡病样表现。脓肿压迫右下肺可发生反应性胸膜炎等，出现咳嗽、胸痛、右胸腔积液。偶有患者出现黄疸。

【并发症】

1. 继发细菌感染 是阿米巴肝脓肿的重要并发症。表现为寒战、高热，全身中毒症状明显，血白细胞及中性粒细胞明显增加，单纯抗阿米巴原虫治疗无效。

2. 脓肿 向邻近组织或器官穿破（向肺实质及胸腔穿破最多见），可形成肺脓肿或脓胸。也可穿破腹腔形成腹膜炎；穿破心包形成心包炎，发生心脏压塞和休克，是阿米巴肝脓肿严重的并发症；可穿破膈肌形成膈下脓肿，形成肾周围脓肿；有时也可穿破胃、胆等处。

【实验室检查及其他检查】

（一）一般检查

1. 血液学检查 急性感染者血白细胞总数及中性粒细胞比例均增高，病程较长者白细胞总数近于正常，可有贫血，血沉增快。

2. 粪便检查 粪便镜检可找到阿米巴原虫，以包囊为主。

（二）血清学检测

血清溶组织内阿米巴特异性抗体IgM阳性提示为近期或现症感染，特异性抗体IgG阴性可除外本病。也可检测患者粪便或肝脓肿穿刺液，如溶组织内阿米巴特异性抗原阳性可明确诊断。

（三）病原学检查

粪便中可找到阿米巴原虫，以包囊为主，在组织中只能检查滋养体。脓液内如能检出滋养体则可确诊，但阳性率不高。

（四）影像学检查

1. X线检查 可见右侧横膈抬高或伴右肺底云雾状阴影、胸膜增厚或胸腔积液。

2. 超声波检查 B超可见液性病灶，可了解脓肿的部位、大小、数目，还可指导行肝穿刺或手术治疗。

3. 其他 CT、磁共振成像检查、放射性核素肝扫描及肝动脉造影等检查亦有助于肝脓肿的诊断与鉴别诊断。

NOTE

【诊断与鉴别诊断】

（一）诊断

1. 流行病学资料　患者所在地有阿米巴病流行，近期有肠阿米巴病史。

2. 临床表现　发热，肝区疼痛，肝肿大、压痛及叩击痛。有腹泻史。

3. 实验室及其他检查　①早期血白细胞总数及中性粒细胞均增高；②肝穿刺引流液呈巧克力色糊状，黏稠，有腥臭味；③影像学检查肝区可见液性病灶；④粪便或脓肿穿刺液检出阿米巴原虫；⑤血清溶组织内阿米巴特异性抗体或抗原阳性等均有助于诊断。

（二）鉴别诊断

应与细菌性肝脓肿、原发性肝癌、胆囊炎、胆石症等进行鉴别。血或脓液细菌培养、超声及影像学检查等均有助于鉴别。

【预后】

肝阿米巴病的预后与发现的早晚，脓肿的大小、部位，患者的全身状况及并发症等有关。早期发现、及时有效治疗者预后较佳，全身状况差、出现严重并发症、治疗措施不当者预后较差。

【治疗】

（一）病原治疗

1. 硝基咪唑类

（1）甲硝唑　为国内外首选药物，成人每次 0.4g，每日 3 次，连服 10 日，必要时可酌情重复，重者可静脉滴注。一般用药后 72 小时病情开始缓解，6~9 日内体温恢复正常，脓腔吸收需 4 个月左右。

（2）替硝唑　成人每日 2g，顿服，5 日为一疗程，重者可静脉滴注。硝基咪唑类可加用二氯尼特或巴龙霉素防止复发。

2. 氯喹　口服磷酸氯喹，成人每次 0.5g（基质 0.3g），每日 2 次，连用 2 日，改为 0.25g（基质 0.15g），每日 2 次，连用 2~3 周。可用于硝基咪唑类疗效不佳者。

（二）肝穿刺引流

B 超显示脓肿直径 3cm 以上、靠近体表或有突破危险者，经抗阿米巴治疗 2~4 日后，应在超声引导下行肝穿刺引流。引流脓液后可向脓腔内注射甲硝唑、替硝唑等抗阿米巴药物。

（三）手术治疗

如经病原治疗无效、穿刺引流无改善或脓肿穿破邻近器官或组织等情况下可考虑行外科手术治疗。

【预防】

（一）控制传染源

及早并彻底治疗阿米巴患者及排包囊者。

（二）切断传播途径

防止食物被污染，消灭苍蝇、蟑螂，保护水源，养成良好的饮食卫生习惯，杜绝阿米巴包囊传播的机会。

（三）保护易感人群

加强机体防御机能，尤其营养不良、免疫功能低下者。

第二节　疟　疾

疟疾（malaria）是疟原虫寄生于人体内所引起的传染病，主要由雌性按蚊（Anopheles，anopheline mosquito）叮咬或输入带疟原虫的血液而感染。疟原虫先侵入肝细胞发育繁殖，再侵入红细胞繁殖，引起红细胞破裂而发病。临床上主要表现为反复发作的间歇性寒战、高热，继之出大汗后缓解。

【病原学】

寄生于人体的疟原虫共有四种，即间日疟原虫（Plasmodium vivax）、卵形疟原虫（Plasmodium ovale）、三日疟原虫（Plasmodium malariae）和恶性疟原虫（Plasmodium falciparum），分别引起间日疟、卵形疟、三日疟和恶性疟。三日疟原虫除可寄生于人体外，还可感染一些非洲猿类。寄生于猴类为主的诺氏疟原虫（Plasmodium knowlesi）等也有感染人体的报道，但少见。

疟原虫生活史包括在人体内和在按蚊体内两个阶段。

（一）人体内阶段

包括在肝细胞内裂体增殖期和在红细胞内裂体增殖期及配子体形成期。

1. 肝细胞内裂体增殖期　即红细胞前期或红细胞外期。疟原虫在人体内的裂体增殖阶段为无性繁殖期（asexual stage）。寄生于雌性按蚊体内的感染性子孢子（sporozoite）于按蚊刺吸人血时随其唾液腺分泌物进入人体，经血液循环而迅速进入肝脏。在肝细胞内经 9～16 日从裂殖子（merozoite）发育为成熟的裂殖体（schizont）。当被寄生的肝细胞破裂时，释放出大量裂殖子，进入血液循环，除部分被巨噬细胞吞噬，其余则侵入红细胞，开始红细胞内的无性繁殖周期。间日疟和卵形疟既有速发型子孢子（tachysporozoite），又有迟发型子孢子（bradysporozoite）。速发型子孢子在肝细胞内的发育较快，只需经 12～20 日就能发育为成熟的裂殖体。迟发型子孢子亦称为休眠子（hypnozoite），是间日疟和卵形疟复发的根源。三日疟和恶性疟无迟发型子孢子，故无复发。

2. 红细胞内裂体增殖期　即红内期。裂殖子侵入红细胞后发育为早期滋养体，即环状体（ring form），经滋养体（trophozoite）发育为成熟的裂殖体。裂殖体内含数个至数十个裂殖子，当被寄生的红细胞破裂时，释放出裂殖子及代谢产物，引起临床上典型的疟疾发作。血中的裂殖子再侵犯未被感染的红细胞，重新开始新一轮的无性繁殖，形成临床上周期性发作。间日疟及卵形疟于红细胞内的发育周期约为 48 小时。三日疟约为 72 小时。恶性疟的发育周期为 36～48 小时，且发育先后不一，故临床发作亦不规则。

3. 红细胞内配子体形成期　部分疟原虫裂殖子在红细胞内经 3～6 代增殖后发育为雌性配子体（female gametocyte）与雄性配子体（male gametocyte），开始有性生殖的初期发育。配子体在人体内的存活时间为 30～60 日。当被雌性按蚊叮咬吸入胃内，则在按蚊体内进行有性生殖。

（二）按蚊体内阶段

包括雌雄配子结合形成合子的有性繁殖期和孢子增殖的无性繁殖期。有性繁殖期（sexual stage）主要是疟原虫在按蚊体内的交合、繁殖阶段。当雌性按蚊吸血时，配子体随血液进入蚊胃，雌、雄配子体在蚊体内分别发育为雌、雄配子（gamete），进入有性繁殖期，两者结合后形成合子（zygote），发育后成为动合子（ookinete），侵入按蚊的肠壁发育为囊合子（oocyst）。囊合子中含有数千个子孢子母细胞（sporoblast），发育后形成具有感染能力的子孢子。子孢子随血淋巴集中于按蚊的唾液腺中，当按蚊再次吸血时，子孢子即随唾液进入人体，并继续其在人体内的无性繁殖周期。

【流行病学】

（一）传染源

末梢血液中存在配子体的疟疾患者和无症状带疟原虫者为主要的传染源。

（二）传播途径

疟疾的传播媒介为雌性按蚊，经叮咬人体传播。少数病例可经输入带有疟原虫的血液或母婴传播后发病。按蚊是传播疟疾最主要媒介，但并非所有的按蚊都可作为传播媒介，传播疟疾的重要按蚊有 30 种左右，这些按蚊都是在黄昏和凌晨之间叮咬人类而引起传播。在我国，最重要的疟疾传播媒介是中华按蚊、微小按蚊、嗜人按蚊、大劣按蚊，其中中华按蚊是平原地区间日疟的主要传播媒介，微小按蚊，嗜人按蚊和大劣按蚊分别是山区、丘陵地区、海南省的山林地区间日疟和恶性疟的主要传播媒介。

（三）易感人群

人群对疟疾普遍易感，以儿童及孕妇尤为易感。感染后可获得一定程度的免疫力，但不持久。再次感染同种疟原虫者，症状较轻或无症状。初次进入疫区人员感染疟原虫者，症状通常较重。各型疟疾之间尚未发现交叉免疫。

（四）流行特征

疟疾流行受自然因素如温度、湿度和雨量等的影响。在 16 ~ 30℃，温度越高，疟原虫在蚊体内发育越快，低于 15℃、高于 30℃，疟疾不能传播。因此，其主要流行在热带和亚热带，其次为温带。本病危害较大，在全球三大致死性寄生虫病中居第一位（另两种依次是血吸虫病和阿米巴病）。世界卫生组织（WHO）最新统计，截至 2015 年 9 月，全球疟疾病例总数为 21400 万例，死亡 4.38 万例。亚撒哈拉非洲是全球疟疾高发地区，2015 年该地区疟疾发病病例和死亡病例分别占全球的 89% 和 91%。我国除云南和海南两省为间日疟及恶性疟混合流行外，其他流行区如贵州、广东、广西等以间日疟为主，三日疟和卵形疟相对少见，常散在发病。热带地区全年均可发病，其他地区多见夏秋季发病。

【发病机制与病理】

疟原虫在肝细胞内发育时一般无症状。而经红细胞内期增殖后，当被寄生的红细胞内疟原虫成熟裂殖体崩解，释放出裂殖子及多种代谢产物等致热原（pyrogen）时，机体受到刺激产生强烈的免疫应答，引起寒战、高热、发汗、贫血的典型临床表现。释放出来的裂殖子部分为单核 - 吞噬细胞系统吞噬，部分则侵入新的红细胞，开始裂体增殖，不断地循环，造成周期性临床发作。患者反复发作或者重复感染疟原虫后可获得一定的免疫力，此时血液中虽仍有小量疟原虫增殖，但可无疟疾发作的临床表现，而仅成为带疟原虫者。

疟疾患者临床表现的严重程度与所感染疟原虫的种类密切相关。间日疟和卵形疟原虫常仅侵犯较年幼的红细胞，红细胞受感染率较低。三日疟仅感染较衰老的红细胞，故贫血和其他临床表现都较轻。恶性疟原虫能侵犯任何年龄的红细胞，且其在红细胞内的繁殖周期较短，血液中疟原虫密度很高，因此，贫血和其他临床表现都较严重。

1. 贫血（anemia） 疟疾多次发作后，大量被疟原虫寄生的红细胞被破坏，可出现贫血，尤以恶性疟原虫为甚。一般与脾功能亢进、免疫病理损害及骨髓造血功能受抑制有关。

2. 脑型疟疾（cerebral malaria） 脑型疟疾是恶性疟原虫感染后出现的最严重的并发症之一，少数可由间日疟原虫引起。脑型疟疾的发病机制尚未完全明了，一般认为是多因素参与的免疫病理改变。主要是恶性疟原虫在红细胞内繁殖时，使受感染的红细胞体积增大成为球形，胞膜出现微孔，彼此黏附成团，附着于微血管内皮细胞上，引起微血管局部管腔变窄或堵塞，使相应部位的组织细胞发生缺血性缺氧和营养耗竭，而出现脑细胞变性、坏死。

3. 脾大（splenomegaly） 脾脏在宿主抗疟原虫感染的过程中发挥着重要的作用。造成脾脏肿大的主要原因是脾充血，受感染红细胞在脾脏的毛细血管和血窦中沉积，以及单核－巨噬细胞因大量吞噬疟原虫和疟色素而增生。脾大可出现于初次发病患者发病的 3～4 日后。由于疟色素在脾内大量沉积，使脾脏变黑。在某些热带疟疾流行区，由于反复感染，尤其是三日疟原虫感染，可因持续性脾大，最终出现"巨脾病"，即热带巨脾综合征。

4. 黑尿热（black water fever） 又称为溶血性尿毒综合征（hemolytic uremic syndrome, HUS）。大量被疟原虫寄生的红细胞在血管内裂解，加之疟原虫本身及其释放的毒素，可引起高血红蛋白血症，出现寒战、腰痛、酱油色尿，严重者可出现中度以上贫血、黄疸，甚至发生急性肾衰竭。目前多认为是抗红细胞抗体增加所引起的自身免疫现象，患者常死于肝肾衰竭。该类情况也可由抗疟药物（如伯氨喹）所诱发。

【临床表现】

间日疟和卵形疟的潜伏期为 13～15 日，三日疟为 24～30 日，恶性疟为 7～12 日。输血疟一般在输血后 7～10 日发病。

（一）疟疾的典型临床表现

突发寒战、高热和大量出汗为疟疾的三大典型症状。

1. 寒战期 发病时有寒战、面色苍白、唇甲发绀、四肢厥冷等，常持续 20 分钟～1 小时，体温迅速上升。

2. 高热期 随着体温迅速上升，寒战停止后继以高热，体温通常可达 40℃ 以上，伴头痛、全身肌肉酸痛、乏力、口渴、烦躁、呼吸急促等，但意识清楚。发热可持续 2～6 小时。

3. 出汗期 随后开始大量出汗，体温骤降，此时患者自觉轻松舒适，但仍感乏力、口干。持续时间为 2～4 小时。

各种疟疾可出现周期性相同典型症状发作，两次发作之间都有一定的间歇期。早期患者的间歇期可不规则，但经数次发作后即逐渐变得规则。间日疟和卵形疟间歇约为 48 小时，恶性疟为 36～48 小时，三日疟约为 72 小时。各型疟疾的反复发作使得大量红细胞破坏，从而引发不同程度的贫血和脾大。

（二）凶险发作

凶险发作是指疟原虫所引起的特别严重而危险的临床表现，病死率较高。临床上常见的凶险发作有脑型、肺型、胃肠型等，主要见于恶性疟，偶见于间日疟。脑型疟主要的临床表现为剧烈头痛、发热、呕吐、谵妄、抽搐以及不同程度的意识障碍。肺型疟疾主要的临床表现为急性肺水肿而致急性呼吸衰竭，发生急性肺水肿前均有脑、肾并发症，可出现昏迷、抽搐、尿毒症等表现。胃肠型疟疾表现类似急性胃肠炎，腹泻可多达数十次，以至脱水；亦可表现为类似急腹症，仅见下腹部剧烈疼痛，伴有呕吐而无腹泻，经抗疟治疗后腹痛可迅速消失。

（三）其他疟疾

经母婴传播的疟疾通常在出生 1 周左右发病。婴幼儿疟疾常见于 5 岁以下婴幼儿，起病多呈渐进型，病程较长。输血后疟疾的潜伏期多为 7 ~ 10 日，我国主要为间日疟，临床表现与蚊传疟疾相同。

（四）复发和再燃

复发（relapse）是由寄生于肝细胞内的迟发型子孢子发育成熟并进入血液而引起再发的，只见于间日疟和卵形疟，常见于病愈后的 3 ~ 6 个月。输血后疟疾及母婴传播因无肝细胞内繁殖阶段，缺乏迟发型子孢子，故不会复发。

再燃（recrudescence）是疟疾初发后，由于免疫力低下或治疗不彻底，由血液中残存的疟原虫引起的，因此，各种疟疾都有发生再燃的可能性。多见于病愈后的 1 ~ 4 周，可多次出现。

【并发症】

（一）黑尿热

黑尿热是恶性疟疾最严重的并发症之一，病死率高。

（二）肝损害

疟疾可引起肝炎，伴有黄疸与肝功能减退，尤以恶性疟为甚。慢性疟多次发作有导致肝硬化的可能。

（三）低血糖症

多见于恶性疟患者中的孕妇或儿童，使用奎宁或奎尼丁治疗者及重症恶性疟患者。症状不典型，常被恶性疟本身症状掩盖，主要表现为焦虑、气促、心动过速、畏冷及少尿等。

（四）肾损害

重症恶性疟和间日疟患者，可出现不同程度的蛋白尿和血尿；三日疟患者长期未愈，可出现肾病综合征。

（五）肺部病变

部分患者在发作时，其胸部 X 线检查可见小片状阴影。呼吸道症状极轻微或缺如，多数在抗疟治疗后 3 ~ 7 日内消退。

（六）其他

代谢性酸中毒，可与脑型疟同时出现，预后较差。在脑型凶险发作的恢复期，少数患者可出现吞咽障碍或语言障碍、手震颤、四肢瘫痪等后遗症，一般经治疗可恢复。

【实验室检查】

（一）血常规

红细胞和血红蛋白在多次发作后进行性下降，恶性疟尤重；白细胞总数及中性粒细胞初次发作时可稍增多，多次发作后多转为正常或稍低，单核细胞常增多。

（二）疟原虫检查

血液涂片（薄片或厚片）染色查疟原虫，是确诊的可靠依据，并可鉴别疟原虫种类。骨髓涂片染色查疟原虫，阳性率高于血涂片。

（三）免疫学检查

抗疟抗体一般在感染后 2~3 周出现，4~8 周达高峰，以后逐渐下降。常用的有间接荧光抗体试验、间接血凝试验与酶联免疫吸附试验等，阳性率可达 90%。一般用于流行病学检查。

（四）分子生物学技术

主要是针对疟原虫的检测。核酸探针检测由于其特异性及敏感性较高，被认为可以定量或估算疟原虫血症水平。PCR 检测敏感性和特异性最高，但由于对实验技术和条件的要求较高，故限制了在现场的应用。

【诊断与鉴别诊断】

（一）诊断

1. 流行病学资料　有疟疾流行区生活或居住史，或有既往疟疾病史，或近 2 周有输血史等。

2. 临床表现　典型疟疾的临床表现是间歇性寒战、发热、大量出汗，反复发作可出现贫血和脾大。间歇发作的周期有一定规律性，但应注意在发病初期及恶性疟，其发作常不规则。脑型疟多在疟疾发作时出现神志不清、抽搐和昏迷。

3. 实验室检查　外周血涂片或骨髓涂片找到疟原虫是确诊疟疾的主要依据。血常规表现为红细胞计数减少，血红蛋白降低。

（二）鉴别诊断

疟疾应与多种发热性疾病相鉴别，如败血症、伤寒、钩端螺旋体病、肾综合征出血热、恙虫病、胆道感染和尿路感染等。当发展为脑型疟时，应与乙型脑炎、中毒型菌痢、散发病毒性脑炎等相鉴别。

1. 与常见疾病鉴别

（1）血吸虫病　既往史中有曾在血吸虫病流行区接触过疫水或有尾蚴皮炎史。常见发热和肝脾大、腹泻、黏血便等消化系统症状，常见白细胞、嗜酸性粒细胞增多。血吸虫病试剂盒测试，抗体、抗原均阳性。

（2）阿米巴肝脓肿　不规则发热，肝脏明显肿大和有明显压痛，无脾大，白细胞计数增多，以中性粒细胞占多数，超声波及 X 线检查可见肿块。

（3）败血症　体温不规则，畏寒或寒战、高热，肝脾大。白细胞和中性粒细胞明显增多。一般问诊可发现感染原因及过程。血或骨髓细菌培养阳性。

（4）伤寒　发热初为弛张热，后为稽留热或弛张热，可见玫瑰疹、腹胀等胃肠道症状和其他全身中毒症状。血、骨髓、大便细菌培养阳性，肥达反应阳性。

（5）钩端螺旋体病　体温多呈弛张热或持续性发热，可出现皮肤黏膜出血，上眼结膜充血、肝脾大、腓肠肌痛等特征性症状。血清免疫学试验和钩端螺旋体检查阳性，青霉素有效。

（6）急性肾盂肾炎　不规则发热，腰酸、尿频、尿急或尿痛等。尿中出现红、白细胞和蛋白，尿液细菌培养阳性。

（7）布鲁菌病　弛张热、睾丸炎是特征性症状之一，脾大而有压痛。血清凝集试验或 ELISA 试验阳性。

（8）病毒感染　如病毒性感冒，发热、畏寒，常伴有明显的上呼吸道感染症状。又如登革热，高热伴畏寒，肝脾大，四肢及躯干疹。

NOTE

2. 与脑型疟以外的昏迷的鉴别

脑膜炎、脑炎、癫痫、脑脓肿、脑瘤、脑血管意外、中毒型痢疾、中暑、热带地区的锥虫病、镰状细胞病等均可引起昏迷，易相混淆。通常要仔细反复查找疟原虫及结合相关实验室诊断结果综合分析以相鉴别。

【预后】

间日疟、卵形疟与三日疟总体预后良好。恶性疟如及时治疗，无凶险发作，未见严重并发症则预后尚良好；反之，若发生凶险发作，尤其是脑型疟，则预后差，病死率高。婴幼儿、孕妇，尤其是初次妊娠者或年迈者，预后较差。脑型疟患者昏迷程度越深，时间越长，预后越差。外周血含疟原虫越多，预后越差。

【治疗】

应及早给予病原治疗，以控制发作，防止病情转化或复发。

（一）对症及支持治疗

发作期及退热后24小时应卧床休息；高热者可予物理降温或联合对乙酰氨基酚、布洛芬等解热镇痛药治疗，对超高热患者可短期应用糖皮质激素；寒战时注意保暖；大汗应及时擦干，并更换汗湿的衣被，以免受凉；维持水、电解质平衡；贫血者可辅以铁剂。脑型疟常出现脑水肿与昏迷，应及时给予甘露醇脱水及低分子右旋糖酐、己酮可可碱改善颅内循环，注意监测生命体征、血糖等。

（二）病原治疗

在疟疾的治疗中，最重要的是杀灭细胞内的疟原虫。目的是既要杀灭红内期的疟原虫以控制发作，又要杀灭红外期的疟原虫配子体及迟发型子孢子以防止复发，控制传播。病原治疗过程中会出现抗疟药物耐药性问题，对抗疟物耐药性进行常规监测和联合用药是重要的应对措施。

1. 间日疟、三日疟和卵形疟治疗　包括现症病例和间日疟复发病例，须用红内裂殖体杀灭药如氯喹，杀灭红内期的原虫，迅速退热，并用组织期裂殖体杀灭药亦称根治药或抗复发药进行根治或称抗复发治疗，杀灭红外期的原虫。首选氯喹联合伯氨喹8日疗法，疗效不佳时，可选用以青蒿素类药物为基础的复方或联合用药的口服剂型进行治疗。用药方案如下：

（1）氯喹　口服总剂量1200mg基质，第1日600mg，顿服或分2次服，每次300mg；第2、3日各服1次，每次300mg。

（2）伯氨喹　口服总剂量180mg基质。从服用氯喹的第1日起，同时服用伯氨喹，每日1次，每次22.5mg，连服8日。

2. 恶性疟治疗　首选以青蒿素类药物为基础的联合治疗策略，避免单一应用青蒿素药物产生耐药。主要方案如下：

（1）青蒿琥酯片加阿莫地喹片　每日服青蒿琥酯片和阿莫地喹片各4片（青蒿琥酯片每片50mg，阿莫地喹每片150mg），连服3日。

（2）双氢青蒿素哌喹片　首剂2片（每片含双氢青蒿素40mg，磷酸哌喹320mg），首剂后6~8小时、24小时、32小时各服2片。

（3）复方磷酸萘酚喹片　口服总剂量8片（每片含萘酚喹片50mg，青蒿素125mg），一次服用。

（4）复方青蒿素片　首剂 2 片（每片含青蒿素 62.5mg，哌喹 375mg），24 小时后 2 片，总剂量 4 片。

3. 凶险发作的治疗　抗疟原则上应静脉给药。抗疟药物治疗可选用以下一种疗法：

（1）青蒿琥酯　为首选治疗药物。静脉注射每日 1 次，每次 60mg，连续 3 ~ 5 日，首剂加倍。若病情严重时，首剂给药后 4 ~ 6 小时，可再静脉注射 60mg。

（2）蒿甲醚　肌内注射每日 1 次，每次 80mg，连续 3 ~ 5 日，首剂加倍。若病情严重时，首剂给药后 4 ~ 6 小时可再肌注 80mg。

上述两种疗法，待患者病情缓解后，应改用 ACT 口服剂型，再进行一个疗程治疗。

（3）磷酸咯萘啶　肌注或静脉滴注，总剂量为 480mg。每日 1 次，每次 160mg，连续 3 日。若加大剂量时，总剂量不得超过 640mg。

【预防】

（一）管理传染源

健全疫情报告，根治疟疾现症患者及带疟原虫者。

（二）切断传播途径

主要是消灭按蚊，防止被按蚊叮咬。清除按蚊幼虫滋生场所及广泛使用杀虫药物。个人防护可应用驱避剂或蚊帐等，避免被蚊叮咬。

（三）保护易感人群

1. 药物预防　预防服药不管是个人或集体，每种药物疗法均不宜超过半年。对高疟区的健康人群及外来人群可酌情选用。成人常用氯喹，口服基质 300mg，每周 1 次；在耐氯喹疟疾流行区，可用甲氟喹 250mg，每周 1 次；乙胺嘧啶 25mg，每周 1 次；磷酸哌喹，基质 600mg，每月 1 次，睡前服。

2. 疫苗预防　高效疫苗尚在研制中。疟疾疫苗接种与药物干预相结合将有望大大减少疟疾的发病率和病死率，但由于疟原虫抗原的复杂性，给疫苗研制带来很大困难。

第三节　黑热病

利什曼病根据临床表现可分为内脏利什曼病（visceral leishmaniasis）和皮肤利什曼病，内脏利什曼病又称为黑热病（Kala - azar），是由趋内脏的杜氏利什曼原虫（Leishmania donovani）寄生于人体引起的寄生虫病，经白蛉叮咬传播，为地方性传染病。临床以长期不规则发热、肝大、脾大，尤其以脾大为著，消瘦、全血细胞减少及血浆球蛋白增高为主要特征。

【病原学】

杜氏利什曼原虫属锥虫科利什曼原虫属，为细胞内寄生的鞭毛虫。生活史分为前鞭毛体（promastigote）和无鞭毛体（amastigote）二个时期。前鞭毛体见于白蛉消化道，22 ~ 25℃ 培养基中呈纺锤形，前端有一游离鞭毛，长度与体长相仿，约 11μm × 16μm。无鞭毛体（利杜体，Leishman - donovan body）见于人和哺乳动物单核 - 吞噬细胞内，37℃ 组织培养中呈卵圆形，大小约 4.4μm × 2.8μm。

雌性白蛉叮咬患者或受染动物时，宿主血中无鞭毛体被吸入白蛉胃中，经 2 ~ 3 日后发育为成熟前鞭毛体，约 7 日后具有感染能力的前鞭毛体大量聚集在白蛉的口腔及喙，当其再叮咬人或动物时，前鞭毛体即随唾液侵入被咬者体内，在吞噬细胞内鞭毛脱落后成为无鞭毛体。

【流行病学】

（一）传染源

患者、病犬和某些野生动物为该病的传染源。

（二）传播途径

白蛉是传播媒介，主要通过白蛉叮咬而传播，偶可经破损的皮肤或黏膜、胎盘或输血传播。我国黑热病的主要传播媒介是中华白蛉。

（三）易感人群

人群普遍易感，但易感性随年龄增长而逐渐降低。病后可获得持久免疫力。

（四）流行特征

本病为地方性传染病，但在世界上分布很广。据估计，全球每年有 20 万~40 万新发黑热病病例。2014 年，向 WHO 报告的新发病例 90% 以上分布在以下 6 个国家：巴西、埃塞俄比亚、印度、索马里、南苏丹和苏丹。目前，在我国新疆、甘肃、内蒙古、陕西、山西和四川等地仍有散发病例。2015 年报告病例数为 507 例，发病率为 0.372/100 万。农村较城市高发，男性多于女性。因起病缓慢，发病季节特征不明显。

根据流行病学特点，可将我国黑热病分为人源型、犬源型和自然疫源型三种。

【发病机制与病理】

（一）发病机制

当受染白蛉叮咬人时，前鞭毛体注入人的皮下组织，少部分被中性粒细胞破坏，大部分被单核－巨噬细胞吞噬，在其中繁殖、增生，随血流至全身，待巨噬细胞破裂后逸出，又被其他单核－巨噬细胞所吞噬，如此反复，导致机体单核－巨噬细胞大量增生，以肝、脾、骨髓、淋巴结的损害最为常见。细胞增生和继发的阻塞性充血是肝、脾、淋巴结肿大的根本原因。脾功能亢进及细胞毒性变态反应导致免疫性溶血，可引起全血细胞减少，血小板显著降低。因单核－吞噬细胞系统不断增生，浆细胞大量增加，致使血浆球蛋白增高。

（二）病理

基本病理变化是巨噬细胞及浆细胞明显增生。脾脏显著肿大，重量可达 4~5kg，增生的巨噬细胞内含大量利杜体，可因脾内血流受阻充血、小动脉受压，导致脾梗死与脾功能亢进。肝脏呈轻、中度肿大，细胞内含大量利杜体；肝小叶中心肝细胞受压而萎缩，或因缺血发生肝脂肪变性，或因结缔组织增生导致肝硬化。骨髓组织高度增生而呈暗红色，脂肪组织明显减少。淋巴结肿大，皮质、髓质与窦道内可找到含利杜体的巨噬细胞。扁桃体、肺、肾、胰腺、睾丸等组织内也存在巨噬细胞增生，可找到利杜体。

【临床表现】

潜伏期一般为 3~6 个月，短者仅 10 日左右，长者可达 9 年。

（一）典型临床表现

1. 发热　早期以发热为主要症状，起病缓慢，症状轻而不典型，长期则多呈不规则发热，典型病例呈双峰热。早期发热持续 3~5 周后消退，2~3 周后再度升高，如此交替，可持续 1 年以上。发热时可伴畏寒、乏力、盗汗、食欲不振、头昏等症状。患者虽长期发热，却能坚持一般劳作，是其特征。

2. 脾、肝及淋巴结肿大　脾脏明显肿大，起病后 2~3 周即可触及，质软，以后逐渐增大，半年后可达脐部甚至盆腔，质地变硬。肝脏轻至中度肿大，质软，少数出现黄疸、腹水。淋巴结轻至中度肿大，触痛不明显。

3. 贫血及营养不良　病程后期可出现精神萎靡、头发稀疏、心悸、气短、面色苍白、浮肿及皮肤粗糙、颜色变深，故称之为黑热病（kala - azar，印度语发热、皮肤色黑之意）。发病 1~2 年后的晚期患者，因长期发热可导致营养不良、过度消瘦，患儿发育延缓。

病程中症状缓解与加重可交替出现，一般病后 1 个月进入缓解期，体温恢复、症状减轻、脾脏缩小及血象好转，持续数周，以后又可多次复发，迁延数月。

（二）特殊临床类型

1. 皮肤型黑热病　多数患者有黑热病史，亦可发生在黑热病病程中，少数为无本病病史的原发患者。皮损主要是结节、丘疹和红斑，偶见褪色斑，表面光滑，不破溃亦很少自愈，结节可连成片类似瘤型麻风。可发生于身体任何部位，以面颈部多见。患者一般情况良好，大多数能照常生活及劳作，病程可长达 10 年之久。

2. 淋巴结型黑热病　较少见，好发于婴幼儿。多无黑热病病史，也可与黑热病同时发生。表现为浅表淋巴结肿大，尤以腹股沟部多见，大小不一，可融合成大块状，表浅可移动，局部无红肿热痛。全身情况良好，肝脾多不肿大或轻度肿大。

【并发症】

1. 继发细菌感染　最为常见，容易并发肺部感染、细菌性痢疾、齿龈溃烂、走马疳（坏死性口腔炎）等。

2. 急性粒细胞缺乏症　主要表现为高热，极度衰竭，口咽部溃疡、坏死，局部淋巴结肿大，外周血中性粒细胞显著减少，甚至消失。

【实验室检查】

（一）一般检查

1. 血常规　全血细胞减少，白细胞减少最为明显，多在（1.5~3.0）×10⁹/L，甚至中性粒细胞缺乏；贫血常呈中度；血小板明显减少，一般在（40~50）×10⁹/L。

2. 血清蛋白　血清球蛋白明显增加，最高可达 90g/L，白蛋白减少，白/球蛋白比例常倒置。球蛋白沉淀试验阳性。

（二）病原学检查

1. 涂片法　以骨髓穿刺涂片法最为常用。以髂骨穿刺简便安全，原虫检出率为 80%~90%。可选取腹股沟、肱骨上滑车、颈淋巴结做活检。脾脏穿刺检出率可高达 90.6%~99.3%，有一定危险，临床很少开展。

2. 培养法　用无菌方法将上述穿刺物接种于三恩（NNN）培养基，置 22~25℃ 温箱内。约 1 周后，培养物中若见运动活泼的前鞭毛体，即判为阳性结果。

3. 动物接种法　把穿刺物接种于易感动物（如金地鼠、BALB/c 小鼠等）体内，1~2 个月后取肝、脾做印片涂片，瑞氏染液染色镜检。

（三）血清免疫学检查

1. 检测特异性抗体　间接免疫荧光抗体试验（IFA）、酶联免疫吸附法（ELISA）、间接血凝（IHA）等检测特异性抗体，阳性率及特异性均较高，其中 IFA 法和 ELISA 法阳性率几乎达100%，但存在假阳性。

2. 检测特异性抗原 单克隆抗体抗原斑点试验（McAb - AST）及单隆抗体斑点 ELISA（Dot - ELISA）检测循环抗原，特异性及敏感性均高，可用于早期诊断和疗效评判。

（四）分子生物学检查

利用聚合酶链反应（PCR）及 DNA 探针技术检测利杜体 DNA，具有敏感性、特异性高的优点，能够检测感染者体内虫体的载量，可用于疗效评估。

【诊断与鉴别诊断】

（一）诊断

1. 流行病学资料 黑热病流行区内的居民，或在白蛉活动季节（5～9月份）有流行区居住史。

2. 临床特点 长期不规则发热，脾脏呈进行性肿大，肝脏轻度或中度肿大，贫血，消瘦，或有鼻衄及齿龈出血等症状。

3. 实验室检查

（1）血常规 全血细胞减少，其中白细胞减少较显著，主要为中性粒细胞减少，红细胞及血小板亦减少。

（2）血清蛋白 球蛋白明显增加，白蛋白减少。球蛋白沉淀试验呈阳性。

（3）血清学检查 血清特异性抗原或抗体检测呈阳性反应。

（4）病原学检查 在骨髓、脾或淋巴结等穿刺物涂片上查见利什曼原虫，或将穿刺物注入培养基内培养出利什曼原虫的前鞭毛体。

4. 治疗性诊断 对高度疑似而未检出病原体的患者，可考虑应用锑剂进行诊断性治疗，如疗效显著则有助于本病诊断。

（二）鉴别诊断

本病应与其他长期发热、脾大及白细胞减低的疾病鉴别，如结核病、伤寒、疟疾、布鲁菌病、白血病、嗜血细胞综合征、恶性组织细胞病、麻风病、慢性血吸虫病等。

【预后】

早发现并早进行抗病原治疗，治愈率可达95%以上。如未及时有效治疗，患者可于2～3年内因并发症而死亡。

【治疗】

（一）一般治疗

病情重者需卧床休息。给予高蛋白饮食，改善营养状况。预防和控制继发感染。对严重贫血和粒细胞减少者给予少量多次输入新鲜血。杀虫后脾亢未减轻者可考虑脾切除。

（二）病原治疗

首选5价锑制剂葡萄糖酸锑钠，常用6日疗法：成人总量为90～130mg/kg（最大用量不超过50kg体重总量），儿童总量为150～200mg/kg，等分为6次，每日静脉或肌内注射1次。1个疗程近期疗效可达99%左右，2年内复发率不足10%，多数复发病例再给锑剂治疗仍有效。毒性反应轻，少数患者有发热、咳嗽、恶心、腹痛、腹泻、鼻出血、脾区疼痛等；对心、肝有一定毒性，有心脏病及肝功能损害者慎用。规范化治疗1年无复发视为治愈。

对锑制无效或有禁忌者可选用非锑制，如戊烷脒、两性霉素 B、巴龙霉素、米替福斯等。

（三）脾切除

多种治疗无效、巨脾或伴脾功亢进，可考虑脾切除。

【预防】

（一）管理传染源

主要预防措施是治疗患者，对犬类严格管理和捕杀病犬。

（二）切断传播途径

在每年 5 ~ 9 月份白蛉活动季节的早期及高峰前，采用化学杀虫剂（如敌敌畏等）对住房，畜舍内、外墙壁等处进行喷洒，灭蛉效果良好。

（三）保护易感人群

注意加强个人防护，防止白蛉叮咬。

第八章　蠕虫感染性疾病

第一节　日本血吸虫病

日本血吸虫病（schistosomiasis japonica）是由日本血吸虫（Schistosomia japonicum）寄生于门静脉系统引起的人兽共患性疾病。因皮肤接触含尾蚴的疫水而被感染，主要病变为沉积于肝脏和结肠组织的虫卵引起的肉芽肿。急性期有发热、肝肿大与压痛、腹痛、腹泻、便血等表现，伴外周血嗜酸性粒细胞明显增多；慢性期以肝脾肿大为主；晚期以门静脉周围纤维化为主，可发展为肝硬化。日本血吸虫首先在日本山梨县被发现。从湖南长沙马王堆出土的西汉女尸及湖北江陵出土的西汉男尸体内均发现典型的血吸虫卵，因此，本病在我国已有 2100 年以上的历史。菲律宾、印尼、马来西亚、泰国也有本病的流行。

【病原学】

日本血吸虫雌雄异体。雌虫大小（12～28）mm×0.3mm，雄虫（10～20）mm×0.55mm，雄虫腹吸盘后体两侧向腹面卷折，形成一沟槽（抱雌沟），雌虫即居留其中。合抱的雌雄成虫逆血流至肠壁的小静脉，雌虫纤细的前端可伸展到肠黏膜下层的小血管产卵。一条成熟雌虫日产卵约 1000 个。虫卵在血管内发育成熟，孵化为毛蚴。大部分虫卵滞留于宿主肝脏及肠壁内，部分虫卵随粪便排至体外。含有虫卵的粪便污染水源，在适宜温度（25～30℃）下，经 2～32 小时，孵出毛蚴，侵入中间宿主钉螺，在钉螺体内经过母胞蚴和子胞蚴两代发育繁殖，7～8 周后开始不断有尾蚴逸出，平均每日逸蚴数十至百余条不等。尾蚴从螺体逸出随水流在水面漂浮游动，当人或哺乳动物接触到含尾蚴的疫水时，尾蚴侵入宿主皮肤或黏膜脱去尾部后变为童虫，童虫随血流经肺静脉入左心室至主动脉，随体循环经肠系膜动脉，最终进入门静脉分支中寄生，发育至 15～16 日，雌雄童虫开始合抱，又逆血流移行至肠系膜下静脉中定居、产卵，完成其生活史。

【流行病学】

（一）传染源

本病的传染源为患者和保虫宿主，保虫宿主种类较多，包括牛、羊、马、猪、犬、猫等家畜和多种野生动物。不同地区传染源各异，水网地区主要传染源为患者；在湖沼区，除患者外，耕牛与猪亦为重要传染源；在山丘地区，鼠可作为传染源。

（二）传播途径

居民因生产（捕鱼、种田等）或生活（洗澡、游泳、饮用等）接触疫水而被感染。河边洗刷马桶、稻田采用新粪施肥、水域旁设置厕所及患血吸虫病的牲畜随地大便均可污染水源。

钉螺是日本血吸虫体外生存必需的唯一中间宿主。钉螺多孳生于有机物丰富、杂草丛生、潮湿的环境，可随水草、牲畜及人的鞋夹带等方式扩散至远处，冬季随气温下降深入地下数厘米蛰伏越冬。钉螺感染高峰为秋冬季。

（三）易感人群

人群普遍易感。青壮年多见，男多于女，以农民、渔民为多。感染后可获部分免疫力，重复感染经常发生。无免疫力的非流行地区人群如遭受大量尾蚴感染，可出现暴发。儿童初次感染大量血吸虫易出现急性血吸虫病。

（四）流行特征

夏秋季感染者最多。根据地理环境、钉螺分布和流行病学特点，我国血吸虫病流行区可分为水网、湖沼和山丘三种类型。湖沼区疫情最为严重，分布于长江中下游两岸及其邻近湖泊地区，包括湖北、湖南、江西、安徽、江苏等省，钉螺呈大片分布；水网型分布于长江三角洲平原，包括上海市郊各县和江浙等地区，钉螺沿河沟呈网状分布；山丘型流行区钉螺沿山区水系自上而下呈线状分布，患者较少而分散，给防治工作带来困难。

【发病机制与病理】

（一）发病机制

发育各个阶段的日本血吸虫及其代谢产物均可引发宿主的免疫应答，并诱发相应的病理变化。尾蚴穿过皮肤可引起局部速发与迟发两型变态反应。幼虫移行过程中，其体表抗原决定簇逐渐向宿主抗原转化，以逃避宿主的免疫攻击，因此不会引起严重的组织损伤或炎症。成虫表膜具有抗原性，可激发宿主产生相应抗体，直接作用于新侵入的童虫，发挥一定的保护作用。成虫在肠道及器官的分泌物和代谢产物作为循环抗原，可与相应的抗体形成免疫复合物引起病变。成虫可引起寄居部位的血管损害，如静脉炎、静脉周围炎，但病变多轻微。虫卵是引起宿主免疫反应和病理变化的主要因素，虫卵肉芽肿是本病的基本病理变化。含有毛蚴的虫卵，通过卵壳上的微孔释放可溶性虫卵抗原，使T淋巴细胞致敏，释放各种淋巴因子，吸引大量单核细胞、嗜酸性粒细胞和巨噬细胞等，形成虫卵肉芽肿，又称虫卵结节。在日本血吸虫虫卵肉芽肿中可检测出高浓度可溶性虫卵抗原。虫卵周围有嗜酸性辐射样棒状物，为抗原与抗体结合的免疫复合物，称为何博礼现象（Hoeppli phenomenon）。急性血吸虫病患者血清中检测出循环免疫复合物和嗜异性抗体的阳性率甚高，体液与细胞免疫均参与致病；慢性与晚期血吸虫病的免疫病理变化主要与细胞因子网络紊乱有关，属迟发型变态反应。

人体感染血吸虫后可获得部分免疫力。由于血吸虫表面覆盖有宿主抗原伪装，可逃避机体免疫攻击而长期寄生于患者门静脉血管内，原发感染的成虫不被破坏，这种原发感染继续存在而对再感染获得一定免疫力的现象称为"伴随免疫（concomitant immunity）"。

血吸虫病引起肝纤维化是在虫卵肉芽肿基础上产生的。可溶性虫卵因子、巨噬细胞与T淋巴细胞均可产生成纤维细胞刺激因子，促使成纤维细胞增殖与胶原合成。血吸虫性纤维化胶原类型主要是Ⅰ型、Ⅲ型。晚期血吸虫病肝内胶原以Ⅰ型为主。

（二）病理过程

虫卵肉芽肿反应是本病的基本病理变化，自尾蚴钻入皮肤至成虫产卵，每个发育阶段均可造成人体损害。

1. 第一阶段　尾蚴钻入皮肤部位，其头腺分泌的溶组织酶和其死亡后的崩解产物，可引

NOTE

起组织周围局部水肿，毛细血管扩张、充血、出血及水肿，白细胞（尤其是嗜酸性粒细胞）浸润，局部皮肤出现红色丘疹，称为"尾蚴性皮炎"，通常持续1~3日后消退。

2. 第二阶段 幼虫随血流入右心而达肺，部分经肺毛细血管可穿破血管引起组织点状出血及白细胞浸润，严重时可发生"出血性肺炎"，而引起咳嗽、痰中带血等。

3. 第三阶段 成虫及其代谢产物仅产生局部轻微静脉内膜炎，轻度贫血，嗜酸性粒细胞增多。虫体死后可引起血管壁坏死和肝内门静脉分支栓塞性脉管炎，较轻微，不造成严重病理损害。而虫卵才是引起本病病理损害的主要因素，形成典型的虫卵肉芽肿和纤维化。

（三）病理改变

日本血吸虫主要寄居于门静脉系统内，故受累脏器以结肠和肝脏为主。偶有成虫异位寄生或虫卵进入其他器官组织而产生异位损害。

1. 结肠 多限于肠系膜下静脉和痔上静脉分布范围内的结肠，以直肠、乙状结肠和降结肠最为明显，横结肠、阑尾次之，小肠病变鲜见。早期为黏膜充血、片状出血、黏膜浅表溃疡等。慢性患者由于纤维组织增生、肠壁增厚，可出现息肉、结肠狭窄、肠系膜增厚与缩短，淋巴结肿大与网膜缠结成团，形成痞块，可诱发肠梗阻。虫卵沉积于阑尾，易诱发阑尾炎。

2. 肝脏 早期肝脏充血肿大，表面可见粟粒状黄色颗粒（虫卵结节）；晚期肝脏内门脉分支管腔阻塞，门脉分支与汇管区纤维组织增生，导致特征性的血吸虫病性干线型肝纤维化。因血循环障碍，导致肝脏萎缩，表面有大小不等结节，凹凸不平，形成肝硬化。由于门静脉血管壁增厚，门静脉细支窦前性阻塞，引起门静脉高压，致使腹壁、食管、胃底静脉曲张，易引起上消化道大出血。

3. 脾脏 早期脾窦充血，脾小体增大，单核-吞噬细胞增生，以致脾脏肿大，急性血吸虫病尤为显著。晚期肝硬化引起门静脉高压、脾淤血、组织增生、纤维化、血栓形成，脾脏进行性增大、质地坚硬，可呈巨脾，脾功能亢进。

4. 异位损害 指虫卵或成虫寄生在门静脉系统之外的器官病变。以肺与脑为多见，肺部表现为间质性虫卵肉芽肿伴周围肺泡炎性细胞浸润。脑部病变多见于顶叶与颞叶，主要为虫卵肉芽肿，分布在大脑灰白质交界处，周围组织可伴有胶质细胞增生和轻度脑水肿。

【临床表现】

潜伏期多为30~60日，平均40日。因感染程度、时间、宿主免疫状态及治疗时间等不同，临床表现复杂多样、轻重不一。目前临床上可分为四型。

（一）急性血吸虫病

多发生于夏秋季，以7~9月份多见，青壮年男性与儿童居多。常因游泳、捕鱼、打湖草、防汛等大面积接触疫水而感染。多为初次重度感染，但慢性患者感染大量尾蚴可出现急性感染表现。约半数患者在尾蚴侵入部位出现"尾蚴性皮炎"，2~3日内自行消退。

1. 发热 急性期患者均有发热，热度及热程与感染程度成正相关，轻症发热数日，一般持续2~3周，重症可迁延数月，伴贫血、消瘦，多数患者热程在1个月左右。热型以间歇热多见，其次为弛张热，早晚波动很大，温差可相差5℃。无明显毒血症症状。重度感染者，高热持续不退，伴有精神萎靡、意识淡漠、重听、腹胀等，可有相对缓脉，易误诊为伤寒。

2. 过敏反应 以荨麻疹较多见，其他尚有血管神经性水肿、出血性紫癜、支气管哮喘等。血中嗜酸性粒细胞常显著增多。

3. 消化系统表现　发热期间，多伴有食欲减退、腹痛、腹泻、呕吐等。腹泻一般每日2～5次，粪便稀薄，可带血和黏液，粪检易找到虫卵，孵化阳性率高。部分患者可有便秘。重型患者由于虫卵在结肠浆膜层和肠系膜大量沉积，可引起腹膜刺激征，腹部饱满、有柔韧感和压痛，似结核性腹膜炎。经治疗热退后6～8周，上述症状可显著改善或消失。

4. 肝脾肿大　90%以上患者有肝脏肿大，以肝左叶增大为著，伴不同程度压痛，黄疸少见。约半数患者轻度脾肿大。

5. 其他　半数以上患者有咳嗽、气喘、胸痛。呼吸系统症状多在感染后2周内出现。危重患者可出现神志淡漠、心肌受损、重度贫血、消瘦及恶病质等表现，亦可迅速发展为肝硬化。

（二）慢性血吸虫病

流行区居民自幼与疫水接触，小量反复感染后绝大多数表现为慢性血吸虫病，病程超过6个月。急性期患者不经治疗或治疗不彻底亦可演变为慢性甚或发展为晚期血吸虫病。

1. 无症状型　轻症感染者大多数无任何症状，常因其他疾病就医或体检时发现；可有肝大，超声检查可呈网织状改变。

2. 有症状型　主要为血吸虫性肉芽肿肝病和结肠炎表现，两者可同时出现。血吸虫性肉芽肿肝病早期肝大、表面光滑、质地中等，随病变进展可发展为肝硬化，表现为肝大、质硬、表面不平、有结节。血吸虫性结肠炎常见症状为慢性腹痛、腹泻，每日1～2次，便稀、偶带血，重者有脓血便，伴里急后重。症状时轻时重，时发时愈，病程长者可出现贫血、消瘦、体力下降以及内分泌紊乱、性欲减退、女性月经紊乱、不孕等。下腹部可触及大小不等的包块，系增厚粘连的结肠系膜、大网膜和肿大的淋巴结。

（三）晚期血吸虫病

因患者长期反复感染未经有效病原治疗发展而来。病程多在5～15年以上。儿童常有生长发育障碍。根据其主要临床表现，可分为以下4型。同一患者可具有2～3种不同型表现。

1. 巨脾型　是晚期血吸虫病肝硬化门脉高压的主要表现，约占70%。脾肿大甚者过脐平线，或横径超过腹白线，下缘可达盆腔，质地坚硬、表面光滑，内缘常可扪及明显切迹。脾肿大程度与门脉高压程度、食管胃底静脉曲张的发生率及严重程度并不完全一致。

2. 腹水型　是严重肝硬化的重要标志，约占25%。腹水可长期停留在中等量以下，但大多进行性加剧，可见腹部极度膨隆、呼吸困难、难以进食、腹壁静脉曲张、脐疝。

3. 结肠肉芽肿型　病程3～6年，亦有10年者。因大量虫卵沉积肠壁，导致虫卵肉芽肿纤维化、腺体增生、息肉形成及反复溃疡、继发感染等，出现肠壁肿块、肠腔狭窄与梗阻。肠道症状较为突出，患者经常腹痛伴腹泻或便秘，或二者交替出现，大便为水样便、血便、黏液脓血便，亦可出现腹胀、肠梗阻。左下腹可扪及肿块或条索状物，结肠镜检可见黏膜苍白、增厚、充血水肿、溃疡或息肉、肠腔狭窄。本型可并发结肠癌。

4. 侏儒型　极少见。为幼年慢性反复感染，体内各内分泌腺出现不同程度的萎缩、功能减退，以垂体前叶和性腺功能不全最为常见，表现为身材矮小、面容苍老、生长发育低于同龄人、性发育迟缓等，但无智力减退。

（四）异位血吸虫病

1. 肺型血吸虫病　多见于急性期患者。肺部虫卵沉积部位，可见间质性病变、灶性血管炎和血管周围炎。呼吸道症状多轻微，常被全身症状所掩盖。表现为轻微咳嗽、胸部隐痛、痰少，咯血罕见。肺部体征不明显，可有干、湿啰音。重型患者肺部病变广泛，胸片可见弥漫云雾状、点片状、粟粒样浸润阴影，边缘模糊，以中下肺野为多，经病原治疗 3~6 个月后可逐渐消失。

2. 脑型血吸虫病　临床上可分为急性与慢性两型。前者多见于急性血吸虫病，表现与脑膜脑炎相似，可出现意识障碍、瘫痪、抽搐、脑膜刺激征、腱反射亢进、锥体束征等。脑脊液检查可有嗜酸性粒细胞、白细胞总数增多或蛋白质轻度增高。后者多见于慢性早期患者，主要表现为局灶性癫痫发作，可伴头痛、偏瘫等，无发热。颅脑 CT 或 MRI 显示病变常位于颞叶，亦可位于枕叶，为单侧多发性高密度结节影或异常信号，周围有脑水肿。及时诊治多预后良好，大多数患者可完全恢复，无须手术。

3. 其他　机体其他部位，如肾、睾丸、卵巢、子宫、心包、腮腺、皮肤等也可发生血吸虫病变。

【并发症】

（一）上消化道出血

上消化道出血为晚期患者重要并发症，发生率 10% 左右。多为食管下段和胃底静脉曲张破裂出血。表现为呕血与黑粪，可引起出血性休克，病死率约 15%，出血后可出现腹水或诱发肝性脑病。

（二）肝性脑病

晚期患者可并发肝性脑病，多由大出血、大量放腹水、过度利尿等诱发。

（三）感染

由于患者免疫功能减退，极易并发感染，如腹膜炎、阑尾炎等。

（四）肠道并发症

并发阑尾炎者颇为多见，易引起阑尾穿孔、局限性脓肿或腹膜炎。严重结肠病变导致肠腔狭窄，可并发不完全性肠梗阻，以乙状结肠与直肠为多。结肠肉芽肿可并发结肠癌，多为腺癌，恶性程度较低、转移较晚。

【实验室检查及其他检查】

（一）血常规

急性期外周血白细胞总数为（10~30）×10^9/L，嗜酸性粒细胞明显增多，常在 20%~40%，高者可达 90% 以上，但重症者反可减少甚至消失。慢性患者一般轻度增多，在 20% 以内。晚期患者常因脾功能亢进引起血小板、白细胞及红细胞减少。

（二）粪便检查

发现虫卵和毛蚴是确诊血吸虫病的直接依据。一般急性期检出率较高，而慢性和晚期患者阳性率较低。检查虫卵常用改良加藤厚涂片法或虫卵透明法。

（三）肝生化指标检测

急性期患者血清 ALT 可轻度升高；慢性期患者肝功能大多正常；晚期患者血清白蛋白降低，常有白/球倒置现象。

（四）免疫学检查

免疫学检查方法较多，操作简便。但患者血清中抗体在治愈后仍可持续存在一段时间，不能区别过去感染与现症患者，且有假阳性、假阴性等缺点。

1. 皮内试验（intradermal test，IDT）　属速发型变态反应。曾感染过血吸虫者，体内有相应抗体。将血吸虫成虫抗原以 1∶8000 稀释，取 0.03mL 注入受试者前臂掌侧皮内，15 分钟后观察局部丘疹大小，直径 >0.8cm 者为阳性，阳性者需进一步检查。此法简便、快速，作为血吸虫感染的筛查方法，阳性率高达 95% 以上。

2. 环卵沉淀试验（circunoval precipitin test，COPT）　当成熟虫卵内毛蚴的分泌、排出物与血吸虫患者血清内相应抗体结合后，可在虫卵周围形成特异性沉淀物，当环卵沉淀率大于 3% ~ 5% 时，即为阳性反应，可作为诊断患者及疗效考核的方法。此法敏感度可达 85% ~97%。

3. 间接血凝试验（indirect hemagglutination assay，IHA）　将可溶性血吸虫卵抗原吸附于红细胞表面，使其成为致敏红细胞，这种红细胞与患者血清相遇时，由于红细胞表面吸附的抗原和特异性抗体结合，肉眼可见红细胞凝集在一起，称阳性反应，敏感度可达 90% 以上，但与肺吸虫交叉反应率高。在流行地区，该法可作为筛查或综合体检的方法之一。

4. 酶联免疫吸附试验（ELISA）　检测患者血清中的特异性抗体，敏感度 90% ~100%，可作为诊断及疗效考核的依据。

5. 循环抗原检测法　循环抗原的存在表明有活动性感染，血清和尿中循环抗原水平与粪便虫卵计数相关。此法对血吸虫病的诊断、疗效考核和防治效果评定具有重要价值。

（五）肝脏影像学检查

1. 超声检查　可见肝、脾体积大小改变，肝表面结节，门脉血管增粗、呈网织改变。必要时亦可引导行肝穿刺活检。

2. CT 扫描　晚期血吸虫病患者肝包膜与肝内门静脉区常有钙化现象，CT 扫描可显示肝包膜增厚钙化，重度肝纤维化可表现为龟背样图像。

（六）直肠镜检查

一般于粪检多次阴性，而临床上仍高度怀疑血吸虫病时采用，是血吸虫病原诊断方法之一。通过直肠或乙状结肠镜，自病变处咬取黏膜，置光镜下压片检查有无虫卵。以距肛门 8 ~10cm 背侧黏膜处取材阳性率最高。有出血倾向或严重痔疮、肛裂以及极度衰弱者不宜进行本检查。

【诊断与鉴别诊断】

（一）诊断

1. 流行病学史　疫水接触史是本病诊断的必要条件。应仔细询问患者的籍贯、职业、是否曾去过疫区并有疫水接触史。急性血吸虫病多于发病前 2 周至 3 个月有接触史。

2. 临床特点　具有急性或慢性、晚期血吸虫病的症状和体征，如发热、皮炎、咳嗽、腹痛、腹泻、肝脾大并有压痛等。

3. 实验室检查　粪便检出活卵或孵出毛蚴即可确诊。但是慢性与晚期血吸虫病患者，因肠壁纤维化，虫卵不易掉入肠腔，粪检常为阴性，必要时可行直肠黏膜活检。血液循环抗原检测阳性提示体内有活的成虫寄生，其他血清免疫学检测阳性亦提示患者为现症或既往感染者。

（二）鉴别诊断

1. 急性血吸虫病　应与伤寒、副伤寒、阿米巴肝脓肿、粟粒型肺结核、结核性腹膜炎、败血症等相鉴别。血液中嗜酸性粒细胞显著增多有重要的鉴别价值。

2. 慢性血吸虫病　肝脾肿大应与病毒性肝炎相鉴别，有时两者同时存在。以腹泻、便血为主要表现者易与慢性菌痢、阿米巴痢疾、结肠癌等混淆，结肠镜检查可鉴别。

3. 晚期血吸虫病 应与特发性门脉高压症、乙/丙型肝炎肝硬化等鉴别。晚期血吸虫病常有慢性腹泻、便血史，特发性门静脉高压引起巨脾与食管下段静脉曲张较多见，肝功能损害较轻，黄疸、蜘蛛痣与肝掌较少见，病原学检查与免疫学检查有助于鉴别。

【预后】

急性和慢性患者早期接受病原治疗后，绝大多数症状可消失，体重、体力可明显恢复。晚期患者有顽固性腹水、上消化道出血、黄疸、肝性脑病及并发结肠癌者，预后较差。

【治疗】

以病原治疗为基础，辅以对症及支持治疗。

(一) 病原治疗

1. 吡喹酮（praziquantel） 毒性小、疗效好、给药方便、适应证广，可用于各期各型血吸虫病患者。

（1）机理 吡喹酮可使虫体肌肉强直性收缩而出现痉挛性麻痹；服药15分钟后在宿主体内即可见虫体外皮空泡变性，影响虫体吸收与排泄功能；并使体表抗原暴露，从而易遭受宿主的免疫攻击，促使虫体死亡。吡喹酮对血吸虫各个发育阶段均有不同程度的杀伤作用。对尾蚴杀灭作用极强，作用效果相当于成虫的数百倍。

吡喹酮口服后迅速吸收，1~2小时后达血药峰值。经肝脏代谢，主要分解成羟基代谢产物，主要分布于肝，其次为肾、肺、脑、垂体等，门静脉血药浓度较外周血高数倍至数十倍。半衰期为1~1.5小时。80%药物于4日内以代谢产物形式由肾排出，其中90%在24小时内排出。

（2）用法和用量 急性血吸虫病，总量按120mg/kg，于6日内分次服完，其中50%必须在前2日内服完，体重超过60kg者仍按60kg计算。慢性血吸虫病，成人总量按60mg/kg，2日内分4次服完；儿童体重在30kg以内者总量可按70mg/kg计算，30kg以上者与成人相同剂量。晚期血吸虫病，一般总量可按40~60mg/kg，2日内分次服完，每日量分2~3次服；年老、体弱、有其他并发症者，可按总量60mg/kg，3日内分次服完；感染严重者可按总量90mg/kg，分6日内服完。预防性服药：间接血凝试验阳性率占单位总人数25%以上时，对该单位人群应进行预防性用药；在下疫水前1~2小时和接触疫水后4~5周内服药预防。每次服药总量按40mg/kg，1日内顿服或分2次服完。

（3）不良反应 吡喹酮毒性较低，治疗量对人心血管、神经、造血系统及肝肾功能无明显影响，无致畸、致癌作用。常见的神经肌肉反应以头昏、头痛、乏力较为常见；消化道反应轻微，可有轻度腹痛、恶心，偶有食欲减退、呕吐，少数患者可出现黄疸等；心脏不良反应一般于用药后0.5~1小时出现，数小时内即可消失，不需处理，少数患者出现心悸、胸闷、期前收缩，偶有室上性心动过速、房颤等，心电图可见短暂的T波改变，ST段压低等；偶可诱发精神失常或出现消化道出血。

用吡喹酮规律治疗一疗程后，3~6个月粪检虫卵阴转率达85%~90%，虫卵孵化阴转率为90%~100%；血清免疫诊断转阴时间有时需要1~3年。

2. 青蒿素及其衍生物 青蒿素及其多种衍生物（如青蒿琥酯、蒿甲醚等），是目前有推广应用价值的预防日本血吸虫感染药物。

（1）药理 青蒿素对虫体的作用机制是影响其糖代谢。青蒿琥酯是还原青蒿素的琥珀酸单酯，对日本血吸虫童虫的能量代谢及其对红细胞的消化有抑制作用，对童虫的皮层、肌层和肠壁上皮均有直接损害作用，其杀虫作用优于吡喹酮。蒿甲醚是通过影响虫体皮层对葡萄糖的摄入，干扰虫体的能量代谢，导致糖原减少、碱性磷酸酶（ALP）的活性抑制，肝期童虫组织病变。7 日童虫对蒿甲醚较敏感，短期接触疫水人群服用也能起预防作用。

（2）用法用量　一般于接触疫水后 7～10 日开始口服青蒿琥酯，剂量为 6mg/kg，顿服，体重超过 50kg 者，按 50kg 计算，以后每周 1 次，离开疫区后再加服 1 次。

（3）不良反应　一般反应轻微，发热、头痛、恶心、呕吐、食欲减退、腹胀、腹痛、皮疹及瘙痒等不良反应的发生率一般在 1% 以下。

（二）对症支持治疗

1. 急性血吸虫病　高热、中毒症状严重者予补液治疗，维持水和电解质平衡，加强营养及全身支持疗法。合并其他寄生虫者应先驱虫治疗，合并伤寒、菌痢、败血症、脑膜炎者，均应先抗感染后用吡喹酮治疗。

2. 慢性和晚期血吸虫病　应加强营养，改善体质，及时治疗并发症。巨脾、门静脉高压、上消化道出血等患者，可考虑外科手术治疗。有侏儒症时可短期、间歇、小剂量予性激素和甲状腺素制剂。

【预防】

（一）管理传染源

1. 普查、普治患者　在普查的基础上普遍对血吸虫患者进行治疗，既可及时治疗患者保护劳动能力，又可迅速控制传染源，达到防治结合之目的。普查主要是采取综合查病的方法，根据病史、相关实验室检查进行综合判断，确定需要治疗的患者。建立普查普治患者卡，观察本病的消长情况。

2. 普查、普治病畜　普治病畜是控制传染源的重要措施之一，在普查的基础上，确定治疗对象，病畜的治疗可使用硝硫氰胺静脉注射。

（二）切断传播途径

消灭钉螺是切断传播途径的关键。可采取改变钉螺孳生环境的物理灭螺法（如土埋法等），同时可结合化学灭螺，采用氯硝柳胺等药物杀灭钉螺。粪便须经无害化处理后方可使用。保护水源，改善用水。

（三）保护易感人群

严禁在疫水中游泳、戏水。接触疫水时应穿防护衣裤、使用防尾蚴剂等。已接触疫水者和怀疑接触疫水者，自接触疫水之日起 23～26 日内服吡喹酮 40mg/kg，顿服。

第二节　并殖吸虫病

并殖吸虫病（paragonimiasis）又称肺吸虫病（lung fluke disease），是由并殖吸虫（Paragonimus）寄生于人体组织器官所致的一种慢性人兽共患的寄生虫病。因吃不熟或生的溪蟹或蝲蛄而感染，可侵犯多种脏器，以肺组织最为多见。目前世界上已报道并殖吸虫超过 50 种，在中国能致病的为两个类型，以卫氏并殖吸虫为代表的人兽共患型和四川并殖吸虫为代表的兽主人次型。卫氏并殖吸虫病主要表现为咳嗽、胸痛、咳铁锈色痰等，四川并殖吸虫病主要表现为游走性皮下包块和渗出性胸膜炎。

【病原学】

并殖吸虫成虫雌雄同体，有口吸盘和腹吸盘各一个，睾丸与卵巢并列。虫体富有肉质，褐黄色。并殖吸虫需要两个中间宿主。卫氏并殖吸虫常寄生在人或动物肺部，以血液和组织液为食物，产出的虫卵随痰排出或吞入消化道由粪便排入水后，在 25 ~ 30℃经 15 ~ 20 日发育孵出毛蚴。毛蚴侵入第一中间宿主螺科体内，经胞蚴、母雷蚴及子雷蚴的发育和无性增殖阶段，历经约 12 周发育为尾蚴，并从螺体内逸出。尾蚴在水中侵入第二中间宿主蟹或蝲蛄体内，可在其胸肌、足肌等部位形成囊蚴（后尾蚴），囊蚴形成是并殖吸虫的感染期。

人如生食含囊蚴的蟹或蝲蛄后，囊蚴在十二指肠内经胆汁和消化液作用，脱囊逸出后穿过肠壁进入腹腔，在各脏器间游走，然后穿过膈肌到胸腔，侵入肺，移行至细支气管附近，逐渐破坏肺组织形成虫囊，虫体在囊内发育为成虫。从囊蚴经口感染至成虫产卵，需 60 ~ 90 日。

四川并殖吸虫主要寄生于果子狸、犬、猫等哺乳动物（为保虫宿主）；人并非其适宜的终末宿主，一般不能发育成熟，多以童虫形式在体内移行，偶见成虫寄生于人肺。

【流行病学】

(一) 传染源

卫氏并殖吸虫在感染者体内产卵，虫卵随痰液和粪便排出体外，故患者是主要传染源。四川并殖吸虫一般不能在人体内发育为成虫，故病猫、病犬是主要传染源，患者不是传染源。鼠类、野猪、兔等并殖吸虫转续宿主（paratenic host）体内可携带童虫，也是重要的传染源。

(二) 传播途径

因食用生或半生含囊蚴的蟹或蝲蛄是人体感染的主要方式。另外进食含活囊蚴的转续宿主动物肉，或饮用含囊蚴的生水也可感染。

(三) 人群易感性

人群普遍易感，儿童与青少年感染率较高。流行区人群感染率约 20%，其中 30% 为隐性感染者。

(四) 流行特征

并殖吸虫病流行于世界各地，我国有 24 个省市的农村有病例报道，主要分布在直接捕食溪蟹的地方，夏秋季多见。浙江与东北各省以卫氏并殖吸虫病为主，四川、云南、江西等地以四川并殖吸虫病较多。

【发病机制与病理】

(一) 发病机制

并殖吸虫童虫游走或成虫定居均可引起机械性损伤，虫体代谢产物等抗原物质可导致机体的免疫病理反应。

1. 童虫引起的病变 人吞食含有活囊蚴的溪蟹或蝲蛄后，囊蚴被消化液溶化，后尾蚴逸出，借其肌肉收缩运动及其腺体分泌的产物破坏人体组织，穿透肠壁进入腹腔，在腹腔内移行发育为童虫，导致腹内脏器广泛的炎症和粘连。多数童虫可穿过膈肌，游动于胸腔，引起胸膜炎或胸腔积液。童虫入肺可产生窦道，形成囊肿。四川并殖吸虫的童虫在人体内移行过程中造成的损害较卫氏并殖吸虫显著，常在寄生部位形成嗜酸性肉芽肿，该虫不能在人体内发育为成虫，幼虫也极少入肺形成囊肿，而以游走性皮下包块与渗出性胸膜炎较多见。

2. 成虫所致的病变　卫氏并殖吸虫成虫致病范围常固定于肺，也可沿疏松组织游走，使病变波及多个脏器。虫体沿纵隔向上经颅底孔进入颅内，侵犯脑组织，产生相互沟通的囊肿，形成结节状肿块。虫体入脑后多侵犯脑基底节、内囊和视丘，也可侵入侧脑室引起偏瘫或脑疝。

3. 虫卵引起的病变　虫卵可见于囊肿间的隧道内以及成虫穿行经过的各种组织中。虫卵引起的组织反应较轻微，虫卵结节无明显坏死，属于一种机械性或异物刺激型肉芽肿反应。

（二）病理

虫体入肺引起的病理过程大致分为三期，三期是个连续变化的过程，可同时存在于同一器官中。

1. 脓肿期　主要为虫体移行引起组织破坏、出血及继发感染。肉眼可见病变处呈线状或窟穴状，内有血液，并伴有炎性渗出，继之病灶周围肉芽组织形成薄膜状脓壁，逐渐形成脓肿。

2. 囊肿期　由于渗出性炎症，大量细胞浸润、聚集、死亡、崩解、液化，脓肿内充满赤褐色果酱样液体。镜下检查可见坏死组织、夏科－雷登结晶和大量虫卵。囊肿壁上皮本身就是宿主的细支气管上皮，故有人认为囊肿是虫体穴居引起细支气管扩张及炎性增厚所致。

3. 纤维瘢痕期　当囊内虫体移行他处或死亡，囊内容物通过支气管排出或被吸收后，周围肉芽组织和纤维组织不断向中心发展，使整个囊肿完全被纤维组织代替，形成瘢痕。

【临床表现】

潜伏期短至数日，长达10年以上，多为3～6个月。本病表现复杂多样，起病多缓慢，感染量大者可表现为急性并殖吸虫病。

（一）急性并殖吸虫病

起病急，全身症状较明显。病初表现为腹痛、腹泻，稀便或黏液脓血便，可伴有食欲减退，低热，部分为弛张热伴畏寒，可反复出现荨麻疹。稍后出现胸痛、胸闷、气短、咳嗽等呼吸道症状。

（二）慢性并殖吸虫病

按被侵及的主要器官可分为胸肺型、腹型、皮肤型和脑脊髓型等。

1. 胸肺型　最常见。主要由卫氏并殖吸虫感染所致，以咳嗽、胸痛、咳出果酱样或铁锈色血痰为主要表现。当虫体在胸腔窜扰时，可侵犯胸膜，导致渗出性胸膜炎、胸腔积液、胸膜粘连、心包炎、心包积液等。

2. 腹型　约占30%，虫体穿过肠壁，在腹腔及各器官间游走，出现腹痛、腹泻、大便带血等症状。腹痛部位不固定，多为隐痛。也可引起腹腔器官组织广泛炎症和粘连，偶可引起腹膜炎及腹水。虫体侵犯肝脏可形成嗜酸性肝脓肿，导致肝生化指标异常。

3. 皮肤型　以游走性皮下包块为主要表现。包块大小不一，表面皮肤正常，肿块触之可动，常呈单个散发，偶可多个成串。一处包块消失后，间隔一段时间又在附近或其他部位出现。几乎人体体表各处均可出现，多见于腹壁、胸背、头颈等部位。

4. 脑脊髓型　儿童卫氏并殖吸虫病多见。脑型常见颅内压增高，伴颅内占位病变表现，如癫痫发作，幻觉，视觉及肢体感觉异常，或瘫痪，失语，偏盲等。四川并殖吸虫病可导致蛛网膜下腔出血。脊髓型可见下肢麻木或刺痛，或肢体瘫痪、大小便失禁等。

5. 其他类型　有的可出现阴囊肿大疼痛。无明显临床表现及脏器损害表现，仅皮内试验或血清学检测呈现阳性，血嗜酸性粒细胞增高，称亚临床型。

【实验室检查与其他检查】

（一）一般检查

急性患者外周血白细胞总数增多，嗜酸性粒细胞比例明显增高，可占30%～40%；脑脊液、胸水、腹水及痰中嗜酸性粒细胞也见增高；血沉增快。

（二）病原检查

1. 痰液　卫氏并殖吸虫病患者清晨痰液直接涂片或经10%氢氧化钾溶液消化浓集后，镜检可见虫卵及夏科－雷登晶体。

2. 粪便　15%～40%患者粪便中可查见虫卵。

3. 体液　脑脊液、胸水、腹水等体液中可查见虫卵，嗜酸性粒细胞增多及夏科－雷登晶体。

4. 活组织检查　皮下结节或包块病理检查可查见虫卵、童虫或成虫。四川并殖吸虫引起的皮下包块可见典型的嗜酸性肉芽肿。

（三）免疫学检查

早期或轻度感染的亚临床型及异位损害病例，可根据特异性免疫学方法诊断。

1. 皮内试验　以1∶2000成虫抗原0.1mL注射于前臂皮内，20分钟后皮丘直径＞12mm、红晕直径＞20mm者为阳性反应，阳性率可达95%，常用于现场流行病学调查，简便易行，但与华支睾吸虫、血吸虫等有部分交叉反应而可呈现假阳性。

2. 后尾蚴膜试验　患者痰中虫卵阳性者，此试验阳性率较高，特异性强，具有早期诊断价值，但须注意与其他吸虫有部分交叉反应。

3. ELISA　检测患者血清中抗原，阳性率达95%以上，特异性较强，可作为诊断参考。

（四）影像学检查

X线胸片检查对胸肺型病例有重要参考价值，早期可见中下肺野大小不等、边缘不清的类圆形炎性浸润阴影，病程后期可见囊肿及胸腔积液，同时伴胸膜粘连或增厚。CT或MRI检查可显示胸膜、肺、腹部、脑、脊髓等部位病变状态或阻塞部位等。

【诊断与鉴别诊断】

（一）诊断

1. 流行病学资料　进入流行区的人群，有生食或半生食溪蟹、蝲蛄或饮用溪流生水史等。

2. 临床表现　有流行病学史而出现腹痛、腹泻、咳嗽、咳铁锈色痰、胸腔积液，或有游走性皮下结节或包块者，应考虑本病的可能性。

3. 实验室检查　在痰、粪及体液中查见并殖吸虫虫卵，或皮下结节中查到虫体是确诊的依据。血清学、免疫学检查有辅助诊断意义。

（二）鉴别诊断

1. 结核病胸肺型并殖吸虫病　早期表现与肺结核相似，但结核病患者可见低热、盗汗等症状，结核菌素试验阳性，胸片可见空洞，痰中查抗酸杆菌等有助于鉴别。

2. 颅内肿瘤脑型并殖吸虫病　可有头痛、呕吐、颈项强直等与颅内肿瘤相似。但并殖吸虫感染史、发热、肺部病变、痰中查见虫卵以及脑脊液中嗜酸性粒细胞与免疫学检查等均有助于鉴别。

3. 原发性癫痫脑型并殖吸虫病　癫痫发作时与原发性癫痫表现相似，痰中查见并殖吸虫虫卵、脑脊液免疫学检查阳性等是鉴别诊断的依据。

【预后】

预后常因致病虫种、感染轻重及病变部位等而异。一般病例预后较好，脑型可导致残疾或死于脑疝。四川并殖吸虫病侵犯脑组织较卫氏并殖吸虫病为轻，较易恢复，后遗症少，预后较好。

【治疗】

主要是针对病原治疗。

1. 吡喹酮（praziquantel）　对卫氏与四川并殖吸虫病均有良好疗效，副作用少，疗程短，服用方便，是目前治疗并殖吸虫病的首选药物。剂量为75mg/（kg·d），分3次口服，2～3日为一疗程。脑型患者宜间隔1周后，再给予一个疗程。

2. 硫氯酚（bithionol sulfoxide）　成人剂量3g/d，儿童50mg/（kg·d），分3次口服，连续用10～15日，或间日服用，20～30日为一疗程。脑脊髓型常需2～3个疗程。本品副作用为腹泻、恶心、呕吐等。个别病例可出现赫氏反应。孕妇慎用。

3. 三氯苯达唑（triclabendazole）　为一种新的苯并咪唑类衍生物，对并殖吸虫有明显杀灭作用，剂量为5mg/（kg·d），顿服，3日为一疗程。疗效与吡喹酮相似，不良反应轻微。

【预防】

（一）控制传染源

彻底治疗患者及感染者，管理好粪便。

（二）切断传播途径

不生吃或半生吃溪蟹、蝲蛄及转续宿主的肉，不饮用流行区溪流生水。

（三）保护易感人群

加强宣传教育，尤其是青少儿，养成良好卫生习惯，增强体质。

第三节　华支睾吸虫病

华支睾吸虫病（clonorchiasis sinensis）亦称肝吸虫病，是由华支睾吸虫（Clonorchis sinensis）寄生在人体肝内胆管引起的一种寄生虫病。因生食或食用未煮熟的含活囊蚴的淡水鱼或虾而感染。临床表现轻重悬殊，一般表现为疲乏、精神不振，上腹隐痛、腹泻、肝大等，可并发胆管炎、胆囊炎和胆石症，少数严重者可发展为肝硬化或胆管癌。

【病原学】

华支睾吸虫属于吸虫类。外形似葵花籽仁状，成虫体形扁平狭长，前端较细，后端钝圆，大小为（10～25）mm×（3～5）mm，半透明，有口、腹两个吸盘，雌雄同体。睾丸1对，呈分支状，前后排列于虫体后1/3处。卵巢1个，细小分叶状，位于睾丸之前。其虫卵大小为（27.3～35.1）μm×（11.7～19.5）μm，黄褐色，形似灯泡状，前端较窄，后端钝圆，卵前端卵盖明显，卵盖周缘呈肩峰状隆起，后端有一疣状突起，卵壳厚，内含一成熟毛蚴。

成虫寄生于肝内胆管内，产生的虫卵随胆汁进入肠道，随粪便排出体外。虫卵入水后被第一中间宿主（淡水螺）吞食，在螺消化道内孵育出毛蚴，并穿过肠壁向肝脏移行，经历胞蚴、雷蚴阶段的分裂增殖，发育成为尾蚴。尾蚴成熟后自螺体逸出，在水中侵入第二中间宿主（淡水鱼、虾）体内发育为囊蚴。终宿主（人或哺乳动物）因食入未煮熟的淡水鱼、虾而受染。囊蚴在胃肠内经消化液的作用后，幼虫在十二指肠内脱囊逸出，继而从胆总管或穿过肠壁经腹腔进入肝脏，在肝内胆管内发育为成虫。从感染囊蚴到成虫成熟产卵需 1 个月左右，成虫在人体内的寿命可长达 2 ~ 30 年。

【流行病学】

（一）传染源

感染华支睾吸虫的人和哺乳动物（猫、犬、猪等）为主要传染源。

（二）传播途径

人因进食未煮熟而含有华支睾吸虫囊蚴的淡水鱼或虾而感染，也有由于烤、烧、炒、煎小型鱼类不熟而感染。此外，用切生鱼肉的刀或砧板切熟食，用盛生鱼的器皿盛食物，甚至饮用囊蚴污染的生水也可被感染。

（三）人群易感性

人群普遍易感，无性别、年龄、种族差别。感染率高低与居民的生活习惯、卫生习惯及饮食嗜好有密切关系。

（四）流行病学特征

华支睾吸虫病主要分布于东亚和东南亚，约85%病例在中国。在我国除青海、宁夏、内蒙古、西藏等尚未见报道外，在 27 个省、市、自治区均有本病的发生或流行，其中以广东、广西及东北各省多见。根据 2005 年全国人体重要寄生虫病现状调查报告，我国流行区华支睾吸虫感染率为 2.40%，推算流行区感染华支睾吸虫人数为 1249 万人。部分高发区域，感染率可高达 13% ~ 20%。

【发病机制与病理】

（一）发病机制

华支睾吸虫主要寄生在人体肝内中小胆管，病变因感染轻重和时间长短而异。感染轻者，可无明显病理变化。感染较重者，虫体的分泌物和代谢产物以及虫体活动时的机械刺激均可引起组织病变，常由急性炎症向慢性炎症反应发展，最后导致肝硬化、肝功能衰竭。病变以肝左叶较明显，可能和左肝管与胆总管的连接较平直，童虫易于侵入有关。胆总管内的成虫可引起肝外梗阻，合并细菌感染则发生胆管炎、胆囊炎。虫体进入胰管可引起胰管炎或胰腺炎。虫卵在胆道沉积，可形成胆道结石。长期的慢性感染与胆管细胞癌的发生密切相关。

（二）病理

肉眼观肝大，左叶更为明显。肝脏变硬、表面高低不平，可见灰白色、黄豆大小的近圆形囊状结构突出于肝表面。镜下可见胆管壁有淋巴细胞、浆细胞和嗜酸性粒细胞浸润，胆管扩张，胆管上皮细胞脱落和增生。邻近的肝细胞有脂肪变性、萎缩和坏死。成虫在胆囊内寄生，镜下可见胆囊壁有嗜酸性粒细胞及淋巴细胞浸润，而上皮细胞增生多不明显。成虫在胰腺导管内寄生，肉眼观可见胰管扩张、增厚，镜下可见胰管上皮增生，并伴有不同程度的鳞状化生。

胰腺实质一般无明显改变。

【临床表现】

本病一般起病缓慢。潜伏期多为 1~2 个月。临床表现与感染程度及机体免疫反应有关。

轻度感染者可不出现症状，一般感染者出现倦怠、乏力、食欲减退、腹痛、腹泻、肝区痛和肝大（常以左叶为主）等。个别患者因大量成虫堵塞胆总管而出现梗阻性黄疸。严重感染者多急性起病，潜伏期短，突发寒战、高热，体温高达 39℃ 以上，呈弛张热，食欲减退、厌油，肝大伴压痛，可有轻度黄疸，少数脾大。数周后急性症状消失而进入慢性期，表现为疲乏、消化不良等。

慢性重复感染的严重病例可发展为肝硬化，出现黄疸及门脉高压表现，如腹壁静脉曲张、脾大、腹水等。感染严重的儿童可出现营养不良和生长发育迟缓，甚至可引起侏儒症。

【并发症】

（一）急性胆管炎和胆囊炎

急性胆管炎和胆囊炎为最常见的并发症。有在疫区居住或旅游史且生食鱼（虾）史的患者，即使粪检没有发现虫卵，也不能排除华支睾吸虫感染导致的胆管炎。

（二）胆石症

虫卵、死亡的虫体、脱落的胆管上皮细胞可成为结石的核心或诱发结石形成。

（三）胰腺炎及糖尿病

成虫阻塞胰管可引起胰腺炎，少数患者可出现糖尿病。

（四）肝癌及胆管癌

长期成虫寄生可诱发肝胆管癌。

【实验室检查及其他检查】

（一）血常规

白细胞总数及嗜酸性粒细胞轻、中度增加，嗜酸性粒细胞一般在 10%~40%。严重感染可出现贫血。

（二）肝功能试验

肝功能受损程度与感染程度和病程有关，轻度感染者一般无明显改变，中重度感染者可有白/球比例倒置、血清胆红素升高等。

（三）虫卵检查

粪便和十二指肠引流胆汁检查，发现虫卵是确诊的直接依据。因虫卵较小，直接粪便镜检阳性率较低，临床多用集卵法检查。应多次检查，至少每日 1 次，连续 3 日检查粪便。十二指肠引流胆汁发现虫卵机会多于粪检，但操作难度大，临床很少使用。

（四）免疫学检查

主要用于感染程度较轻者，或用于流行病学调查。常用的方法有间接血凝试验（IHA）或酶联免疫吸附试验（ELISA）检测患者血清中特异性抗体，存在假阳性，也不能排除既往感染。

（五）其他

超声波检查、CT 和磁共振可显示肝内中小胆管多处扩张，胆管内有虫体及其他改变如胆管炎症等表现。影像学改变多为非特异性，不能作为确诊依据。

【诊断与鉴别诊断】

（一）诊断

1. 流行病学资料　居住或到过流行区，有食用生或未煮熟淡水鱼虾史。

2. 临床表现　以消化道症状与肝大（左叶肿大明显）为主，常伴有神经衰弱症或胆囊胆管炎、胆结石等。

3. 实验室检查　确诊有赖于粪便或十二指肠引流液中找到虫卵。ELISA 等免疫学方法检测血清特异性抗体，可辅助诊断。

（二）鉴别诊断

1. 异形吸虫病　由异形吸虫或横川后殖吸虫等引起。这些吸虫也是通过生食或食未煮熟的淡水鱼而感染，虫卵与华支睾吸虫卵相似，可通过粪检虫卵鉴别。临床上，当反复投以驱虫药后，虫卵仍不转阴时，可考虑进行十二指肠液引流检查，如未获得虫卵，应考虑异形吸虫感染。

2. 病毒性肝炎、肝炎肝硬化　消化道症状及肝功能损害明显，病毒性肝炎血清标志物阳性，粪检找不到华支睾吸虫卵可鉴别。

3. 胆囊炎、胆石症　华支睾吸虫所引起的胆囊炎、胆石症与胆石症合并细菌感染引起的胆囊炎症状相似，但后者感染中毒症状多较为明显。粪便检查发现虫卵可供鉴别。

【预后】

轻症患者经过治疗，预后良好。反复感染的重症患者，或已发展到肝硬化者，经驱虫治疗后，一般情况和肝脏病变也可好转。重度感染和病程较长者，出现肝硬化及胆管癌者，预后差。

【治疗】

（一）病原治疗

1. 吡喹酮（praziquantel）　是本病治疗的首选药物，具有疗程短、疗效高，毒性低，在体内吸收、代谢、排泄快等优点。治疗剂量为每次 20mg/kg，每日 3 次，连服 2～3 日。不良反应轻微而短暂，但当胆管内华支睾吸虫被大量驱出时，有时可引起胆绞痛或慢性胆囊炎急性发作。

2. 阿苯达唑（albendazole）　对本病亦有较好疗效。每日 10～20mg/kg，分 2 次服，7 日为 1 疗程。

（二）对症治疗及支持疗法

重度感染兼有营养不良、肝功能异常或肝硬化者，应注意加强营养，纠正贫血，保肝治疗。并发细菌感染时应选择合适的抗菌药物治疗，并发胆石症、胆道梗阻时，应考虑手术治疗。

【预防】

（一）控制传染源

开展对本病的流行病学调查，及时治疗患者及病畜，以控制或消灭传染源。

（二）切断传播途径

加强粪便及水源管理，不用未经处理的新鲜粪便施肥，不随地排大便；不在鱼塘上或河旁建厕所。禁止用粪便喂鱼，防止虫卵污染水源。

（三）保护易感者

开展卫生宣教，改变不良饮食习惯，不食生的或未熟透的淡水鱼、虾。

第四节　姜片虫病

姜片虫病（fasciolopsiasis）是由布氏姜片吸虫（Fasciolopsis buski）寄生在人、猪小肠内所致的人兽共患寄生虫病。临床以腹痛、腹泻、消化功能紊乱、营养不良为主要表现。由生食菱角、藕、荸荠等水生植物而感染。

【病原学】

布氏姜片虫属扁形动物门吸虫纲复殖目片形科姜片属，活虫呈椭圆形、扁平似姜片而得名。虫体长达 20～75mm，宽 8～20mm，厚达 0.5～3mm，呈肉红色，雌雄同体，是寄生于人体最大的吸虫。成虫有口腹吸盘各一个，两吸盘相距较近，口吸盘位于虫体前端，腹吸盘呈漏斗状、较大，虫体凭借腹吸盘吸附在宿主的小肠黏膜上。虫卵为椭圆形，呈棕黄色或淡黄色，大小为（130～140）μm×（80～85）μm，是人体常见寄生虫卵里最大的。卵壳薄而均匀，一端具有不明显的卵盖，近卵盖端有一尚未分裂的卵细胞，周围有 20～40 个卵黄细胞。

姜片虫成虫发育需有两个宿主（扁卷螺和人或猪）。虫卵随粪便排出体外后，在水中的适宜温度与湿度下，经 3～7 周，虫卵内毛蚴发育成熟，毛蚴依靠分泌溶解物及本身的伸缩活动，推开卵盖孵出。毛蚴侵入中间宿主扁卷螺，经胞蚴、母雷蚴、子雷蚴等阶段而发育成尾蚴，尾蚴从螺体内逸出吸附在水生植物如菱角、荸荠、藕节的表面，脱去尾部成囊蚴。当终宿主人或猪生食受染的水生植物时，囊蚴进入人体或猪体内，在小肠经消化液和胆汁作用下，囊壁破裂，尾蚴逸出，借助吸盘吸附于十二指肠或空肠上段的黏膜上吸取营养，经 1～3 个月发育成为成虫并产卵。成虫在人体内的寿命为 4～4.5 年，在猪体内为 1 年左右。

姜片虫囊蚴具有一定抵抗力。28～30℃时囊蚴在湿纸上可存活 10 日以上，5℃可活 1 年。囊蚴不耐高热，在煮沸 1 分钟或阳光曝晒 1 日可死亡。囊蚴在干燥环境中不易存活。

【流行病学】

（一）传染源

患者和受感染的猪是主要传染源。

（二）传播途径

流行区人群因生食带有囊蚴的水生植物或饮带有囊蚴的生水而被感染。常见的水生植物有菱角、荸荠和茭白。流行区常以水浮莲等喂猪，故猪的感染率很高。

（三）人群易感性

人群普遍易感，5～20 岁发病率最高。感染后无明显保护性免疫，故可重复感染。

（四）流行特征

本病是地方性传染病，我国除东北、内蒙古、新疆、西藏、青海和宁夏等外，其余 18 个省（自治区）均有人或猪姜片虫病流行，其中以南部及中部的水乡为主要流行区，流行与否及强度取决于当地居民是否有生食水生植物的习惯。

本病青少年多见，但在严重流行区各年龄组的感染率均很高，这主要与感染姜片虫囊蚴的机会有关。

姜片虫感染有明显的季节性，主要在夏秋季，江浙一带水生植物上囊蚴以 8～10 月份为多。带虫卵粪便污染水源是造成本病流行的重要因素。

【发病机制与病理】

（一）发病机制

主要为机械性损伤及虫体代谢产物被吸收后引起的变态反应和毒性反应。姜片虫被吞食后，其腹吸盘强力吸附在十二指肠和空肠上段的黏膜上，引起被吸附的黏膜及邻近组织发生炎症，导致患者的消化功能障碍。虫体大量摄取肠道内营养成分，加之遮盖肠壁黏膜，妨碍肠道对营养物质的消化与吸收，导致营养不良。虫数较多时，可成团堵塞肠腔，导致肠梗阻。虫体代谢产物又可引起过敏反应，血中嗜酸性粒细胞增多。

（二）病理

小肠黏膜等病变部位充血、水肿、点状出血，甚至形成溃疡或脓肿。黏膜与黏膜下层可见淋巴细胞、中性粒细胞和嗜酸性粒细胞浸润。

【临床表现】

潜伏期 1～3 个月。因感染的轻重和患者的体质差异，临床表现不一。

轻度感染多无症状或症状轻微，仅有上腹部不适或消化不良。中、重度感染时有腹痛、腹泻、食欲减退、恶心、呕吐等症状。腹痛多在上腹部或右季肋下部，少数在脐周。以隐痛为主，偶有剧痛或绞痛，多见于早晨空腹或饭后。可有腹泻，粪便中常有不消化食物，量多腥臭，腹部胀气。或腹泻与便秘交替出现。儿童常有精神神经症状如睡眠不安、磨牙、抽搐等。少数患者由于长期慢性腹泻，引起严重营养不良，继发肠道和肺部感染，并可导致全身衰竭而死亡。大量感染者可因虫体成团而并发肠梗阻。有些患者有自动排虫史或吐虫史。

【实验室检查】

（一）血常规

可有轻度贫血，白细胞数略增加，嗜酸性粒细胞常增高，可达 10%～20%。

（二）粪便检查

常用直接涂片法、沉淀集卵法及定量透明法。由于姜片虫卵大，易于查到，一般采用一次粪检 3 张涂片，检出率可达 90% 以上。轻度感染者，可用集卵法，以提高检出率。定量透明法既可定性又可定量计数，可用于普查、药物疗效及防治效果的考核。

（三）成虫鉴定

患者可从粪便中排出成虫，偶尔也可呕吐出成虫。胃镜检查可直接观察到寄生于小肠的成虫。根据成虫的形态特征可进行诊断。

【诊断与鉴别诊断】

（一）诊断

生活在流行区，并有生食水生植物或饮生水习惯者，出现消化不良、上腹部隐痛、慢性腹泻、食欲减退等胃肠道症状及营养不良者，应考虑本病。粪便中查出姜片虫卵或在呕吐物中发现成虫时，可确诊此病。

（二）鉴别诊断

本病应注意与钩虫病、蛔虫病相鉴别，鉴别主要依赖大便检查虫卵。

【预后】

本病一般预后良好。

【治疗】

主要以驱虫为主，并针对本病引起的消化道功能紊乱及营养不良等给予支持及对症处理。驱虫治疗主要有：

1. 吡喹酮（praziquantel） 作为病原治疗的首选药物，具有高效、低毒、使用方便等优点，且不良反应轻。常用剂量为 10 ~ 20mg/kg，分 3 次口服，1 日服完。治疗 1 个月虫卵阴转率为 97.5% ~ 100%。

2. 槟榔 为植物槟榔的种子，内含槟榔碱，能麻痹虫体的神经系统，增进肠蠕动，是驱绦虫及姜片虫的有效成分。煎剂用量成人 50g，加水 4 倍，浸泡 12 小时，煎煮 2 小时，滤去沉渣，清晨空腹顿服，连服 3 日；儿童每日 2 ~ 3g，总量不超过 30g。不良反应有头晕、恶心、呕吐、腹痛等，但不严重。

3. 硫氯酚（hithionol sulfoxide） 成人剂量为 3g，儿童为 50mg/kg，晚间顿服或连服 2 晚，便秘可加口服泻剂，一次服药疗效可达 70% 以上。

【预防】

（一）管理传染源

普查、普治患者，直至治愈。流行区内的猪应该圈养并定期给予药物如吡喹酮等进行驱虫治疗。

（二）切断传播途径

加强粪便管理，尤其管好猪粪，粪便应经无害化灭卵处理后方可使用。积极开展养鱼养鸭等生物学灭螺措施，或应用化学灭螺措施。

（三）保护易感人群

加强卫生宣传教育，普及防病知识。提倡不生食水生果品，不喝生水。菱角、荸荠等水生植物应煮熟，或用开水烫 5 分钟后再食用。水生青饲料经发酵、加热等方式杀死囊蚴后再喂猪。

第五节　丝虫病

丝虫病（filariasis）是指由丝虫（filaria）寄生于人体淋巴组织、皮下组织或浆膜腔所引起的寄生虫病。临床特征早期为反复发作的淋巴管炎和淋巴结炎，晚期为因淋巴管阻塞引起的淋巴水肿、象皮肿等不同表现。本病流行区域广泛，危害严重。

【病原学】

丝虫是由吸血节肢动物传播的一类寄生性线虫。成虫寄生在终宿主脊椎动物的淋巴系统、皮下组织、腹腔、胸腔等处。雌虫为卵胎生，产出带鞘或不带鞘的微丝蚴（microfilaria）。微丝蚴多数寄生在血液中，少数寄生在皮内或皮下组织。幼虫在中间宿主吸血节肢动物体内进行发育，当这些中间宿主叮咬吸血时，成熟的感染期幼虫即由其喙逸出，经皮肤侵入终宿主体内发育为成虫。对人体有致病作用的丝虫现知有 8 种：其中班氏吴策线虫（Wuchereria bancrofti,

班氏丝虫）、马来布鲁线虫（Brugia malayi，马来丝虫）和帝汶布鲁线虫（Brugia timori，帝汶丝虫）寄生于人体淋巴组织，旋盘尾丝虫（Onchocerca volvulus，盘尾丝虫）、罗阿罗阿丝虫（Loa loa，罗阿丝虫）和链尾唇棘线虫（Dipetalonema streptocerca，链尾丝虫）寄生于人体皮下组织，常现唇棘线虫（Dipetalonema perstans，常现丝虫）和奥氏曼森线虫（Mansonella ozzardi，奥氏丝虫）寄生于人体浆膜腔。我国仅有班氏丝虫（Wuchereria bancrofti）和马来丝虫（Brugia malayi）2种流行。

（一）成虫

我国流行的班氏丝虫和马来丝虫两种成虫的形态相似，虫体乳白色，细长如丝线，体长不到1cm，雌虫大于雄虫，体表光滑，雌雄异体，但经常缠绕在一起。头端略膨大，呈球形或椭球形，口在头顶正中，周围有两圈乳突。子宫近卵巢段含大量卵细胞，成熟虫卵壳薄而透明，内含卷曲的幼虫。在向阴门移动的过程中，幼虫伸直，卵壳随之伸展成为鞘膜而覆于幼虫体表，此幼虫称为微丝蚴。

（二）微丝蚴

雌虫胎生幼虫，呈丝状活动，称微丝蚴，其虫体细长，头端钝圆，尾端尖细，外被有鞘膜。斑氏微丝蚴长约$280\mu m$、宽约$7\mu m$，马来微丝蚴较斑氏短细。微丝蚴从淋巴系统进入血循环后，白日多藏匿于肺的微血管内，夜间进入周围血液循环，具有明显的夜现周期性（nocturnal periodicity），通常斑氏微丝蚴为夜晚10时至次晨2时，马来微丝蚴为晚8时至次晨4时，微丝蚴周期性活动的机理尚未完全清楚。感染期幼虫又称丝状蚴，寄生于蚊体内。

（三）生活史

斑氏丝虫和马来丝虫生活史基本相同，分为二个阶段：一个阶段在蚊虫（中间宿主）体内，另一阶段在人（终宿主）体内。

1. 在蚊体内　雌蚊叮咬微丝蚴阳性患者时，微丝蚴被吸入蚊胃内，经1~7小时脱鞘，穿过胃壁，经腹腔进入胸肌，1~3周经二次脱皮，发育成感染期幼虫，离开胸肌，移行至蚊吻下唇，再叮咬人时，侵入人体。

2. 在人体内　感染期幼虫侵入人体后，部分幼虫在组织内移行和发育过程中死亡，部分幼虫到达淋巴管或淋巴结，经8~12个月发育为成虫，交配后，产生微丝蚴。两种丝虫成虫寄生于人体淋巴系统的部位有所不同：班氏丝虫除寄生于浅部淋巴系统外，多寄生于深部淋巴系统中，主要见于下肢、阴囊、精索、腹股沟、腹腔、肾盂等处；马来丝虫多寄生于上、下肢浅部淋巴系统，以下肢为多见。成虫的寿命一般为4~10年，个别可长达40年。

【流行病学】

（一）传染源

携带微丝蚴的人，包括无症状带虫者是本病的主要传染源。人是班氏丝虫唯一的终宿主和储存宿主；马来丝虫还可寄生在猫、犬、猴等哺乳动物体内，有可能作为储存宿主而成为动物传染源。

（二）传播途径

通过雌蚊叮咬传播。斑氏丝虫病主要传播媒介是淡色库蚊和致乏库蚊，马来丝虫以中华按蚊为主要传播媒介。

（三）易感人群

人群普遍易感。男女发病率无明显差异，20～25 岁年龄组感染率与发病率最高，1 岁以下者极少。病后可获得一定的免疫力，但抗体水平低，保护性弱，故可反复感染。

（四）流行特征

丝虫病是全球最古老的疾病之一，全球有 80 多个国家和地区有丝虫病流行，亦是我国五大寄生虫病之一。班氏丝虫病呈世界性分布，主要流行于热带和亚热带；马来丝虫病仅限于亚洲，主要流行于东南亚。我国中部和南部的山东、河南、安徽、江苏、上海、浙江、江西、福建、广东、广西、海南、湖南、湖北、贵州、四川和台湾等 16 个省、市、自治区有丝虫病流行。根据"传播阈值理论"，将人群微丝蚴感染率控制在 1% 以下时，丝虫病传播即无流行病学意义。世界卫生组织在 2007 年决议将于 2020 年在全球范围内消灭淋巴丝虫病。2008 年 11 月，卫生部部长陈竺宣布：经世界卫生组织审查认可，中国率先在全球 83 个丝虫病流行国家和地区中消除丝虫病。这是我国继宣布消灭天花和实现无脊髓灰质炎目标以来，在公共卫生领域取得的又一项重大成就，为全球消灭丝虫病树立了典范。但在原有丝虫病流行地区，我国仍有数十万慢性丝虫病患者。

每年 5～10 月份即夏秋季为本病高发季节，此期气温高、湿度大，适合蚊虫滋生繁殖和微丝蚴在蚊体内发育。热带及亚热带全年均可发病。具有家庭聚集性。

【发病机制与病理】

（一）发病机制

人体感染丝虫后，其发病机制取决于多种因素：如机体免疫反应、丝虫的种类和数量、虫体的死活情况、重复感染的次数、寄生部位和有无继发感染等。在丝虫病的发病过程中，发挥主要作用的是成虫，尤其是雌虫；感染期幼虫在其移行、发育至成虫的过程中也起到一定的作用；过去认为血液中的微丝蚴与发病关系不大，但近来许多资料证实微丝蚴能导致热带肺嗜酸性粒细胞增多症（tropical pulmonary eosinophilia，TPE）。

感染期幼虫侵入人体发育为成虫的过程中，幼虫和成虫所产生的代谢产物以及成虫在子宫内的排泄物，均能引起全身性过敏反应及局部淋巴组织反应，表现为周期性发作的淋巴管炎、淋巴结炎、丝虫热等，此急性淋巴管（结）炎被认为是 I 型或 III 型变态反应所致；后期的淋巴管阻塞性病变及继发感染等表现，被认为属于 IV 型变态反应所致。

（二）病理

丝虫病的病变主要在淋巴结及淋巴管，活虫引起的反应一般较轻，而死虫常引起剧烈的组织炎症反应。

1. 淋巴系统病变　可分为急性期、亚急性期及慢性期。急性期主要表现为以渗出为主的急性炎症，淋巴结充血，淋巴管管壁水肿，管腔中充满粉红色的蛋白质液体和嗜酸性粒细胞。亚急性期淋巴结和淋巴管内出现增生性肉芽肿，中心为变性的成虫和嗜酸性粒细胞，周围有纤维组织和上皮样细胞围绕，此外有大量淋巴细胞和浆细胞聚集，类似结核结节，严重者组织坏死、液化，并有大量嗜酸性粒细胞浸润，形成嗜酸性脓肿；慢性期典型表现是淋巴管内皮细胞增生，内膜增厚及纤维化，管腔内附有息肉或纤维栓子，进展为闭塞性淋巴管内膜炎。

2. 继发病变　当淋巴管及淋巴结阻塞时，由于内压增高发生曲张而破裂，出现淋巴尿、淋巴腹水、阴囊鞘膜淋巴积液、下肢淋巴肿、乳糜尿、乳糜积液、乳糜腹泻及乳糜腹水等。象皮肿（elephatiasis）是晚期丝虫病的最突出表现，病变皮肤及皮下组织明显增厚、粗糙、肥大而下垂，皮肤褶皱加深，有如大象的皮肤外观，因而得名。由于局部血循环障碍，抵抗力降低，易继发细菌感染，使象皮肿加重或恶化，甚至形成局部溃疡。

【临床表现】

丝虫病临床表现轻重不一，50%~70%的感染者无症状，而血中有微丝蚴存在。潜伏期短者3~4个月，长者2~3年，一般6个月~1年。

（一）急性期

1. 淋巴结炎和淋巴管炎　淋巴结炎可单独发生，而淋巴管炎一般都伴有淋巴结炎，好发于四肢，以下肢多见，常一侧发生，也可两腿同时或先后发生。呈不定时周期发作，每月或数月发作一次。临床表现为腹股沟和腹部淋巴结肿大疼痛，并有压痛，随之淋巴管肿胀、疼痛，沿大腿内侧自上而下蔓延，形成离心性红线，称为逆行性淋巴管炎，持续3~5日后自行消失。发作时患者畏寒，发热，全身乏力。炎症波及毛细淋巴管时，局部皮肤出现弥漫性红肿、发亮，有灼热感及压痛，类似丹毒，称丹毒样皮炎，俗称"流火"，持续约1周消退。继发细菌感染时可形成脓肿。

2. 丝虫热　周期性突然发生寒战、高热，持续2日至1周消退。部分患者仅低热而无寒战，在屡次发作后，局部症状才逐渐显露。

3. 精囊炎、附睾炎、睾丸炎　主要见于斑氏丝虫病。患者自觉由腹股沟向下蔓延的阴囊疼痛，常向大腿内侧放射。睾丸及附睾肿大，阴囊红肿压痛，一侧或双侧精索可摸及1个或数个结节性肿块，有压痛，炎症消退后缩小变硬，反复发作后肿块逐渐增大。可伴有鞘膜积液及腹股沟淋巴结肿大。

4. 肺嗜酸性粒细胞浸润综合征　又称丝虫性嗜酸性粒细胞增多症（filarial hypereosinophilia），表现为畏寒、发热、咳嗽、哮喘、淋巴结肿大等，肺部有游走性浸润病灶，胸部X线显示肺纹理增粗和广泛粟粒样斑点状阴影，痰中有嗜酸性粒细胞和夏科-雷登结晶。外周血象：白细胞总数升高，嗜酸性粒细胞增多（20%~80%），血中很难找到微丝蚴。少数患者可出现荨麻疹及血管神经性水肿等。如不治疗，微丝蚴血症可持续10年之久。

（二）慢性期

以淋巴系统增生和阻塞引起的表现为主，但多数患者炎症和阻塞性病变常交叉重叠出现。

1. 淋巴结肿大和淋巴管曲张　淋巴结肿大是由于炎症及淋巴窦扩张所致，常伴其周围向心性淋巴管曲张。见于一侧或两侧腹股沟和股部，局部呈囊性肿块，中央发硬，穿刺可抽出淋巴液，有时可找到微丝蚴。淋巴管曲张常见于精索、阴囊及大腿内侧。精索淋巴管曲张可互相粘连成条索状，易与精索静脉曲张混淆，二者也可并存。

2. 鞘膜腔积液　多见于斑氏丝虫病。可发生于一侧或双侧。轻者无明显症状；积液多时，阴囊体积增大，呈卵圆形，可有重垂或下坠感，皮肤皱褶消失，透光试验阳性。积液常呈草绿色，也可呈乳白色，穿刺液离心沉淀可找到微丝蚴。

3. 乳糜尿　为斑氏丝虫病晚期的主要表现之一。乳糜尿患者淋巴管破裂部位多在肾盂及输尿管，很少在膀胱。临床呈间歇性发作，隔数周、数月或数年再发。常突然出现，发作前可无症状或有畏寒、发热，腰部、盆腔及腹股沟处疼痛，继之出现乳糜尿。乳糜尿易凝固，可堵塞尿道，致排尿困难，严重者伴肾绞痛。将乳糜尿置于玻璃杯中可分为三层：上层为脂肪；中层为较清的液体，混有小凝块；下层为粉红色沉淀物，含红细胞、淋巴细胞及白细胞等，有时能找到微丝蚴。

4. 淋巴水肿与象皮肿　是丝虫病的重要临床表现，常同时存在，难以鉴别。淋巴水肿可因淋巴液回流改善后自行消退，若淋巴回流持续不畅，则进展为象皮肿，表现为凹陷性坚实性水肿，皮肤变粗增厚，皮皱加深，有苔藓样、疣状结节，易继发细菌感染，形成慢性溃疡。象皮肿以下肢多见，少数见于阴茎、阴囊、阴唇、上肢及乳房。

（三）其他临床表现

其他可见有眼部丝虫病、乳房丝虫性结节、肾损害、心包炎、多发性关节炎、肝脓肿等。

【并发症】

主要并发症是继发细菌感染。长期应用免疫抑制剂患者罹患丝虫病后，极易继发细菌感染，出现高热、寒战、严重毒血症状等。

【实验室检查及其他检查】

（一）血常规

白细胞总数在（10~20）×10^9/L，嗜酸性粒细胞显著增高，可达20%以上。如继发细菌感染，中性粒细胞计数和比例将显著增高。

（二）微丝蚴检查

是确诊丝虫病主要依据。一般在晚10时至次晨2时之间验血，阳性率较高。

1. 涂片法　取耳垂血3滴（60μL），置于洁净玻片上，用另一张玻片的角涂成约长2cm、宽1.5cm的长方形厚血膜，干后放在清水中溶血5~10分钟，待干，固定染色镜检。二十世纪八十年代起规定取血120μL，即六大滴双片法。

2. 鲜血片法　取耳垂血1滴（20μL）于玻片上，加水数滴溶血，加盖玻片低倍镜检查。阳性时可见微丝蚴自由摆动，前后屈伸。此法阳性率偏低。

3. 浓集法　取静脉血2mL，注入盛有0.4mL抗凝剂试管内，加蒸馏水8~10mL，溶血后离心沉淀，取沉淀镜检寻找微丝蚴。此法阳性率高。

4. 白天诱虫法　白天口服海群生100mg，在15、30、60分钟分别采血镜检。

5. 微孔膜过滤法　取抗凝静脉血，经孔径为3μm微孔膜过滤器，微丝蚴留于薄膜上，用加热苏木精染色后镜检。此法检出率高于涂片法和浓集法。

（三）各种体液微丝蚴检查

在鞘膜积液、乳糜尿、淋巴液、乳糜腹水、心包积液等体液中可检出微丝蚴。

（四）活组织检查

可取皮下结节、浅表淋巴结、附睾结节等病变组织活检，尤其是血中微丝蚴检查阴性者，查找成虫以确定诊断。

（五）免疫学检查

包括皮内试验、间接免疫荧光抗体检查、补体结合试验、酶联免疫吸附试验等，因与其他线虫有交叉反应，故特异性不高。

（六）分子生物学检查

DNA杂交试验和PCR等可用于丝虫病诊断。

（七）淋巴管造影

通常显示为输入淋巴管扩张和输出淋巴管狭小，淋巴结实质缺损显影。

【诊断与鉴别诊断】

（一）诊断

1. 微丝蚴血症　流行季节流行区居住史；夜间采血检查微丝蚴阳性。

2. 急性丝虫病　流行季节流行区居住史；有反复发作的非细菌感染性肢体（或阴囊、女性乳房）淋巴结炎和淋巴管炎（或精索炎、睾丸炎、附睾炎），局部疼痛、触痛、肿胀、温热感，或有丹毒样皮炎，症状持续超过 3 日，伴有发热、头痛、乏力等全身症状；夜间采血检查微丝蚴阳性和（或）间接荧光抗体试验或酶联免疫吸附试验检测抗体阳性。

3. 慢性丝虫病　较长期流行区居住史；有不对称性肢体淋巴水肿、象皮肿、鞘膜积液、乳糜尿以及阴囊或女性乳房肿大（马来丝虫病慢性体征局限于肢体淋巴水肿、象皮肿，且肿胀处限于膝、肘关节远端）；夜间采血检查微丝蚴阳性；间接荧光抗体试验或酶联免疫吸附试验检测抗体阳性；在尿、淋巴液、鞘膜积液（或其他抽出液）内查见微丝蚴，在淋巴管、淋巴结内查见成虫，或在病理组织切片查见丝虫断面。

4. 诊断性治疗　对于疑似丝虫病而血中未找到微丝蚴者，可试服乙胺嗪，药物作用于丝虫成虫，部分患者可在 2～14 日后出现淋巴系统反应和淋巴结结节，有助于丝虫病诊断。

（二）鉴别诊断

丝虫病急性淋巴管炎、淋巴结炎与细菌性淋巴管、淋巴结炎鉴别；腹股沟或股部淋巴结肿块应与疝气鉴别；精索炎与附睾炎应与结核性附睾丸炎鉴别；精索淋巴管曲张与精索静脉曲张鉴别；丝虫性乳糜尿与结核、肿瘤、胸导管受压或损伤引起的乳糜尿鉴别；丝虫性下肢象皮肿与其他原因引起的象皮肿鉴别。

【预后】

丝虫病对生命威胁不大，早期及时诊断治疗，多能治愈康复；但反复发作淋巴结炎、淋巴管炎和象皮肿患者，对劳动力影响较大；继发细菌感染，可加重病情，严重者危及生命；持续乳糜尿也对患者危害甚大。

【治疗】

（一）病原治疗

1. 乙胺嗪（diethylcarbamazine）　又名海群生（hetrazan），对微丝蚴和成虫均有杀灭作用，是目前治疗丝虫病的首选药物。起效迅速且对马来丝虫病疗效比斑氏丝虫病好。乙胺嗪治疗剂量、用法、疗程可根据丝虫种类、患者一般情况和感染程度而定，治疗方法有以下几种：

（1）短程疗法　适用于体质较好的马来丝虫病患者。成人 1.5g 于晚上顿服或每日 0.75g，每日 2 次，连服 2 日。该疗法不良反应较大。

（2）中程疗法　用于血中微丝蚴较多和重度感染及斑氏丝虫病。每次 0.3g，每日 2 次，疗程 7 日。

（3）间歇疗法　成人每次 0.5g，每周 1 次，连服 7 周。此法阴转率高，疗效可靠，不良反应少。

（4）流行地区全民食用乙胺嗪药盐　药盐为每千克食盐加 3g 乙胺嗪，食用 6 个月，可取得一定疗效。

乙胺嗪不良反应少，主要是治疗过程中因大量微丝蚴或成虫死亡产生的过敏反应以及作用于成虫产生局部症状。一般马来丝虫病较斑氏丝虫病反应重。对严重心、肝、肾疾病，活动性肺结核，急性传染病，妊娠3个月内或8个月以上，月经期妇女应缓治或禁用。

2. 伊维菌素（ivermectin） 对微丝蚴有与乙胺嗪相同治疗效果，不良反应更轻，成人100～200μg/kg，单剂或连服2日。本品为阿维菌素的衍生物，属口服半合成的广谱抗寄生虫药，对斑氏丝虫和马来丝虫均有疗效。

3. 呋喃嘧酮（furapyrimidone） 对斑氏丝虫成虫和微丝蚴均有杀灭作用。每日20mg/kg，分2～3次，连服7日。不良反应与乙胺嗪相近。

4. 多西环素（doxycycline） 每日200mg，连续服用8周，可抑制斑氏微丝蚴产生达14个月，可减少但不能完全清除成虫。

5. 阿苯达唑（albendazole） 成人单剂400mg/kg，常与乙胺嗪、伊维菌素联用。

（二）对症治疗

1. 淋巴管炎和淋巴结炎 由丝虫病本身引起者可口服强的松、保泰松、阿司匹林等，疗程2～3日。继发细菌感染可加用抗生素。

2. 乳糜尿 卧床休息时加腹带，抬高骨盆部，多饮开水，多食淡菜，限制脂肪及高蛋白质饮食。必要时可用1%硝酸银或12.5%碘化钠溶液作肾盂冲洗，或采用外科手术治疗。对乳糜血尿者，可酌情应用止血药物。

3. 象皮肿 保持患肢皮肤清洁，避免挤压摩擦，可采用辐射热或微波热疗法。下肢严重的象皮肿可实施皮肤移植术，阴囊象皮肿可施行整形术。

【预防】

（一）控制传染源

及早发现患者和带虫者，及时治愈，既保证人民健康，又减少和杜绝传染。普查：在夏季对流行区1岁以上人群进行普查，要求95%以上居民接受采血；普治：冬季对微丝蚴阳性者或微丝蚴阴性但有丝虫病史和体征者进行普治。

（二）切断传播途径

重要的是防蚊灭蚊。消灭蚊虫孳生地。在多蚊季节鼓励使用蚊帐；户外作业时，注意要在暴露部位的皮肤涂抹防蚊油、驱蚊灵及其他驱避剂等，头部可用棉线浸渍701防蚊油制成的防蚊网。

（三）保护易感人群

在流行区采用海群生食盐疗法，每公斤食盐中掺入海群生3g，平均每人每日16.7g食盐，内含海群生50mg，连用半年，可降低人群中微丝蚴阳性率。

（四）加强对已基本消除丝虫病地区的流行病学监测

健全监测组织，监测内容包括病原、蚊媒和血清学三方面：

1. 对原阳性患者复查复治；对以往未检者进行补查补治；加强流动人口管理，发现患者，及时治疗，直至转阴。

2. 加强对血检阳性户的蚊媒监测，发现感染蚊，即以感染蚊户为中心，向周围人群扩大查血和灭蚊，以清除疫点，防止继续传播。

3. 监测人群微丝蚴阳性率达0.1%以下、阳性者微丝蚴密度60μL外周血降至5条以下、未发现新感染者及蚊媒监测未发现感染期蚴虫可取消监测。

第六节 钩虫病

钩虫病（ancylostomiasis，hookworm disease）是由十二指肠钩虫（Ancylostoma duodenale）和（或）美洲钩虫（Necator americanus）寄生于人体小肠所致的寄生虫病。临床主要表现为幼虫引起的皮炎、咳嗽等，及成虫引起的贫血、胃肠功能失调、营养不良、异食癖、劳动力下降等。轻者称钩虫感染，可无任何症状，严重者可致心功能不全、儿童发育障碍。

【病原学】

寄生于人体的钩虫主要有十二指肠钩虫和美洲钩虫。成虫活体均为半透明状，呈米黄色或淡红色，死后呈灰白色。虫体长 8 ~ 14mm，雌虫较雄虫大，雄虫尾部有交合伞。十二指肠钩虫口腔有 2 对钩齿，雄虫交合伞呈折扇形。美洲钩虫较十二指肠钩虫小，口腔内为 1 对半月形角质切板，雄虫交合伞呈蒲扇形。成熟雌虫交配后，在肠道产卵，十二指肠钩虫每日产卵1 万 ~ 3 万个，美洲钩虫每日产卵 0.5 万 ~ 1 万个，两者虫卵形态相似。虫卵随粪便排出体外，在温暖、潮湿、疏松的土壤中 24 小时内孵化成第一期杆状蚴，48 小时内蜕皮发育成第二期杆状蚴，经 5 ~ 6 日再次蜕皮发育成具有感染性的丝状蚴，对外界抵抗力强，在适宜环境中可存活数周，但遇日光曝晒易死亡。当与人体皮肤或黏膜接触时，丝状蚴凭借机械性活动和酶的作用侵入人体微血管，随血流到达右心，沿肺动脉入肺，再穿破肺微血管进入肺泡，沿支气管上行至咽部，随宿主的吞咽活动由食管、胃进入小肠，进行第三次蜕皮形成口囊，再经 3 ~ 4 周进行第四次蜕皮发育为成虫。成虫寄生在小肠上段。自丝状蚴侵入皮肤到发育成熟交配产卵一般为 5 ~ 7 周。钩虫成虫寿命可达 5 ~ 7 年，但 70% ~ 80% 的成虫在人体内仅可存活约 1 年。

【流行病学】

（一）传染源

钩虫感染者及钩虫病患者为主要传染源。其中钩虫病患者粪便中排出的虫卵数量多，作为传染源的意义更大。

（二）传播途径

皮肤接触感染为主，手指间和脚趾间的皮肤是钩蚴最常见的入侵部位。生食含钩蚴的蔬菜、瓜果可经口感染。此外孕妇感染钩蚴后可经胎盘感染胎儿。

（三）易感人群

人对钩虫普遍易感，以青壮年农民为多，男性多于女性，儿童较少，可重复感染。

（四）流行特征

钩虫病呈世界性分布，尤其是热带和亚热带地区多见，感染较重的国家有埃及、墨西哥、巴西、泰国、印度及中国等。我国以海南、四川、广西、浙江、福建、广东、湖南等地为重，北方多以十二指肠钩虫多见，南方则以美洲钩虫多见。

【发病机制与病理】

钩蚴侵入皮肤可引起钩蚴性皮炎，移行至肺部可引起肺部病变及炎症。但钩虫引起的主要病理损伤则是由成虫在肠道吸血所致。

钩虫丝状蚴侵入人体皮肤可致局部出现红色丘疹。当钩蚴侵犯至肺泡时，可引起肺间质和肺泡点状出血及炎症，重者出现支气管炎、支气管哮喘和支气管肺炎。

钩虫引起的肠道病变主要是广泛分布的出血点及黏膜糜烂。成虫借助口囊咬附于小肠黏膜上皮，以摄取黏膜上皮和血液为食，并不断更换吸附部位，同时分泌抗凝物质，导致黏膜伤口不断渗血，渗血量远比钩虫吸血量为多。致使小肠黏膜出现散在的点状或斑点状出血，表面糜烂，周围有水肿及炎性细胞浸润。严重者黏膜下层出现大片出血性瘀斑，甚至引起消化道大出血。

慢性失血是钩虫病贫血的主要原因。贫血程度取决于钩虫虫种、负荷虫数、感染时间以及宿主体内铁贮存量等因素。长期慢性失血可出现小细胞低色素性贫血和低蛋白血症。严重贫血可引起心肌脂肪变性、心脏扩大、长骨骨髓显著增生、反甲、毛发干枯脱落和食管与胃黏膜萎缩等病理变化。儿童严重感染可导致生长发育障碍。

【临床表现】

潜伏期不固定。临床表现轻重不一，大多数为无症状的钩虫感染者。

（一）幼虫引起的临床表现

1. 钩蚴性皮炎　是钩虫感染最常见的早期临床表现。钩蚴侵入皮肤后数分钟出现，多发生于手指和足趾间，也可见于掌缘、足缘、手脚背部、下肢或臀部。表现为局部皮肤出现烧灼、针刺或奇痒等感觉，继而出现红色点状丘疹、疱疹或小出血点，如皮肤抓破，可继发细菌感染形成脓疱。一般3~4日后炎症消退，7~10日皮损自行愈合。可重复感染。

2. 呼吸系统症状　感染后3~7日，由于大量钩蚴移行至肺部，患者可出现咳嗽、咯痰、咽痒等症状，重度感染者呈剧烈干咳、哮喘发作，伴有发热、痰中带血、声音嘶哑。呼吸系统症状持续数日至数周后消失。肺部检查可闻及干啰音或哮鸣音。

（二）成虫所致的临床表现

1. 贫血及相关症状　贫血是钩虫病的主要症状，主要由慢性失血所致。患者均在感染后10~20周出现不同程度贫血，重度感染者可出现进行性贫血。临床表现为不同程度的头晕、眼花、耳鸣、乏力、心悸、气促、劳动力下降。重症贫血伴低蛋白血症者，常有下肢水肿，甚至出现腹水与全身水肿。

2. 消化系统症状　由小肠黏膜损伤所引起。大多数患者在感染初期食欲亢进，好食易饥，但劳动力反而下降。1~2个月后则出现上腹部隐痛或不适、食欲减退、恶心、呕吐、腹泻、消瘦、乏力等消化道功能失调症状。重度感染者常有异嗜癖，如食生米、泥土等。少数发生消化道出血者，表现为持续黑便，常被误诊为十二指肠溃疡出血。

【并发症】

儿童长期患钩虫病者，可出现生长发育障碍，智力减退、侏儒症等表现。

成人可并发闭经、性欲减退、不育等，此外还可引起贫血性心脏病，甚至出现心力衰竭等。

孕妇患钩虫病易并发妊娠高血压综合征，妊娠期间由于需铁量增加，钩虫感染更易发生缺铁性贫血，引起流产、早产或死胎，新生儿死亡率增高。

【实验室检查及其他检查】

（一）血液学检查

红细胞计数、血红蛋白量及血细胞比积不同程度降低，呈小细胞低色素性贫血。白细胞总数及嗜酸性粒细胞数在感染初期增加，后期严重贫血时反而逐渐减少。血清铁浓度显著降低。

（二）骨髓象

显示增生象，以中幼红细胞增生为主。骨髓游离含铁血黄素与铁粒细胞减少或消失。

（三）粪便检查

1. 粪便隐血试验　常呈阳性。

2. 直接涂片和饱和盐水漂浮法　可查见虫卵，直接涂片法操作简单，但检出率低，可利用钩虫卵较饱和盐水比重低的特点，应用漂浮法提高检出率。

3. 虫卵计数改良加藤法和 Stoll 稀释虫卵计数法　可测定钩虫感染程度。以每克粪便虫卵数（EPG）表示，EPG < 3000 为轻度感染，3001 ~ 10000 为中度感染，> 10000 为重度感染。

4. 钩蚴培养法　采用滤纸条试管法，取定量粪便培养，对孵出的丝状蚴进行虫种鉴别及计数，此方法可靠但耗时长，不能用于快速诊断。

5. 成虫淘洗法　主要用于新药驱虫的疗效考核。方法为收集患者服药后 24 ~ 48 小时内的全部粪便，用水缓慢多次淘洗后按虫种计数。

（四）内镜检查

胃镜及肠镜检查时可在十二指肠、盲肠等部位发现活的虫体，吸附于肠壁，周围有少量新鲜渗血。

（五）免疫学检查

常用 ELISA 法检测患者血清中的相应抗体。

【诊断与鉴别诊断】

（一）诊断

在流行地区，接触被钩蚴污染的土壤或生食钩蚴污染的蔬菜者，出现钩蚴性皮炎、咳嗽、哮喘、贫血、异食癖、消化功能失调等症状，或婴幼儿发育障碍、营养不良，应怀疑钩虫病。通过粪便检查检出虫卵者可确诊。

（二）鉴别诊断

本病出现咳嗽、哮喘时，应与慢性支气管炎、支气管哮喘等相鉴别；有上腹部隐痛，尤其出现黑便时应与慢性胃炎、消化性溃疡等相鉴别；钩虫病贫血应与其他原因引起的贫血相鉴别。

【预后】

本病如能早期诊断，及时驱虫，尽早纠正贫血，预后一般良好。

【治疗】

包括病原治疗及对症治疗。钩虫病患者如无严重贫血或营养不良，可先行驱虫治疗。如果严重贫血，则首先纠正贫血，然后进行驱虫治疗。

（一）驱虫治疗

目前常用的驱虫药物均为广谱驱肠道线虫药，其机制是选择性和不可逆性抑制肠道线虫摄取葡萄糖，使虫体糖原耗竭并抑制虫体线粒体延胡索酸还原酶系统，减少三磷酸腺苷的生成，干扰虫体生存及繁殖而使虫体死亡，具有杀死成虫和虫卵的作用。但干扰作用需一定时间才能产生，故驱虫作用缓慢，治疗后数日才排出虫体。

1. 阿苯达唑　适用于各型钩虫病。成人剂量每日400mg顿服，隔10日再服1次。或每日200mg，连服2~3日。孕妇、哺乳期及2岁以下儿童禁用。2~12岁儿童剂量减半。虫卵阴转率可达90%以上。

2. 甲苯达唑　成人剂量为每日400mg，分两次口服，连服3日。4岁以上儿童与成人剂量相同，2~4岁儿童剂量减半。感染严重者需多次反复治疗。

3. 复方阿苯达唑（每片含阿苯达唑67mg，噻嘧啶250mg）　成人和7岁以上儿童2片，顿服，治疗后2周复查钩虫卵阴转率69.91%。

4. 复方甲苯达唑（每片含甲苯达唑100mg，盐酸左旋咪唑25mg）　成人每日2片，连服2日。4岁以下儿童剂量减半。孕妇忌用。治疗后15日复查，钩虫卵阴转率93%。

（二）对症治疗

贫血严重者首先纠正贫血。饮食中应富含铁质、蛋白质、维生素等营养物质，同时酌情补充铁剂。孕妇和婴幼儿钩虫病贫血严重者，可小量输血，滴速宜慢，以免发生肺水肿及心力衰竭。

（三）钩蚴性皮炎

感染后24小时内患处皮肤用左旋咪唑涂肤剂或15%阿苯达唑软膏外涂，每日2~3次，重者连续2日。皮炎广泛者可口服阿苯达唑，每日10~15mg/kg，分2次口服，连续3日，有止痒、消炎及杀死皮内钩虫幼虫作用，也可阻止或预防呼吸系统病变的发生。

【预防】

（一）管理传染源

对钩虫病患者的粪便进行严格消毒处理。同时根据感染率高低，采取普遍治疗或选择性重点人群治疗，如对中小学学生，每年用阿苯达唑或复方甲苯达唑进行驱虫，有利于阻断钩虫病的传播。

（二）切断传播途径

加强粪便管理，推广粪便无害化处理。改变传统的施肥及耕作方法，尽量避免赤足下地，防止钩蚴侵入皮肤。不吃不卫生的蔬菜，防止钩蚴经口感染。

（三）保护易感人群

在流行区加强钩虫病防治相关知识宣传，提高居民自我防护意识。在钩虫病感染率高的地区开展集体驱虫治疗。目前尚无可靠的预防钩虫感染的疫苗。

第七节　蛔虫病

蛔虫病（ascariasis）是似蚓蛔线虫（Ascaris lumbricoides，简称蛔虫）寄生于人体小肠或其他器官所致的寄生虫病。多数为无症状感染。临床表现因寄生或侵入部位、感染程度不同而异，可有过敏及不同程度的消化道症状，或幼虫移行至肺、眼、脑、脊髓等器官，引起相应的异位病变。少数患者可发生胆道蛔虫病等严重并发症。

NOTE

【病原学】

蛔虫属土源性线虫，为寄生于人体内最大的线虫之一。成虫活时呈粉红色，死后呈灰白色。雌虫长 20～35cm；雄虫长 15～31cm，尾部弯曲，末端有一对交合刺。

蛔虫不需要中间宿主。雌雄交配后，雌虫产卵，卵分为受精卵和非受精卵，受精卵随粪便排出，在适宜湿度和温度下进一步发育，经 25～26 日具有感染性，在湿土内可存活 1～5 年。感染期虫卵随被其污染的食物或水进入人体后，大部分被胃酸杀灭，少数进入小肠，在小肠内孵出幼虫。幼虫侵入肠黏膜和黏膜下层，进入肠壁静脉，经肝、右心，到达肺，在肺泡内经第 2 次和第 3 次蜕皮后，沿支气管、气管逆行至咽部，随吞咽动作而入消化道，在小肠内经第 4 次蜕皮发育成童虫，数周后发育为成虫。从人体感染到雌虫开始排卵需 9～11 周。蛔虫在人体内的寿命一般为 1 年。

【流行病学】

（一）传染源

患者和带虫者是本病的主要传染源。鸡、犬、猫、猪等动物也可成为传染源，苍蝇等昆虫，可因携带或吞食活虫卵后再排出而传播成为传播媒介。

（二）传播途径

经口吞入感染期虫卵为主要感染方式。可由被虫卵污染的手入口；生食带有活虫卵的蔬菜、瓜果，以及虫卵随飞扬的灰尘吸入咽部被吞下而感染。

（三）易感人群

人对蛔虫普遍易感。农村地区的学龄前儿童和低龄学童感染率高。

（四）流行特征

呈世界性分布，主要流行于温带、亚热带及热带地区。发展中国家发病率高。我国主要分布在中西部和东南沿海地区，农村高于城市，儿童高于成人。常为散发，也可发生集体感染。无明显季节性。

【发病机制与病理】

（一）幼虫的致病作用

幼虫移行所引起的炎症反应主要与Ⅰ型和Ⅲ型变态反应有关。蛔虫初次感染后可分泌抗原物质，宿主产生相应抗体而发生炎症反应。同时幼虫移行可造成毛细血管损伤，导致出血及细胞浸润。严重感染者肺部病变可融合成片，支气管黏膜嗜酸性粒细胞浸润、炎性渗出与分泌物增多，导致支气管痉挛与哮喘。严重感染时幼虫还可进入体循环，侵入多种组织引起异位病变。

（二）成虫的致病作用

成虫寄生在空肠及回肠上段，通过虫体的机械性刺激及分泌的消化物质引起肠黏膜上皮细胞脱落和轻度炎性反应，导致消化吸收障碍、营养不良，严重感染时可造成儿童发育障碍。大量成虫可缠结成团引起不完全性肠梗阻。蛔虫有钻孔习性，在宿主身体不适、进食辛辣食物或服用驱虫药剂量不当等因素刺激下，可钻入开口于肠壁的各种生理性管道，不仅可引起胆道蛔虫症、蛔虫性胰腺炎、阑尾炎及肝蛔虫病，甚至向上钻入气管引起窒息。

（三）虫卵的致病作用

雌虫有时可穿破肠壁到达肝脏、胰腺、肠系膜、腹膜等处产卵，在局部引起由巨噬细胞、嗜酸性粒细胞、类上皮细胞及虫卵组成的肉芽肿病变。

【临床表现】

人感染蛔虫后，症状轻重不一。

（一）蛔虫幼虫移行症

常见于短期内食入大量感染期虫卵的患者，潜伏期为 7~8 日。可出现蛔虫性哮喘、支气管炎甚至肺炎。临床可见低热、咳嗽、咽部异物感或哮喘样发作。肺部可闻及啰音或哮鸣音。病程持续 1~2 周。

（二）肠蛔虫病

多数病例无明显症状。少数患者有不定时、反复发作的腹痛，部位以脐周多见。可伴有食欲不振、恶心、呕吐、腹泻或便秘。严重感染者可有食欲减退、体重下降、贫血等，有时可吐出或随粪便排出蛔虫。儿童感染者可出现神经精神症状，如精神不宁、惊厥、夜惊等，偶尔出现异嗜癖，严重时造成营养不良、发育迟缓。蛔虫代谢产物可引起宿主的皮肤、肺、结膜、肠黏膜的过敏反应，表现为荨麻疹、哮喘、结膜炎、腹泻等。

（三）异位蛔虫病

蛔虫离开寄生部位到达其他器官引起相应病变及临床表现称为异位蛔虫病。除常见的胆道蛔虫病、胰管蛔虫病、阑尾蛔虫病以外，蛔虫还可窜入脑、肝、脾、眼、耳鼻喉、气管、胸腔、泌尿生殖道等器官和部位引起病变。蛔虫性脑病多见于幼儿，经驱虫治疗后可迅速好转。

【并发症】

蛔虫病最常见的并发症为胆道蛔虫病，亦可引起蛔虫性肠梗阻、肠穿孔、弥漫性腹膜炎等。

【实验室检查及其他检查】

（一）血象

幼虫移行、异位蛔虫病及并发感染时，白细胞总数和嗜酸性粒细胞可增高。

（二）病原学检查

粪涂片及饱和盐水漂浮法可查到虫卵，后者可提高虫卵检出率。改良加藤法虫卵检出率较高。

（三）影像学检查

肺部蛔虫感染者胸片可见肺门增粗、肺纹理增强及边界模糊的点状、絮状浸润影。胆道蛔虫病患者腹部彩超有时可见蛔虫在扩张的胆总管活动。内镜检查可发现十二指肠内蛔虫。逆行胆胰管造影可显示胆管内虫体。CT 或 MRI 检查主要对胰管内微小蛔虫诊断有一定帮助。

【诊断】

根据流行病学史，哮喘样发作、肺部炎症、嗜酸性粒细胞增高、不定时反复发作的腹痛等表现，可考虑蛔虫病的可能。确定诊断依靠粪便检查出蛔虫卵，或有吐出、便出蛔虫史。超声及逆行胰胆管造影有助于异位蛔虫病的诊断。蛔虫性肠梗阻者影像学发现蛔虫阴影即可诊断。

【预后】

蛔虫病一般预后较好。重度感染伴并发症者或原有消化系统疾病者预后较差。

【治疗】

包括病原治疗及并发症治疗。

NOTE

（一）病原治疗

主要应用苯咪唑类药物驱虫治疗，严重感染者需多个疗程，治疗过程中应及时发现及控制蛔虫躁动，减少药物刺激引起的胆道蛔虫病。

1. 阿苯达唑 适用于多种肠线虫单独或混合感染者。阴转率与剂量有关。成人可 400mg 顿服。孕妇禁用。哺乳期妇女，严重肝、肾、心功能不全者，活动性溃疡者慎用。治疗中可引起虫体躁动，有诱发胆道蛔虫病等并发症风险。

2. 左旋咪唑 成人 150mg，儿童 2.5mg/kg，睡前顿服或分早晚各一次服用。可使虫体肌肉麻痹，抑制蛔虫窜动，用于防止胆道蛔虫病。

3. 甲苯达唑 4 岁以上 200mg 顿服，或每次 100mg，每日 2 次，连服 3 日。服药后有呕吐蛔虫现象。

4. 复方甲苯达唑 每次 1~2 片，连服 1~2 日。疗效优于单独使用甲苯达唑和左旋咪唑，无呕吐蛔虫现象。

5. 氟苯达唑 驱虫作用优于甲苯达唑，每次 100mg，每日 2 次，连服 2~3 日。

6. 哌嗪枸橼酸盐 可使虫体麻痹，不能附着于宿主肠壁而排出体外。成人每次 3~3.5g，睡前顿服，连服 2 日。小儿剂量为 75~150mg/kg，一日不超过 3g，睡前顿服，连服 2 日。

（二）异位蛔虫病的治疗

胆道蛔虫病以解痉止痛、早期驱虫、控制感染为主，少数患者需要手术治疗，其指征为：严重肝胆系统感染、穿孔，尤其并发中毒性休克、化脓性梗阻性胆管炎或经胆道造影证明蛔虫已完全钻入胆道且死虫长期不能排出者。

蛔虫导致不完全性肠梗阻者先内科治疗，包括禁食、镇静、解痉止痛、胃肠减压、稳定内环境等，待腹痛缓解后再进行驱虫。可服用适量豆油或花生油，或用氧气疗法使蛔虫团松解，腹痛消失后 1~2 日再驱虫。如为完全梗阻并发肠坏死、穿孔或腹膜炎者，应及时手术治疗。

（三）中医药治疗

中医治疗蛔虫病以安蛔、驱蛔、健运脾胃为原则。

【预防】

（一）传染源管理

对带虫者及患者进行驱虫治疗。

（二）切断传播途径

搞好粪便管理，对粪便进行无害化处理，防止粪便污染环境。

（三）保护易感人群

加强健康宣传，普及蛔虫病防治知识。养成良好的个人卫生习惯，不生食蔬菜、瓜果，不饮生水。儿童不吮吸手指，防止虫卵经手入口。

第八节　蛲虫病

蛲虫病（enterobiasis）是由蠕形住肠线虫（Enterobius vermicularis，蛲虫）寄生于人体肠道而引起的寄生虫病。主要症状为肛门周围及会阴部夜间瘙痒。

【病原学】

蛲虫成虫细小，呈乳白色线头样。雌虫长 8 ~ 13mm，宽 0.3 ~ 0.5mm，虫体中部膨大，尾端长直且尖细，生殖系统为双管形；雄虫较小，长 2 ~ 5mm，宽 0.1 ~ 0.2mm，尾端向腹部卷曲，有一交合刺。

虫卵呈长椭圆形，两侧不对称，一侧扁平，一侧微凸，无色透明，卵壳较厚。虫卵具有传染性。成熟的虫卵进入人体后，在十二指肠内孵出幼虫，后沿小肠下行，在结肠发育为成虫。从虫卵被吞入至虫体发育成熟产卵，需要 2 ~ 4 周。

成虫主要寄生在人体回盲部，头部附着在肠黏膜或刺入黏膜深层，以肠腔内容物、组织或血液为食。雌雄交配后，雄虫死亡而被排出体外；雌虫发育成熟后向下移行，当宿主入睡后爬出肛门外，在肛门周围及会阴皮肤褶皱处产卵。每条雌虫平均产卵数万个。产卵后多数雌虫自然死亡，但有少数可再回到肛门内，甚至进入尿道、阴道等。刚排出的虫卵在宿主体温条件下，6 小时即可发育成含杆状蚴的感染性虫卵。感染性虫卵随被污染的手、食物等进入人体肠道并发育为成虫。虫卵亦可经肛门逆行进入肠道发育为成虫。

蛲虫虫卵对外界环境的抵抗力很强。在阴凉、潮湿、不通风的环境中可存活 2 ~ 3 周以上。煮沸、5% 苯酚、10% 甲酚皂溶液可杀灭虫卵。

【流行病学】

(一) 传染源

人是唯一的终宿主，感染者是唯一的传染源。

(二) 传播途径

1. 自身感染　雌虫在肛门周围蠕动引起瘙痒，儿童用手搔抓时，感染期虫卵污染手指，经肛门－手－口方式形成自身感染。易引起反复感染，是蛲虫病需多次治疗才能治愈的原因。

2. 接触感染　虫卵污染食物、衣裤、被褥、玩具及其他生活用品而引起接触感染。是集体机构及家庭传播本病的重要方式。

3. 呼吸道感染　虫卵可漂浮于空气中，或附着于尘埃，经口鼻吸入而引起感染。

4. 逆行感染　虫卵在肛门周围孵化，幼虫再从肛门逆行入肠内发育为成虫而感染。

传播途径以前两种多见，后两种发生率极低。

(三) 易感人群

人对本病普遍易感，各年龄人群均可发病，以 5 ~ 7 岁儿童感染率较高，具有家庭及儿童集体机构聚集性的特点。

(四) 流行特征

蛲虫病为世界性疾病，以居住拥挤、卫生条件差的地区多见。温带、寒带地区感染率高于热带，儿童是主要的感染人群。

【发病机制与病理】

(一) 发病机制

蛲虫不同发育阶段均可刺激肠壁引起胃肠道功能失调。成虫头部可刺入肠黏膜及黏膜下层，引起局部炎症及微小溃疡，由于其寄生期短暂，故肠黏膜病变轻微。蛲虫偶尔可穿入肠壁深层寄生，引起出血、溃疡，甚至小脓肿。极少数女性患者可发生异位寄生，如侵入阴道、子宫内膜、输卵管等引起相应部位炎症。若虫体进入腹腔，可导致腹膜炎及肉芽肿。雌虫在肛门周围爬行、产卵导致局部瘙痒，长期慢性刺激及搔抓产生局部皮肤损伤、出血和继发感染。

（二）病理

蛲虫肉芽肿为白色、中心微黄的小结节。组织切片镜下可见，外层为胶原纤维的被膜，内层为肉芽组织包绕着的中心坏死区，坏死区内有虫体或虫卵。

【临床表现】

轻度感染者无明显症状，重度感染者可引起营养不良及代谢紊乱。主要症状为肛周和会阴部瘙痒，夜间明显，可严重影响睡眠。儿童患者常有不安、夜惊、磨牙等表现。由于奇痒搔抓可导致局部炎症、破溃和疼痛，甚至并发感染。蛲虫侵入肠黏膜，引起机械或化学性刺激，可出现食欲下降、腹痛、腹泻、恶心等消化道症状。长期睡眠不足可引起患者精神萎靡，性情怪异，部分患者可出现异食癖。蛲虫异位寄生可引起尿道炎、阴道炎、子宫内膜炎、输卵管炎，甚至侵入腹腔，导致蛲虫性腹膜炎和肉芽肿，常被误诊为肿瘤或结核病等。

【实验室检查】

（一）成虫检查

根据雌虫夜间在肛周产卵的习性，于患者入睡后 1~3 小时，检视其肛门、会阴等处发现成虫即可确诊，反复检查可提高检出率。

（二）虫卵检查

常用棉签拭子法及透明胶纸粘贴法。一般于清晨排便前用生理盐水浸透再挤干的棉签拭子擦拭或用透明胶纸粘贴肛门周围，连续检查 3~5 次，虫卵检出率可接近 100%。由于雌虫多不在肠道内产卵，因此粪虫卵检出率小于 50%。

【诊断与鉴别诊断】

（一）诊断

凡有夜寐不安、夜惊，并伴有肛门周围及会阴部瘙痒者应考虑蛲虫病。查到成虫或虫卵可确诊。

（二）鉴别诊断

本病的局部症状应与肛门及会阴部的真菌或其他感染鉴别；消化道症状应与消化系统疾病、其他肠道寄生虫病鉴别；神经精神症状应与其他原因导致的过敏症、神经衰弱等疾病鉴别；异位损害应与其他原因引起的相应疾病鉴别。

【预后】

本病预后良好。

【治疗】

驱蛲虫治疗可快速有效治愈，但由于蛲虫病极易自身感染，并具有集体和家庭聚集性的特点，因此应集体服药治疗，且需重复 1~2 次。

（一）驱虫治疗

1. 阿苯达唑 2 岁以上及成人顿服 400mg，1~2 岁顿服 200mg，2 周后重复一次，几乎可全部治愈。1 岁以下及孕妇不宜服用。该药不仅可杀死成虫及幼虫，还可使虫卵不能孵化。

2. 甲苯咪唑 主要抑制虫体摄入葡萄糖，是近年来临床广泛应用的广谱驱虫药之一。成人与儿童剂量相同，100mg/d，顿服，连服 3 日，治愈率达 95% 以上。孕妇避免使用。

3. 噻嘧啶、双萘羟酸噻嘧啶（抗虫灵） 为广谱驱虫药，能抑制虫体胆碱酯酶。小儿

30mg/kg，成人每次 1.2 ~ 1.5g，睡前顿服，疗效 80% 以上。2 周重复一次。

4. 中医中药 以百部、使君子、槟榔、川楝等为主的驱蛲汤，每日 1 剂，连服 3 日。

（二）局部对症治疗

可用蛲虫膏、2% 白降汞软膏、10% 氧化锌油膏、3% 百部药膏等涂于肛门周围，具有杀虫止痒作用。还可将大蒜、凡士林共同捣成泥，睡前取适量涂于肛门周围，连用 1 周，亦有较好疗效。

【预防】

（一）控制传染源

发现集体性儿童机构或家庭内感染者，应进行蛲虫感染普查、普治，7 ~ 14 日重复检查，对阳性者再行治疗一次，以消除传染源。

（二）切断传播途径

加强蛲虫知识介绍及卫生宣传，加强饮水和食物管理，加强个人卫生防护，教育儿童养成良好卫生习惯，勤换内衣裤，对污染物品进行彻底消毒处理。

（三）保护易感人群

加强对儿童的保护和教育。改善个人卫生习惯。

第九节 旋毛虫病

旋毛虫病（trichinosis）是由旋毛虫（Trichinella spp）寄生于人体组织引起的动物源性人兽共患寄生虫病。流行于哺乳动物间，因生食或半生食含有旋毛虫幼虫包囊的动物肉类而感染。临床主要以发热、胃肠道症状、肌肉剧烈疼痛、嗜酸性粒细胞明显增高为特征。重者可引起心肌炎、肺炎、脑炎等。

【病原学】

旋毛虫又称旋毛形线虫（Trichinella spiralis），属线形动物门、线虫纲、咀刺目、毛形线虫科、毛形线虫属，是一种很小的、前细后粗的白色小线虫，雄虫长 1.4 ~ 1.6mm、雌虫长 3 ~ 4mm，肉眼勉强可以看到。成虫寄生在人与多种动物的小肠内，幼虫则寄生在肌肉内。肌肉期幼虫是旋毛虫对人体的感染阶段。

当人或动物吃了含有旋毛虫幼虫包囊的肉后，包囊被消化，幼虫逸出钻入十二指肠和空肠的黏膜内，经 5 ~ 7 日即发育为成虫，交配后，雄虫死亡，雌虫钻入肠腺或黏膜下淋巴间隙中生产幼虫，大部分幼虫随血流散布到全身。幼虫只能在骨骼肌寄生发育。刚进入肌纤维的幼虫是直的，随后迅速发育增大，逐渐卷曲并形成包囊。包囊内含有囊液和 1 ~ 2 条卷曲的幼虫，个别可达 6 ~ 7 条。包囊在数月或 1 ~ 2 年内开始钙化，钙化包囊的幼虫仍能存活数年。

旋毛虫幼虫不耐热，肉块中心温度达 71℃ 时，即可被杀死，因此，肉类应完全彻底做熟后再食用。但是，旋毛虫幼虫耐低温，幼虫在 -15℃ 和 -12℃ 分别可存活 20 日和 57 日，将生肉保存在家用冰箱短期冰冻保存不能杀死旋毛虫。此外，熏烤、腌制及曝晒等方法通常不能杀死肉中的旋毛虫。

NOTE

【流行病学】

（一）传染源

旋毛虫病属动物源性疾病，150 多种动物可自然感染旋毛虫。猪、鼠为重要传染源，其他动物如犬、猫、羊以及多种野生动物如熊、狼、野猪、狐等亦可感染。旋毛虫病患者无传染性。

（二）传播途径

主要通过生食或半生食含有旋毛虫的肉类及其制成品，也可通过食入被旋毛虫幼虫或包囊的粪便污染的食物或水而感染。其中生食猪肉感染者占 90%。由于近年旅游业的发展和流动人口的增加，旋毛虫病在非流行区逐渐增多。

（三）易感人群

人群普遍易感，主要与生食肉类习惯有关。人感染后可获得一定免疫力，再次感染时可减少发病或减轻病情。

（四）流行特征

旋毛虫病广泛分布于世界各地，以西欧和北美发病率最高，近 20 年来世界各地陆续出现暴发病例。据估计，全球现今约有 1100 万病例。我国于 1964 年首次在西藏林芝发现本病，主要在西南地区（云南、西藏、四川）、中原地区（湖北、河南）和东北三省流行，死亡病例均发生在西南地区。散发病例见于一年四季，暴发病例多发生于节假日、传统节日或婚丧、建房等聚餐时。

【发病机制与病理】

（一）发病机制

发病与机械性作用、过敏反应及中毒性损伤等三方面因素有关。成虫寄生于肠道引起消化道症状，幼虫移行造成血管、组织和脏器损害。幼虫及其分泌物、排泄物导致过敏或中毒性病变。在幼虫移行期，在其经过处会出现炎性反应，如急性动脉内膜与外膜炎、全身性血管炎和水肿。肺部产生灶性或广泛性肺出血、肺水肿、支气管肺炎和胸腔血性积液。累及中枢神经系统的病变有非化脓性脑膜炎和颅内压增高，皮层下可见肉芽肿性结节，脑脊液中偶见幼虫。

（二）病理

旋毛虫寄生部位的肠黏膜充血、水肿、出血或浅表溃疡。心肌呈充血、水肿样改变，淋巴细胞、嗜酸细胞浸润，并可见心肌纤维断裂和灶性坏死。骨骼肌以舌肌、咽肌、胸大肌、腹肌、肋间肌、腓肠肌受累最明显，表现为间质性肌炎、纤维变性及炎性细胞浸润等，久之可发生肌纤维萎缩。此外在肝、肾可见脂肪变性或肿胀。如侵及其他脏器则可造成相应的损害。

【临床表现】

潜伏期一般为 6～20 日，最短数小时，最长可至 46 日。

（一）早期

小肠侵入期，相当于成虫在小肠阶段。主要为小肠黏膜炎症，可有恶心、呕吐、腹痛、腹泻等，通常持续 1 周，病情相对较轻。

（二）急性期

幼虫移行期。多急性起病，主要表现为发热、水肿、皮疹、肌肉剧痛等。发热多伴畏寒，以弛张热或不规则热为常见，持续 2 周，重者最长可达 8 周。发热同时，约 80% 患者出现水肿，主要发生在眼睑、颜面、眼结合膜，重者可伴下肢或全身水肿，进展迅速，水肿多可持续1周左右。皮疹多与发热同时出现，好发于背、胸、四肢等部位，疹形可为斑丘疹、猩红热样疹或出血疹等。全身肌肉疼痛甚剧，多与发热同时或继发热、水肿之后出现，患者肌肉疼痛或压痛，以腓肠肌为甚，皮肤呈肿胀硬结感。重症患者常感咀嚼、吞咽、呼吸、眼球活动时疼痛。此外，累及咽喉可有吞咽困难和喑哑；累及心肌可出现心音低钝、心律失常、奔马律和心功能不全等；侵及中枢神经系统常表现为头痛、脑膜刺激征，甚则抽搐、昏迷、瘫痪等；肺部病变可导致咳嗽和肺部啰音；眼部症状常现失明、视力模糊和复视等。

（三）恢复期

包囊形成期。病程第3～4周，急性期症状逐渐消退，而乏力、肌痛、消瘦等症状可持续较长时间。

【实验室检查】

（一）一般检查

1. 血常规 早期幼虫移行期白细胞计数及嗜酸性粒细胞显著增多，白细胞达（10～20）×10^9/L，嗜酸性粒细胞占20%～40%，甚至可高至90%，有重要诊断意义。严重感染或免疫力低下时，嗜酸性粒细胞可不增多，甚至下降。

2. 血生化检查 血清磷酸肌酸激酶明显增高。

（二）病原学检查

病程10日后腓肠肌或三角肌等组织压片，显微镜下可查见梭形包囊及活动幼虫，可用1%蛋白酶和1%盐酸消化肌肉组织，离心后检查比压片法检出率高。肌活检准确性高，但阳性检出率低，仅为50%，尤其发病早期和病情较轻者通常为阴性。见有钙化的包囊或幼虫，则提示陈旧性感染。患者的血液、脑脊液经离心后也可查到幼虫。

（三）血清免疫学检查

1. 特异性抗体 发病早期IgM抗体阳性，后期或恢复期IgG抗体呈阳性，持续时间长（半衰期20～23日）且检出率高。酶联免疫吸附法敏感性强、特异性高，感染第1周即可为阳性，第3周阳性率可达90%，6周后100%为阳性。

2. 特异性抗原 采用虫体可溶性抗原、排泄分泌抗原结合单克隆抗体、多克隆抗体－间接双抗体夹心ELISA法检测患者血清中循环抗原，结果阳性提示为现症感染，且具疗效考核价值。

（四）分子生物学检查

根据幼虫移行早期的活动特点，可利用PCR技术在体外扩增特异性旋毛虫DNA。该方法敏感性高、特异性强，有利于早期监测和疾病诊断。

【诊断与鉴别诊断】

（一）诊断

1. 流行病学资料 发病前1～2周内有生食或半生食动物肉类（猪肉、狗肉等）及其制品史，或食入混有生肉屑的食物史。

2. 临床特点 以发热、水肿（眼睑或面部最为多见）、肌肉疼痛、皮疹、眼结膜下充血、腹痛、腹泻、乏力等为主要表现。重度感染可出现心肌炎、心包积液、脑炎及支气管肺炎等。

3. 实验室检查

（1）动物肉类检查 在患者吃剩的生肉或食用的同批动物肉类中发现旋毛虫幼虫。

（2）其他实验室检查　嗜酸性粒细胞显著增多，血清免疫学检查阳性，肌肉活检找到幼虫有助于确诊。

（二）鉴别诊断

旋毛虫病应与急性华支睾吸虫病、急性并殖吸虫病、急性日本血吸虫病、细菌性食物中毒、急性出血性坏死性肠炎、流行性感冒、急性肾小球肾炎、结节性多动脉炎、变应性血管炎、风湿热、钩端螺旋体病、流行性斑疹伤寒、地方性斑疹伤寒、皮肌炎及多发性肌炎、嗜酸性粒细胞增多性肌痛综合征、嗜酸性粒细胞白血病等相鉴别。

【预后】

及时诊断治疗者预后好，常于1~2个月恢复。感染严重而并发心肌炎、脑炎者预后不良，易遗留后遗症。

【治疗】

（一）一般治疗

急性期、病重者宜卧床休息。改善营养、补充水分、维持水电解质平衡。必要时补充血浆、白蛋白。心功能不全时给予强心药物，烦躁不安、头痛剧烈者给予镇静、止痛等对症治疗，脑水肿、颅内压增高者给予脱水治疗。

（二）病原治疗

首选阿苯达唑，对各期旋毛虫均有较好的杀灭作用，疗效接近100%。成人用量为400~500mg，每日2~3次；儿童剂量为20mg/（kg·d），每日2次，疗程5~7日。一般治疗2日后体温开始下降，4日后体温恢复正常，水肿和肌肉疼痛逐渐减轻或消失。该药副作用少而轻，用药2~3日后少数患者因为体内虫体死亡崩解，释放异质蛋白，引起类赫氏反应，表现为发热、心慌、头昏、恶心等。

其他可选用药物有甲苯咪唑，100mg，每日3次，10日为1个疗程，该药对肠内各期和肠外旋毛虫均有杀灭作用，副作用极少。

【预防】

（一）管理传染源

积极提倡和推动科学养猪方法，提高生猪圈养率；加强检疫，隔离病猪。积极灭鼠，防止鼠粪污染饲料和猪圈。

（二）切断传播途径

加强肉类检疫。对屠宰场进行严格检验，依法杜绝私宰，未经检疫的肉类不得售卖。

（三）保护易感人群

加强卫生宣传教育，使广大群众认识旋毛虫病的危害，自觉采取防控措施，不生食或食用未煮熟的猪肉等动物肉类及其制品，养成良好的饮食卫生习惯。

第十节　肠绦虫病

肠绦虫病（intestinal cestodiasis）是由寄生在人体小肠内各种绦虫所引起的一类肠道寄生虫病。常见的有猪带绦虫病（Taenia solium）和牛带绦虫病（Taenia saginata），系因进食含活囊蚴的猪肉或牛肉而被感染，临床无症状或仅有轻度的胃肠道症状，以大便中排出白色带状节片为特征。

【病原学】

在我国常见的绦虫有猪带绦虫、牛带绦虫，其次是短膜壳绦虫、长膜壳绦虫和犬复孔绦虫。猪带绦虫和牛带绦虫为雌雄同体，呈乳白色，虫体扁平如带状。猪带绦虫成虫长 2~4m，牛带绦虫为 4~8m，由头节、颈部及链体三部分组成。头节较细，有吸盘和带小钩的顶突。颈部为生长部分，产生节片形成链体。妊娠节片充满虫卵，可与虫卵随粪便排出体外。虫卵呈圆球形，棕黄色，内含一个发育成熟的六钩蚴。

猪带绦虫和牛带绦虫成虫寄生于人体小肠内，人是唯一终末宿主，猪和牛是主要的中间宿主。猪食入含虫卵或孕节的饲料而感染，虫卵或孕节在小肠内经消化，六钩蚴逸出，借小钩和分泌物钻入小肠壁，随血流或淋巴散布到猪全身各处（如肌肉、心、脑等），虫体逐渐长大，中间细胞溶解形成空腔，充满液体，约经 10 周发育为成熟的囊尾蚴。囊尾蚴在猪体内可存活 3~5 年，甚至十余年。含囊尾蚴的猪肉俗称"米猪肉""豆猪肉"。人进食生的或未煮熟的有囊尾蚴的猪肉后，囊尾蚴在小肠内经胆汁刺激翻出头节吸附于肠黏膜，2~3 个月后发育为成虫，并开始排出孕节或虫卵。成虫在人体内可存活长达 25 年。人也可以是猪带绦虫的中间宿主，食入猪肉绦虫卵或孕节后，可在体内发育成囊尾蚴而成囊尾蚴病，但不能发育为成虫。牛带绦虫与猪带绦虫的生活史相同，但人体罕有牛囊尾蚴寄生，提示人对牛带绦虫的六钩蚴有天然免疫力。

【流行病学】

（一）传染源

人是猪带绦虫和牛带绦虫的终末宿主，故肠绦虫患者是唯一传染源。患者粪便排出的虫卵，可使猪或牛感染囊尾蚴病。

（二）传播途径

人因进食生的或未煮熟的含囊尾蚴的猪肉和牛肉而感染。或生熟肉使用同一砧板、餐具被污染等均可引起感染。

（三）易感人群

人群普遍易感，以青壮年农民居多，男多于女。

（四）流行特征

广泛分布于世界各地，在我国北方和中原地区均有猪带绦虫病，云南出现地方性流行；西南及西藏、内蒙古、新疆等地多见牛带绦虫病；短膜壳绦虫病主要见于东北和华北地区。肠绦虫病有家庭聚集的特点。

【发病机制与病理】

（一）发病机制

肠绦虫侵袭人体小肠黏膜后引起的一系列病变是其主要发病机制。猪带绦虫头节以吸盘和小钩吸附于小肠黏膜上，可引起肠壁损伤及溃疡，严重者可穿透肠壁引起腹膜炎。成虫移行可致异位寄生。牛带绦虫以吸盘吸附于小肠黏膜上，吸盘压迫并损伤肠黏膜，可引起局部轻度亚急性炎症反应。短膜壳绦虫的头节吸盘、小钩及体表的微毛对肠黏膜可造成机械性损伤及虫体的毒性分泌物可致肠黏膜炎症，本病可反复自身感染，严重感染时可出现肠黏膜的出血、坏死、溃疡。多条绦虫寄生偶可因虫体结团造成部分性肠梗阻。

（二）病理

猪带绦虫和牛带绦虫吸附在小肠黏膜上，很少产生病理变化，但当寄生虫数较多时，绦虫头节吸盘可压迫并损伤肠黏膜，局部有轻度亚急性炎症反应，而猪带绦虫因其头节有小钩，甚可穿透肠壁引起腹膜炎。短壳膜绦虫主要引起肠黏膜坏死，有的可形成深达肌层的溃疡，并伴有淋巴细胞和中性粒细胞浸润。临床上可出现腹部疼痛、消化不良、食欲亢进、恶心、呕吐等症状。

【临床表现】

猪带绦虫和牛带绦虫的潜伏期 8~12 周，短膜壳绦虫 2~4 周。自吞食猪带绦虫或牛带绦虫的囊尾蚴至粪便中出现虫体节片或虫卵，此即潜伏期。短膜壳绦虫的潜伏期为自吞食含短膜壳绦虫虫卵至粪便中出现虫体节片或虫卵。猪带绦虫和牛带绦虫病的症状多较轻微，患者常无不适，粪便中发现白色带状节片为最初和唯一症状。牛带绦虫妊娠节片活动力较强，主动从患者肛门逸出，引起患者肛门瘙痒感。半数患者有上腹或全腹隐痛，少数可有食欲不振、恶心、呕吐、腹泻等消化系统症状，偶有神经过敏、磨牙、失眠等神经系统症状。猪带绦虫患者因自体感染而患有囊尾蚴病者占 2.3%~25%，感染期越长危险性亦越大。牛带绦虫病严重的并发症为肠梗阻与阑尾炎。短膜壳绦虫感染轻者常无症状，感染严重者，尤其是儿童，可出现恶心、呕吐、食欲减退以及头痛、头晕、烦躁、失眠甚则惊厥等胃肠道和精神神经症状。

【并发症】

可并发阑尾炎或肠梗阻。猪绦虫病可并发囊尾蚴病。

【实验室检查】

（一）血常规

病程早期血嗜酸性粒细胞可轻度增加，白细胞总数多无变化。

（二）病原学检查

1. 虫卵检查 可用直接涂片、肛门拭子法或透明胶纸法查绦虫卵，查获虫卵可确诊为绦虫病，但不能鉴别虫种。

2. 妊娠节片检查 采用压片法检查，可见猪带绦虫妊娠节片类子宫分支为 7~13 个，呈树枝状；而牛带绦虫则为 15~30 个，呈对分支状。

3. 头节检查 驱虫治疗 24 小时后，头节被驱出表明治疗彻底。根据头节形状及小钩有无可区分虫种。猪带绦虫头节为球形，其头节上有两圈小钩；牛带绦虫头节为方形，无小钩。

4. 分子生物学检查 DNA-DNA 斑点印迹法可用于检测绦虫卵。聚合酶链反应（PCR）和环状介导等温 DNA 扩增（LAMP）技术可用于检测人体内的猪带绦虫或牛带绦虫成虫。具有特异性与敏感性。

（三）免疫学检查

用虫体匀浆或虫体蛋白质作抗原进行皮内试验、环状沉淀试验、补体结合试验或乳胶凝集试验可检测出体内抗体，阳性率为 73.3%~99.2%；用酶联免疫吸附试验可检测宿主粪便中特异性抗原，敏感性 100%，且具有高度特异性，与蛔虫、钩虫和鞭虫无交叉反应。

【诊断】

有进食生的或未煮熟的猪或牛肉史，尤其是来自于流行地区者应注意。临床上可见呕吐或排出粪便含白色带状节片。粪便中找到绦虫卵可确诊，但不能鉴别虫种。妊娠节片检查不但可以确诊绦虫病，还可鉴别绦虫种类。

【治疗】

主要为驱虫治疗，驱虫治疗后应留取 24 小时内全部粪便以查找头节确定疗效。

1. 槟榔和南瓜子合剂　成人空腹服用研成粉末的 50～100g 南瓜子仁，2 小时后服用槟榔煎剂（干槟榔 60～80g 加水 500mL 煎至 150～200mL），半小时后服用 50% 的硫酸镁溶液 60mL，嘱患者大量饮水，有便意时，尽量控制，待无法忍耐时再用力排便。南瓜子和槟榔具有麻痹虫体的作用，使虫体不能吸附在肠壁上而排出。

2. 吡喹酮　属广谱驱虫药物。猪和牛带绦虫按 15～20mg/kg，短膜壳绦虫按 25mg/kg，清晨空腹顿服。无须导泻，疗效可达 95% 以上。药物主要作用于虫体表皮，引起虫体肌肉麻痹和痉挛，使其出现损伤，继而破溃死亡，并可致虫体随肠蠕动从粪便排出体外。

3. 苯咪唑类　甲苯达唑，每次剂量为 300mg，2 次/天，疗程 3d，孕妇不宜使用。疗效好，肠道很少吸收，副作用少。阿苯达唑，8mg/（kg·d），疗程 3d，效果优于甲苯达唑。主要通过抑制虫体能量代谢杀死虫体。

【预防】

（一）管理传染源

在流行区开展普查普治，对患者进行早期、彻底驱虫治疗。加强人粪管理，防止猪、牛感染，改放牧为圈养，饲料不被污染。灭鼠则对预防短膜壳绦虫有重要作用。

（二）切断传播途径

加强肉类检疫，严禁出售含囊尾蚴的肉类。加强卫生教育，改变生食肉类、生熟饮食器具不分的习惯。在绦虫病地方性流行区，对猪和牛采用氯硝柳胺预防性治疗。

（三）保护易感人群

重点是加强宣传教育，提高对肠绦虫病的认识，改变不良的饮食习惯，不食用生的或未煮熟的猪肉和牛肉。

第十一节　囊尾蚴病

囊尾蚴病（cysticercosis），又称猪囊尾蚴病、囊虫病，是由猪肉绦虫幼虫（囊尾蚴）寄生于人体各组织器官所引起的疾病。患囊尾蚴病的猪肉被称为"米肉"或"豆肉"。人因吞食猪肉绦虫卵而被感染。临床表现常因寄生部位及感染程度不同而异，其中以侵犯脑部最为严重，甚至危及生命。

【病原学】

猪肉绦虫成虫可引起肠绦虫病，而猪肉绦虫幼虫（囊尾蚴）可引起囊尾蚴病。猪肉绦虫虫卵经口进入胃和小肠经消化液作用，虫卵内所含的六钩蚴在十二指肠内被解聚，24～72 小时后脱囊而出，穿过肠壁，随血与淋巴循环到达全身各处，此时六钩蚴中央形成空腔，变成充满液体的囊泡，经 60～72 日囊壁上形成头节，发育成为有感染性的囊尾蚴，导致囊尾蚴病。

猪囊尾蚴外观呈囊泡状，黄豆大小，乳白色，微透明。囊内含囊液，囊壁薄，内面有一个米粒大小的白点，即为翻转蜷缩的头节。囊尾蚴按其形态和大小分为 3 型：纤维素型、葡萄状

NOTE

型和中间型。纤维素型最常见，位于皮下结缔组织而得名，脑囊尾蚴患者中以该型多见。葡萄状型较大，直径 4～12cm，其特征是肉眼看不见头节，仅见于人的脑部，其中间宿主（猪）中未见。寄生于人体的囊尾蚴寿命一般为 3～10 年，长者可 20 年或更久。人是猪肉绦虫的唯一终宿主，又是其中间宿主。

【流行病学】

(一) 传染源

猪肉绦虫病患者是囊尾蚴病的唯一传染源。患者粪便中排出的虫卵或孕节对本人及其周围人群均有传染性。

(二) 传播途径

吞食猪肉绦虫虫卵经口感染为主要传播途径。感染方式有三种：①内源性自体感染，即患者由于呕吐使妊娠节片或虫卵反流入胃或十二指肠，经消化液作用，六钩蚴孵出而感染。这种方式感染程度较重，囊尾蚴可遍布全身肌肉、皮下组织和脑部。②外源性自体感染，即患者手指污染上自己粪便中的虫卵，再经口感染。③异体感染，因食入被猪肉绦虫虫卵污染的食物或与猪肉绦虫患者密切接触经口吞食虫卵所致。

(三) 易感人群

人群普遍易感，患者以 21～40 岁青壮年为主，男女比为（2～5）：1，以农民居多，近年来儿童和城市居民患病率有所上升。

(四) 流行特征

本病呈世界分布，多见于欧洲、中南美、非洲、东南亚等国家，特别是在有吃生猪肉习惯的地区或民族中流行。国内以东北、华北、西北、西南等地发病率较高，是我国北方主要的人兽共患的寄生虫病。猪肉绦虫流行地区均可见囊尾蚴病的散发病例。发病率农村高于城市，多为散发。发病与食肉习惯、饮食卫生及个人卫生习惯有密切关系。

【发病机制与病理】

(一) 发病机制

猪肉绦虫虫卵经口进入宿主的胃、十二指肠，在消化液和胆汁的作用下，六钩蚴孵出，钻入肠黏膜，通过小血管进入血液循环至全身各组织器官，部分发育为囊尾蚴，整个过程需 2～3 个月。在虫体的机械刺激和毒素的作用下宿主组织发生相应的病理变化：①局部炎症反应：初期为中性粒细胞、嗜酸性粒细胞浸润，之后以浆细胞和淋巴细胞为主，伴有 IL-2、IL-12、IFN 等炎症介质释放。随后巨噬细胞及上皮样细胞开始出现，细胞外层结缔组织增生。②肉芽肿形成：细胞因子及内源性炎症介质同时进入虫体囊壁，囊壁增厚，囊液浑浊，头节消失，虫体胀大、死亡，被纤维被膜包裹，形成肉芽肿。③钙盐沉着，钙化灶形成。整个过程需 3～5 年。囊尾蚴在生活过程中不断向宿主排泄代谢产物及释放毒素，对宿主产生不同程度的损害。另外，在其生长发育过程中需要从宿主体内获取营养物质，从而引起宿主营养不良，影响机体的正常生长发育。

(二) 病理

囊尾蚴病变程度因其寄生部位、数量及局部组织反应不同而异，整个病程为 10～20 年。猪囊尾蚴可寄生于人体任何部位，以脑、皮下、肌肉和眼多见，寄生于脑组织时病变最严重，也最为常见。脑囊尾蚴病可分为四型：①大脑型：囊尾蚴由脉络丛进入脑室及蛛网膜下腔可引

NOTE

起脑室扩大，病变多位于灰质、白质交界处，较大的囊尾蚴则呈占位性病变，常引起癫痫发作；②脑室型：主要寄生在脑室，常为多个，呈间歇性脑积水；③脑膜型：囊尾蚴位于软脑膜下、蛛网膜下隙或颅底，颅底的葡萄状囊尾蚴易破裂引起脑膜炎。炎症可引起脑膜粘连，阻塞脑底池导致脑积水；④混合型：前三种类型同时存在。近年来发现脑囊尾蚴的囊液内异体蛋白抗原释放在脑组织中可产生明显炎症反应，石灰小体可作为脑囊尾蚴病的诊断依据。寄生于眼部的囊尾蚴常在视网膜、玻璃体、眼肌、眼结膜下等处，引起相应病变和功能失常。

【临床表现】

潜伏期为 3 个月至数年，5 年内居多。根据寄生部位不同可分为脑囊尾蚴病、眼囊尾蚴病及皮下组织和肌肉囊尾蚴病。

（一）脑囊尾蚴病

临床表现极为复杂多样，从无症状至引起猝死，病情轻重不等，以癫痫发作最为常见。可分为下列几型，各型间可相互交叉或转化。

1. 皮质型（癫痫型） 囊尾蚴多寄生于大脑皮层运动区，导致反复发作的各种类型癫痫。患者可出现局限性或全身性短暂抽搐或癫痫持续状态。严重感染者颅内压升高，出现恶心、呕吐、头痛等症状。病程达数月至数年不等。

2. 脑室型（高颅压型） 以第四脑室多见，囊尾蚴阻塞脑室孔，早期表现为颅内压升高，囊尾蚴悬于室壁，患者在急转头时突发眩晕、呕吐或循环呼吸障碍而猝死，或发生小脑扁桃体疝，称活瓣综合征（又称布伦斯征，Brus 征）或体位改变综合征。

3. 蛛网膜下隙型或颅底型（脑膜炎型） 病变局限在颅底后颅凹，表现为囊尾蚴性脑膜炎。初期有低热、头痛、呕吐、颈强直等颅内压增高症，以及眩晕、听力减退、耳鸣及共济失调等，预后较差。

4. 混合型 以上三型混合存在，其中以皮质型和脑室型混合存在的症状最重。

（二）皮下组织和肌肉囊尾蚴病

约一半的囊尾蚴患者有皮下囊尾蚴结节。皮下结节直径 0.5～1.5cm，多呈圆形或卵圆形，质地较硬有弹性，与周围组织无粘连，无压痛，表面也无色素沉着和炎症反应，数目多少不一，从几个到成百上千个，以头颈和躯干分布较多，四肢较少。少数重症患者可有肌肉酸痛、发胀，并引发假性肌肥大。

（三）眼囊尾蚴病

占囊尾蚴病的 1.8%～15%，常为单侧感染，寄生部位以玻璃体及视网膜多见。轻者可有视力下降、视野改变、结膜损害、虹膜炎、角膜炎等，重者可致失明，裂隙灯或 B 超检查可见视网膜下或玻璃体内的囊尾蚴蠕动。当眼内囊尾蚴存活时患者症状轻微，尚可耐受，虫体死亡后因其分解产物刺激，引起葡萄膜炎、脉络膜炎或化脓性全眼炎等，发生视网膜脱离、白内障等，终致失明。

【实验室检查及其他检查】

（一）常规检查

1. 血常规 可有外周血嗜酸性粒细胞轻度增多。

2. 脑脊液脑囊尾蚴病 患者脑脊液压力升高，细胞数（10～100）×10^6/L，以淋巴细胞为主；蛋白含量升高；糖、氯化物多正常。

（二）病原学检查

1. 粪便检查   可做粪便直接涂片或集卵法，发现虫卵或结节。

2. 皮下结节活检   找到猪囊尾蚴头节可直接确诊。

（三）免疫学检查

用猪囊尾蚴液纯化后作为抗原，与患者血清或脑脊液行皮内试验（ID），ID 阳性者可辅助诊断。用间接血凝试验（IHA）、酶联免疫吸附试验（ELISA）、酶免疫测定（EIA）等检测患者血清或脑脊液中的短程抗体 IgG4 或循环抗原（CAg）时，均有较高的敏感性和特异性。但由于抗体可持续数年，因此，IHA、ELISA 不可作为疗效考核指标，而 CAg 和短程抗体 IgG4 可作为疗效考核指标。

（四）分子生物学检查

基因重组技术，构建来源于猪囊尾蚴 mRNA 的 cDNA 文库，以患者和病猪的血清为探针，从 cDNA 文库中筛选出目的克隆 cCL 等，以 cCL 融合蛋白作为抗原，具有高度特异性和敏感性。

（五）影像学检查

1. 头颅 CT 及 MRI 检查   对脑囊尾蚴病诊断与定位具有重要价值。CT 能显示直径 <1cm 的囊性低密度灶，注射对比增强剂后，病灶周围可见环行增强带为包膜与炎症水肿区，同时可见脑室扩大、钙化灶等，CT 可确诊大部分脑囊尾蚴病。头颅 MRI 检查对脑内囊尾蚴的数量、范围、囊内头节的检出率明显高于 CT，更易发现脑室及脑室孔处病灶，故临床上高度怀疑脑囊尾蚴病而 CT 表现不典型或未见异常者，应行颅脑 MRI 检查，但对钙化灶的敏感性低于 CT。MRI 还可鉴别囊尾蚴的死活，更易查获脑室内和脑室孔部位的病变，对指导临床治疗和疗效判定有重要价值。

2. X 线检查   囊尾蚴患者若病程超过 10 年，X 线检查可发现肌肉组织中椭圆形囊尾蚴钙化阴影，同时在两肺下野还可见散在黄豆大小阴影。但出现时间晚，阳性率低，缺乏早期诊断价值。

3. 脑室造影   脑室型患者可见梗阻性脑积水，第四脑室梗阻部位有充盈缺损，残影随体位改变。

4. 检眼镜、裂隙灯或 B 超检查   对可疑眼囊尾蚴病患者应行检眼镜、裂隙灯或 B 超检查，若发现视网膜下或眼玻璃体内囊尾蚴蠕动，即可确诊。B 超检查皮下组织和肌肉囊尾蚴结节可显示圆形或卵圆形液性暗区，轮廓清晰，囊壁完整光滑，囊内可见一强回声光团，居中或位于一侧。

（六）病理检查

皮下结节应常规做活组织检查，病理切片中见到囊腔中含囊尾蚴头节可确诊。

【诊断与鉴别诊断】

（一）诊断

1. 流行病学资料   在流行区有生食或半生食猪肉史，或既往有肠绦虫病史，或粪便中发现绦虫卵或妊娠节片。

2. 临床表现   凡具有癫痫发作、颅内压增高、精神障碍者，结合流行病学资料，应考虑脑囊尾蚴病的可能；皮下结节，有助于眼、皮下或肌肉囊尾蚴病的诊断。

3. 实验室检查与其他检查 皮下结节活检可确诊；免疫学检查有重要的诊断价值；病期较长的囊尾蚴病者在 X 线平片上可见钙化影；颅脑 CT 与 MRI 在脑囊虫病的诊断中具重要价值；血象和脑脊液检查有参考价值。

（二）鉴别诊断

脑囊尾蚴病须与颅内肿瘤、结核性或隐球菌性脑膜炎、脑血管疾病、神经性头痛、原发性癫痫病以及其他寄生虫病等所致的癫痫相鉴别；皮下结节应与皮脂囊肿、多发性神经纤维瘤、风湿结节及肺吸虫病皮下结节相鉴别；眼囊虫病应与眼内肿瘤、异物、葡萄膜炎及视网膜炎相鉴别。

【预后】

脑囊尾蚴病伴痴呆者预后不良，伴流行性乙型脑炎者病死率高。眼囊尾蚴病及时手术摘除预后良好。视网膜囊尾蚴病如经久不治可致失明。

【治疗】

（一）病原治疗

1. 阿苯达唑 是目前治疗囊尾蚴病的首选药物。每日 18～20mg/kg，分 2 次口服，10 日为一疗程，间隔 2～3 周后进行下一个疗程，一般重复 2～3 个疗程。不良反应主要有头痛、低热，少数有视力障碍、癫痫等，个别患者反应较重，可发生脑疝或过敏性休克。上述不良反应多发生在服药后 2～7 日，持续 2～3 日，也有少数患者在第 1 疗程结束后 7～10 日才出现反应。第 2 疗程不良反应明显减少且减轻。

2. 吡喹酮 对各型囊虫病均具有很好的疗效，作用强而迅速，不良反应发生率高且严重。当虫体大量死亡后可释放异体蛋白，引起强烈变态反应，尤其在脑囊尾蚴病患者中反应更为强烈，有发生脑疝的危险。不同类型囊尾蚴病可采取不同的治疗方案。治疗皮下肌肉型患者，成人总剂量为 120mg/kg，3 次／日，口服，连用 3～5 日。囊尾蚴性假性肌肥大者，可重复 1～2 个疗程。治疗脑型患者，总剂量为 200mg/kg，3 次／日，口服，连用 10 日为一疗程。不良反应主要有头痛、恶心、呕吐、皮疹、精神异常等。少数可出现心悸、胸闷等症状，心电图显示 T 波改变和期外收缩，一过性转氨酶升高。偶见室上性心动过速、心房纤颤。脑囊虫病和眼囊虫病者及有精神障碍与痴呆表现者均不宜使用。

3. 槟榔和南瓜子 鲜南瓜子仁 50～100g，槟榔 60～120g，水煎，兑入适量蜂蜜空腹顿服。

（二）对症治疗

颅内压增高者，先给予 20% 甘露醇 250mL 静脉滴注，加用地塞米松 5～10mg，每日 1 次，连用 3 日后再行病原治疗，药物治疗期间应常规使用地塞米松和降颅内压药物，必要时应行颅脑开窗减压术或脑室分流术降低颅内压。发生过敏性休克时可用 0.1% 肾上腺素 1mg 皮下注射，氢化可的松 200～300mg 加入葡萄糖液中静脉滴注。对癫痫频繁发作者，可酌用地西泮、异戊巴比妥钠及苯妥英钠等药物。

（三）手术治疗

眼囊虫病应及早手术摘除，术后如需要可行病原治疗；颅内单个囊虫也可行手术治疗。

（四）注意事项

1. 脑囊虫病 癫痫症状持续存在，若临床和影像学检查显示病原学治愈时，则停用抗虫药，仅采用抗癫痫治疗。

2. 囊虫病 合并猪肉绦虫病者，通常应先治绦虫病。

【预防】

（一）管理传染源

在流行区开展普查普治，彻底治疗猪肉绦虫病患者，并对感染绦虫病的猪尽早行驱虫治疗。

（二）切断传播途径

猪肉绦虫是本病的唯一传染源，应彻底切断人与猪之间的传播途径。改变不良卫生习惯，不吃生的或半生的猪肉，不喝生水，饭前便后勤洗手；相关部门应加强屠宰场的管理及卫生检疫制度，防止"米猪肉"流入市场；加强粪便的无害化处理、改善生猪的饲养方法，以彻底切断本病的传播途径。

第十二节　棘球蚴病

棘球蚴病（echinococcosis）又称包虫病（hydatid disease），是棘球绦虫的蚴虫感染人体所致疾病的总称。主要分布于全球广大牧区，在人与动物之间传播。我国流行细粒棘球蚴病（又称囊型棘球蚴病）和泡型棘球蚴病（又称多房棘球蚴病），以前者为主。流行区域主要在北方牧区，受感染人口近100万，是制约流行区经济发展的重要因素之一。

一、细粒棘球蚴病

【病原学】

细粒棘球绦虫长3~6mm，由头节、颈节、幼节、成节和孕节组成。头节有顶突和4个吸盘，孕节的子宫内充满虫卵。成熟后孕节自宿主肠道排出前后，其子宫破裂排出虫卵。虫卵对外界抵抗力较强，在室温水中可存活7~16日，干燥环境可存活11~12日，在水果、蔬菜中不易被化学消毒剂杀死。羊或人等中间宿主摄入被虫卵污染的食物或水源，虫卵在十二指肠内孵化成六钩蚴，侵入肠壁，循血流入肝，发育成囊状的幼虫（即棘球蚴）。终末宿主狗等吞食了受染的动物新鲜内脏，棘球蚴在狗的小肠内寄生，经7~10周发育成成虫，完成其生活史。

棘球蚴外观呈乳白色，长5cm左右，受寄生部位组织的影响，也可达15~20cm，为不透明囊状结构。其囊壁分两层，外层为无细胞结构的角质层，内层为有生殖能力的生发层。生发层的内壁有许多小突起，逐渐发育成生发囊，脱落后即为子囊；子囊内可生出几个头节，即原头蚴。原头蚴破囊壁入囊液称囊砂。子囊内又可产生孙囊。囊内可同时存在祖孙三代棘球蚴，并充满囊液。棘球蚴在体内可存活数年至20年。

【流行病学】

（一）传染源

感染细粒棘球绦虫的狗是适宜的终宿主和主要传染源。

（二）传播途径

主要经消化道传播。虫卵可污染狗的皮毛，人与狗密切接触污染手，经口感染。如虫卵污染蔬菜、水源也可导致感染。

（三）易感人群

人群普遍易感，以牧民和农民为多。大多在儿童时期感染，青壮年时期发病。

（四）流行特征

呈世界性分布，我国主要在牧区流行。

【发病机制与病理】

棘球蚴在人体内生长速度不一，该病的进程很慢，大多感染后10年才出现症状。对人体的危害主要是随着囊体的增大所产生的压迫症状以及囊液外流引起的过敏反应。棘球蚴囊的生发层向囊内长出原头节和育囊，原头节可以脱落，原头节和育囊可发展成子囊，母囊的生发层还可直接形成子囊，子囊又以同样的方式形成孙囊，这样囊肿逐渐长大产生压迫症状。随着棘球蚴的生长，囊肿周围出现炎性细胞浸润，启动纤维化过程形成纤维性外囊，其厚度不等，随时间延长而生长，有的可达1cm。增大的囊肿压迫引起机械损伤，如肝细胞多见萎缩坏死。

【临床表现】

潜伏期为10～20年。

（一）肝细粒棘球蚴病

最为常见，约占棘球蚴病的75%，肝右叶多见。早期无症状，当囊肿逐渐增大时，患者可有饱胀牵拽感，或肝区坠痛或钝痛；若蚴囊位于肝门附近向下生长，可压迫胆管和门静脉引起黄疸、皮肤瘙痒和门静脉高压症；如肝内囊肿靠近肝脏表面，可见右上腹部渐渐隆起一肿块，形圆而光滑，坚韧而有弹性，并可触及液波感及震颤感（因子囊相互撞击而形成）。如棘球蚴囊因外力而致破裂，可有剧烈腹痛、休克、发热、荨麻疹等急性过敏性休克以及急腹症表现，病情严重者可致死亡。囊液破入腹腔或胸腔，头节片可发生移植，形成其他部位继发性棘球蚴病。

（二）肺细粒棘球蚴病

早期囊肿小，一般无症状，常在体检X线胸片检查时发现，随囊肿增大可引起胸部隐痛、咳嗽、咳痰、咯血等症状。若囊肿破裂可见大咯血，有的穿破至支气管引起呛咳、呼吸困难，偶因大量囊液溢出可致窒息。

（三）脑细粒棘球蚴病

发病率低，多见于儿童。表现为头痛、视神经乳头水肿等颅内高压症，可有癫痫发作。多伴有肝或肺棘球蚴病。

（四）其他部位棘球蚴病

肾脏、脾脏、心肌、心包等偶尔寄生细粒棘球蚴，出现相应器官压迫症状。

【实验室检查及其他检查】

（一）病原检查

从囊液中可获棘球蚴或其碎片，镜下观察到原头节可确诊。

（二）免疫学检查

1. 皮内试验（Casoni试验） 阳性率可达70%～95%，可作为初筛试验。但与结核病、并殖吸虫病、猪囊尾蚴病等有交叉反应，特异性不高。

2. 血清免疫学检测 包括琼脂扩散、对流免疫电泳、间接血凝、ELISA等，其中ELISA法灵敏度和特异性均较高。但对单个囊肿、未破裂的囊肿以及无合并其他脏器囊肿的患者检出率较低。

（三）影像检查

X线对本病的诊断定位有帮助；CT扫描对内脏棘球蚴病诊断有重要意义；B超有简便、快速等优点，可见囊肿内液性暗区，是基层应用最多的诊断方法。

【诊断与鉴别诊断】

（一）诊断

在流行区与狗有密切接触史，肝、肺等脏器占位性病变，应高度怀疑本病。影像学检查发现囊肿、血清免疫学试验阳性提示有棘球蚴感染。肺棘球蚴囊液破入支气管，患者咯出粉皮样膜状物质，显微镜下查到头节或小钩可确诊。

（二）鉴别诊断

主要与肝脏非寄生虫性良性囊肿、肝脓肿、肠系膜脓肿、肺脓肿、肺结核、肺转移癌、脑囊尾蚴病、脑转移癌等鉴别。

【治疗】

本病早期进行手术治疗辅以有效杀虫治疗可取得较好疗效。

（一）手术治疗

外科手术切除囊型棘球蚴病变为根治本病的首选。应争取在出现压迫症状或出现并发症前进行。术中用0.1%西曲溴铵（crtrimide）杀原头蚴，务必将内囊剥离完整取出，要防止囊液外流。术前2周服阿苯达唑（albendazole）可以减少术中并发症及术后复发。

（二）药物治疗

无法行手术治疗者，采用药物治疗。阿苯达唑，每日12~15mg/kg，分2次口服，4周为一个疗程，间隔2周后重复，共6~10个疗程，必要时疗程可延长到2年，有效率可达80%。本药毒副作用较轻，但有致畸作用，孕妇禁用。

（三）对症治疗

出现肝、肺、脑、肾等相应器官损害时，宜酌情治疗，以维护脏器功能；继发细菌感染时抗菌治疗；过敏反应时对症处理等。

【预防】

（一）管理传染源

广泛宣传养狗的危害性，野狗应捕杀，牧羊犬和警犬应定期检疫，流行区的狗定期用吡喹酮杀虫。

（二）切断传播途径

避免与狗接触，注意饮食和个人防护。加强屠宰场管理，病畜内脏应深埋，防止被犬吞食，避免犬粪中虫卵污染水源。

（三）保护易感人群

加强流行区内人群的卫生健康宣传教育，做到人人皆知。

二、多房棘球蚴病

多房棘球蚴病（multilocular hydatidosis）是多房棘球绦虫的幼虫泡型棘球蚴（泡球蚴）寄生人体所致的疾病，又称泡球蚴病（alveolar echinococcosis，Ae）、多房性包虫病（echinococcosis multilocularis）。从生物学、流行病学、病理学和临床表现等方面，泡型与囊型棘球蚴病有显著不同。

【病原学】

多房棘球绦虫比细粒棘球绦虫略小，结构相似，亦由头节、颈节、幼节、成节和孕节组成。成节中睾丸数 15~30 个，比细粒棘球绦虫少，其孕节子宫有 12~15 个分支。幼虫称多房棘球蚴，由外面角皮层与内面的单细胞生发膜组成。其生发膜具有向外芽生增殖的特性，在肝内呈浸润性生长，形成海绵或蜂窝状无数小囊泡，内含胶冻样物质。多房棘球蚴同时也可向内芽生，呈隔膜性增殖。

成虫寄生于终末宿主狗、猫等食肉动物小肠上段，孕节或虫卵随宿主粪便排出，污染水源、牧场及周围环境，当中间宿主田鼠等啮齿动物吞食了虫卵或孕节后，在肠内经消化液作用而孵出六钩蚴，然后钻进肠壁血管，随血液循环到达全身各处。大多数六钩蚴停留在肝脏，少数可到达肺及其他组织，约 5 个月后发育成棘球蚴。含棘球蚴的动物内脏被狗、狼吞食后经 8 周发育成成虫，一个原头蚴发育成一个成虫。狗肠内寄生的成虫一般数百条至数千条，甚者达万条。大多数成虫寿命 5~6 个月。人若误食虫卵亦可在体内发育成棘球蚴病。

【流行病学】

多房棘球蚴病主要分布于北半球高纬度寒冷山区。我国青海、宁夏、甘肃、新疆、内蒙古、黑龙江、西藏及四川甘孜州有病例报道，是一种自然疫源性人兽共患疾病。人因误食被虫卵污染的食物或水，或接触狗、狐而感染，以农牧民、狩猎人员为多，男性青壮年为主。

【发病机制与病理】

虫卵被吞食后穿过肠黏膜达门静脉，到肝脏后发育为泡球蚴。在肝内浸润性生长，破坏肝脏基本结构，病变为单个大块或几个坚硬肿块，边界不清，极似原发性肝癌。切片可见坏死组织和空腔，光镜可见不规则串珠状小囊泡，周边有纤维组织增生。严重者可破坏整个肝叶，可侵及门静脉、胆总管、下腔静脉。其脱落入血的生发膜细胞可转移至肺和脑，引起相应脏器病理改变。

【临床表现】

多房棘球蚴在体内生长极为缓慢，潜伏期可达 10~30 年。肝多房棘球蚴病临床可见肝区痛，腹胀，消瘦，肝脏显著肿大、质硬、表面有结节。病变波及肝门与胆总管亦可引起黄疸和门静脉高压症。肝功能衰竭和脑转移是患者死亡的主要原因。肺多房棘球蚴病以两肺中下部粟粒或结节形病灶为多，可出现咯血、咳嗽等症状。脑多房棘球蚴病临床表现同脑细粒棘球蚴病。

【实验室检查及其他检查】

（一）一般检查

可有轻度贫血，嗜酸性粒细胞轻度增高，血沉明显加快，约 1/3 的患者有肝功能损伤。

（二）免疫学检查

皮内试验多为阳性。采用 ELISA 检测抗原 Em2（角质层抗原成分之一），敏感性为 90.4%，特异性为 100%。

（三）影像学检查

B 超、CT 见肝内有边缘不清晰肿块，肿块中央坏死呈液性暗区，难与肝癌鉴别。

【诊断与鉴别诊断】

（一）诊断

1. 流行病学史 患者来自流行区；在疫区长期居住；与狗、狐等有密切接触史；捕杀狐，剥其皮毛的狩猎人员。

2. 临床表现 肝脏肿大与隐痛，腹部有肿块，质硬，表面有结节。

3. 影像学检查 B 超或 CT 检查 肝脏有边界不清的实性病变。

4. 实验室检查 包虫皮内试验阳性，且常呈强阳性反应，有助于诊断；ELISA 检测血清 Em2 等抗原阳性可确定诊断。

（二）鉴别诊断

主要应与原发性肝癌、结节性肝硬化等鉴别。

【预后】

本病早期发现采取手术并化学药物杀虫治疗有较好的疗效，晚期肝脏结构被破坏，预后差。

【治疗】

早期手术切除效果好。但肝组织广泛受累无手术指征可采用阿苯达唑，每日 10mg/kg，分 2 次服，疗程一般 2~3 年或更长。

【预防】

对疫区人群加强知识宣教，对疫区犬定期用吡喹酮防治。

第九章　医院感染

医院感染曾称院内感染（nosocomial infection）、医院内感染（hospital infection）、医院获得性感染（hospital acquired infection），我国卫生部于 2001 年统一定义为医院感染。是指住院患者在医院内获得的感染，包括在住院期间发生的感染和在医院内获得但在出院后发生的感染，但不包括入院前已经开始或入院时已经存在的感染。对于没有明确潜伏期的感染，规定入院48 小时后发生的感染为医院感染；有明确潜伏期的感染，自入院时起超过平均潜伏期后发生的感染为医院感染。医院工作人员在医院内获得的感染也属于医院感染。广义的医院感染是指患者因住院、陪诊或医院工作人员因医疗、护理工作而被感染所引起的任何临床显示症状的微生物性疾病，不管受害的对象在医院期间是否发病，均属医院感染。狭义的医院感染仅指住院患者在医院内发生的感染，平时所提及的医院感染即属此类情况。

【分类】

医院感染按病原体来源可分为内源性医院感染（endogenous infection）和外源性医院感染（exogenous infection）。内源性医院感染也称自源性感染（autogenous infection），是指患者皮肤、口腔、咽部、胃肠道定植的条件致病菌，或外界获得的定殖菌由于数量或定制部位改变而发生的感染；外源性医院感染也称交叉感染（cross infection）或获得型感染，是指医院内携带病原微生物的患者、陪诊或医院工作人员，以及医院内的病原微生物引起的医院感染。

【病原学】

细菌、病毒、真菌、支原体、衣原体和原虫等都可以导致医院感染，多数患者体内可以合并多种病原体的感染。

（一）细菌

在医院感染中细菌感染超过 95%。革兰阴性菌占 60% ~ 65%，主要为肠杆菌科细菌，包括大肠杆菌、肺炎杆菌、变形杆菌、不动杆菌属和铜绿色假单胞菌。革兰阳性菌中条件致病菌如表皮葡萄球菌增多，化脓球菌逐渐下降。医院获得性肺炎的主要病原体之一嗜肺军团菌，占3% ~ 10%。

近年来厌氧菌耐药不断出现，医院厌氧菌感染中最常见的病原菌是类杆菌属，可引起胃肠道和妇产科术后的腹腔和盆腔感染。梭杆菌属等引起口腔和呼吸道感染。抗生素相关性腹泻的主要病原菌是难辨梭菌。结核分枝杆菌感染常出现于免疫功能低下患者。非典型分枝杆菌可引起心脏手术后的胸骨骨髓炎、心包炎和心内膜炎等。

（二）真菌

医院内真菌感染发病率逐渐上升，主要原因包括广谱抗菌药物的广泛应用，内置医用装置的应用增多，侵入性操作、手术和移植治疗的应用，免疫抑制剂的使用等。最常见的真菌病原体是念珠菌属，其中白念珠菌占 80%，可引起肺部和消化道感染，还可在败血症及免疫功能

NOTE

缺陷患者中造成感染。其他包括曲霉、毛霉菌和新型隐球菌等。

（三）病毒

医院感染中病毒也是重要的病原体，常见包括疱疹病毒、肝炎病毒、合胞病毒和肠道病毒等。乙型和丙型肝炎病毒感染与输注血液、血制品及血液透析密切相关，合胞病毒可引起呼吸道感染，轮状病毒和诺如病毒可引起老年人与婴幼儿腹泻，巨细胞病毒感染多出现于免疫功能低下的患者。

医院感染病原体的主要特点：①以条件病原体或机会病原体为主；②多为耐药菌，甚至多重耐药菌；③抗生素应用和普及导致病原体变迁；④铜绿假单胞菌和沙雷菌常见；⑤真菌也是重要的医院感染病原体，深部真菌病几乎都是医院感染。

【流行病学】

（一）传染源

传染源包括携带病原微生物的患者、探视人员、医院工作人员，也包括病原微生物滋生的环境，医院内所有的物体都可能成为传染源。

（二）传播途径

1. 接触传播　最常见的传播途径，如通过接触感染者的血液和体液，病原微生物直接从感染者传给接触者。污染的手是主要媒介，可引起直接传播及间接接触传播。

2. 血液传播　多见于肝炎病毒和人类免疫缺陷病毒传播。

3. 共同媒介物传播　见于医疗器械、药品、插管、导管、内镜等侵入性诊疗设备受病原微生物污染所致。

4. 呼吸道传播　以含有病原微生物的气溶胶颗粒为媒介，空气传播的特殊形式——空调传播，多与军团病有关。

5. 消化道传播　主要通过污染的饮用水或食物而引起的肠道感染。

6. 母婴垂直传播　某些病原微生物可以通过产前、产中、产后感染胎儿或新生儿。

（三）易感人群

易发生医院感染的患者有：①机体的细胞免疫及体液免疫受到严重影响，如肿瘤、肝病、肾病、AIDS、血液病、结缔组织病及糖尿病等患者；②接受免疫抑制剂治疗、侵袭性操作、异物的植入、长期应用抗生素及移植手术患者；③新生儿、婴幼儿及老年人；④烧伤及创伤患者。

【发病机制】

（一）宿主免疫功能减退

免疫抑制治疗、放化疗、肝病、糖尿病、肿瘤等因素对机体免疫功能的影响以及手术、创伤和烧伤造成的皮肤黏膜损伤都可导致宿主免疫功能减退。

（二）各种侵袭性诊疗措施

呼吸机、内镜检查、插管、手术等侵袭性诊疗导致病原微生物入侵。

（三）抗菌药物使用不当

可导致体内正常菌群受到抑制，破坏了宿主微生态平衡，使耐药菌株被选择得以繁殖而引起医院感染。

【临床表现】

对于无明显潜伏期的感染，规定在入院48小时后发生的感染为医院感染；有明确潜伏期者则以自入院时起超过该平均（或常见）潜伏期的感染。

（一）常见感染部位及临床特点

1. 肺部感染（简称医院肺炎，nosocomail pneumonia，NP） 最常见的医院感染，病死率位居医院感染之首。外科手术、长期卧床、肿瘤、行气管切开术及慢性阻塞性肺病患者等罹患。引起肺部感染的病原微生物种类较多，主要为革兰阴性杆菌，包括铜绿假单胞菌、克雷伯菌属、肠杆菌属及不动杆菌属等。革兰阳性菌中金葡菌最常见，其他还包括肺炎球菌、嗜肺军团菌及真菌等。耐甲氧西林金黄色葡萄球菌（MRSA）、耐甲氧西林表皮葡萄球菌（MRSE）常见于ICU患者。

2. 泌尿系感染 在我国位于医院感染的第二位，常见于尿路器械诊疗患者，少数为血源性和不明原因导致。临床分为有症状泌尿道感染、无症状菌尿症及其他尿路感染。

3. 消化道感染 包括抗菌药物相关性腹泻和胃肠炎：①抗菌药物相关性腹泻常发生于胃肠道手术、肠梗阻、糖尿病、尿毒症和老年患者应用抗菌药物过程中。引起消化道感染的病原微生物主要为难辨梭菌。②胃肠炎：常见的流行性医院感染，入院48小时后腹泻，每日超过3次，连续2日以上。主要的致病微生物包括沙门菌、大肠埃希菌、念珠菌、志贺菌属、空肠弯曲菌及轮状病毒、诺如病毒等。

4. 全身感染 占医院感染的5%，主要由于原发感染灶不明确、静脉输液、血管内检查、血液透析、输入受污染的药物及血液、局部炎症或感染病灶等。常见病原菌为革兰阳性菌（常见凝固酶阴性葡萄球菌、金黄色葡萄球菌、粪肠球菌等）、革兰阴性菌（大肠埃希菌、克雷白菌属、铜绿假单胞菌及沙雷菌属等）及真菌（主要为念珠菌）或混合感染。

（二）感染人群的特点

1. 重要脏器功能不全 患有肿瘤、血液病、内分泌及代谢类疾病患者由于免疫功能障碍容易发生感染，而长期应用抗生素、接受放化疗治疗、激素类药物、联合抗真菌及厌氧菌药物的患者，可进一步加重菌群失调。

2. 新生儿、婴幼儿感染 易发生条件致病菌的感染，临床表现不典型，常出现肠道感染、呼吸道感染。

3. 老年人的感染 老年人免疫力低，常合并多种慢性疾病，容易出现肺部感染，临床表现不典型，不出现明显的发热、咳嗽等症状，病原体种类变化多，白细胞计数可无明显变化，但中性粒细胞比例常增加。

【诊断与鉴别诊断】

（一）诊断标准

下列情况均可诊断为医院感染：

1. 患者在入院时无感染，在入院后发生感染，包括在院内感染出院后发病者。

2. 自入院时起超过平均潜伏期之后发生的感染。

3. 无潜伏期疾病，入院48小时后发生的感染。

4. 本次感染直接与上次住院有关。

5. 在原有感染基础上出现其他部位新的感染（除外脓毒血症迁徙灶），或在原感染已知病原体基础上又分离出新的病原体（排除污染和原来的混合感染）的感染。

6. 新生儿经产道时获得的感染。

7. 由于诊疗措施激活的潜在性感染，如疱疹病毒、结核杆菌等的感染。

8. 医务人员在医院内获得的感染。

（二）鉴别诊断

下列情况不属于医院感染：

1. 原有慢性感染在医院内急性发作。

2. 新生儿经胎盘获得感染（出生后 48 小时内发病）的感染，如单纯疱疹、弓形体、水痘等。

3. 原有慢性感染复发，全身感染的迁移性病灶。

4. 细菌定植，无临床表现，在开放性创口培养出病原菌。

5. 由于创伤或非生物性因子刺激而产生的炎症表现。

【治疗】

（一）抗菌药物的合理应用

应从病原体、患者病情、抗菌药物等方面综合考虑，选择有效、安全与节约的抗菌药物。

1. 根据临床诊断进行经验治疗，对临床常见病原菌选用抗菌药物，参考如下：

（1）革兰阳性球菌　青霉素、大环内酯类、头孢哌酮、庆大霉素和万古霉素等。

（2）革兰阴性杆菌　氨苄西林、庆大霉素、氯霉素、哌拉西林、头孢唑啉、二代头孢菌素、三代头孢菌素或喹诺酮类。

（3）铜绿假单胞菌　阿米卡星、哌拉西林、头孢哌酮、喹诺酮类或亚胺培南 – 西拉司丁（泰能）等。

（4）厌氧菌　甲硝唑、替硝唑、青霉素、克林霉素和拉氧头孢。

（5）真菌感染　两性霉素 B、咪康唑、酮康唑、氟康唑或伊曲康唑。

（6）颅内感染　选择青霉素 G、三代头孢菌素等。

2. 根据培养出的病原菌及药敏结果调整用药，以后再根据疗效、不良反应、过敏反应、毒性反应及耐药性调整用药。

3. 尽量减少抗菌药物的联合应用，避免引起菌群失调，抗菌药物的联合应用指征为严重感染病原菌未明确之前可暂时应用；如细菌和真菌混合感染，用一种抗菌药无法覆盖时，可联合应用。

（二）对症治疗

根据患者病情不同酌情选用以下处理措施：

1. 基础疾病的治疗。

2. 营养支持，维持水、电解质及酸碱平衡。

3. 维护重要脏器如心、肺、肾、脑等的功能。

4. 及时引流脓肿或炎性积液。

【预防】

（一）建立、健全医院感染管理体系

这是加强医院感染管理的关键，可建立三级监控体系评估医院感染发生的危险性，及时发

现、汇报和处理。

（二）建立医院的监测制度

系统、主动地监测医院感染的发生、分布以及影响因素，定期整理并提供有价值的资料，了解医院感染的后果和控制医院感染措施的效果，以便采取更有效的对策。

（三）预防控制措施

1. 建立和健全有关的规章制度，包括清洁卫生、消毒、隔离、灭菌和无菌技术等方面的制度，认真执行并定期检查。

2. 培训医生、护士、检验和其他有关人员医院感染方面的知识。

3. 合理应用抗菌药物。

（四）控制措施

针对常见的医院感染或有局部暴发感染可能的控制措施。如及时诊断、隔离、合理治疗患者，采取调查、分析和预防措施，加强消毒与灭菌工作。

第十章 消毒与隔离

【传染病的消毒】

（一）消毒的概念

消毒（disinfection）是用物理、化学或生物的方法，消除或杀灭体外环境中病原微生物的一系列方法，借以切断病原微生物的传播途径，阻止和控制传染病的发生和播散。

（二）消毒的目的

防止病原体播散到社会中引起传染病的流行；防止患者发生交叉感染，出现并发症；保护医护人员免受感染。有效地控制感染除消毒外，还须同时进行必要的隔离措施和工作中的合理防护和无菌操作。

（三）消毒的种类

1. 疫源地消毒 指对目前或曾经有传染源（患者或病原携带者）存在的地区进行消毒，以杀灭由传染源排出到外环境中的病原体。

（1）随时消毒 对有传染源存在的地区对传染源的分泌物、排泄物，及其污染过的物品及时进行消毒。不同传染病的病原体排出途径不同，随时消毒的范围、对象和方法也不同。随时消毒是预防交叉感染的重要措施之一。

（2）终末消毒 指传染源离开疫源地，如转出、痊愈或死亡后，对其原居地进行的一次彻底消毒。消毒范围包括患者所处的环境、排泄物和接触过的物品等，以及患者离开前的沐浴更衣等的身体消毒或对死亡患者的尸体处理等。

2. 预防性消毒 指在未发现传染源存在的情况下，对可能被病原体污染的物品、场所和人体进行消毒措施。如公共场所消毒，运输工具消毒，饮水及餐具消毒，医护人员手的消毒及手术室消毒。

（四）消毒方法

根据消灭微生物强弱及种类，可将消毒方法分为以下四类：

1. 灭菌法 可杀灭一切微生物，如热力灭菌、电离辐射、微波等物理消毒法，化学消毒剂，如醛类、环氧乙烷、过氧化氢、过氧乙酸等。

2. 高效消毒法 可杀灭包括分枝杆菌、病毒、真菌、细菌芽胞在内的微生物，如紫外线、过氧化氢、臭氧及含氯类消毒剂等。

3. 中效消毒法 杀灭除细菌芽胞以外的多种微生物，包括超声波消毒法，以及碘类、醇类、酚类和有些含氯类消毒剂。

4. 低效消毒法 只能消灭细菌繁殖体、亲脂类病毒和部分真菌，如通风换气、冲洗及低效消毒剂氯己定（洗必泰）和苯扎溴铵（新洁尔灭）等。

（五）消毒技术的应用

主要包括物理方法、化学方法及生物方法，生物方法利用生物因子去除病原体，作用缓且灭菌不彻底，一般不用于疫源地消毒。

1. 物理消毒法 包括机械、热、光、电、微波、辐射等消毒法。

（1）**机械消毒** 一般应用肥皂刷洗，流水冲净，可消除手上绝大部分细菌，使用口罩可防止病原体自呼吸道排出或侵入。应用通风装置过滤器可隔离手术室、实验室及病房的空气，保持无菌状态。

（2）**热力消毒** 包括燃烧、煮沸、流动蒸汽、高压蒸汽、预真空型压力蒸汽灭菌等。高温能使病原体蛋白质及酶凝固变性，失去正常代谢功能。①火烧消毒：用于金属器械、废弃污染物和尸体，简便迅速、效果稳定。对细胞芽胞污染的器具，为防止细菌芽胞的扩散，先用95%乙醇火烧后再进行高压蒸气灭菌。②煮沸消毒：适用于耐煮物品及一般金属器械，100℃水煮1~2分钟即完成消毒。细菌芽胞则需较长时间，炭疽杆菌芽胞需煮沸30分钟，破伤风芽胞需3小时，肉毒杆菌芽胞需6小时。金属器械消毒时添加1%~2%碳酸钠或0.5%软肥皂等碱性剂，可提高水的沸点，增强杀菌能力，并可消灭脂肪体增加去污和防锈能力。棉织物消毒时添加1%肥皂水，可消毒去污。③流动蒸气消毒：适用于餐具、便器的消毒，利用相对湿度80%~100%，温度近100℃的水蒸气在物体等表面凝聚，放出热能，杀灭病原体，但不保证能杀灭细菌芽胞。蒸气凝聚收缩可产生负压，促进外层热蒸气到达物品内部，加速热量聚集并促进消毒。④巴氏消毒法：适用于食品消毒，利用温度65~75℃，10~15分钟，能杀灭细菌繁殖体，不能消灭芽胞，可以保留食品中的营养物质不被破坏。⑤高压蒸气灭菌：适用于耐热、耐高压及耐潮物品，如辅料、器械及玻璃制品等。通常压力为98.066kPa，温度121~126℃，15~20分钟即能彻底杀灭细菌芽胞。包括下排气式压力蒸汽灭菌法和预真空型压力蒸汽灭菌法。⑥干热灭菌：适用于不能带水分及高温下不损坏的粉剂、油剂、玻璃器皿、金属器械等。干热空气传导差，热容小，穿透力弱，物体受热较慢。需160~170℃，1~2小时才能灭菌。

（3）**辐射消毒** 分为电离辐射和非电离辐射。

非电离辐射包括紫外线、红外线和微波。红外线和微波主要依靠产热杀菌。紫外线应用最多，可引起细胞成分，特别是核酸、蛋白质和酶发生变化，导致微生物死亡。紫外线波长范围200~275nm，可杀灭细菌繁殖体、分枝杆菌、病毒、立克次体、支原体等，真菌孢子和细菌芽胞对紫外线耐受，对HBV和HIV无效。紫外线穿透力差，不能透过2mm厚的普通玻璃，对水的穿透力随深度和浊度而降低，空气中尘埃及相对湿度可降低其杀菌效果。照射人体能发生皮肤红斑，紫外线眼炎和臭氧中毒等，故使用时应采取相应保护措施。

电离辐射中丙种射线的高能电子束（阴极射线），主要应用于精密医疗器械、人工器官、移植器官及一次性医疗用品等。电离辐射设备昂贵，对物品及人体有一定伤害，故使用较少。

（4）**过滤除菌** 应用于医院、实验室及其他建筑中，可清除空气及液体中的微生物。三级空气过滤器，可清除空气中0.5~5μm尘埃。

2. 化学消毒法 主要是应用化学药物清除病原微生物的方法，常用的化学消毒剂包括以下几类：

（1）**醇类** 常用有乙醇和异丙醇。75%浓度乙醇（酒精）应用于皮肤消毒和浸泡体温计消毒。可迅速杀灭细菌繁殖体，对真菌孢子有一定杀灭作用，对细菌芽胞及肝炎病毒作用较差。异丙醇对细菌杀灭能力大于乙醇，经呼吸道可导致麻醉，毒性较大。

（2）含氯消毒剂 常用氯石灰（漂白粉）、次氯酸钠、氯胺和二氯异氰尿酸钠等。可应用于分泌物、排泄物、水、环境和疫源地的消毒。此类消毒剂有效成分次氯酸可渗入细胞内，破坏细胞代谢，酸性环境中杀菌力强而迅速，高浓度能杀死芽胞，余氯毒性低且价格低廉。

（3）氧化消毒剂 应用的主要有过氧乙酸、过氧化氯、高锰酸钾和臭氧等。过氧乙酸是一种高效速效消毒剂，具有漂白和腐蚀作用，性质不稳定，遇热、有机物、重金属离子、强碱等容易分解。浸泡消毒浓度为 0.2% ~ 1.0%，10 ~ 20 分钟可杀灭细菌繁殖体，浓度 1% 5 分钟可杀灭芽胞，环境消毒浓度为 0.2% ~ 0.4%，作用时间 30 ~ 60 分钟，擦拭消毒常用浓度为 0.2% ~ 0.3%，洗手 0.2% 溶液浸泡 1 分钟。

（4）碘类消毒剂 常用包括碘伏和碘酊，应用于皮肤黏膜消毒，医疗器械应急处理。碘通过卤化作用，影响蛋白质代谢。此类消毒剂广谱无刺激性、无毒性、作用迅速而持久。

（5）醛类消毒剂 主要包括甲醛与戊二醛，适用于橡胶、塑料、精密仪器、内镜器械的消毒，不宜用作皮肤、黏膜消毒。此类消毒剂有广谱、速效、低毒等优点，可杀死细菌繁殖体及芽胞，也可用于肝炎病毒的消毒。

（6）杂环类气体消毒剂 常用有环氧乙烷、环氧丙烷，可用于医疗器械、纸张、皮毛、塑料、人造纤维、金属品等物品的消毒。环氧乙烷常温下为气体灭菌剂，可破坏病原体微生物的蛋白质代谢，具有活性高、穿透力强、不损害物品、无留残毒等优点。须密闭保存，防其毒性，防火防爆。

（7）其他消毒剂 其他如酚类（石炭酸、来苏、六氯酚等）、季铵盐类（新洁尔灭、消毒宁、消毒净等）和洗必泰等，这类消毒剂属于低效消毒剂，不能消灭细菌芽胞，适用于皮肤及医疗器械的消毒。

（六）各种物品的消毒

医院消毒必须遵照《医院消毒技术规范》执行，是预防和控制医院感染及传染病传播的重要措施。

1. 医院用品的危险性分类及消毒原则 按对人体危害程度，物品污染后分为高、中、低度危险品，根据其危害程度不同，采取的消毒方法随之不同。

（1）高度危险性物品 可与破损皮肤及黏膜直接接触或穿过皮肤及黏膜进入组织器官的物品，包括手术器械、穿刺针、输液器、注射针、血液及血制品、导管、检查内镜、移植物及活检钳等，此类物品须采用灭菌法消毒。

（2）中度危险性物品 仅与皮肤及黏膜接触而不进入组织器官的物品，包括体温表、压舌板、喉镜、口罩、呼吸机管道、牙具、餐具、便器等。此类物品须用中、高效消毒法，其中内镜及体温表须用高效消毒法。

（3）低度危险性物品 仅直接或间接接触健康无损的皮肤和黏膜，带有无害微生物，仅受到一定量致病菌污染才引起危害的物品，包括生活卫生用品、患者与医护人员生活及工作环境中的物品、诊疗物品等。此类物品低效消毒法即可，如被传染病病原体污染才须针对性消毒处理。

2. 各种物品常用消毒方法

物品除根据以上危险等级选择消毒方法外，还需根据污染微生物的种类、数量，物品的材质及性质选择具体的消毒方法，既要达到消毒的目的，也要考虑减少消毒过程中药剂对物品的损害。医院内各种物品常用消毒方法见表10-1。

表10-1 医院内各种物品常用消毒方法

消毒对象	科室	范围	消毒方式	有效期限
空气	临床	日常消毒	开窗通风	
			紫外线灯	
		终末消毒	过氧化氢	100mL：48小时；500mL：7日
物体表面	ICU、手术室、婴儿室、各实验室	日常消毒	500mg/L含氯消毒剂	现用现配，24小时有效
		多重耐药菌	卡瓦布消毒湿巾	30日
		婴儿室	75%酒精	100mL：7日；500mL：30日
	临床、医技	治疗室、换药室、器械间、非侵入性仪器表面、护士站	250mg/L含氯消毒剂	
			75%酒精	
			消毒湿巾	
	临床	走廊、病房	500mg/L含氯消毒剂	
	临床、医技	办公室	日常清水	
			消毒湿巾	
地面	临床、医技	日常	500mg/L含氯消毒剂	现用现配，24小时有效
		患者呕吐物、大出血、标本遗洒	含氯消毒粉覆盖	
皮肤	临床	注射、穿刺、采血部位	洁尔碘	开启后7日
			洗必泰	开启后7日
		手术部位	洗必泰	开启后7日
			碘酊	20mL：7日；500mL：30日
		阴道黏膜或创面冲洗	碘伏	开启后30日
器械	血液净化中心	呼吸机内管路	柠檬酸	
	内镜中心	内镜	2%戊二醛	14日
			邻苯二甲醛	14日
	耳鼻喉头颈外科	内镜	万福金安	

（七）医务人员手的清洁与消毒

手上微生物可分为常居菌和暂居菌。常居菌是能从大部分人体皮肤上分离出来的微生物，是皮肤上持久的固有寄居菌，机械清洗不容易去除，如凝固酶阴性葡萄球菌、棒状杆菌类、丙酸菌属、不动杆菌属等，一般情况下不致病。暂居菌是寄居在皮肤表层，常规洗手容易清除的微生物。直接接触患者或被污染的物体表面时可获得，可随时通过手传播，与医院感染关系密切。工作人员的手是院内感染传播病原体的重要媒介，因此，正确规范的洗手技术和消毒方法至关重要。

NOTE

1. 洗手

（1）洗手指征　洗手是防止病原体传染的最简单、最重要手段之一，包括①直接接触每个患者前后，从同一患者身体的污染部位移动到清洁部位时；②接触患者黏膜、破损皮肤或伤口前后，接触患者的血液、体液、分泌物、排泄物、伤口敷料等之后；③穿脱隔离衣前后，摘手套后；④进行无菌操作，处理清洁、无菌物品之前；⑤接触患者周围环境及物品后；⑥处理药物或配餐前。

（2）洗手方法　流水、肥皂洗手，一般搓洗法可将手上60%～90%微生物除去，若结合刷洗，微生物清除率可达90%～98%，使手上细菌数量减少到感染剂量以下。现多用"六步洗手法"：在流动水下，使双手充分淋湿，取适量肥皂（皂液），均匀涂抹至整个手掌、手背、手指和指缝。认真揉搓双手至少15秒钟，应注意清洗所有皮肤，包括指背、指尖和指缝。具体步骤为：①洗手掌：掌心相对，手指并拢，互相揉搓；②洗背侧指缝：手心对手背沿指缝相互搓擦洗净手背，交换进行；③洗掌侧指缝：掌心相对，沿指缝相互揉搓洗净指缝；④洗指背：弯曲手指使关节在对侧掌心旋转搓揉洗净指背；⑤洗拇指：一手握住另一手大拇指旋转揉搓，交换进行（20～30秒）；⑥洗指尖：将五指指尖并拢在另一手的掌心旋转搓揉，交换进行（20～30秒）；⑦在流动水下彻底冲净双手，擦干，取适量护手液护肤。

（3）洗手注意事项　①用流水冲洗，不用脸盆浸泡；②水龙头用脚踏式或长臂开关，勿用纱布或其他材料的"接管"，可用防溅龙头；③洗手用的肥皂、刷子要保持干燥；④洗手后可待其自然干燥，或用个人专用手巾、一次性消毒纸巾擦干。

2. 手消毒

（1）手消毒的指征　①接触患者血液、体液和分泌物以及被传染性致病微生物污染的物品后；②直接为传染病患者进行检查、治疗、护理或处理传染患者污物后。

（2）医务人员手消毒应遵循以下方法　①取适量的速干手消毒剂于手心；②掌心相对，沿指缝相互揉搓洗净指缝；③搓揉时保证手消毒剂完全覆盖手部皮肤，直至手部干燥。

（八）消毒方法的监测

消毒效果是评价消毒方法合理性和可靠性最重要的指标。

1. 消毒效果检查方法

（1）物理监测法　仪表测试消毒时的温度、强度、压力等。

（2）化学监测法　以颜色变化指示消毒时的温度、浓度、强度等。

（3）生物监测法　利用芽胞作为指示菌测定灭菌效果。

（4）自然菌采样法　目前检测多采用一些条件致病菌为间接指标，肠道传染病以大肠杆菌为指标；呼吸道传染病以溶血性链球菌为指标。

（5）无菌检测法　检查样品中有无细菌等。

2. 消毒效果的监测

消毒后直接使用物品应每季度进行检测，检测方法及检测结果符合《医院消毒卫生标准》。每次检测3～5件有代表性的物品。

（1）医疗用品消毒效果的监测　高度危险如接触破损皮肤及黏膜或进入人体器官组织的医疗用品应无菌；中度危险性接触黏膜的医疗用品菌落数应≤20cfu/件（cfu/g或cfu/100cm²）；低度危险性不得检出致病性微生物；接触皮肤的医疗用品菌落数≤200cfu/件（cfu/g或cfu/100cm²），

不得检出致病微生物。

（2）压力蒸汽灭菌效果的监测 包括物理监测法、化学监测法、生物监测法和 B-D 测试，主要为生物监测法和化学监测法。生物监测法应用含标准嗜热脂肪杆菌芽胞菌片作为指示剂，经一个灭菌周期后，在无菌条件下取出标准试验包的指示菌片，投入溴甲酚紫葡萄糖蛋白胨水培养基中，经 56±1℃ 培养 7 日，观察培养结果。试验组培养阴性，判定为灭菌合格。化学检测法即是利用化学指示卡或胶带根据其颜色和性状改变判断灭菌合格否。

（3）消毒液的监测 消毒液的有效成分含量依照产品企业标准进行检测，也可使用经国家卫生行政部门批准的消毒剂浓度试纸（卡）进行监测。使用中灭菌用消毒液无菌生长；使用中皮肤黏膜消毒液染菌量≤10cfu/mL，不得检出致病性微生物。

（4）紫外线消毒效果的监测 开启紫外线灯 5 分钟后，将指示卡置于紫外灯下垂直距离 1m 处，有图案一面朝上，照射 1 分钟，紫外线照射后，观察指示卡色块的颜色，将其与标准色块比较，读出照射强度值。使用中紫外线灯辐照强度≥70μW/cm² 为合格；30W 高强度紫外线新灯的辐照强度≥180μW/cm² 为合格。测定时电压 220±5V，温度 20~25℃，相对湿度 <60%，紫外线辐照计应在计量部门检定的有效期内使用；指示卡应获得卫生部消毒产品卫生许可批件，并在有效期内使用。

（5）餐具消毒效果的监测 采用灭菌滤纸于消毒后及使用前进行监测，如细菌总是小于等于 5cfu/cm³，大肠杆菌未检出，HBsAg 阴性，未检出致病菌为合格。

（6）卫生洁具消毒效果监测 HBsAg 阴性，未检出致病菌为合格。

（7）洗衣房衣物、医用污染物消毒效果监测 未检出致病菌为合格。

3. 医院内各类环境，空气、物体表面、医务人员手的消毒卫生标准

具体标准见表 10-2。

表 10-2 各类环境中细菌菌落总数卫生标准

环境类别	范围	空气 cfu/m³	物体表面 cfu/m³	医护人员手 cfu/m³
Ⅰ类	层流洁净手术室、层流洁净病房	≤150	≤5	≤5
Ⅱ类	普通手术室、产房、婴儿室、早产儿室、普通保护性隔离室、供应室无菌区、烧伤病房、重症监护病房	-	≤5	≤5
Ⅲ类	儿科病房、妇产科检查室、注射室、换药室、治疗室、供应室清洁区、急诊室、化验室、各类普通病房和房间	-	≤10	≤10
Ⅳ类	传染病科及病房	-	≤10	≤10

注：除表内要求外，不得检出乙型溶血性链球杆菌、金黄色葡萄球菌及其他致病微生物。母婴同室、早产儿室、婴儿室、新生儿室及儿科病房不得检出沙门菌。

【传染病的隔离】

（一）隔离的概念

隔离（isolation）是指把传染期内的患者或病原携带者置于不能传染给他人的条件之下，防止病原体向外扩散，便于管理、消毒和治疗。这是控制传染病流行的一项重要内容和措施。应针对不同传染病的病原学和流行病学特点，采取相应的隔离措施和隔离检疫期限。对于不明原因的突发传染病，有效的隔离措施在控制其进一步扩散方面起着决定性的作用。

（二）不同传播途径疾病的隔离与预防

1. 隔离原则

（1）在标准预防的基础上，医院应根据疾病的传播种类（接触传播、飞沫传播、空气传播和其他途径传播），结合本院的实际情况，制定相应的隔离与预防措施。

（2）一种疾病可能有多种传播途径时，应在标准预防的基础上，采取相应传播途径的隔离与预防措施。

（3）隔离病室应有隔离标志，并限制人员的出入。黄色为空气传播的隔离，粉色为飞沫传播的隔离，蓝色为接触传播的隔离。

（4）同种传染病患者可同室隔离，可疑传染病患者应分开单间隔离。

2. 接触传播的隔离与预防　接触经接触传播的疾病，如肠道感染、多重耐药菌感染、皮肤感染等，在标准预防的基础上，还应采用接触传播的隔离与预防。

（1）患者的隔离　①限制患者的活动范围；②减少转运，如需要转运时，应采取有效措施，减少对其他患者、医务人员和环境表面的污染。

（2）医务人员的防护　①接触患者的血液、体液、分泌物、排泄物等需戴手套；离开隔离病室前，接触污染物品后应摘除手套，洗手或手消毒；受伤有伤口时应戴双层手套。②进入隔离室，从事可能污染工作服的操作时，应穿隔离衣；离开病室前，脱下隔离衣，按要求悬挂，每日更换清洗与消毒；使用一次性隔离衣，用后按医疗废物管理要求进行处置。接触甲类传染病应按要求穿脱防护服，离开病室前，脱去防护服，防护服按医疗废物管理要求进行处置。

3. 空气传播的隔离与预防　接触经空气传播的疾病，如肺结核、水痘等，在标准预防的基础上，还需采用空气传播的隔离和预防。

（1）患者的隔离　①无条件收治时，应尽快转送至有条件收治呼吸道传染病的医疗机构进行收治，并注意转送过程中医务人员的防护；②当患者病情容许时，应戴外科口罩，定期更换，并限制其活动范围；③应严格空气消毒。

（2）医务人员的防护　①应严格按照区域流程，在不同的区域，穿戴不同的防护用品，离开时按要求摘脱，并正确处理使用后物品；②进入确诊或可疑传染病患者房间时，应戴帽子、医用防护口罩；③进行可能产生喷溅的诊疗操作时，需戴护目镜或防护面罩，穿防护服；④当接触患者及其血液、体液、分泌物、排泄物时需戴手套。

4. 飞沫传播的隔离与预防　接触经飞沫传播的疾病，如百日咳、白喉、流行性感冒、病毒性腮腺炎、流行性脑脊髓膜炎等，在标准预防的基础上，还应采用飞沫传播的隔离预防。

（1）患者的隔离　①应限制患者的活动范围；②应减少转运，如需要转运时，医护人员应注意防护；③患者病情许可时，应戴外科口罩，并定期更换；④患者之间，患者与探视者之间相隔距离1m以上，探视者应戴外科口罩；⑤加强通风，或进行空气消毒。

（2）医务人员的防护　①应严格按照区域流程，在不同的区域，穿戴不同的防护用品，离开时按要求摘脱，并正确处理使用后物品；②与患者近距离（1m以内）接触，应戴帽子、医用防护口罩；③进行可能产生喷溅的诊疗操作时，应戴护目镜或防护面罩，穿防护服；④接触患者的血液、体液、分泌物、排泄物等需戴手套。

5. 其他传播途径疾病的隔离与预防　根据疾病的特性，应采取相应的隔离与防护措施，常见传染病传染源、传播途径、隔离与预防要求，见表10-3。

表 10-3　常见传染病传染源、传播途径及隔离预防

疾病名称		传染源	传播途径				隔离预防						
			空气	飞沫	接触	生物媒介	口罩	帽子	手套	防护镜	隔离衣	防护服	鞋套
病毒性肝炎	甲型、戊型	潜伏期末期和急性期患者			+		±	±	+		+		
	乙型、丙型、丁型	急性和慢性患者及病毒携带者			#		±	±	+				
麻疹		患者	+	++	+		+	+			+		
流行性腮腺炎		早期患者和隐性感染者		+									
脊髓灰质炎		患者和病毒携带者		+	++	苍蝇蟑螂	+	+			+		
流行性出血热		啮齿类动物、猫、猪、狗、家兔	++		+		+	+	+	±	±		
狂犬病		患病或隐性感染的犬、猫、家畜和野兽			+		+	+	+	±	+		
伤寒、副伤寒		患者和带菌者			+		±	±	+		+		
细菌性痢疾		患者和带菌者			+				±		+		
霍乱		患者和带菌者			+		+	+	+		+		+
猩红热		患者和带菌者		++			+	+			+		
白喉		患者、恢复期或健康带菌者					+	+			+		
百日咳		患者		+			+	+	±		+		
流行性脑脊髓膜炎		患者和脑膜炎双球菌携带者		++	+		+	+		±	+		
鼠疫	肺鼠疫	感染了肺鼠疫杆菌的啮齿类动物和患者		++	+	鼠蚤	+	+		±	+		
	腺鼠疫	感染了肺鼠疫杆菌的啮齿类动物和患者			+	鼠蚤	±	±	+	±	+		
炭疽		患病的食草类动物和患者		+	+		+	+	+	±	+		
流行性感冒		患者和隐性感染者		+									
肺结核		开放性肺结核患者	+	++	+		+	+		±	±		
SARS		患者		++	+		+	+	+	±	+	+	+
HIV		患者和病毒携带者			●				+		+		
手足口病		患者和隐性感染者		+	+		+	+	±		+		
梅毒		梅毒螺旋体感染者			●				+		+		
淋病		淋球菌感染者			■								
人感染高致病性禽流感		病禽、健康带毒的禽		+	+		+	+	+		±	+	+

注1：在传播途径一列中，"＋"：其中传播途径之一；"＋＋"：主要传播途径；"#"：为接触患者的血液、体液而传播；"●"：为性接触或接触患者的血液、体液而传播；"■"：为性接触或接触患者分泌物污染的物品而传播。

注2：在隔离预防一列中，"＋"：应采取的防护措施；"±"：工作需要可采取的防护措施。

（三）隔离的期限

传染病患者的隔离期限原则是根据传染病的最长传染期而确定的，同时尚应根据临床表现和微生物检验结果来决定是否可以解除隔离。某些传染病患者出院后尚应追踪观察。常见传染病的隔离和检疫期见附录一。

（四）医护人员防护用品的使用

1. 口罩的佩戴方法

（1）外科口罩的佩戴方法　①将口罩罩住鼻、口及下巴，口罩下方系带紧系在颈部，并系紧上方系带于头顶中部；②将双手指尖放在鼻夹上，从中间位置开始，用手指向内按压，并逐步向两侧移动，根据鼻梁形状塑造鼻夹；③调整系带的松紧度。

（2）医用防护口罩的佩戴方法　①一手托住防护口罩，有鼻夹的一面背向外；②将防护口罩罩住鼻、口及下巴，鼻夹部位向上紧贴面部；③用另一只手将下方系带拉过头顶，放在颈后双耳下；④再将上方系带拉至头顶中部；⑤将双手指尖放在金属鼻夹上，从中间位置开始，用手指向内按鼻夹，并分别向两侧移动和按压，根据鼻梁的形状塑造鼻夹。

（3）摘口罩方法　①不要接触口罩前面；②先解开下面的系带，再解开上面的系带；③用手仅捏住口罩的系带丢至医疗废物容器内。

2. 穿脱无菌手套

（1）戴无菌手套方法　①打开手套包，一手掀起口袋的开口处；②另一手捏住手套翻折部分（手套内面）取出手套，对准五指戴上；③掀起另一只袋口，以戴着无菌手套的手指插入另一只手套的翻边内面，将手套戴好。然后将手套的翻转处套在工作衣袖外面。

（2）脱无菌手套的方法　①用戴着手套的手捏住另一只手套污染面的边缘将手套脱下；②戴着手套的手握住脱下的手套，用脱下手套的手捏住另一只手套清洁面（内面）的边缘，将手套脱下；③用手捏住手套的里面丢至医疗废物容器内。

（3）注意事项　①诊疗护理不同患者之间应更换手套；②操作完成后脱去手套，应按规定程序与方法洗手，戴手套不能替代洗手，必要时进行手消毒，操作时发现手套破损时，应及时更换；③戴无菌手套时，应防止手套污染。

3. 穿脱隔离衣

（1）穿隔离衣　准备工作，工作服及帽子穿戴整齐，取下手表，洗手，带好口罩，卷袖过肘。①取衣：手持衣领取下隔离衣，将隔离衣清洁面朝向自己，污染面向外，衣领两端向外折，对齐肩峰，露出肩袖内口；②穿衣袖：右手持衣领，左手伸入袖内，右手将衣领向上拉，露出左手；换左手持衣领，右手伸入袖内，露出右手，切勿碰到面部；③系衣领：两手持衣领，由前向后理顺领边，扣上领口；④扎袖口：扣好袖扣或系上袖带，需要时用橡皮圈束紧袖口；⑤系腰带：自一侧衣缝腰带下约5cm处将隔离衣逐渐向前拉，见到衣边捏住，再依法将另一侧衣边捏住。两手在背后将衣边边缘对齐，向一侧折叠，按住折叠处，将腰带在背后交叉，回到前面打一活结系好。

（2）脱隔离衣　①解腰带：解开腰带，在前面打一活结；②解袖口：解开袖口，在肘部将部分衣袖塞入工作衣袖内；③消毒双手；④解领口：解开领口；⑤脱衣袖：右手伸入左手腕部袖口内，拉下衣袖过手（遮住手）再用衣袖遮住的左手在外面拉下右手衣袖，两手在袖内使袖子对齐，双臂逐渐退出；⑥挂衣钩：双手持领，将隔离衣两边对齐，挂在衣钩上；不再穿的隔离衣，脱下后清洁面向外，卷好投入污物袋。如为一次性隔离衣，脱时应使清洁面向外，衣领及衣边卷至中央，弃后消毒双手。

（3）注意事项　①隔离衣只限在规定区域内穿脱；②穿前应检查隔离衣和防护服有无破损，如发现有渗漏或破损时应及时更换，穿时勿使衣袖触及面部及衣领，脱时应注意避免污染。

附　录

I　常见传染病的潜伏期、隔离期和检疫期

附录－1　常见传染病的潜伏期、隔离期和检疫期

疾病名称		潜伏期（日）		隔离时间	接触者检疫期及处理
		一般	最短～最长		
病毒性肝炎	甲型	30	15～45	发病起隔离21日	密切接触者检疫45日，接触后2周内注射丙种球蛋白
	乙型	60～90	28～180	急性期应隔离到HBsAg阴转，恢复者不转阴按携带者处理	检疫45日，接种乙肝疫苗
	丙型	60	15～180	急性期应隔离到病情稳定，恢复者按携带者处理	无须隔离
	丁型		30～140	RNA、HDV RNA转阴	同乙肝
	戊型	40	15～75	自发病日起隔离3周	检疫期60日
脊髓灰质炎		5～14	3～35	自发病日起至少隔离40日，第1周呼吸、消化道隔离	医学观察20日
霍乱		1～3	4小时～6日	症状消失后，隔日一次便培养，连续3次阴性	医学观察5日，便培养3次阴性并服药预防
细菌性痢疾		1～3	数小时～7日	症状消失后隔日一次便培养，连续2次阴性	医学观察7日
伤寒		8～14	3～60	体温正常后15日或症状消失后5日、10日便培养2次阴性	医学观察23日
副伤寒甲、乙		6～10	2～15		医学观察15日
副伤寒丙		1～3	2～15		医学观察15日
阿米巴痢疾		7～14	2日～1年	症状消失后连续三次粪便检查溶组织阿米巴滋养体及包囊阴性	饮食工作者发现溶组织阿米巴滋养体及包囊应调离工作
流行性感冒		1～3	数小时～4日	退热后48小时解除隔离	医学观察3日。发现发热等症状应早期隔离
麻疹		8～12	6～21	至出疹后5日。合并肺炎至出疹后10日	易感者医学观察21日；接触者可肌注丙种球蛋白
风疹		18	14～21	至出疹后5日解除隔离	一般不检疫。对孕妇尤其怀孕3个月内者，可肌注丙种球蛋白
流行性腮腺炎		14～21	8～30	至腮腺完全消肿，约21日	一般不检疫，幼儿园和部队密切接触者医学观察30日
流行性脑脊髓膜炎		2～3	1～10	至症状消失后3日，但不少于发病后7日	医学观察七日，可做咽培养，密切接触的儿童服磺胺或利福平预防

续表

疾病名称	潜伏期（日）		隔离时间	接触者检疫期及处理
	一般	最短~最长		
白喉	2~4	1~7	症状消失后连续 2 次咽培养阴性或症状消失后 14 日	医学观察 7 日
猩红热	2~5	1~12	至症状消失后。咽培养连续 3 次阴性或发病后 7 日	医学观察 7~12 日，可作咽培养
百日咳	7~10	2~23	至痉咳后 30 日或发病后 40 日	医学观察 21 日，儿童可用红霉素预防
传染性非典型肺炎	4~7	2~21	隔离期 3~4 周	接触者隔离 3 周，流行期间来自疫区人员医学观察 2 周
人感染高致病性禽流感	2~4	1~7	体温正常，症状消失，胸部 X 线影像检查显示病灶明显吸收 7 日以上	密切接触者医学观察期限为最后一次暴露后 7 日
流行性乙型脑炎	7~14	4~21	防蚊设备室里隔离至体温正常	无须检疫
森林脑炎	10~15	7~30	不隔离	无须检疫
流行性斑疹伤寒	10~14	5~23	彻底灭虱隔离至退热后 12 日	彻底灭虱后医学观察 14 日
地方性斑疹伤寒	7~14	4~18	隔离至症状消失	不需要检疫，进入疫区被蜱咬伤者可服多西环素预防
恙虫病	10~14	4~20	不需隔离	无须检疫
虱传回归热	7~8	2~14	彻底灭虱隔离至退热后 15 日	彻底灭虱后医学观察 14 日
流行性出血热	14~21	4~60	隔离至退热	无须检疫
艾滋病	15~60	9 日~10 年以上	HIV 或 P24 核心蛋白消失	医学观察两周
腺鼠疫	2~4	1~12	隔离至肿大的淋巴结消退，鼠疫败血症症状消失后培养 3 次阴性	接触者可服用四环素或 SD 预防，发病地区进行疫区检测
肺鼠疫	1~3	3 小时~3 日	就地隔离至症状消失后痰培养连续 6 次阴性	同腺鼠疫
狂犬病	1~3 个月	4 日~10 年	至症状消失	可疑狂犬病或犬类咬伤应注射疫苗和血清
布鲁杆菌	14	7~360	可不隔离	无须检疫
炭疽	1~4	0.5~12	症状消失，溃疡愈合，分泌物或排泄物培养 2 次（间隔 5 日）阴性	医学观察 12 日
淋病	1~5		性接触隔离	对性伴侣检查
梅毒	14~28	10~90	不隔离	对性伴侣检查
间日疟	10~15	11~25	病室应防蚊、灭蚊	无须检疫
恶性疟	7~12		病室应防蚊、灭蚊	无须检疫
三日疟	20~30	8~45	病室应防蚊、灭蚊	无须检疫
班氏丝虫病	约一年		病室应防蚊、灭蚊	无须检疫
马来丝虫病	约 12 周			
黑热病	3~5 个月	10 日~2 年	病室应防蚊、灭蚊	无须检疫
埃博拉出血热	8~10	2~21	隔离至病毒检测阴性	医学观察 21 日
寨卡病毒病	2~7	3~12	血液核酸连续检测 2 次阴性，病程不少于 10 日	隔离措施 10 日以上

Ⅱ 常见传染病的预防接种

附录 - 2　常见疫苗接种办法

制品名称	性质	接种对象	接种剂量和方法	免疫期与复种	保存和有效期
脊髓灰质炎糖丸疫苗	活/自/病毒	2个月～4岁儿童为主，其他年龄亦可	出生后冬春季服，每隔1个月服1剂，共3剂。每年服1全程，连续2年。7岁时再服1全程	免疫期3～5年，4岁时加强一次	30～32℃保存2日，20～22℃保存12日，2～10℃保存5个月，-20℃保存2年
麻疹活疫苗	活/自/病毒	主要为8个月以上的易感儿童	三角肌下缘附着处皮下注射0.2mL	免疫期4～6年，7岁时加强一次	保存于2～10℃暗处，液体疫苗有效期2个月，冻干疫苗1年，开封后1小时内用完
麻疹、风疹、腮腺炎减毒疫苗	活/自/病毒	主要为8个月以上的易感儿童	三角肌下缘附着处皮下注射0.2mL	免疫期11年，11～12岁时复种一次	2～8℃避光保存
流行性乙型脑炎疫苗	死/自/病毒	6个月～10岁儿童	初种全程皮下注射两次，每次0.25mL，相隔7～10日，6～12个月龄每次0.25mL，1～6岁每次0.5mL，7～15岁每次1mL，16岁以上2.0mL	免疫期1年，第二年及间隔4年加强注射一次，剂量同接种剂量	保存于2～10℃暗处，冻干疫苗1年，液体疫苗3个月
季节性流行性感冒疫苗	死/自/病毒	≥6月龄人群	6～35月龄婴幼儿每剂0.25mL；36月龄以上人群每剂0.5mL。肌肉注射或深度皮下注射	接种疫苗2～4周后产生保护性抗体，6～8个月后抗体滴度开始衰减	储存于2～8℃，不能冷冻
甲型肝炎减毒活疫苗	活/自/病毒	1岁以上儿童及成人	三角肌处皮下注射1mL	免疫期4年以上	2～8℃暗处保存，有效期3个月，-20℃以下有效期1年
乙型肝炎疫苗（重组酵母疫苗）	自/抗原	新生儿及易感者	全程免疫10～30μg，按0、1、6个月肌肉注射各一次，新生儿出生后24小时内注射，表面抗原阳性产妇的婴儿出生后12小时内注射HBIG≥100U，同时在不同部位注射乙肝疫苗每次10μg，共三次间隔同上。成人：0、1、6个月各注射30μg	注射后抗体产生不佳者加强免疫一次，有抗体应答者免疫期一般可达12年	2～8℃，暗处，有效期2年，严防冻结
人用狂犬病疫苗（地鼠肾组织培养疫苗）	死/自/病毒	被狂犬或其他可疑患狂犬病动物咬伤、抓伤；被患者唾液污染伤口者	咬伤者于当日，第3、7、14和30日各肌注2mL，2～5岁1mL，2岁以下0.5mL，重伤者注射疫苗前先注射抗狂犬病血清	免疫期3个月；全程免疫后3～6个月再被咬伤者应加强注射两次，间隔1周，剂量同接种剂量；注射6个月后再被咬伤，则需再次全程免疫	2～10℃暗处保存，有效液体疫苗3个月，冻干疫苗1年
黄热病冻干疫苗	活/自/病毒	出国到黄热病流行区或从事黄热病研究人员	无菌生理盐水5mL溶解后皮下注射0.5mL，水溶液保持低温，1小时内用完	免疫期10年	-20℃有效期一年半，2～10℃效期6个月

续表

制品名称	性质	接种对象	接种剂量和方法	免疫期与复种	保存和有效期
腮腺炎疫苗	活/自/病毒	8月龄以上易感者	三角肌皮下注射0.5mL	免疫期10年	2～8℃或0℃以下保存，有效期1年半
流行性斑疹伤寒疫苗	死/自/立克次体	主要用于流行地区人群	皮下注射三次，相隔5～10日，15岁以上0.5mL、1.0mL、1.0mL，15岁以下0.3～0.4mL、0.6～0.8mL、0.6～0.8mL	免疫期1年，每年加强注射一次，剂量同第3针	2～10℃暗处保存，有效期1年，不得冻结
钩端螺旋体菌苗	死/自/螺旋体	流行地区7岁以上的人群及进入该地区人员	皮下注射两次，相隔7～10日，剂量分别为1.0mL、2.0mL；7～13岁用量减半	接种后1个月产生抗体，维持期1年	2～8℃暗处保存。有效期1年半
卡介苗	活/自/细菌	初生婴儿及结核菌素试验阴性的儿童	出生后24～48小时皮内注射0.1mL	免疫期5～10年	2～10℃，液体菌苗有效期6个月，冻干菌苗有效期1年
霍乱菌苗	死/自/细菌	根据疫情安排，重点为环境卫生及饮食业工作人员、医务人员及水路口岸居民	皮下注射两次，相隔7～10日，6岁以下0.2mL、0.4mL；7～14岁0.3mL、0.6mL；15岁以上0.5mL、1.0mL	免疫期3～6个月，每年加强注射一次，剂量同第2针	2～10℃保存，有效期1年
伤寒、副伤寒甲、乙三联菌苗	死/自/细菌	重点用于部队、水陆口岸及沿线人员、环境卫生及饮食业工作人员	皮下注射三次，相隔7～10日，1～6岁0.2mL、0.3mL、0.3mL；7～14岁0.3mL、0.5mL、0.5mL；15岁以上0.5mL、1.0mL、1.0mL	免疫期1年，每年加强注射一次，剂量同第3针	2～10℃暗处保存，有效期1年
霍乱、伤寒、副伤寒甲、乙四联菌苗	死/自/细菌	同上	同上	同上	同上
布鲁菌菌苗	活/自/细菌	畜牧业、皮革、屠宰工作人员、兽医、防疫卫生及实验室工作人员等	皮上划痕法：每人0.05mL，儿童划1个"#"字，成人划2个"#"字，"#"字长1～1.5cm，相距2～3cm，严禁注射	免疫期1年，每年复种一次	2～10℃暗处保存，有效期1年
鼠疫菌苗	活/自/细菌	用于流行区人群，非流行区人员接种10日后才能进疫区	皮上划痕法：剂量每人0.05mL，划痕长1～1.5cm，2～6岁划1个"#"字，7～13岁划2个"#"字，14岁以上3个"#"字，相隔2～3cm，严禁注射	免疫期1年，每年复种一次	2～10℃暗处保存，有效期1年
炭疽菌苗	活/自/细菌	流行地区人群、牧民、屠宰、皮毛、制革人员及兽医	皮上划痕法：滴2滴菌苗于上臂外侧，相距3～4cm，每滴做"#"字划痕，长1～1.5cm。严禁注射	免疫期1年，每年复种一次	2～10℃暗处，有效期2年；25℃以下暗处，有效期1年
冻干A群流脑多糖疫苗	死/自/细菌	15岁以下儿童及少年，流行区成人	三角肌皮下注射一次，25～50μg。初种全程2剂，间隔3个月	免疫期0.5～1年	2～10℃暗处保存，有效期1年

NOTE

制品名称	性质	接种对象	接种剂量和方法	免疫期与复种	保存和有效期
吸附精制白喉类毒素	自/类毒素	6个月～12岁儿童	皮下注射两次，每次0.5mL，相隔4～8周	免疫期3～5年，第2年加强注射一次0.5ml，以后每3～5年注射一次，0.5mL	25℃以下暗处，不可冻结，有效期3～5年
吸附精制破伤风类毒素	自/类毒素	发生创伤机会较多的人群	全程免疫：第1年注射两次，相隔4～8周，第二年注射一次，肌肉注射0.5mL	免疫期5～10年，加强注射一般每10年注射一次0.5mL	25℃以下暗处，不可冻结，有效期3年
百日咳菌苗、白喉、破伤风类毒素混合制剂（百、白、破混合制剂）	死/自/细菌和类毒素	6个月～6岁儿童	全程免疫分两年皮下注射四次，第1年三次，0.25mL、0.5mL、0.5mL相隔4～6周，第二年一次0.5mL	免疫期同单价制剂，全程免疫后根据情况用百日咳菌苗或百白混合制剂或白破二联类素加强免疫	2～10℃，有效期1年半
精制白喉抗毒素	被/抗毒素	白喉患者及未做过白喉类毒素全程免疫的密切接触者	治疗：依病情决定3万～10万U肌肉或静脉注射。预防：一次皮下或肌肉注射1000～2000U	免疫期3周	2～10℃，液状制品有效期2～3年，冻干制品3～5年
精制破伤风抗毒素	被/抗毒素	破伤风患者及受伤后有发生破伤风危险者	治疗：首次肌肉或静脉注射5万～20万U，儿童与成人量同，新生儿24小时内注射一次或分次注射2万～10万U，以后视病情决定追加用量和间隔。预防：一次皮下或肌肉注射1500～3000U，伤势严重者加倍	免疫期3周	2～10℃，液状制品有效期3～4年，冻干制品5年
Q热疫苗	死/自/立克次体	畜牧、屠宰、制革、肉乳加工及有关实验室医务人员	皮下注射三次，每次间隔7日，剂量分别为：0.25mL、0.5mL、1.0mL		2～10℃暗处保存
多价精制气性坏疽抗毒素	被/抗毒素	受重伤而有发生气性坏疽可能者及患者	预防：一次皮下或肌肉注射1万U。治疗：3万～5万U静脉注射，同时适量伤口周围组织内注射，以后依病情而定	免疫期3周	2～10℃，液状制品有效期3～4年，冻干制品5年
精制肉毒抗毒素	被/抗毒素	确定或可疑肉毒中毒患者	预防：一次皮下或肌肉注射1000～2000U。治疗：1万～2万单位肌肉或静脉注射，以后依病情而定	免疫期3周	同上
精制抗狂犬病血清	被/免疫血清	被可疑动物严重咬伤者	皮试阴性后使用，成人剂量0.5～1.0mL/kg一半量局部伤口周围注射，另半量肌注，儿童剂量0.5～1.5mL/kg，咬伤当日或3日内与狂犬病疫苗合用	同上	同上

续表

制品名称	性质	接种对象	接种剂量和方法	免疫期与复种	保存和有效期
乙型肝炎免疫球蛋白（HBIG）	被/免疫球蛋白	HBsAg 阳性母亲（尤其是 HBeAg＋）所产新生儿，医源性或意外受 HBsAg 阳性血污染者	新生儿出生后 24 小时内肌肉注射≥100IU 及 3 月龄及 6 月龄各肌肉注射一次≥100IU，或与乙肝疫苗合用（如前述）意外污染肌肉注射 200～400IU	免疫期 2 个月	2～10℃，有效期 2 年
人丙种球蛋白	被/球蛋白	丙种球蛋白缺乏症患者，甲型肝炎或麻疹密切接触者	治疗丙种球蛋白缺乏症：每次肌肉注射 0.5mL/kg。预防甲型肝炎：儿童一次肌肉注射 0.05～0.1mL/kg（成人每次 3mL）。预防麻疹：一次肌肉注射 0.05～1.5mL/kg（儿童最大量每次 6mL）	免疫期 3 周	2～10℃，有效期 2.5 年

注：活：活疫（菌）苗；死：死疫（菌）苗；自：自动免疫；被：被动免疫。

附录－3　国家免疫规划疫苗儿童免疫程序表（2016 年版）

疫苗种类		接种年（月）龄														
名称	缩写	出生时	1 月	2 月	3 月	4 月	5 月	6 月	8 月	9 月	18 月	2 岁	3 岁	4 岁	5 岁	6 岁
乙肝疫苗	HepB	1	2					3								
卡介苗	BCG	1														
脊灰灭活疫苗	IPV			1												
脊灰减毒活疫苗	OPV				1	2								3		
百白破疫苗	DTaP				1	2	3				4					
白破疫苗	DT															1
麻风疫苗	MR								1							
麻腮风疫苗	MMR										1					
乙脑减毒活疫苗或	JE－L								1			2				
乙脑灭活疫苗[1]	JE－I								1、2			3				4
A 群流脑多糖疫苗	MPSV－A							1		2						
A 群 C 群流脑多糖疫苗	MPSV－AC												1			2
甲肝减毒活疫苗或	HepA－L										1					
甲肝灭活疫苗[2]	HepA－I										1	2				

注：1. 选择乙脑减毒活疫苗接种时，采用两剂次接种程序。选择乙脑灭活疫苗接种时，采用四剂次接种程序；乙脑灭活疫苗第 1、2 剂间隔 7～10 日。

2. 选择甲肝减毒活疫苗接种时，采用一剂次接种程序。选择甲肝灭活疫苗接种时，采用两剂次接种程序。

NOTE

主要参考书目

1. 杨绍基，李兰娟，任红．传染病学［M］．第8版．北京：人民卫生出版社，2013.

2. 陈灏珠，林果为，王吉耀．实用内科学［M］．第14版．北京：人民卫生出版社，2013.

3. 陈盛铎．传染病学［M］．北京：中国中医药出版社，2009.

4. 南月敏．中西医结合传染病学［M］．第2版．北京：中国中医药出版社，2012.

5. 范昕建，黄象安．中西医结合传染病学［M］．北京：人民卫生出版社，2012.

6. 王勤英，黄利华．传染病学［M］．北京：中国医药科技出版社，2016.

7. 李兰娟．传染病学高级教程［M］．北京：人民军医出版社，2015.

8. 郭会军，杨建宇，刘志斌．传染病学［M］．北京：中医古籍出版社，2014.

9. 徐小元，祁伟．传染病学［M］．第3版．北京：北京大学医学出版社，2013.

10. 李刚．传染病学［M］．第2版．北京：人民卫生出版社，2013.

11. 周智．传染病学［M］．江苏：江苏科技出版社，2013.

12. 马亦林，李兰娟．传染病学［M］．第5版．上海：上海科学技术出版社，2011.

13. 徐小元，于岩岩，魏来．传染病学［M］．第2版．北京：北京大学医学出版社，2011.

14. 魏来，李晓波，胡大一．感染性疾病［M］．北京：北京科学技术出版社，2011.

15. 邓维成，曾庆仁．临床寄生虫病学［M］．北京：人民卫生出版社，2015.

16. 廖万清，温海．临床隐球菌病学［M］．北京：人民卫生出版社，2013.

17. 段义农，王中全，方强，等．现代寄生虫病学［M］．第2版．北京：人民军医出版社，2015.

18. 诸欣平，苏川．人体寄生虫学［M］．第8版．北京：人民卫生出版社，2013.

19. 廉辰．囊虫病与绦虫病［M］．北京：科学技术文献出版社，2013.

20. 聂青和．感染性腹泻病［M］．第2版．北京：人民卫生出版社，2011.

21. 夏冰，邓长生，吴开春，等．炎症性肠病学［M］．第3版．北京：人民卫生出版社，2015.

22. 贺雄，王虎．现代鼠疫概论［M］．北京：科学出版社，2010.

23. 杨宝峰．药理学［M］．第8版．北京：人民卫生出版社，2013.

24. 马健，杨宇．温病学［M］．第2版．北京：人民卫生出版社，2012.